Asana Pranayama
아사나 쁘라나야마

Mudra Bandha
무드라 반다

With kind regards, ॐ *and prem*
항상 축복과 사랑이 가득하길

Swami Niranjan

Asana Pranayama
아사나 쁘라나야마
Mudra Bandha
무드라 반다

Swami Satyananda Saraswati
스와미 싸띠아난다 사라스와띠

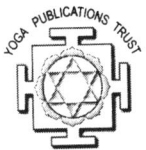

Yoga Publications Trust, Munger, Bihar, India

ⓒ비하르 요가학교 1996

ⓒ한국어 출판   2007
본 출판물의 어떠한 부분도 판권을 소유한 요가 출판위원회의 서면 승인 없이는
어떠한 형태나 수단으로 컴퓨터시스템에 저장하거나 전송하거나 복사하는 일을 금지한다.
싸띠아난다 요가와 비하르 요가라는 용어는, 국제요가 단체가 소유하고 있는 등록 상표이다.
이 책에서 同용어의 사용은 허가를 받아야 하고, 상표의 합법성에 영향을 미쳐서는 안 된다.

비하르 요가학교출판
1969년 초판 발행
1971년 재판 발행
1973년 2쇄 발행
1977년, 1980년, 1983년, 1989년, 1993년, 1995년, 1996년 재판
1996년 3차 개정판(비하르 요가학교의 허가를 받아 비하르 요가대학에 의해)
1997년, 1999년 재판
요가 출판위원회 출판
2002년, 2004년(2회), 2005년, 2006년 재판

인도 _ ISBN: 978-81-86336-67-0
한국 _ ISBN: 978-89-960355-1-0

출판자 및 배급자: 인도, 비하르주, 뭉게르, 강가다르산, 요가 출판위원회
홈페이지: www.biharyoga.net

한국어 번역 및 출판
싸띠아난다 요가 아쉬람(한국요가출판사 출판위원회)
(싸띠아난다요가 한국지부로서 싸띠아난다 요가에 관한 아쉬람라이프 체험 및 교육, 연수,
홍보, 출판을 주관합니다.)

전남 장흥군 장평면 우산 연동길 79
홈페이지 : www.satyananda.co.kr,   satyananda.modoo.at
페이스북 : https://www.facebook.com/biharyogakorea/

인쇄 : 2007년 초판 인쇄
       : 2017년 재 인쇄
       : 2023년 재 인쇄

인쇄: 한국요가출판사

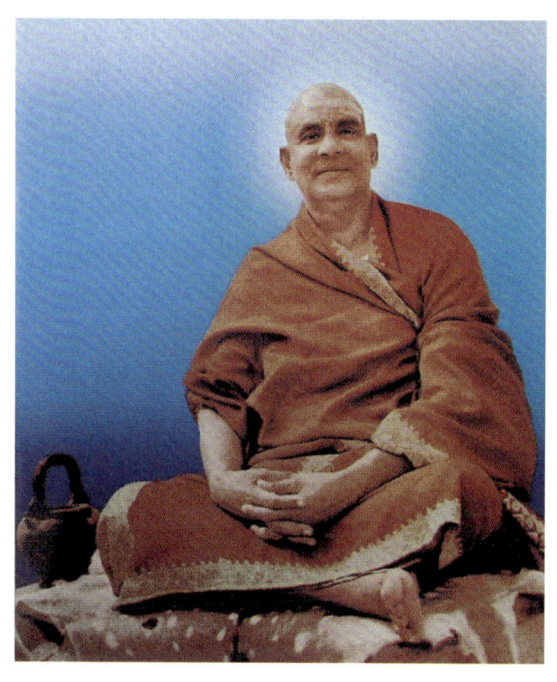

Dedication

헌 정

겸허함으로 스와미 싸띠아난다 사라스와띠를
요가의 비밀로 이끄신
스와미 시바난다 사라스와띠에게 이 책을 헌정합니다.

목 차

머리말 ··· ix
요가 소개 ·· 1

아사나
요가아사나 소개 ··· 9

초급 그룹 ·· 17
빠완묵따아사나 시리즈 ·· 19
Part 1 : 류머티스 치료 그룹 ·· 21
Part 2 : 소화를 돕는/복부 그룹 ··· 43
Part 3 : 샥띠 반다 아사나 ·· 58
눈을 위한 요가수련 ·· 72
이완 아사나 ··· 83
명상 아사나 ··· 91
바즈라아사나 그룹 ·· 106
서서하는 아사나 ··· 133
수리아 나마스까라 ·· 157
찬드라 나마스까라 ·· 171

중급 그룹 ··· 177
빠드마아사나 그룹 ·· 179
후굴 아사나 ··· 192
전굴 아사나 ··· 225
척추 비틀기 아사나 ·· 248
거꾸로 된 아사나 ·· 256
균형 아사나 ··· 288

고급 그룹 ··· 321

쁘라나야마 ·· 359
반다 ·· 403
무드라 ··· 419
샤뜨까르마 ·· 471
요가의 정신생리학 ·· 511
치료 목록 ··· 523
수련 목록 ··· 543

머리말

아사나 쁘라나야마 무드라 반다(Asana Pranayama Mudra Bandha)의 첫 판은 1968년 뭉게르(Munger)의 비하르 요가학교(Bihar School of Yoga)에서 스와미 싸띠아난다 사라스와띠의 직접적인 가르침에 의해 진행된 9개월 동안의 교사 양성과정에서 유래되어 1969년에 출간되었다.

2판은 스와미 싸띠아난다 사라스와띠의 50주년 생신을 기념하기 위해 1973년에 출간되었다. 이때 스와미 싸띠아난다 사라스와띠에 의해 직접 진행된 마지막 코스인 1970~71년의 산야사(Sannyasa) 양성코스 동안의 강의 노트에 의해 이 책은 완전히 개정되고 새로운 자료가 첨가되었다.

이 증보판은 대학교재를 접하고 싶어 하는 대중적인 요구에 부응하여 '아사나 쁘라나야마 무드라 반다'(약칭 APMB)는 스와미 싸띠아난다 사라스와띠의 후계자인 스와미 니란자나난다 사라스와띠의 지도와 격려아래 총괄적으로 개정되고 갱신되었다. 이 증보판은 비하르 요가학교(BSY)의 허락으로 1996년 비하르 요가 바라띠(Bihar Yoga Bharati)에 의해 처음 출간되었고, 지금 비하르 요가학교에 의해 재출간되고 있다.

이 책자는 현재 비하르 요가대학(BYB)에서 요가지도자 자격증(Certificate) 과정과 수료(Diploma)과정에서 아사나, 쁘라나야마, 무드라, 반다 그리고 샤뜨까르마를 가르치는 주 실습 교재로 사용되고 있다. 또한 요가 심리학, 요가 철학 그리고 응용 요가과학 등의 대학원 MA/MSc 과정에서의 가장 중요한 참고서이다.

첫판이 출간된 이래, 요가에 대한 관심이 널리 퍼져나가고 있으며, 이제 아사나 쁘라나야마 무드라 반다(APMB)는 교사와 학생 모두를 위한 표준 교과서로서 세계 여러나라의 요가학교와 센터, 아쉬람에서 사용되고 있다. 이 행법들은 의학, 교육, 연예, 비즈니스 그리고 스포츠와 같은 다양한 영역에 흡수되어 나타나고 있다.

    요가의 과학은 인생의 모든 측면에 적용된다. 물론 이러한 폭넓은 주제가 한 권의 책으로 요약될 수는 없다. 이 개정판은 아사나(*asanas*, 자세), 쁘라나야마(*pranayamas*, 호흡행법), 무드라(*mudras*, 정신*psyche*을 나타내는 자세나 손짓), 반다(*bandhas*, 에너지 전달을 위한 잠금), 샤뜨까르마(*shatkarmas*, 정화수련) 등을 포함하는 기본적인 요가수련을 제시한다. 이러한 모든 행법들은 몸을 정화하고, 마음과 에너지 시스템을 고도의 명상수련을 위한 바탕으로 궁극적인 우주의식을 체험하도록 준비시킨다. 또한 미세체(微細體)의 다른 측면과 차끄라(*chakras*, 심령센터)를 소개하는 장이 포함되었다.

    요가 수련을 하는 동안과 행한 이후의 효과는 현재 전 세계의 과학자들과 의사들에 의해 연구되고 있다. 그 결과로 아사나 쁘라나야마 무드라 반다는 육체와 정신건강을 유지하고 회복시키는 강력한 방법이라는 것을 보여준다. 가까운 미래에 삶의 모든 분야에서 요가의 적용이 점점 증가하는 것을 볼 수 있기를 바란다.

    요가 행법을 배울 때 자격 있는 요가 교사의 지도를 받을 것을 권한다.

요가 소개

"요가는 망각으로 묻혀진 고대의 신화가 아니다. 이것은 현재의 가장 가치 있는 유산이며, 오늘날과 미래의 문화에 절대적으로 필요하다."

스와미 싸띠아난다 사라스와띠

요가는 올바른 삶의 과학이기때문에, 일상의 삶 속에서 이루어져야 한다. 요가는 인간의 모든 측면인 육체, 생명, 정신, 감정, 심령, 영혼에 작용한다.

   요가yoga란 단어는 '결합unity' 또는 '합일oneness'이고, '하나가 되다'란 의미의 산스끄리뜨어 유즈yuj에서 파생되었다. 이와 같은 결합이나 합일은 개인의 의식과 전체의 의식을 결합하는 영적인 어구로 묘사된다. 더 실질적인 면에서 요가는 몸과 마음 그리고 감정의 균형과 조화를 의미한다. 요가는 아사나, 쁘라나야마, 무드라, 반다, 샤뜨까르마와 명상의 수련을 통해서 실천되고, 한층높은 본성과 결합 되기 전에 달성되어지야만 한나.

   요가의 과학은 인간존재의 가장 바깥쪽의 측면에서 연구되기 시작한다. 즉 육체적인 몸, 이는 대부분의 사람들에게 실질적이고 친숙한 출발점이다. 이 단계에서 부조화를 경험할 때, 기관, 근육, 신경이 조화 속에서 더 이상 작용하지 못하고 오히려 서로 대립하게 된다. 예를 들면, 내분비선의 시스템이 불규칙하게 된다면 신경시스템의 효율은 감소하고 결국 질병으로 나타나게 된다. 요가의 목적은 서로 다른 신체의 기능을 완벽하게 조절해서 전신에 좋은 작용을 하도록 이르게 하는 것이다.

   요가는 육체적 몸에서부터 정신과 감정의 단계로 이동한다. 많은 사람들은 매일 삶의 스트레스와 상호영향의 결과로 공포증과 신경증을 앓고 있다. 요가는 삶을 치유할 수는 없지만 그것을 대처하는데 있어 입증된 방법을 제공한다.

   리쉬께쉬(Rishikesh)의 스와미 시바난다(Swami Sivananda)는 요가를 "…

생각과 말과 행위간의 통합과 조화, 혹은 머리와 가슴 그리고 손의 통합"이라고 설명했다. 요가는 요가수련을 통해서, 감정적, 정신적 그리고 육체적 수준의 상호관계에 대한 자각을 발달시키고 이들 중 하나가 어지럽힌 상태가 되면 다른 것들에 어떻게 영향을 미치는가 하는 것도 자각하게 된다. 점진적으로 이러한 자각은 존재의 보다 미묘한 부분을 이해하도록 이끌게 된다.

요가에는 많은 영역이 있다. 몇 가지 예를 들면 라자*raja*, 하타*hatha*, 갸나 *jnana*, 까르마*karma*, 박띠*bhakti*, 만뜨라*mantra*, 꾼달리니*kumdalini*, 라야 *laya* 등이 있으며, 많은 문헌들이 이에 대해 자세히 설명하고 있다. 각 개인은 그(그녀)의 독특한 개성과 필요에 가장 적합한 요가를 찾아내는 것이 요구된다. 금세기 후반에, 하타 요가는 가장 확실히 알려지고 널리 수련하는 체계가 되었다. 그러나 무엇이 요가를 이루는가 하는 개념은 보다 더 많은 사람들에게 받아들여져서 넓어져가고 있으며, 지식도 퍼져나가고 있다. 고대의 문헌에서 하타요가는 단지 정화법들*shatkarmas*로만 구성되어 있다. 그러나 오늘날의 하타요가는 일반적으로 아사나, 쁘라나야마, 무드라 그리고 반다를 포함한다.

요가의 역사

오늘날 우리가 아는 요가는 1만년보다 훨씬 이전에 인도와 전 세계에 존재한 딴뜨라문명의 한 일부로서 발달되었다. 현재의 파키스탄에 있는 인더스계곡 하랍빠(Harappa)와 모헨조다로(Mohenjodaro)의 고고학 발굴에서 다양한 아사나를 하고 명상을 수련하는 신들을 묘사한 쉬바(Shiva)신과 빠르바띠(Parvati)를 닮은 상들이 다량 출토되었다. 이러한 유적은 한 때 인도에서 아리안(Aryan) 문명의 번성이 시작되기 이전인 베다(Veda) 이전 시대에 살았던 사람들의 주거지역이었다. 신화적인 전통에 따르면, 쉬바는 요가의 창시자요, 빠르바띠는 그의 첫 제자라고 말해진다.

쉬바신은 최고의식의 상징 또는 화신으로 널리 존경받는다. 빠르바띠는 최고의 지식과 의지, 행동을 의미하고 모든 창조의 원인이 된다. 이러한 힘 또는 에너지는 꾼달리니 샥띠(kundalini shakti, 우주적 힘)로서 알려져 있으며, 모든 존재에 잠재된 우주적 힘이다. 빠르바띠는 전우주의 어머니로 여겨진다. 각 개의 영혼은 이름과 형상의 세계에 묶이고 포함되었으며, 세상의 속박으로부터 자유롭게 되었고, 그녀의 은총으로 최고의식과 하나가 되었다. 그녀의 자녀들을 위해 사랑과 동정심으로, 그녀는 딴뜨라의 형태로 자유에 관한 비밀지식을 전해주었다. 요가의 행법은 딴뜨라에서 근원을 찾는데, 그 둘은 분리될 수 없고, 의식으로서의 쉬바(Shiva)는 에너지인 샥띠(Shakti)로부터 분리될 수 없다.

딴뜨라tantra는 따노띠tanoti와 뜨라야띠trayati 이 두 단어의 결합인데, 각각 '확대'와 '해방'을 의미한다. 그러므로 의식을 확장하고 에너지를 자유롭게 하는 과학이다. 딴뜨라는 살아있는 동안 세상의 속박으로부터 자유에 이르는 방법이다. 딴뜨라에서 첫 단계는 몸과 마음의 한계와 능력을 아는 것이다. 다음은 개인적 한계를 초월하고 더 높은 본성을 경험하는 의식의 확장과 에너지 해방을 위한 기술을 처방 내린다.

요가는 인간이 처음 정신적 잠재력을 알아차렸을 때인 인간 문명의 시작으로부터 발생했고 그것을 발달시키기 위한 기술로써 시작했다. 요가의 과학은 전 세계의 고대 성자들에 의해 서서히 발전되고 개발되었다. 요가의 본질은 종종 다양한 상징과 유추, 언어에 의해 덮여있거나 설명되어졌다. 어떤 전통들은 요가가 고대의 성자들에 의해 신성한 선물로 드러내어져서 인류가 거룩한 본성을 알아차릴 기회를 가질 수 있었다고 믿는다.

오랜 옛날에, 요가의 행법은 비밀로 지켜졌고 결코 기록으로 남겨지거나 공개할 목적으로 밝혀지지 않았다. 요가의 행법은 교사나 구루(스승)로부터 제자에게로 입을 통한 언어로 전해졌다. 이러한 방법으로 요가의 의미와 목적이 분명하게 이해되어졌다. 요기(yogi)와 성자들은 개인적인 경험을 통해서 어떤 혼란, 오해와 지나친 지적인 관조를 제거하고 올바른 방침에 따라, 진실한 구도자들을 안내할 수 있음을 깨달았다.

요가와 관련된 첫 번째 문헌은 인더스 계곡문명이 번영했던 시대를 기록한, 후에 베다Veda가 된 고대 딴뜨라Tantra였다. 비록 명확한 수련이 주어지지는 않았지만, 요가를 상징적으로 언급한다. 사실《베다》의 시구는 성취자나 선각자들이 요가적 명상이나 삼매samadhi의 깊은 상태에서 들었던 것이고 성구가 나타난 것이라고 여겨진다. 그러나《우빠니샤드Upanishad》에서 요가는 더욱 정의내릴 수 있는 상태가 되기 시작한다. 이러한 성구는 베다의 최고점인 베단따Vedanta의 형태로 모아지고 베다의 정수를 포함한다고 말한다.

성자 빠딴잘리(Patanjali)의 라자요가에 관한 저작인《요가 수뜨라Yoga Sutra》는 요가의 체계를 포괄적으로 통합한 최초의 완성된 문헌화였다. 종종 8층의 길로 불리는데, 자기억제(yama), 자기준수(niyama), 외부환경으로부터 의식 분리(asana, pranayama, pratyahara), 집중(dharana), 명상(dhyana),

순수의식과의 하나됨(samadhi)으로 이루어져 있다.

BC 6세기에 주 붓다(Buddha)의 영향은 명상, 윤리성, 도덕 전면에 극치를 가져왔고 요가의 준비수련은 무시되었다. 그러나, 인도사상가들은 곧 이러한 견해의 한계를 깨달았다. 요기 마쓰옌드라나트(Matsyendranath)는 명상을 수련하기 전에 몸과 그 구성요소의 정화가 필요하다고 가르쳤다. 그는 나트 컬트(Nath cult)를 설립했고 요가자세인 마쓰옌드라아사나(matsyendrasana)는 그의 이름을 딴 것이다. 그의 최고 제자인 고라크나트(Gorakhnath)는 지역 방언과 힌디어로 하타 요가 책을 저술했다.

인도인의 전통에서 원전은 산스끄리뜨로 저술되는 것이 먼저 요구된다. 어떤 경우에는 그들의 저작을 상징으로 덮어서 오직 각오되고 준비가 되어야 가르침을 이해하도록 했다. 하타 요가의 가장 걸출한 권위자 가운데 한 사람인 스와미 스와뜨마라마(Swami Swatmarama)는 그 주제에 관해 현존하는 모든 것을 대조 확인하여 산스끄리뜨로 《하타 요가 쁘라디삐까Hatha Yoga Pradipika, 요가의 등불》를 저술했다. 그렇게 해서, 그는 하타요가에서 야마와 니야마의 중요성을 축소하여, 많은 초행자들에 의해 경험된 커다란 장애를 제거하였다. 《하타 요가 쁘라디삐까》에서 스와뜨마라마는 육체에서 시작하여 마음이 더욱 안정되고 균형 잡혀진 이후에 자기조절과 자기수행을 경험하게 하였다.

오늘날 요가와의 관련성

21세기로 진입할 준비를 하고 있는 오늘날 우리는, 영적 유산인 요가가 아주 많은 부분에서 다시 요구되어지고 있다. 요가가 영적인 길에서 가장 높은 목표의 핵심 주제로 남아있는 동안, 요가적 수련은 영적 목표에 관심 없는 모든 사람들에게도 직접적이고 확실한 효과를 가져다준다.

육체와 정신의 치료는 가장 중요한 요가의 업적 가운데 하나이다. 그렇게 힘있고 효과적이라는 사실은 조화와 통일이라는 전체적인 원리로 작용한다. 요가는 천식, 당뇨병, 혈압, 관절염, 소화기질환, 그리고 다양한 만성질환과 현대과학이 가지지 못한 타고난 선천적 질환을 치료하는 대체방법으로 자리 잡았다. HIV(인체면역 결핍 바이러스)에 관한 요가수련 효과의 연구는 기대되는 결과가 현재 진행되고 있다. 의학과학자들에 따르면 요가치료는 성공적이다. 왜냐하면 몸의 모든 다양한 시스템과 기관에 직접적인 영향을 주는 신경계와 내분비계에 균형을 가져다주기 때문이다.

그러나 대부분의 사람들에게 요가는 더욱더 스트레스가 쌓이는 사회에서 건강과 행복을 유지하는 단순한 의미로 다가온다. 아사나들은 낮 동안 사무실에서 책상 앞에 등을 구부리고 앉아서 쌓인 육체적 불편감을 제거한다. 이완 기법은 예전에 감소된 효과를 최대한까지 증가시키는 데 도움이 된다. 휴대전화와 삐삐, 24시간 동안의 쇼핑시대에, 요가적 수련은 대단히 사적이며, 심지어 사업 감각까지 형성시켜준다.

개인의 필요를 넘어서, 요가의 근본원리는 사회적 불안과 싸울 진정한 수단을 제공한다. 동시에 새로운 것에 대한 확증 없이 과거의 가치를 거부해 세상이 상실된 것처럼 보일 때, 요가는 사람들로 하여금 진정한 자아에 접속하여 그들만의 길을 발견하는 방법을 제공한다. 이와 관련하여 그들의 참된 자아는 현시대의 사람들에게 명백한 조화가 가능하게 하고 지금까지 결코 없었던 연민이 일어나게 한다.

이 점에서, 요가는 단순히 육체수련이라기 보다는 오히려 내외(內外) 양면의 진실성을 포함하는 인생의 새로운 길을 확립하는데 도움이 된다. 그러나 이러한 인생의 길은 지적으로 이해될 수 없는 경험의 세계이고 오직 수행과 체험을 통해서 살아있는 지식이 될 것이다.

아사나
Asana

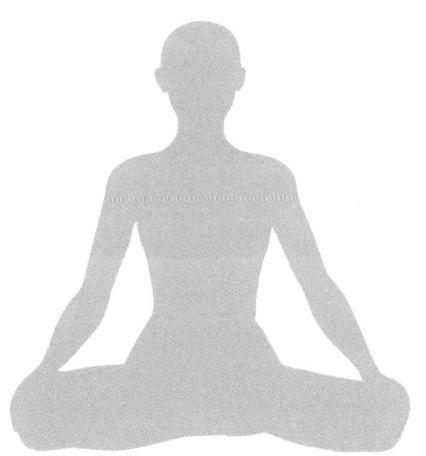

Hathasya prathamaangatvaadaasanam poorvamuchyate.
Kuryaattadaasanam sthairyamaarogyam chaangalaaghavam.

아사나는 모든 것에 우선하여, 하타요가의 첫 부분으로 가르쳐진다.
아사나를 행함에 따라, 몸과 마음의 안정을 얻게 되고,
질병으로부터 자유로우며, 팔다리의 쾌적함을 얻게 된다.

하타 요가 쁘라디삐까(1:17)
(Hatha Yoga Pradipika)

아사나(asana)는 육체적 그리고 정신적으로 안정되고, 차분하며, 고요하고, 편안하게 있을 수 있는 상태를 의미한다. 빠딴잘리(Patanjali)의 요가 수뜨라(Yoga Sutras)에는 자세란 '편안하고 안정된 것'을 뜻하는 '스티람 수캄 아사남 sthiram sukham aasanam'으로 요가 아사나를 간단하게 정의하고 있다. 그래서 우리는 요가 아사나가 이 책에서, 명상하는 동안 필요한 것으로서 장시간동안 한 자세로 편하게 앉아 있을 수 있는 수련자의 능력을 발달시키는 수련이라는 것을 알 수 있다.

라자 요가(Raja Yoga)에서 아사나는 앉은 자세를 가리킨다. 그러나 하타 요가(Hatha Yoga)에서는 뭔가 그 이상을 의미한다. 아사나는 에너지 통로와 심령센터를 일깨우는 특별한 신체 자세이다. 아사나는 고도의 의식을 위한 도구이고 몸, 호흡, 마음 그리고 그 너머의 탐험을 위한 안정된 기초를 제공한다. 하타 요기들은 또한 아사나를 통해 몸을 잘 조절함에 따라 마음도 또한 조절된다는 것을 발견했다. 따라서 아사나의 수련이 하타 요가에서 맨 먼저 등장한다.

요가아사나 소개

빠딴잘리의 《요가 수뜨라(Yoga Sutra)》에서는 요가아사나를 간결하게 정의하고 있다. 즉 "스티람 수캄 아사남(sthiram sukham aasanam)", 이 의미는 '자세는 편안하고 안정된 것이다'이다. 이 문맥에서 자세라는 것은 명상에 필요한 능력으로서, 장기간에 걸쳐서 한자세로 편안히 앉을 수 있는 능력을 개발하는 수련이다. 라자 요가(Raja yoga)에서도 요가자세라는 것은 안정되게 앉는 자세라고 동등하게 다루고 있다.

그러나 하타 요기들은 에너지 통로와 심적인 기관을 열어주는 확실히 특별한 몸의 자세인 아사나(asana)를 발견했다. 그들은 이런 수련을 통해서 몸의 조절을 발달시키고, 마음과 에너지를 조절할 수 있다는 것을 발견했다. 요가자세는 더 높은 의식과 몸, 호흡, 마음 그리고 더 높은 상태의 탐험에 필요한 안정된 토대를 제공하는 도구가 되었다. 이러한 이유로,《하타 요가 쁘라디삐까Hatha Yoga Pradipika》같은 하타 요가 문헌에서 아사나 수련이 첫 번째로 나타나게 된다.

요가적 문헌들에서는 각 개인이 삶과 죽음의 순환으로부터 자유로워지기 전에 통과해야만 하는 8,400,000화신으로 나타난 8,400,000자세가 있다고 원칙적으로 말한다. 이러한 자세들은 완전히 자각된 인간존재로서 가장 단순한 삶의 형태로부터 가장 복합적인 것에 이르기까지 점진적으로 발전해 온 바를 의미한다. 세대를 내려오면서 훌륭한 리쉬(rishi)들과 요기(yogi)들은 오늘날 알려진 몇백 가지 아사나 수로 변경하고 축소했다. 그들의 수련을 통해서, 까르마적인 과정이 옆으로 물러나는 것이 가능해졌고 한 번의 삶에서 많은 진화적 단계를 생략되게 되었다.

몇백 개 중에서 84가지 유용한 것만을 상세히 다루고 있다.

동물 자세

이 문헌에서 많은 요가 자세들이 동물의 움직임을 나타내고 또한 나중에 이름 붙여졌다. 관찰을 통해서, 리쉬(rishi)들은 동물들이 어떻게 그들의 환경과 자신의 몸을 조화롭게 살아가는지 알게 되었다. 수련을 통해서, 그들은 특별한 자세의 효과와 어떻게 호르몬 분비가 자세에 의해 자극되고 조절될 수 있는가를 알게 되었다. 예를 들면, 토끼(shashankasana)를 흉내 내는 것에 의해 '싸움이나 비약'의 절차를 초래하는 아드레날린의 흐름에 영향을 주게 된다. 동물 자세의 모방을 통해서, 리쉬들은 건강을 유지하고 그들 본성의 도전과 만나게 됨을 알게 되었다.

요가아사나와 쁘라나

생명에너지인 쁘라나(prana)는, 모든 개별적인 세포활동을 유지하게 하는 나디(nadi)라고 불리는 흐름의 패턴을 따라 전신으로 널리 퍼지는데, 중국의학에서의 기(氣, ki) 또는 치(chi)와 일치한다. 몸의 경직은 쁘라나가 차단되고 독소의 축적이 이어서 일어나기 때문이다. 쁘라나가 흐르기 시작할 때, 독소는 전신의 건강을 지키는 시스템으로부터 제거된다. 몸이 유연해짐으로써, 쉽게 행하기 불가능해 보이는 자세도 안정되고 우아한 움직임으로 발달한다. 쁘라나의 양이 대단한 수준으로 증가할 때, 몸은 스스로 분명한 자세로 움직이고 아사나와 무드라, 쁘라나야마가 자연스럽게 발생한다. (쁘라나에 관한 더 자세한 정보는 쁘라나야마 장을 참고하거나 비하르 요가학교의 출판물인 《쁘라나, 쁘라나야마, 쁘라나 비드야 Prana, Pranayama, Prana Vidya》를 보라).

요가아사나와 꾼달리니

요가의 궁극적인 목적은 인간의 진화론적 에너지인 꾼달리니 샤띠(kundalini shakti)를 일깨우는 것이다. 아사나의 수련은 차끄라를 자극해서, 전신에 꾼달리니의 발생된 에너지를 공급하게 된다. 대략 35개의 아사나는 이러한 목적으로 특별히 준비했다. 즉 코브라 자세는 마니뿌라 차끄라를 위해서, 어깨서기 자세는 비숫디, 머리서기 자세는 사하스라라 등등. 다른 자세들은 나디를 조절하고 정화해서 전신을 통해 쁘라나의 전달을 촉진한다. 하타 요가의 주된 목적은 쁘라나적이고 정신적인 힘의 과정과 상호작용을 활성화하는 것 사이의 균형을 이끌어내는 것이다. 이러한 것이 한 번 성취되면, 척추의 중앙을 흐르는 수슘나 나디(sushumna nadi)를 일깨우는 추진력을 발생시켜서, 사하스라라 차끄라로 꾼달리니 샥띠가 일깨워짐에 따라, 인간의식의 더 높은 자리는 빛나게 된다.

그러므로, 하타 요가는 몸을 강하게 하고 건강을 개선할 뿐만 아니라, 인간의식의 진화를 초래하는 고도의 센터를 활성화하고 일깨우게 된다.

요가아사나와 몸—마음 관계

몸과 마음은 따로 있는 것처럼 생각되고 행동하는 경향이 있을지라도 실제로는 분리할 수 없다. 마음의 거친 형태가 몸이고 몸의 미묘한 형태가 마음이다. 아사나의 수련은 이 둘을 통합하고 조화롭게 한다. 몸과 마음은 모두 긴장과 난관(難關)의 은신처이다. 모든 정신적 난관은 육체, 근육의 난관과 일치한다. 그리고 그 반대도 또한 같다.

아사나의 목적은 이러한 난관을 덜어주는데 있다. 아사나는 몸으로부터 마음을 통해 신체심리적 활동을 육체적 수준에서 그들을 조절해서 정신적 긴장을 덜어준다. 예를 들면, 감정의 긴장과 억제는 폐, 횡격막 그리고 호흡과정의 부드러운 기능을 꽉 조이고 저해하며, 천식이란 형태의 질환을 더욱 악화시키는데 이바지 할 수 있다.

근육의 긴장은 몸의 어디서나 발생할 수 있다. 즉 목의 경직은 경부척추염, 얼굴은 신경통 등등. 호흡법, 샤뜨까르마(Shatkarma), 명상과 요가니드라(Yoga Nidra)가 포함된 잘 선택되어 짜여진 아사나는 육체와 정신수준 모두에서 붙잡고 있는 이러한 난관을 제거하는데 가장 효과적이다. 잠자는 에너지를 자유롭게 한 결과, 몸은 생명력과 강인함으로 가득차고, 마음은 가볍고, 창조적이며, 즐겁고, 균형 잡히게 된다.

아사나의 규칙적인 수련은 육체적인 몸을 최적의 상태로 유지해주고 비록 건강하지 못한 몸일지라도 건강하게 만들어준다. 아사나 수련을 통해서, 잠자는 에너지의 잠재력은 자유롭게 되고 삶의 모든 부분에서 확대된 자신감을 경험하게 된다.

요가아사나와 운동

요가아사나는 종종 운동의 한 형태로 여겨진다. 그들은 운동이 아니라, 자각·이완·집중과 명상을 계발하고자 육체적 몸을 자세로 배치하는 테크닉

이다. 이러한 과정의 일부분이 쁘라나적인 통로와 내부기관을 펴주고 마사지하며 자극하는 것에 의해 뛰어난 육체적 건강을 발달시키는 것이다.

비록 아사나가 운동은 아닐지라도 운동을 보완해준다. 둘 사이의 차이점을 이해하기 전에, 후자에 대해서 조금 알 필요가 있다. 운동은 육체에 유익한 긴장을 강요한다. 그것이 없이는 근육은 쇠약해지고, 뼈는 약해지며, 산소를 흡입하는 용량은 감소하고, 인슐린은 무감각해질 수 있으며, 갑작스런 육체적 활동이 필요해졌을 때 그 능력이 상실된다.

아사나와 운동의 행법에서 몸의 구조에 영향을 미치는 몇 가지 차이점이 있다. 요가아사나를 수행할 때, 호흡과 신진대사는 서서히 감소하고, 산소의 소비와 몸의 온도는 떨어진다. 그러나 운동을 하는 동안은, 호흡과 신진대사가 상승하고 산소의 소비가 증가하며 몸은 뜨거워진다. 요가자세는 이화작용을 억제하는 경향이 있는데 운동은 그것을 자극한다. 게다가, 아사나는 호르몬과 내장기관에 특별한 효과가 나타나게 하고, 신경계가 전기화학적 활동으로 변경되도록 구성되었다.

요가아사나의 분류

아사나는 세 그룹으로 나누어진다. 즉 초급, 중급 그리고 고급이다. 특별한 그룹은 모든 자세를 수련할 필요가 없다. 개인적인 필요에 의해 맞춘 균형 잡힌 프로그램의 규칙적인 수련은 최대의 효과를 위해 권장된다.

초급 그룹은 어떤 식으로든, 허약하거나 아파서 더 어려운 수련을 할 수 없는 사람은 요가자세를 수련해서는 안된다. 이 그룹은 명상자세와 몸과 마음을 준비할 주된 기본적인 행법으로 계획되어 구성된다. 이러한 수련은 고급 자세에 비해 열등한 방법이 아니라, 육체적 건강을 개선하는 매우 유익한 것이다. 이 그룹은 번개자세, 선 자세, 태양과 달 경배자세를 실행하는 아사나, 빠완묵따아사나 시리즈, 눈 수련, 이완, 준비명상과 명상자세가 포함된다.

중급 그룹은 상당히 어렵고 불편감이나 긴장 없이 초급 그룹을 수련할 수 있는 사람들에게 추천된 아사나로 구성된다. 이 아사나들은 호흡을 조절하면서 더 높은 수준의 안정감과 집중이 요구된다. 이 그룹에 포함된 아사나는 연꽃자세, 전굴과 후굴, 척추 비틀기, 거꾸로 된 그리고 균형 자세들을 수련한다.

고급 그룹은 중급 그룹의 아사나를 이미 숙달해서 근육과 신경계를 광범위하게 조절할 수 있는 사람으로 계획되었다. 수련자는 이 자세를 시작하려고 너무 갈망해서는 안 된다. 그것은 전문가의 지도하에서 수련하는 것이 보다 바람직하다.

역동적이고 정적인 요가아사나들

역동적 수련은 종종 신체의 활기찬 움직임을 포함한다. 그들은 근육을 발달시키거나 몸을 더 적절히 하기위해 계획된 것이 아니라, 유연성 증가, 순환촉진, 근육과 관절을 유연하게 하고 에너지의 막힘을 풀며, 신체의 다양한 부위에서 생긴 정체된 혈액을 제거하는데 있다. 이러한 자세들은 피부와 근육의 정상화, 폐의 강화, 소화와 배설기관의 움직임을 촉진한다. 역동적 수련은 초보자들에게 특히 효과적이다. 그들은 빠완묵따아사나 시리즈, 태양 경배자세, 달 경배자세, 역동적 등펴기자세와 역동적 쟁기자세와 같은 시리즈와 자세를 포함한다.

정적인 수련은 중급과 고급 수련자들에 의해 수련된다. 그들은 쁘라나(氣)적이고, 심적인 신체에 더 미묘하고 힘 있는 효과가 있다. 그들은 신체가 몇 분 동안 한 자세를 유지하고 있는데, 움직임이 약간 또는 전혀 없이 실행된다. 이 자세들은 전신의 신경을 이완하고 내부기관과 호르몬 샘 그리고 근육을 부드럽게 마사지하기 위해 계획되었다. 그들은 특별히 마음의 평온을 가져오는데 관련이 있고 수련자에게 명상과 같은 요가의 더 높은 수련을 위해 준비되었다. 그들의 어떤 것은 감각을 회수하는 쁘라띠아하라(pratyahara)의 상태를 일으키는데 특히 효과적이다.

수련자를 위한 일반적 주의사항

아래의 수련 주의사항은 더 진행하기에 앞서서 완전히 이해되어야 한다. 누구라도 아사나를 수련할 수 있지만, 정확한 준비 후에 적절한 방법으로 실행될 때 더욱 유익하고 효과적으로 된다.

호흡 : 특별히 반대로 지시되었을 때가 아니고는 호흡은 항상 코를 통해서 한다. 아사나 수련과 함께 호흡을 조절하려고 노력한다.

의식 : 모든 요가수련에서처럼 이것은 아사나 수련 시 필수적이다. 아사나 수련의 목적은 존재의 모든 면, 즉 육체적, 쁘라나적, 정신적, 감정적, 심적, 영적부분에 영향을 미치고 통합하고 조화롭게 하는 것이다. 그들은 신체의 다양한 부분의 움직임을 다루기 때문에 처음에는 단지 육체적 수준과 관련해서 나타날 수 있다. 그러나 실제적으로, 만약 그들이 의식을 겸비한다면 존재의 모든

면에 충분한 효과를 가져 온다.

이 문헌에서 의식은 언외(言外)의 많은 의미가 있다. 그러나 그것은 육체의 움직임인 자세, 호흡조절과 동시에 일어나게함, 마음속 헤아림, 육체의 감각, 쁘라나(氣)의 움직임, 신체나 차끄라 부위의 집중과 가장 중요한, 수련 중에 발생할 수 있는 생각이나 느낌 등을 자각하는 것으로서 이해될 수 있다. 의식의 함축적인 개념은 마음에 초대받지 않고 다가오는 어떤 생각을 수용하는 견해이다. 즉 판단 없이 '좋다'와 '싫다'라는 생각을 똑같이 받아들여야 한다. 최종분석에서 생각은, 좋음도 싫음도 아닌 에너지이다. 이러한 의식은 수련에서 최적의 효과를 얻기 위해 필수적이다.

이완 : 송장자세(shavasana)는 육체적으로나 정신적으로 피곤함을 느낄 때와 마찬가지로 아사나를 수련하는 동안 어느 때라도 행할 수 있다. 그것은 또한 아사나 프로그램의 마무리에서도 수련되어야 한다.

순서 : 샤뜨까르마, 아사나가 완결된 이후에 이어서 호흡(pranayama), 그리고 명상으로 이끌기 위해 제감(pratyahara)과 집중(dharana)이 행해져야 한다.

역 자세 : 중급과 고급 그룹의 자세를 특별히 수련할 때는 후굴에 이어서 전굴(역으로도 또한 같고), 한쪽을 했으면 다른 쪽도 반복하는 구조의 프로그램이 중요하다. 이러한 역자세의 개념은 신체를 균형 상태로 되돌리는데 필수적이다. 특별한 역 자세는 이 문헌에서 분명한 자세를 묘사하기 위해 권장된다. 그러나 치료 상의 이유로 특별한 자세를 수련할 경우에는 역자세가 필요하지 않게 된다.

수련 시간 : 아사나는 식사 후를 제외하고 하루의 어느 때라도 수련해도 된다. 그러나 최상의 시간은 태양이 떠오르는 것을 포함하여 그 이전 2시간이다. 하루 중의 이 기간은 산스끄리뜨(Sanskrit)로 브라흐마무후르따(brahmamuhurta)로 알려져 있는데 고도의 요가수련을 위해 가장 영향력이 있다. 이때의 환경은 깨끗하고 고요하며, 위장과 내장의 활동은 정지되어 있고, 마음은 의식의 수준에서 깊은 인상을 가지고 있지 않고 긴 하루를 향한 준비로 생각이 비어 있다. 수련자는 아마도 그들이 더욱 유연해질 때, 늦은 오후에 비해 이른 아침에 근육이 가장 굳어있다는 것을 알게 될 것이다. 그럼에도 불구하고 수련을 위해 이 시간이 권장된다. 저녁 일몰의 2시간가량이 또한 유익한 시간이다.

수련 장소 : 조용하고 고요한 통풍이 잘되는 방에서 수련한다. 아사나는 밖

에서 수련해도 된다. 예를 들면, 환경이 꽃과 나무가 있는 정원과 같은 쾌적한 곳이어야 한다. 강한 바람, 추운 곳, 더럽고 연기 나고 불쾌한 악취가 풍기는 곳에서 수련해서는 안된다. 특히 머리서기자세와 같은 것을 행할 때는, 가구나 불 또는 바닥으로 자유로운 낙하를 방해하는 어떤 것도 있어서는 안된다. 많은 사고가 사람의 하강을 방해하는 물건으로 인해 발생한다. 비록 몹시 더울지라도 전기 선풍기 아래에서는 수련하지 말라.

담요 : 신체와 지면사이를 격리시키는 역할을 할 이것은 수련을 위해 천연소재의 접힌 담요를 사용한다. 스펀지나 공기를 채운 매트리스는 척추를 충분히 지탱해줄 수 없기 때문에 사용하지 않는다.

의복 : 수련하는 동안에는 느슨하고 가볍고 편안한 옷을 입는 것이 더 낫다. 시작하기 전에, 안경이나 손목시계 그리고 어떤 보석장식도 제거한다.

목욕 : 시작 전에 찬물로 샤워하도록 노력한다. 이것은 아사나의 효과를 매우 향상시킨다.

장 비우기 : 아사나 프로그램을 시작하기 전에, 방광과 내장은 가급적이면 비워져야 한다. 만약 변비에 걸렸다면, 약간 소금기가 있는 따뜻한 물을 2, 3잔 마신다. 그리고 샹카쁘락샬라나(shankhaprakshalana)의 장에 주어진 즉, 야자나무 자세(tadasana), 흔들리는 야자나무 자세(tiryaka tadasana), 허리 비틀기 자세(kati chakrasana), 비튼 코브라 자세(tiryaka bhujangasana), 복부 늘이기 자세(udarakarshana)를 수련한다. 이것들은 변비를 덜어주게 된다. 만약 그렇지 않다면, 빠완묵따아사나(pawanmuktasana) Part 2를 수련하면 도움이 된다. 아사나를 실행하기 전에 매일 한 번은 화장실을 가도록 한다. 무리하지 않는다. 전신을 이완하도록 노력한다. 몇 주 후에 장은 매일 정해진 시간에 자동적으로 비워지게 된다. 완하제(緩下劑) 사용을 피하도록 노력한다.

위장 비우기 : 아사나를 수련하는 동안에는 위장이 비워져 있어야 하고 이를 확실히 하기 위해 식후 최소한 3, 4시간이 될 때까지는 수련해서는 안 된다. 이른 아침 수련을 권장하는 이유 중에 하나가 위장이 확실히 비어있기 때문이다.

식이요법 : 자연식과 절제식이 낫다고 할지라도 아사나 수련을 위한 음식물에 관한 특별한 규정은 없다. 통속적인 믿음과는 반대로, 요가에서는 채식요법이 비록 높은 단계의 수련에 권장될지라도 필수적이라고는 말하지 않는다. 식사 시에 위장을 절반은 음식물로, 1/4은 물로, 나머지 1/4은 비워두도록 충고한다. 배고픔을 달랠 정도만 먹고 무기력이나 게으름이 느껴지지 않도록 한다. 먹

기 위해 살기보다는 살기 위해 먹는다. 소화가 잘 안되고, 기름기가 많으며, 자극적인 음식은 소화기계에서 산성화와 가스를 유발하는 원인이 되므로 특별히 영적인 목적으로 아사나를 수련할 때는 피해야 한다. 특별한 식이요법의 제한은 분명한 질병 때문에 권장된다.

무리하지 않기 : 아사나를 하는 동안 무리하게 힘을 가하지 않는다. 초보자는 처음에 자신의 근육이 굳어있음을 발견한다. 그러나 규칙적인 수련으로 몇 주가 지나면 근육이 더욱 유연해졌음을 발견하고 놀라게 된다.

나이 제한 : 아사나는 남여를 포함한 모든 나이의 그룹이 수련할 수 있다.

금기 : 뼈가 부러졌거나 위궤양, 폐결핵, 탈장과 같은 만성질환이나 질병을 겪고 있고 수술 후 회복기에 있는 사람은 아사나를 시작하기 전에, 요가교사의 지도나 의사의 진찰을 받아야 한다.

자세의 종결 : 만약 몸의 어떤 부분에 과도한 통증이 있다면 아사나를 즉시 마치고 만약 필요하다면 의학적 상담을 해야 한다. 만약 불편감이 느껴진다면 아사나 상태에 머물지 말라.

거꾸로 된 자세 : 만약 장내에 가스나 발효작용이 있고, 혈액이 과도하게 탁하며, 월경기간 중이거나 임신 말기(期)의 상태라면 어떤 거꾸로 된 자세라도 수련하지 말라. 이것은 독소가 뇌로 들어가 손상의 원인이 되지 않도록 하는 것이 중요하고, 월경인 경우에는 나팔관 속으로 혈액이 들어가지 않도록 한다.

일광욕 : 장시간의 일광욕 이후에는 신체가 과열될 수 있으므로 아사나 수련을 결코 해서는 안된다.

아사나
Asana

초급 그룹

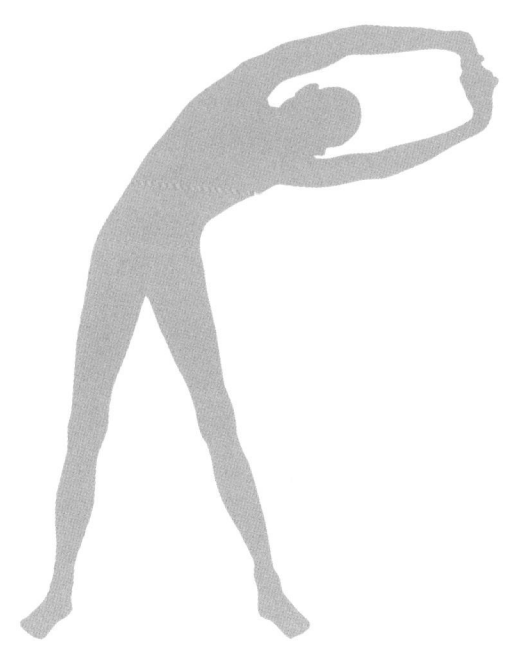

빠완묵따아사나 시리즈
Pawanmuktasana Series

빠완묵따아사나 시리즈는 인간의 몸과 마음에 아주 깊은 효과를 주기 때문에 가장 중요한 수련 시리즈 중 하나이다. 그래서 다양한 질병의 요가적 치료와 건강을 유지하는 가장 유용한 도구이다. 그것은 비하르 요가학교와 빠라마함사 싸띠아난다 가르침의 특별한 공헌 가운데 하나이다. 첫 실제적 시리즈는 하타 요가에서 가르쳐졌고, 요가적인 삶에서 확고한 기초를 놓기 위해 필수적이다. 빠완묵따아사나는 몸의 움직임을 자각하는 것을 발달시키고 존재의 다양한 층들이 갖는 미묘한 효과로써 자세의 의미를 이해하는데 가치가 있다. 그것은 모든 주된 관절을 열어주고 몸의 근육을 이완시켜주어 준비수련으로서 매우 효과적이다. 이 시리즈는 누구라도 즉 초보자나 숙련자, 젊거나 나이든 사람 그리고 건강을 회복해 가거나 질병의 상태라도 수련할 수 있다. 수련이 단순하고 부드러우며 편안하다고 해서 무시하거나 아무 생각 없이 다루어져서는 절대 안된다.

산스끄리뜨로 이러한 수련은 '미묘한 수련'이란 의미의 숙쉬마 뱌야마 sukshma vyayama로 언급된다. 빠완pawan이란 단어는 '바람'이나 '쁘라나(prana, 氣)'를 의미하고, 묵따mukta는 '자유롭게 하다', 아사나asana는 '자세'를 의미한다. 그러므로 빠완묵따아사나는 또한 몸과 마음의 자유로운 에너지의 흐름을 저해하는 어떤 방해물을 제거하는 자세의 그룹을 의미한다. 때로는 나쁜 자세가 원인이 되어 몸의 기능이 교란되고, 심적·감정적인 문제나 조화롭지 않은 생활방식은 에너지를 차단시킨다. 이것이 처음엔 경직, 근육의 긴장, 적절한 혈액 흐름의 결핍과 작은 기능의 결함 등으로 나타난다. 그러나 만약 이러한 방해물이 만성이 되면, 팔다리와 관절, 육체적 기관은 기능부전 또는 불능이 되거나 질병에 이르게 된다. 빠완묵따아사나의 규칙적인 수련은 몸의 에너지 장애를 제거하고 장애가 새로 형성되는 것을 예방한다. 이러한 방식으로, 전체적인 건강을 증진시키고, 전신의 에너지 흐름을 정상적이고 안정적이게 한다.

마음-육체 측면

대부분 현대의 질병은 근본적으로 정신신체상에 있다. 이러한 질병의 약물치료법은 단지 증상적인 곳에 있고 질병의 뿌리를 자극하는 데는 실패한다. 만약 이런 아사나들을 경쟁적이지 않고 이완된 환경에서 정확하게 행한다면, 몸의 근육을 이완시킬 뿐만 아니라, 이러한 이완된 자극은 배후의 뇌로 이동하여 마음을 이완시킨다. 호흡과 동시에 일어나는 의식을 조정함으로써, 마음의 세심한 능력은 활성화되고 긴장과 스트레스로 헤매지 않게 된다. 그래서 이러한 자세의 본질은 육체적이기보다는 오히려 정신적이다. 만약 그것이 정확히 실행된다면, 마음은 이완되고 자율신경과 호르몬의 기능은 조화로워지며 내장기관은 활성화된다. 그래서 이러한 자세는 훌륭한 예방책이자 치료법의 가치가 있는 것이다.

세 그룹

빠완묵따아사나는 3개의 뚜렷한 아사나 그룹으로 나누어진다. 즉 류머티스 치료 그룹, 소화를 돕는 복부 그룹, 그리고 샥띠 반다(shakti bandha) 또는 에너지 형성 그룹이다. 세 그룹 모두 서로 보완해주고 자극하며 전신을 통한 에너지의 흐름이 자유롭도록 북돋아 준다. 수련자는 주된 아사나를 시도하기 전에 각 그룹의 동작들을 정확히 하도록 권장된다. 빠완묵따아사나 1, 2 그리고 3의 한 달이 넘는 매일의 수련은 깊은 이완과 고급 행법의 수련이 필요한 확실한 정신 생리학적인 구조의 정상화를 가져온다. 고급 요가아사나가 종종 육체적으로 요청되고 몸과 마음에 강력한 효과가 있다. 그래서 주의와 올바른 준비가 필수적이다.

각 그룹의 아사나는 주어진 지시에 따라 행해져야 한다.

빠완묵따아사나 Part 1

류머티스 치료 그룹

이 그룹의 아사나는 신체의 관절을 풀어주는 것과 관련이 있다. 류머티즘, 관절염, 고혈압, 심장질환이나 움직임이 큰 신체수련이 금지된 다른 질병에는 아주 훌륭하다. 육체의 관절과 팔다리의 에너지 장애물을 제거하는데 특히 효과적이고, 쁘라나적이고 정신적인 부분에서도 마찬가지로 작용한다.

의식 : 수련은 세 가지 방식으로 수련된다.
1. 신체의 다양한 구성요소 사이의 상호작용에서 현재 신체의 움직임에 의식을 두고 즉 뼈, 관절, 인대, 근육 등; 신체의 다른 부분과 관련된 움직임; 매 완전한 횟수를 마음속으로 헤아리고, 마음속에서 일어나는 생각을 의식한다. 이러한 수련방법은 육체에 조화를 가져와 평화와 균형 그리고 일점 집중을 일으킨다.
2. 의식과 함께 호흡을 조정한다. 위에 언급한 몸의 움직임에 의식을 부가하여, 각각의 움직임은 호흡과 동시에 일어난다. 뇌파가 느려짐에 따라 움직임이 더 느려지고 이완과 의식은 한층 더 강해진다. 이러한 수련방법은 육체와 쁘라나 수준에서 더 강력한 영향을 미치고 내장기관의 기능을 개선하며 몸을 조화롭게 하고 생기를 회복시키는데 특히 효과적이다. 호흡은 각 아사나에서 서술하여 지시한대로 수련해야 한다. 게다가, 만약 호흡 행법으로 웃자이 쁘라나야마(ujjayi pranayama)가 사용된다면 더 뛰어난 효과를 얻을 수 있다. 이것은 나디(nadi)를 통한 에너지의 흐름이 효과적으로 자극되고 균형이 잡힌다.
3. 몸에서 쁘라나의 움직임을 자각한다. 수련에 민감해지면 쁘라나는 몸에서 얼얼한 감각으로 경험된다.

휴식 기간 : 각 2, 3 동작이 있은 후에, 바로 움직인 신체의 부분 부분에서 마음

속으로 어떤 생각과 느낌이 다가오는지 눈을 감고 자연호흡을 의식하면서 기본자세로 조용히 앉아 있는다. 몇 분 후에 수련을 계속한다. 이것은 신체의 휴식뿐만 아니라 내부에너지 양상과 정신과 감성적 과정의 자각을 또한 발달시킨다. 이러한 휴식 기간은 대체로 아사나만큼 중요하고 무시되어서는 안된다. 만약 아사나 프로그램 중에 어떤 피곤함이 느껴진다면, 송장자세(shavasana)로 쉰다. 송장자세는 프로그램의 끝부분에 3~5분 동안 행해야 한다.

기본 자세 : 빠완묵따아사나 part 1의 모든 수련은 기본자세로 바닥에 앉아서 행한다. 신체는 이완하고 근육은 자세와 결합해서 행해지도록 사용되어야 한다. 위에 각각 지시된 것처럼 아사나는 완전한 자각(自覺)으로 행해져야 한다. 최고의 효과를 위해 눈은 감은 채로 한다. 수련하는 동안 내내 자각해야하고 기계적으로 수련하지 않는다.

쁘라람빅 스티띠 PRARAMBHIK STHITI

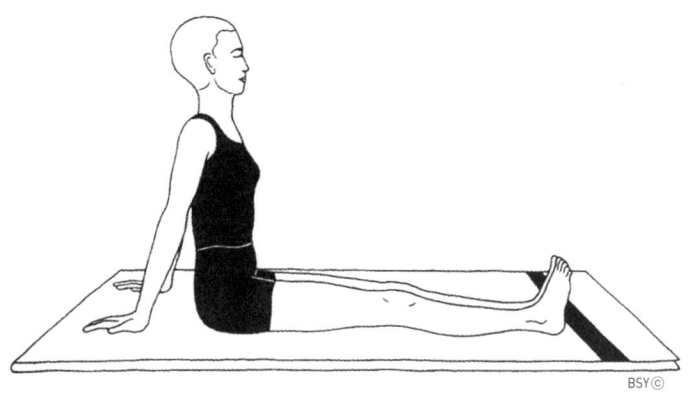

기본자세(Prarambhik Sthiti)
1. 다리를 펴고 앉는다.
2. 손바닥은 엉덩이 옆 약간 뒤쪽 바닥에 놓는다.
3. 등, 목, 머리는 일직선이 되게 한다.
4. 팔꿈치는 똑바로 편다.
5. 팔에 의지하면서 약간 뒤로 기댄다.
6. 눈을 감고 이 자세에서 전신을 이완한다.

빠당굴리 나만 PADANGULI NAMAN & 굴프 나만 GOOLF NAMAN

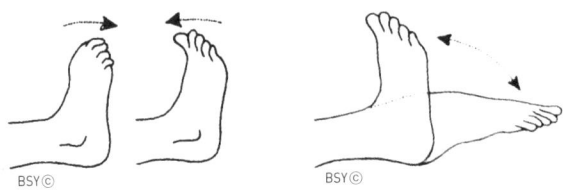

수련 1 : 발가락 구부리기(Padanguli Naman)
1. 다리를 펴고 발을 약간 벌린 상태로 기본자세로 앉는다. 손은 엉덩이 옆 약간 뒤쪽에 놓는다.
2. 팔을 사용해 등을 지탱하고, 약간 뒤로 기댄다.
3. 척추를 가능한 한 똑바르게 유지한다.
4. 발가락을 의식한다. 발을 위로 세우고 무릎은 움직임 없이 이완한 채 양발의 발가락을 앞뒤로 서서히 움직인다.
5. 몇 초간 각 자세를 유지한다.
6. 10회 반복한다.

호흡 : 발가락을 뒤로 당길 때 들이쉰다. 발가락을 앞으로 구부릴 때 내쉰다.
의식 : 호흡, 마음속으로 숫자를 헤아림과 움직임에 의해 형성된 펴지는 감각에.

수련 2 : 발목 구부리기(Goolf Naman)
1. 기본자세를 유지한다. 발을 약간 벌린다.
2. 서서히 두 발을 앞뒤로 움직여 발목관절에서부터 구부린다.
3. 발을 앞으로 늘여 바닥에 닿으려고 하고 뒤로 할 때는 무릎에 닿으려고 노력한다.
4. 몇 초간 각 자세를 유지한다.
5. 10회 반복한다.

호흡 : 발을 뒤로 움직일 때 들이쉰다. 발을 앞으로 움직일 때 내쉰다.
의식 : 호흡, 마음속으로 숫자를 헤아림과 발, 발목, 종아리와 다리 근육이나 관절의 늘어남에.

굴프 차끄라 GOOLF CHAKRA

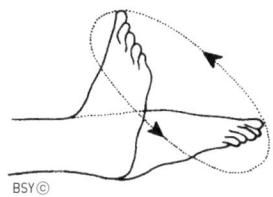

수련 3 : 발목 회전(Goolf Chakra)

기본자세를 유지한다.
다리를 약간 벌리고 곧게 편다.
수련하는 동안 내내 발뒤꿈치를 바닥에 댄다.

1단계 : 발목으로부터 오른발을 시계방향으로 서서히 10회 회전한다.
그리고 반시계방향으로 10회 반복한다. 왼발도 같이 반복한다.

2단계 : 발을 붙여 놓는다.
두 발을 서로 붙인 채 같은 방향으로 서서히 회전한다.
무릎은 움직이지 않는다.
시계방향으로 10회 하고 반시계방향으로 10회 한다.

3단계 : 발을 분리시킨다.
서로 반대방향으로 발목과 함께 두 발을 서서히 회전한다.
엄지발가락끼리 서로 안쪽에서 부딪칠 수 있도록 한다.
한 방향으로 10회 회전하고 반대방향으로 10회 회전한다.

호흡 : 위로 움직일 때 들이쉰다. 아래로 움직일 때 내쉰다.
의식 : 호흡, 마음속 숫자를 헤아림과 회전하는 데에.

수련 4 : 발목 돌리기(Goolf Ghoornan)

1. 기본자세를 유지한다.
2. 오른 무릎을 구부려 발을 엉덩이 쪽으로 가져간다.
3. 무릎을 옆으로 돌려 발을 왼쪽 허벅지 위에 놓는다.
4. 발목을 회전하는데 자유롭도록 대퇴부에서 충분히 멀리 놓는다.

굴프 구르난 GOOLF GHOORNAN

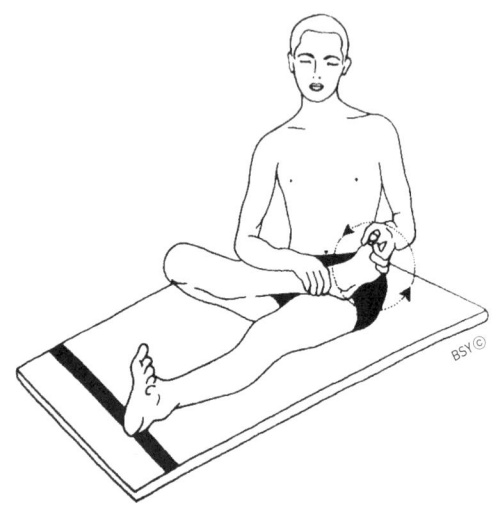

5. 발목을 지탱하기 위해 오른손으로 오른 발목을 잡는다.
6. 왼손으로 오른발의 발가락을 잡는다.
7. 왼손의 도움으로, 오른발을 시계방향으로 서서히 10회 회전하고 반시계방향으로 10회 한다.
8. 왼발을 오른 대퇴부에 올려놓고 반복한다.

호흡 : 위로 움직일 때 들이쉰다. 아래로 움직일 때 내쉰다.
의식 : 호흡, 마음속 숫자를 헤아림과 회전하는 데에.
효과 : 모든 발과 종아리 아사나는 림프액과 정맥혈액의 정체를 회복하는데 도움이 된다. 발과 종아리 부위의 피곤함과 갑갑함을 덜어주고, 특별히 수술 후의 환자가 누워만 있어서 생기는 정맥의 혈전증을 막아준다.

수련 5 : 슬개골 수축(Janufalak Akarshan)

1. 기본자세를 유지한다.
2. 오른 무릎 부근의 근육을 수축, 슬개골이 대퇴부 쪽을 향하게 한다.
3. 마음속으로 헤아리면서 3~5초간 수축한다.

4. 수축을 풀고 슬개골이 정상상태로 돌아오게 한다.
5. 5회 반복한다. 왼쪽 슬개골을 5회 반복하고, 양쪽 슬개골을 함께한다.

호흡 : 수축하면서 들이쉰다.
　　　수축하고 있는 동안 숨을 참는다.
　　　무릎 근육을 이완하면서 내쉰다.
의식 : 호흡, 마음속 숫자를 헤아림과 수축하는 데에.

자누 나만 JANU NAMAN

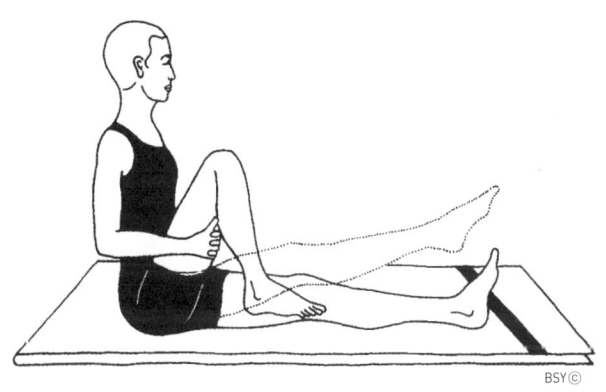

수련 6 : 무릎 구부리기(Janu Naman)

1. 기본자세를 유지한다. 오른 무릎을 구부려서 손으로 대퇴부 아래를 붙잡는다.
2. 오른 다리를 곧게 펴서, 슬개골을 밀어 올린다.
3. 손은 대퇴부 아래에 두지만 팔은 곧게 편다.
4. 뒤꿈치나 발가락이 바닥에 닿지 않도록 한다.
5. 오른 무릎을 구부려 대퇴부가 가슴 가까이 그리고 발뒤꿈치가 엉덩이 가까이 오게 한다.
6. 머리와 척추는 곧게 편다.

7. 이것이 1회이다.
8. 오른다리를 10회 하고 왼다리를 10회 한다.

호흡 : 다리를 펴면서 들이쉰다. 다리를 구부리면서 내쉰다.
의식 : 호흡, 마음속 숫자를 헤아림, 대퇴부 근육이 늘어나고 또한 동시에 일어나는 움직임에.
수련 참고 : 무릎을 구부릴 때 손은 정강이 아래를 잡아도 된다. 그러면 대퇴부가 복부를 압박해 이 부위의 가스제거를 돕는다.

수련 7 : 두 무릎 구부리기(Dwi Janu Naman)

1. 기본자세로 앉아 손바닥을 엉덩이 옆 약간 앞쪽 바닥에 놓는다.
2. 두 무릎을 구부려서, 엉덩이 앞 바닥에 발을 놓는다.
3. 발을 들어 올려 다리를 곧게 펴서 최종 자세가 바닥에서 8cm정도 떨어지게 한다.
4. 발끝이 전방을 향하게 한다.
5. 손과 팔은 신체를 안전하게 지탱하고 유지해야 한다. 머리와 척추는 곧게 펴려고 노력한다.
6. 몇 초간 자세를 유지한다.
7. 무릎을 구부리고 발뒤꿈치는 바닥 약간 위를 유지하면서 다리를 시작 자세로 되돌린다.
8. 발가락이 정강이를 향하게 한다.
9. 이것이 1회이다.
10. 수련하는 동안 내내 발뒤꿈치가 바닥에서 들리게 하면서 5~10회 수련한다.

호흡 : 다리를 펴는 동안 들이쉰다. 다리를 구부리는 동안 내쉰다.
의식 : 호흡, 마음속 숫자를 헤아림, 움직임과 균형 잡는 데에.
금기 : 이것은 강렬한 수련으로 허약한 복부근육, 등의 질환, 고혈압이나 심장질환이 있는 사람은 시도해서는 안된다.
수련 참고 : 무릎 구부리기(Janu Naman)에서처럼 손은 대퇴부 아래를 잡아도 된다. 이것은 수행자의 자세(brahmacharyasana)를 준비하는 좋은 자세이다.

자누 차끄라 JANU CHAKRA

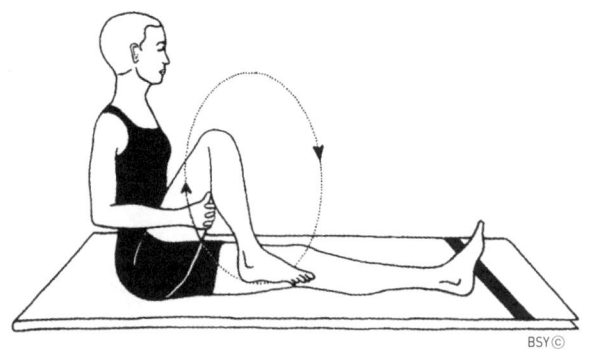

수련 8 : 무릎 회전(Janu Chakra)

1. 기본자세로 앉는다.
2. 무릎 구부리기(Janu Naman)에서 묘사한 것처럼 오른다리 무릎을 구부린다.
3. 오른 대퇴부 아래에 손을 위치시켜 손가락을 깍지 끼거나 팔을 교차히여 팔꿈치를 잡는다.
4. 바닥에서 오른발을 들어올린다.
5. 큰 원을 그리면서 무릎에서부터 다리 아래를 회전한다. 즉, 위로 움직여 꼭대기에 이르러서는 다리를 곧게 펴려고 노력하면서.
6. 다리 위쪽과 몸통은 완전히 정지한다.
7. 시계방향으로 10회 회전하고 반시계 방향으로 10회 한다.
8. 왼다리를 반복한다.

호흡 : 위로 움직일 때 숨을 들이쉰다. 아래로 움직일 때 숨을 내쉰다.
의식 : 호흡, 마음속 숫자를 헤아림, 움직임 그리고 완전한 원 회전에.
효과 : 전신의 무게를 지탱해주는 무릎 관절이 약하면, 손상을 입거나 염좌, 관절염에 가장 공격받기 쉽다. 모든 무릎 아사나들은 대퇴사두근과 무릎주변의 인대들을 강화시킨다. 이런 아사나들은 치유에너지를 활성화시킴에 따라 관절을 다시 젊어지게 한다.

아르다 띠딸리 아사나 ARDHA TITALI ASANA

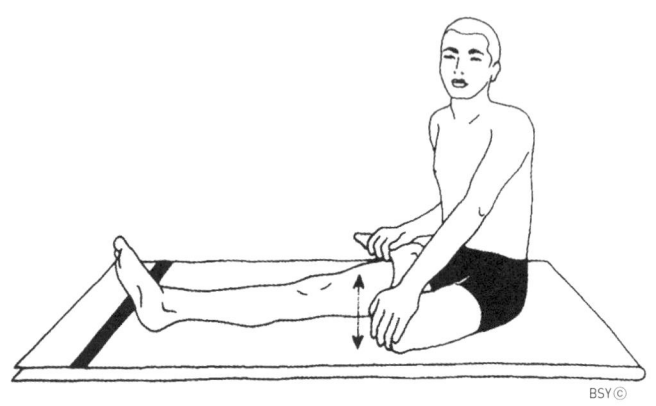

수련 9 : 반나비자세(Ardha Titali Asana)
1. 기본자세로 앉는다.
2. 왼다리를 구부려서 왼발을 오른쪽 대퇴부 위에 가능한 한 멀리 놓는다.
3. 왼손은 구부린 왼 무릎 위에 놓는다.
4. 오른손으로 왼발의 발가락을 잡는다.
5. 이것이 시작자세이다.

1단계 : 호흡과 조화를 이루며

숨을 들이쉬면서, 왼 무릎을 가슴 쪽을 향해 부드럽게 움직인다. 숨을 내쉬면서, 무릎을 부드럽게 밀어내려 무릎이 바닥에 닿도록 노력한다.
몸통은 움직이지 않는다.
어떤 식으로든 이 움직임에서 힘을 가하지 않는다.
다리 근육은 수동적이어야 하고, 움직임은 왼팔의 노력으로 달성되도록 한다.
서서히 위아래로 10회 수련한다.

의식 : 호흡, 마음속 숫자를 헤아림, 고관절의 움직임과 대퇴부 안쪽 근육의 이

완에.

2단계 : 호흡과 상관없이

왼다리를 오른 허벅지 위에 얹어 같은 자세를 유지한다.

가능한 한 많이 왼다리의 근육을 이완한다.

왼손으로 왼 무릎을 눌러서 무릎이 바닥에 닿도록 노력한다.

무리하지 않는다.

무릎이 스스로 튕겨 오르게 한다.

움직임은 오직 왼팔의 사용에 의해 이루어지도록 한다.

연속적으로 빠르게 30회 위아래로 움직인다.

호흡은 자연스럽게 수련과 관계없이 한다.

1, 2단계를 반복하고 왼다리를 풀어놓는다(아래의 수련 참고를 보라).

의식 : 마음속 숫자를 헤아림, 고관절의 움직임과 대퇴부 안쪽 근육의 이완에.

효과 : 이 자세는 명상자세를 위한 무릎과 고관절을 이완하는데 훌륭한 준비수련이다. 다리를 교차하여 편안히 앉을 수 없는 사람은 아침저녁으로 매일 반나비자세를 수련해야 한다.

수련 참고 : 다리를 풀기 위해서 2단계를 완전히 한 이후에, 서서히 조심스럽게 다리를 곧게 편다.

다리를 한 번 구부려, 뒤꿈치를 엉덩이 가까이 가져간다.

디리를 곧게 편다.

이러한 과정은 무릎관절을 바로잡는데 도움이 된다.

슈로니 차끄라 SHRONI CHAKRA

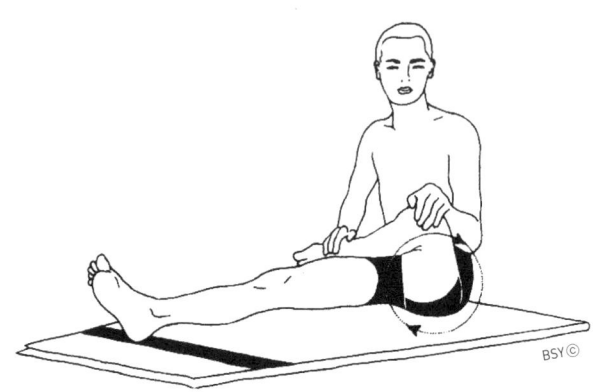

수련 10 : 고관절 회전(Shroni Chakra)

1. 반나비자세처럼 왼 다리를 오른 대퇴부 위에 얹어서 같은 시작자세로 앉는다.
2. 왼팔의 근육을 사용해서, 원의 움직임이 가능한 한 크게 되도록 하면서 왼 무릎을 원을 그리며 회전시킨다.
3. 검지는 밖을 향하고 원의 움직임이 완전하도록 안내하는 것으로 사용한다.
4. 시계방향으로 10회 회전시키고 시계반대방향으로 10회 회전한다.
5. 다리를 서서히 곧게 편다.
6. 반나비자세의 유의사항에서 묘사한 것처럼 무릎을 이완한다.
7. 오른다리를 반복한다.

호흡 : 위로 움직일 때 들이쉰다. 아래로 움직일 때 내쉰다.
의식 : 호흡, 마음속 숫자를 헤아림과 고관절의 움직임에.

뿌르나 띠딸리 아사나 POORNA TITALI ASANA

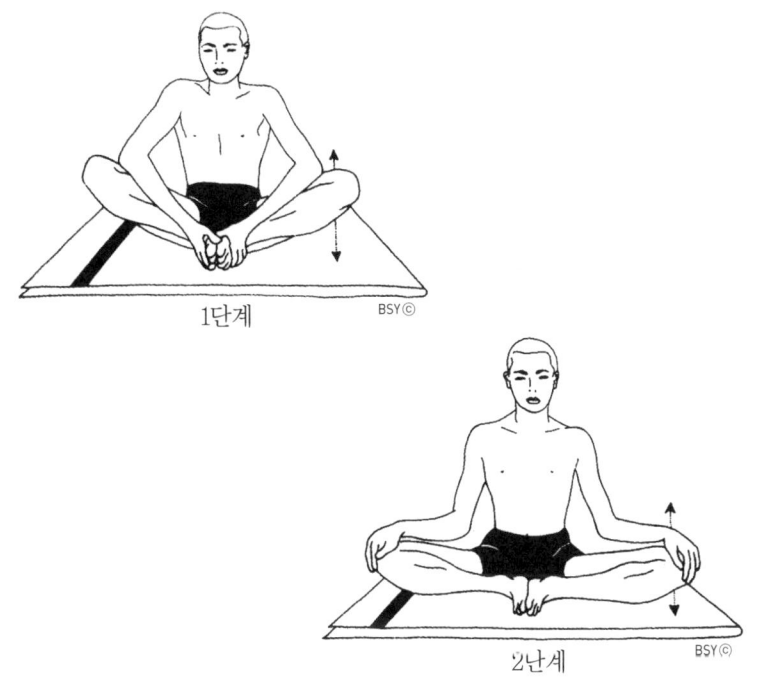

1단계

2단계

수련 11 : 완전한 나비자세(Poorna Titali Asana)

   1. 기본자세로 앉는다.
   2. 무릎을 옆으로 구부리고 발바닥을 모아 뒤꿈치를 가능한 한 몸 가까이 가져간다.
   3. 대퇴부 안쪽근육을 완전히 이완한다.

1단계 : 양손으로 발을 잡는다.
   팔꿈치로 다리를 아래로 밀어내리는 지렛대로 사용해 무릎을 위아래로 부드럽게 되튀게 한다.
   무릎을 눌러 무릎이 바닥에 닿도록 노력한다.
   다른 힘은 사용하지 않는다.

30~50회 위아래로 움직인다.
2단계 : 발바닥을 함께 놓는다.
손은 무릎에 놓는다.
손바닥을 사용해, 무릎이 다시 튀어 오르게 하면서 부드럽게 바닥 아래로 민다.
이 움직임에서 힘을 가하지 않는다.
20~30회 반복한다.
다리를 곧게 펴고 이완한다.
호흡 : 수련과 관계없이 자연스러운 호흡에.
의식 : 마음속 숫자를 헤아림, 움직임 그리고 이완에.
금기 : 좌골 신경통과 천골질환이 있는 사람은 이 자세를 피해야 한다.
효과 : 두 단계는 연꽃자세와 다른 명상자세에 숙달하도록 다리를 준비시킨다. 대퇴부 안쪽 근육이 이러한 자세에 의해 이완되어 많은 긴장이 억제된다. 또한 장시간의 서있기와 걷기로 인한 피로를 제거한다.

무쉬띠까 반다나 MUSHTIKA BANDHANA

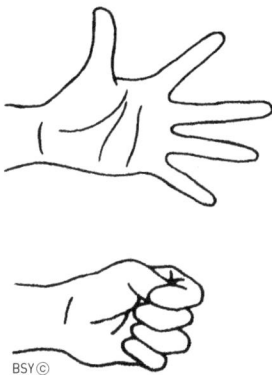

수련 12 : 주먹 쥐기(Mushtika Bandhana)
  1. 기본자세나 다리를 교차한 자세로 앉는다.
  2. 두 팔을 어깨높이로 몸 앞에 곧게 편다.
  3. 손바닥이 아래를 향하게 손을 펴고, 손가락을 가능한 한 넓게 펴 벌린다.
  4. 엄지가 안으로 들어가게 주먹을 꽉 쥐어 손가락을 오므린다.
  5. 손가락들은 엄지손 주위로 서서히 감싸도록 한다.
  6. 다시 손을 펴고 손가락을 늘인다.
  7. 10회 반복한다.

호흡 : 손을 펼 때 들이쉰다. 손을 오므릴 때 내쉰다.
의식 : 호흡, 마음속 숫자를 헤아림, 신전되는 감각과 움직임에.

마니반다 나만 MANIBANDHA NAMAN

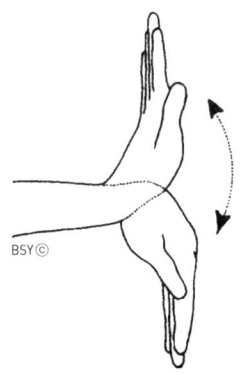

수련 13 : 손목 구부리기(Manibandha Naman)

1. 기본자세나 다리를 교차한 자세로 앉는다.
2. 어깨높이에서 몸 앞으로 팔을 편다.
3. 손바닥을 펴고 손가락은 수련하는 동안 내내 온전히 곧게 편다.
4. 손끝이 천장을 향하도록 해서 손바닥으로 벽을 밀듯이 손목에서부터 후굴한다.
5. 손끝이 바닥을 향하도록 하여 손목에서부터 전굴한다.
6. 팔꿈치는 수련하는 동안 내내 곧게 편다.
7. 손가락 관절이나 손가락을 구부리지 않는다.
8. 다음 회를 위해 손을 다시 위로 구부린다.
9. 10회 반복한다.

호흡 : 후굴 할 때 들이쉰다.
　　　전굴 할 때 내쉰다.
의식 : 호흡, 마음속 숫자를 헤아림, 손목관절 움직임과 팔뚝의 근육이 신전되는 것에.

마니반다 차끄라 MANIBANDHA CHAKRA

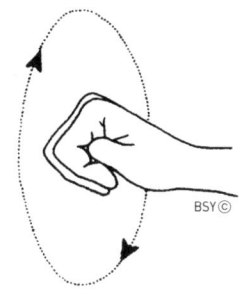

수련 14 : 손목관절 회전(Manibandha Chakra)
등을 바르게 편 채 기본자세나 편하게 다리를 교차시켜서 앉는다.
1단계 : 어깨 높이로 오른팔을 앞으로 편다.
엄지를 안으로 넣어서 오른손을 주먹 쥔다.
필요하다면 왼손으로 지탱해도 된다.
이것이 시작자세이다.
손목에서부터 주먹을 서서히 회전시키고, 수련하는 동안 손바닥이 아래를 향하도록 한다.
팔과 팔꿈치는 온전히 곧고 정지한 상태로 두어야 한다. 가능한 한 원을 크게 그린다.
시계방향으로 10회 회전하고 반시계방향으로 10회 한다.
왼쪽 주먹도 똑같이 반복한다.
2단계 : 주먹을 쥐고 몸 앞으로 두 팔을 편다.
팔을 곧게 펴고 어깨 높이로 유지한다.
주먹을 함께 같은 방향으로 회전한다.
각 방향으로 10회 수련한다.
3단계 : 2단계와 같이 수련한다.
두 주먹을 함께 반대방향으로 회전한다.
각 방향으로 10회 수련한다.
효과 : 손과 손목 아사나는 관절과 관련하여 관절염에 유익하다. 또한 장시간의 글 쓰기와 타이핑 등에 의한 긴장을 덜어준다.

께후니 나만 KEHUNI NAMAN

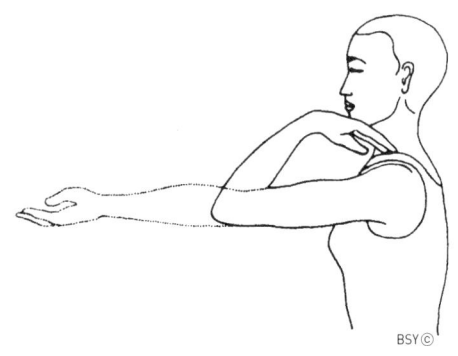

수련 15 : 팔꿈치 구부리기(Kehuni Naman)

1단계 : 기본자세나 다리를 교차한 자세를 유지한다.
팔을 어깨높이로 몸 앞에 편다.
손은 손바닥을 위로한 채 편다.
팔꿈치에서부터 팔을 구부리고 손가락을 어깨에 댄다.
팔을 다시 곧게 편다.
이것이 1회이다. 10회 반복한다.

2단계 : 손을 펴고 손바닥이 천장을 향하게 한 채, 어깨높이로 팔을 옆으로 편다.
팔꿈치에서 팔을 구부리고 손가락을 어깨에 댄다.
팔을 다시 옆으로 편다.
10회 반복한다.

호흡 : 팔을 펼 때 들이쉰다. 팔을 구부릴 때 내쉰다.
의식 : 호흡, 마음속 숫자를 헤아림과 움직임에.
수련 참고 : 두 단계 내내, 팔꿈치는 어깨높이로 하고 위팔은 바닥과 수평을 유지한다.

스깐다 차끄라 SKANDHA CHAKRA

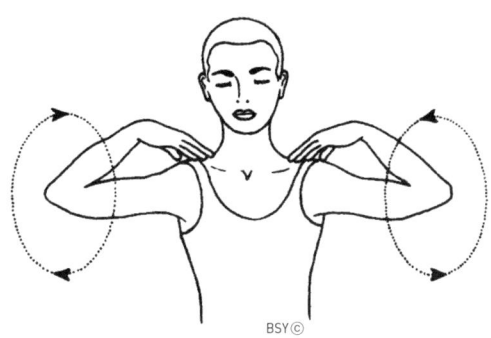

수련 16 : 어깨 회전(Skandha Chakra)

1단계 : 기본자세나 다리를 교차한 자세를 유지한다.
오른손의 손가락을 오른 어깨에 놓는다.
등을 곧게 펴고 왼손은 왼 무릎에 올려놓는다.
큰 원을 그리며 오른 팔꿈치를 회전한다.
시계방향으로 10회 회전하고 시계반대방향으로 10회 회전한다.
왼쪽 팔꿈치도 반복한다.
머리, 몸통, 척추는 곧고 정지한 상태를 유지하도록 한다.

2단계 : 왼 손가락은 왼 어깨에 오른 손가락은 오른 어깨에 놓는다.
양 팔꿈치를 동시에 큰 원을 그리면서 회전시킨다.
앞으로 움직일 때 가슴 앞에서 팔꿈치가 닿도록 하고 위로 움직일 때 귀에 닿도록 노력한다.
뒤로 움직일 때 팔을 뒤로 펴고 아래로 내려오는 동안 몸통 옆이 닿도록 한다.
시계방향으로 서서히 10회 수련하고 시계반대방향으로 10회 한다.

호흡 : 위로 향할 때 들이쉰다. 아래로 내려올 때 내쉰다.

의식 : 호흡, 마음속 숫자를 헤아림과 어깨관절 주위가 늘어나는 감각에.

효과 : 어깨 아사나들은 운전과 사무실 작업에 의한 과로를 덜어 주고, 경부척추염과 어깨 경직에 유효하다. 또 어깨와 가슴의 형태를 유지시켜준다.

그리바 산찰라나 GREEVA SANCHALANA

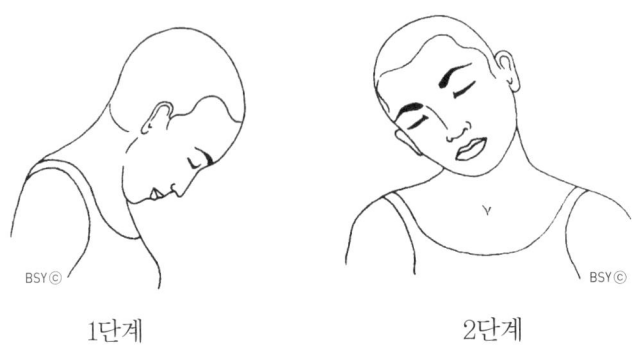

1단계   2단계

수련 17 : 목운동(Greeva Sanchalana)

1단계 : 손은 갸나(jnana) 또는 친(chin)무드라를 취한 채 무릎에 올려놓고 기본 자세나 다리를 교차한 자세로 앉는다.

머리를 서서히 앞으로 이동하고 턱이 가슴에 닿도록 노력한다.

머리를 가능한 한 편하게 뒤로 멀리 이동하되 무리하지 않는다.

목의 앞뒤 근육이 늘어나는 것을 느끼도록 노력하고, 목뼈가 느슨해지도록 한다.

10회 수련한다.

호흡 : 뒤로 움직일 때 들이쉰다. 앞으로 움직일 때 내쉰다.

2단계 : 눈을 감은 채로, 같은 자세를 유지한다.

얼굴은 똑바로 전방을 향한다.

어깨를 이완한다.

서서히 머리를 오른쪽으로 움직여 머리의 회전이나 어깨가 올라가지 않도록 주의하면서 오른 귀가 오른 어깨에 닿도록 노력한다.

머리를 왼쪽으로 이동하고 왼쪽 귀가 왼 어깨에 닿도록 노력한다.

이것이 1회이다. 귀가 어깨에 닿을 정도로 무리하게 할 필요는 없다.

10회 수련한다.

호흡 : 위로 움직일 때 들이쉰다. 아래로 움직일 때 내쉰다.

의식 : 호흡, 숫자 헤아림, 목의 측면 근육이 늘어나는 감각에.

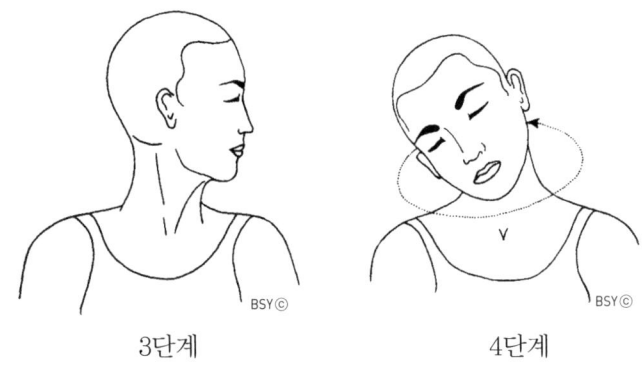

3단계   4단계

3단계 : 기본자세를 유지한다.
　　　　머리를 똑바로 하고 눈을 감는다.
　　　　머리를 부드럽게 우측으로 돌려서 턱이 어깨와 일직선이 되게 한다.
　　　　목 근육의 긴장이 이완되고 목 관절이 늘어나는 것을 느낀다.
　　　　편안한 상태로 멀리 머리를 왼쪽으로 서서히 돌린다.
　　　　무리하지 않는다.
　　　　각각 10회 수련한다.
호흡 : 앞으로 돌아오는 동안 들이쉰다. 옆으로 돌리는 동안 내쉰다.
4단계 : 눈을 감은 채로 같은 자세를 유지한다.
　　　　서서히 머리를 아래, 우측, 뒤 그리고 왼쪽으로 이완되고, 부드럽고 리드리컬하게 원을 그리며 회전한다.
　　　　목 주변이 늘어나고 목의 관절과 근육이 이완되는 것을 느낀다.
　　　　시계방향으로 10회하고 시계반대방향으로 10회 수련한다.
　　　　무리하지 않는다.
　　　　만약 현기증이 느껴지면 눈을 뜬다. 수련 후에 목을 바르게 하고 눈을 감는다.
　　　　머리와 목의 감각을 자각한다.
호흡 : 머리가 위로 움직일 때 들이쉰다. 머리가 아래로 움직일 때 내쉰다.
의식 : 호흡, 마음속 숫자를 헤아림과 움직임에.

금기 : 이러한 4가지 목운동은 나이든 사람과 저혈압, 심한 고혈압이나 심한 경부척추염을 겪고 있는 사람은 수련해서는 안된다. 이러한 문제에 대해 전문가의 충고를 구해야 한다. 경부척추염 환자는 목을 앞으로 구부리는 것을 단연코 피해야 한다.

효과 : 모든 신경은 목을 통해 지나가서 몸의 각기 다른 기관과 팔다리와 연결되어 있다. 그러므로 목과 어깨근육의 긴장은 특히 장시간에 걸친 책상에서의 작업이후에 쌓이게 된다. 이러한 아사나들은 머리, 목과 어깨부위의 긴장, 무거움과 경직을 풀어준다.

빠완묵따아사나 Part 2

소화를 돕는/복부 그룹

이 그룹의 아사나는 특히 소화기관을 강화시키는 것과 관련이 있다. 이것은 소화불량, 변비, 위산과다, 과도한 방귀나 가스, 식욕저하, 당뇨병, 남성이나 여성의 생식기계의 질환과 정맥류를 겪고 있는 사람에게 아주 좋다. 이것은 복부부위의 에너지 막힘을 제거해준다.

의식 : 수련 내내 아래의 것에 의식한다.
  1. 움직임
  2. 호흡
  3. 마음속으로 숫자를 헤아림
  4. 복부안쪽의 압력
  5. 근육의 펴짐

휴식기간 : 수련시작 전에, 몸과 마음은 고요하고 이완되어 있어야 한다. 이러한 상태는 송장자세(shavasana)를 수련함으로써 최상으로 성취된다. 게다가, 휴식자세로 누워서 각 자세 사이에 짧게 휴식해야 한다. 30초나 1분이면 충분하다. 그러나 좀 더 확실한 길잡이는 호흡이 정상적인 상태로 돌아올 때까지 휴식하는 것이다.

무리하지 않기 : 이 시리즈를 시작할 때, 특히 두 다리를 함께 사용하는 것이 포함된 경우 모든 수련을 하나로만 시도하는 것은 타당하지 않다. 한 번에 하나의 수련을 선택하고 그전의 수련과 통합해서 하는 것이 좋다. 빠완묵따아사나 part 2 시리즈는 대단한 노력이 요구되고 허리부위에 무리를 가져올 수 있다. 그러므로 육체적 한계를 자각하고 무리하지 않는다.

금기 : 고혈압, 중증심장질환, 좌골신경통과 추간판 탈출증과 같은 척추 질환자나 복부수술 직후 환자는 수련해서는 안 된다. 만약 의심 가는 점이 있다면, 유능한 치료전문가와 상담하도록 한다.

기본자세 : 이러한 모든 자세들은 다리를 함께 펴고 등을 평평하게 해서, 반듯이 드러누운 상태로 실시한다. 손은 손바닥이 아래로 가게해서 옆에 두고, 머리·목·척추가 일직선이 되게 한다. 특히 다리 잠금 자세(supta pawanmuktasana)와 흔들고 구르기 자세(jhulana lurhakana)와 같이 척추 뼈에 균형이 필요한 자세는 얇은 매트나 담요를 사용하도록 한다.

웃탄빠다아사나 UTTHANPADASANA

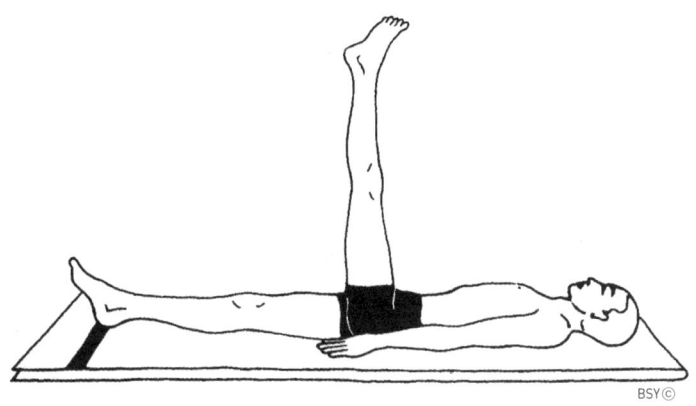

수련 1 : 들어 올린 다리 자세(Utthanpadasana)

1. 손바닥을 바닥에 놓은 채 기본자세로 눕는다.
2. 숨을 마시고 다리를 곧게 펴고 발을 이완한 채 오른 다리를 편안하게 높이 들어올린다.
3. 왼다리는 곧게 편 채 바닥에 대 놓는다.
4. 호흡을 간직하고 마음속으로 헤아리며, 3~5초간 자세를 유지한다.
5. 숨을 내쉬고 다리를 바닥으로 서서히 내려놓는다.
6. 이것이 1회이다.
7. 오른 다리를 5회 하고 왼다리를 5회 수련한다.
8. 이것은 두 다리를 함께 들어서 반복해도 된다.

호흡 : 다리를 들어 올릴 때 들이쉰다.
자세와 호흡을 유지하고, 다리를 내릴 때 내쉰다.

의식 : 호흡과 함께 일어나는 동작, 다리의 늘어남과 최종자세에서 마음속 숫자를 헤아림에.

효과 : 이 자세는 복부근육을 강화하고 복부기관을 마사지한다. 소화기계, 허리, 골반과 회음부 근육을 강화하고 자궁이나 직장의 탈출을 바르게 하는데 도움이 된다.

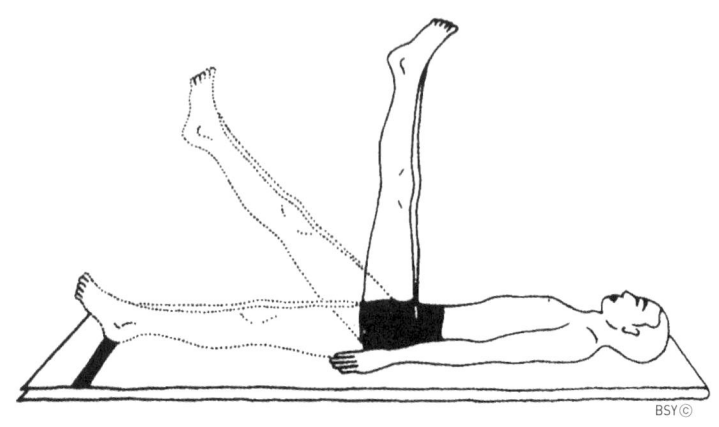

수련 참고 : 웃탄빠다아사나는 각각 매회 마다 점진적으로 높이를 15, 25, 35, 45cm로 다리를 들어 올려서 반복해도 된다.

참고 : 이것은 웃탄빠다아사나의 하타요가(hatha yoga) 설명이다. 라자요가 (raja yoga) 설명은 이 책의 나중에 묘사된다.

차끄라 빠다아사나 CHAKRA PADASANA

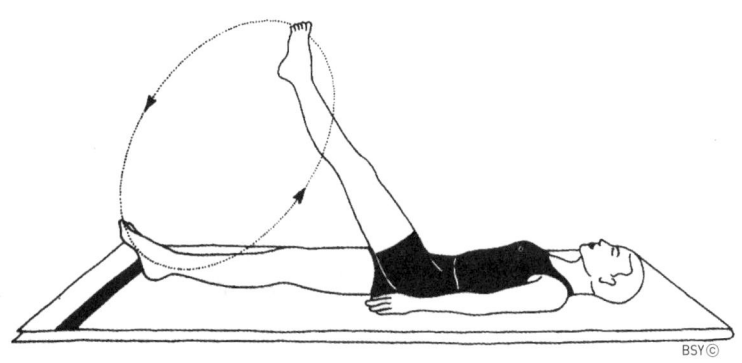

수련 2 : 다리회전 자세(Chakra padasana)

1단계 : 기본자세로 눕는다.
   무릎을 곧게 편 채, 오른다리를 바닥에서 5cm 들어올린다.
   가능한 한 큰 원을 그리며 시계방향으로 10회 회전한다.
   회전하는 동안 어느 때라도 뒤꿈치가 바닥에 닿아서는 안된다.
   반대방향으로 10회 회전한다.
   왼다리를 반복한다.
   무리하지 않는다.
   정상호흡으로 돌아올 때까지 복식호흡에 소개된 것처럼 기본자세로 휴식한다.

2단계 : 두 다리를 함께 들어올린다.
   두 다리를 모아 수련하는 동안 줄곧 곧게 편다.
   두 다리를 시계방향과 시계반대방향으로 3~5회 회전한다.
   원의 움직임은 가능한 한 크게 하도록 한다.

호흡 : 수련하는 동안 줄곧 자연스럽게 호흡한다.

의식 : 매회 마음속 숫자를 헤아림, 다리의 회전과 엉덩이와 복부에 미치는 아사나의 효과에.

효과 : 고관절과 비만, 복부와 척추근육을 정상화하는데 좋다.

빠다 산찰라나아사나 PADA SANCHALANASANA

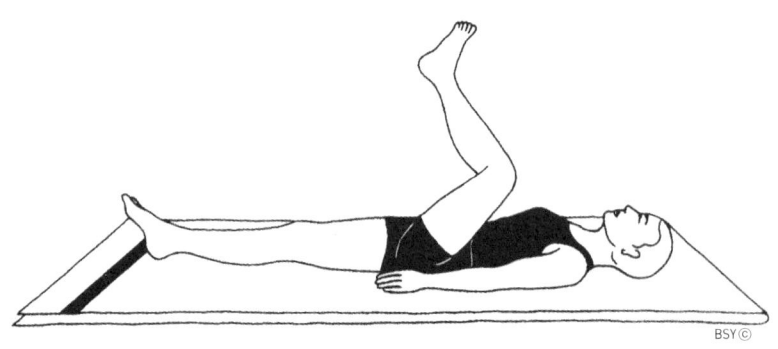

수련 3 : 자전거 타기 자세(Pada Sanchalanasana)

1단계 : 기본자세로 눕는다.
오른다리를 들어올린다.
무릎을 구부려 대퇴부를 가슴 쪽으로 가져간다.
다리를 완전히 들어 올려 곧게 편다. 그리고 곧게 편 다리를 앞쪽으로 움직인다.
무릎을 구부리고 가슴으로 다시 가져가 완전한 자전거타기를 한다.
움직이는 동안 뒤꿈치가 바닥에 닿지 않도록 한다.
앞 방향으로 10회 하고 반대방향으로 10회 회전한다.
왼다리를 반복한다.

호흡 : 다리를 펴면서 마신다.
무릎을 구부려 대퇴부를 가슴으로 가져가는 동안 내쉰다.

2단계 : 두 다리를 들어올린다.
자전거 페달을 밟는 것처럼 동시에 자전거 타기를 한다.
전방으로 10회하고 후방으로 10회 수련한다.

호흡 : 줄곧 자연스럽게 호흡한다.

3단계 : 두 다리를 들어 올리고 수련하는 동안 줄곧 두 다리를 함께 유지한다.

뒤로 움직일 때 무릎을 가능한 한 가슴 가까이 가져가고
앞으로 움직일 때 다리를 온전히 곧게 편다.
무릎을 곧게 편 채, 다리가 바닥 바로 위에 올 때까지 다리를 함께 서서히 내린다.
그때 무릎을 구부리고 가슴 쪽으로 가져간다.
3~5회 앞쪽으로 자전거 타고 똑같이 반대방향으로 수련한다.
무리하지 않는다.

호흡 : 다리를 펼 때 들이쉰다.
가슴 쪽으로 다리를 구부릴 때 내쉰다.

의식 : 호흡, 매회 마음속 숫자를 헤아림과 부드러운 움직임, 특히 반대로 자전거 타는 동안의 적절한 조화에. 이완할 때, 복부 · 엉덩이 · 대퇴부 · 허리를 의식한다.

효과 : 고관절과 무릎관절에 좋다. 복부와 허리근육을 강화시킨다.

수련 참고 : 수련하는 동안 줄곧 머리와 몸을 바닥에 이완하도록 한다. 각 단계를 마친 이후에 기본자세를 유지하고 호흡이 정상적으로 돌아올 때까지 이완한다. 복부근육에 갑갑함이 느껴지면, 복부를 부드럽게 밀어내며 깊이 들이마시고 내쉬며 전신을 이완한다. 무리하지 않는다. 이것은 특히 3단계에 적용된다.

숩따 빠완묵따아사나 SUPTA PAWANMUKTASANA

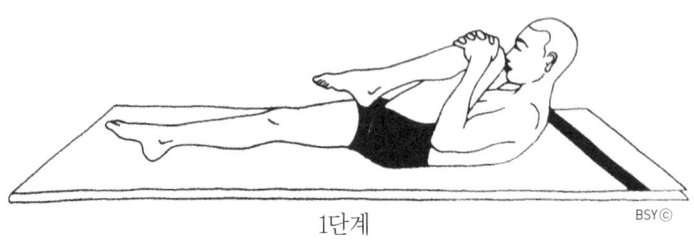

1단계

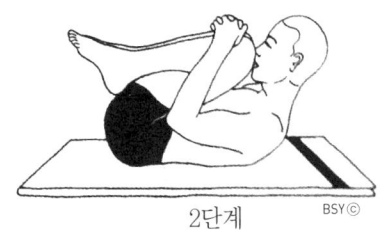

2단계

수련 4 : 다리 잠금 자세(Supta Pawanmuktasana)

1단계 : 기본자세로 눕는다.

오른 무릎을 구부리고 대퇴부를 가슴 쪽으로 가져간다.
손가락을 깍지 껴 오른 무릎 바로 아래 정강이를 손으로 잡는다.
왼다리를 곧게 편 채 바닥에 놓는다.
숨을 깊게 들이쉬어, 폐에 가능한 한 많이 채운다.
숨을 참고, 머리와 어깨를 바닥에서 들어 올리며 오른 무릎이 코에 닿을 수 있도록 노력한다.
호흡을 참고 마음속으로 숫자를 헤아리며, 최종자세를 몇 초간 유지한다.
서서히 숨을 내쉬면서, 기본자세로 돌아온다.
몸을 이완한다.
오른다리를 3회 반복하고 다시 왼다리를 3회 한다.

수련 참고 : 편 다리는 바닥에 밀착한 상태를 유지하도록 한다.

상행결장을 직접적으로 압박하기 때문에 오른다리로 시작하는 것이 중요하다.

이어서 하행결장을 압박하기 위해 왼다리를 한다.

2단계 : 기본자세를 유지한다.

두 다리를 구부려 대퇴부를 가슴 쪽으로 가져간다.

손가락을 깍지 껴 무릎 바로 아래 정강이뼈를 손으로 붙잡는다.

깊게 들이쉰다.

호흡을 보유하고, 머리와 어깨를 들어 올리고 코를 두 무릎사이 공간에 넣으려고 노력한다.

호흡을 보유한 채 마음속으로 숫자를 헤아리며, 몇 초간 들어 올린 자세를 유지한다.

숨을 내쉬며, 머리 · 어깨 · 다리를 서서히 내린다.

이것을 3회 수련한다.

의식 : 호흡, 최종자세에서 마음속으로 숫자를 헤아림과 복부의 압박과 움직임에.

금기 : 고혈압이나 좌골신경통과 추간판 탈출증과 같은 심각한 등의 질환을 겪고 있는 사람은 실행하지 않는다.

효과 : 숩따 빠완묵따아사나는 허리근육을 강화하고 척추 뼈를 느슨하게 해준다. 그것은 복부와 소화기계를 마사지해서, 가스제거와 변비에 매우 효과적이다. 그것은 또한 골반근육과 생식기관의 마사지에 의해, 발기부전, 불임, 월경불순을 치료하는데 유효하다.

변형 : 1단계와 2단계에 묘사된 것처럼 수련을 반복한다. 그러나 호흡패턴을 약간 바꾼다.

몸을 들어올리기 전에 숨을 들이마시는 것 대신에 숨을 깊게 내쉬고, 마음속으로 헤아리며 몇 초간 숨을 내쉰 상태로 최종자세를 유지한다.

숨을 마시면서 머리 · 어깨 · 다리를 내린다.

1, 2단계 모두 3회 수련한다.

효과 : 이 변형은 기본적으로 주된 자세와 같은 효과가 있다.

그러나 척추와 골반부위에 더욱 깊은 영향을 미친다.

줄라나 루르하까나아사나 JHULANA LURHAKANASANA

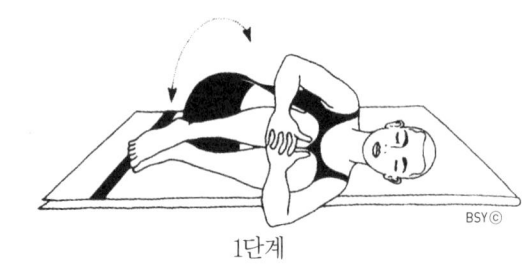
1단계

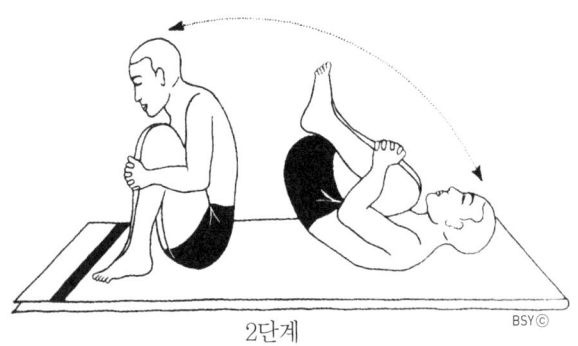
2단계

수련 5 : 흔들고 구르기 자세(Jhulana Lurhakanasana)

1단계 : 등을 바닥에 대고 눕는다. 두 다리를 가슴 쪽으로 구부린다.
　　　손가락을 깍지 끼고 무릎 바로 아래 정강이 부근을 붙잡는다.
　　　이것이 시작자세이다.
　　　다리의 측면을 바닥에 닿게 하면서, 5~10회 몸을 좌우로 구른다.

호흡 : 줄곧 자연스럽게 호흡한다.

2단계 : 엉덩이를 바닥 바로 위에 둔 채 쭈그린 자세로 앉는다.
　　　손가락을 깍지 끼고 무릎 바로 아래 정강이 부근을 붙잡는다.
　　　척추위에 온 몸을 싣고 앞뒤로 움직인다.
　　　앞으로 움직일 때 발에 의해 쭈그린 자세가 되도록 노력한다.
　　　만약 정강이를 손으로 붙잡고 실행하기 어려우면 무릎 부근의 대퇴부 옆
　　　을 붙잡는다.
　　　5~10회 앞뒤로 움직이는 수련을 한다.

호흡 : 줄곧 자연스럽게 호흡한다.
의식 : 움직임을 조정하는 데에. 휴식자세로 이완하는 동안, 등과 엉덩이 부위의 아사나 효과를 자각한다.
금기 : 심각한 등의 질환이 있는 사람은 실행하지 않는다.
효과 : 이 아사나는 등과 엉덩이, 고관절을 마사지한다. 아침에 일어나 제일먼저 실행한다면 가장 효과적이다.
수련 참고 : 수련할 때 접힌 담요를 사용해서 척추손상요인의 가능성이 없도록 한다. 뒤로 흔드는 동안, 머리는 앞쪽으로 유지하도록 한다. 머리가 바닥을 치지 않도록 주의한다.

숩따 우다라까르샤나아사나 SUPTA UDARAKARSHANASANA

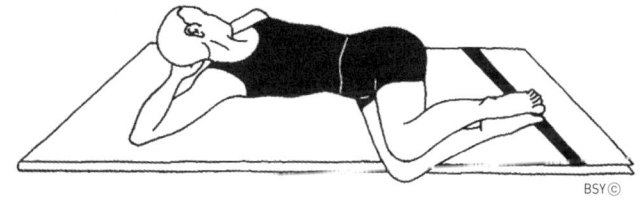

수련 6 : 잠자는 복부 늘이기 자세(Supta Udarakarshanasana)
1. 기본자세로 눕는다.
2. 무릎을 구부려, 두 발의 발바닥을 엉덩이 바로 앞쪽 바닥에 위치시킨다.
3. 무릎과 발을 수련하는 동안 줄곧 붙여 놓는다.
4. 두 손의 손가락을 깍지 껴서 후두골 아래에 손바닥을 위치시킨다.
5. 숨을 내쉬는 동안, 무릎을 바닥에 대려고 하면서 다리를 우측으로 서서히 내린다.
6. 왼발이 바닥에서 약간 떨어지더라도, 발이 서로 밀착되도록 해야 한다.
7. 동시에, 머리와 목은 다리와 반대방향으로 부드럽게 돌린다. 이것은

척추전체를 일정하게 비틀어 늘이게 된다. 최종자세에서 호흡을 보유하고 마음속으로 3초를 헤아린다.

8. 숨을 들이쉬면서, 두 다리를 바른 자세로 들어올린다.
9. 어깨와 팔꿈치는 줄곧 바닥에 대 놓는다.
10. 완전한 1회를 위해 왼쪽도 반복한다.
11. 온전히 5회를 수련한다.

호흡 : 옆으로 다리를 내리는 동안 내쉰다.
최종자세에서 숨을 참는다.
다리를 들어 올리면서 들이쉰다.

의식 : 호흡, 최종자세에서 마음속 숫자를 헤아림과 척추와 복부근육이 비틀어 늘어나는 데에.

효과 : 이 아사나는 복부근육과 기관을 탁월하게 늘여줘서, 소화를 개선하고 변비를 제거하는데 도움이 된다. 척추근육을 비틀어 늘이는 것은 장시간 앉는 것에 의한 긴장과 경직의 원인을 덜어주게 된다.

변형 : 무릎을 구부리고 대퇴부를 들어 가슴 쪽으로 가져간다.
손가락을 깍지 껴 머리 뒤에 놓는다.
팔꿈치를 바닥에 댄 채, 좌우로 몸을 굴린다.

샤바 우다라까르샤나아사나 SHAVA UDARAKARSHANASANA

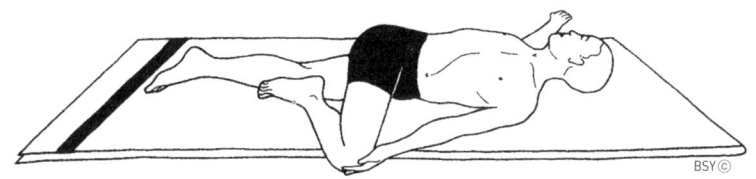

수련 7 : 일반적인 척추 비틀기 자세(Shava Udarakarshanasana)
1. 다리와 발을 붙이고 등을 바닥에 대고 눕는다.
2. 손바닥을 아래로 하고 어깨높이로 팔을 옆으로 편다.
3. 오른다리를 구부려 발바닥을 왼쪽 슬개골과 나란히 놓는다. 왼손은 오른 무릎 위에 놓는다.
4. 이것이 시작자세이다.
5. 다리를 구부리고 발을 왼 무릎 위에 밀착한 채로, 오른 무릎을 부드럽게 몸의 왼쪽바닥으로 내린다.
6. 머리를 오른쪽으로 돌려, 편 팔을 따라 바라보며 오른손의 가운데 손가락을 응시한다.
7. 왼손은 오른 무릎에 있고 오른팔과 어깨는 바닥에 밀착해 있어야 한다.
8. 최종자세에서, 머리는 구부린 무릎과 반대방향으로 돌려져 있어야 하고 다른 다리는 완전히 펴야 한다.
9. 편안한 상태로 오랫동안 자세를 유지한다.
10. 머리와 무릎을 중앙으로 가져와, 시작자세로 돌아온다. 오른팔을 옆으로 펴고 오른다리를 곧게 편다.
11. 반대쪽을 반복한다.
12. 각 면을 한차례 수련하고, 유지하는 시간을 점진적으로 늘려나간다.

호흡 : 시작자세에서 들이쉰다.

무릎을 바닥으로 밀고 머리를 돌릴 때 내쉰다.
최종자세에서 호흡을 깊고 천천히 한다.
몸을 중앙으로 할 때 들이쉬고 다리를 펼 때 내쉰다.
의식 : 육체 - 호흡이나 등을 이완하는 데에.
정신 - 마니뿌라 차끄라.
순서 : 이 아사나는 전굴과 후굴자세, 격렬한 허리자세와 장시간 동안 의자에 앉아 있거나 명상자세 이후에 실행하도록 한다.
금기 : 이 아사나는 고관절의 질병을 고친다. 만약 수련 할 때 통증이 있다면 정지해야 한다.
효과 : 특히 허리부위에, 경직과 피곤함을 덜어준다.
골반과 복부기관은 마사지하는 행위를 통해 정상화 된다.

나우까아사나 NAUKASANA

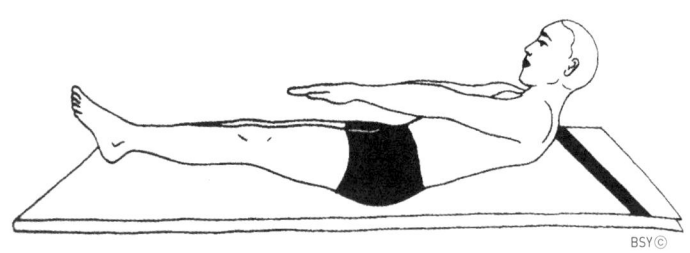

수련 8 : 배 자세(Naukasana)
1. 손바닥을 아래로 하고 기본자세로 눕는다.
2. 수련하는 동안 줄곧 눈은 뜬다.
3. 숨을 깊게 마신다. 호흡을 참고 다리 · 팔 · 어깨 · 머리와 몸통을 바닥에서 들어올린다.
4. 어깨와 발은 바닥에서 15cm 이상 들지 않는다. 엉덩이로 몸의 균형을 잡고 척추는 곧게 편다.

5. 팔은 발과 같은 높이로 해서 일직선이 되게 한다. 손은 손바닥이 아래로 가게해서 편다.
6. 발가락을 바라본다.
7. 최종자세를 유지하고 호흡을 참는다. 마음속으로 5를 헤아린다(또는 만약 가능하다면 더 오랫동안).
8. 숨을 내쉬고 반듯이 누운 자세로 돌아온다. 바닥으로 돌아올 때 후두골이 다치지 않도록 주의한다.
9. 전신을 이완한다.
10. 이것이 1회이다.
11. 3~5회 수련한다.
12. 복부근육을 이완하기 위해 마시는 숨에 복부를 부드럽게 밀어내고, 매회 이후 휴식자세로 이완한다.

호흡 : 몸을 들어올리기 전에 들이쉰다.
몸을 들어 올리고 긴장하고, 내리는 동안 숨을 참는다.
기본자세에서 내쉰다.

의식 : 호흡, 움직임, 마음속 숫자를 헤아림과 최종자세에서 몸의 긴장에(특히 복부근육).

효과 : 이 아사나는 근육계, 소화기관, 순환기관, 신경기관, 호르몬기관을 자극하여 모든 기관을 정상화하며, 무기력을 제거한다. 특히 신경의 과민상태를 해소하고 깊은 이완을 가져오는데 효과적이다.
깊은 이완상태를 얻기 위해 휴식자세 전에 실행해도 된다.
만약 잠에서 깨어 실행한다면 즉시 상쾌한 상태로 회복시킨다.

변형 : 위에서처럼 같은 과정을 반복한다. 그러나 들어 올린 자세에서 주먹을 쥐고 가능한 한 오래 전신을 긴장시킨다.

빠완묵따아사나 Part 3

샥띠 반다 아사나
(에너지 형성 자세)

　　　이 그룹의 아사나는 신체의 에너지 흐름을 개선하고 신경-근육의 난관을 해소하는데, 특히 골반부위의 에너지가 정체되는 것과 관련이 있다. 이 시리즈는 생명력이 쇠약해져 있고 경직된 등에 아주 효과적이다. 그것은 특히 월경 불순 그리고 골반기관과 근육을 정상화하는데 효과적이다. 임신기간 전과 후에 수련해서, 아이의 출산과정을 촉진하고 연약한 근육을 다시 정상화한다. 이 아사나들은 척추의 에너지 방해물을 제거하고 폐와 심장을 활성화하며, 내분비의 기능을 개선한다.

　　　샥띠 반다 시리즈는 훌륭한 건강과 양호함이 갖춰진 상태라면 곧바로 시작해도 된다. 그러나 만약 심각한 질병이 있다면, 치료전문가에게 진찰받아야 된다.

라주 까르샤나아사나 RAJJU KARSHANASANA

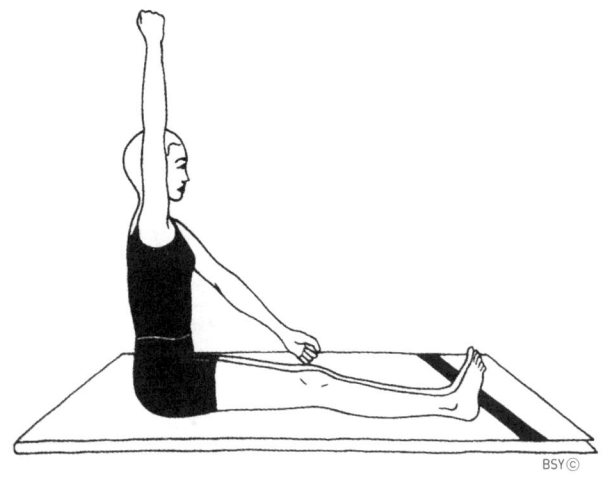

수련 1 : 밧줄 당기기(Rajju Karshanasana)
1. 다리를 함께 곧게 펴고 바닥에 앉는다.
2. 눈은 뜬 채로 유지한다.
3. 몸 앞에 밧줄이 걸려있다고 상상한다.
4. 오른손으로 더 높은 점이 밧줄을 집는 동안에 숨을 마신다.
5. 팔꿈치는 곧게 편다.
6. 위쪽을 바라본다.
7. 숨을 내쉬면서, 서서히 오른팔을 내리고 밧줄이 아래로 내려가도록 힘을 가한다. 눈은 손이 아래로 내려가는 움직임을 따라간다.
8. 왼쪽팔도 반복하고 1회를 온전히 한다.
9. 두 팔이 동시에 움직이지 않는다.
10. 5~10회 반복한다.

호흡 : 팔을 들어 올리면서 들이쉰다. 팔을 내리면서 내쉰다.
의식 : 호흡, 움직임과 등 상부와 어깨근육의 늘어남에.
효과 : 이 아사나는 어깨관절을 유연하게 하고 등 위쪽의 근육을 늘여준다. 유방을 탄탄하게 하고 가슴의 근육을 발달시킨다.

갓얏막 메루 바끄라아사나 GATYATMAK MERU VAKRASANA

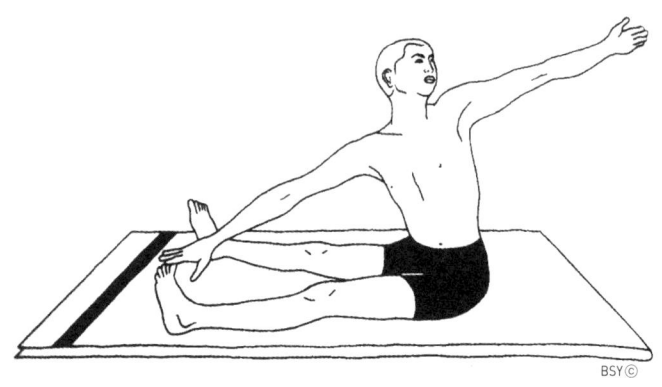

수련 2 : 역동적 척추 비틀기 자세(Gatyatmak Meru Vakrasana)

1. 두 다리를 펴고 바닥에 앉는다.
2. 가능한 한 다리를 넓게 벌린다. 무릎은 굽히지 않는다.
3. 어깨높이로 팔을 옆으로 편다.
4. 팔을 곧게 펴고, 왼쪽으로 비틀어 오른손을 왼 엄지발가락으로 가져간다.
5. 몸통을 왼쪽으로 비틀어 왼팔을 등 뒤로 곧게 편다.
6. 두 팔이 일직선이 되도록 한다.
7. 머리를 왼쪽으로 돌려서 쭉 펴진 왼손을 응시한다.
8. 반대방향으로 비틀어서 왼손을 오른발 엄지발가락으로 가져간다.
9. 오른팔을 등 뒤쪽으로 곧게 편다. 머리를 오른쪽으로 돌려 쭉 펴진 오른손을 응시한다.
10. 이것이 1회이다.
11. 10~20회 수련한다.
12. 서서히 시작해서 점차 속도를 증가시킨다.

호흡 : 복부에 압력을 가하기 위해 : 비틀 때 들이쉬고 중앙으로 돌아올 때 내쉰다.

척추를 최대로 굽히기 위해 : 비틀 때 내쉬고 중앙으로 돌아올 때 마신다.
의식 : 호흡, 비트는 움직임과 척추와 근육의 효과에.
금기 : 등에 질환이 있는 사람은 이 자세를 피해야 한다.
효과 : 이 아사나는 척추를 부드럽게 해주고 등의 경직을 제거한다.

착끼 찰라나아사나 CHAKKI CHALANASANA

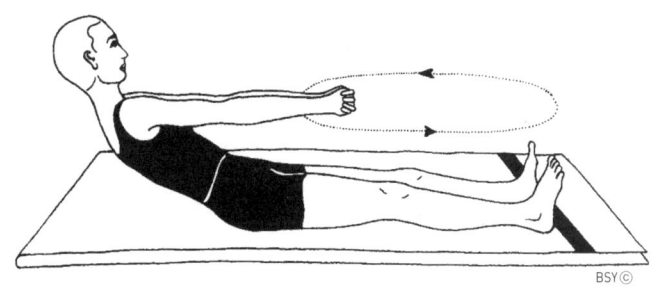

수련 3 : 맷돌 돌리기 자세(Chakki Chalanasana)
1단계 : 한발 섬도 떼서 몸 앞에 다리를 펴고 앉는다.
두 손을 깍지 끼고 가슴 앞에서 팔을 곧게 편다.
수련하는 동안 내내 팔을 곧게 펴고 수평을 유지한다. 팔꿈치를 구부리지 않는다.
가능한 한 앞쪽으로 멀리 구부린다. 오래된 양식의 돌 맷돌을 돌린다고 상상한다.
오른쪽으로 회전해 가능한 한 우측으로 멀리 가서 손이 우측 발가락 위를 지나가게 한다.
뒤로 기대서 가능한 한 멀리 뒤쪽으로 회전한다.
허리에서부터 몸을 움직이려고 노력한다.
앞쪽으로 회전해, 손과 팔을 왼쪽으로 가져가 왼발가락을 지나가게 해서 중앙으로 돌아온다.

한 번 회전이 1회이다.

5~10회 시계방향으로 수련하고 같은 수를 반시계방향으로 한다.

2단계 : 다리를 가능한 한 넓게 벌리고, 곧게 편 채 같은 자세로 앉는다.

앞으로 회전할 때 손이 발가락 위를 지나가도록 노력하고 뒤로 회전할 때는 가능한 한 멀리 가서 두 발 위로 큰 원을 그릴 수 있도록 한다.

각 방향으로 10회 수련한다.

호흡 : 뒤로 기댈 때 마신다. 앞으로 이동할 때 내쉰다.

의식 : 호흡, 움직임과 허리, 엉덩이와 골반부위에.

효과 : 이 아사나는 신경, 골반과 복부의 기관을 정상화하는 데 탁월하다. 이 자세는 월경주기를 규칙적으로 하는데 매우 효과적이고 임산부의 첫 3달 동안 수련해도 된다. 또한 출산 후의 회복에 훌륭한 수련이다.

나우까 산찰라나아사나 NAUKA SANCHALANASANA

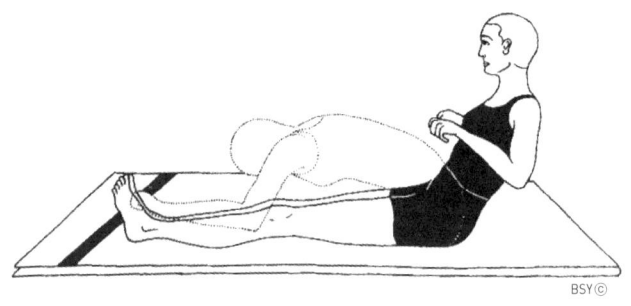

수련 4 : 노젓기 자세(Nauka Sanchalanasana)

1단계 : 몸 앞에 두 다리를 펴고 앉는다.

배 젓는 움직임을 상상한다.

손바닥을 아래로 하고 노를 잡은 것처럼 주먹을 쥔다.

숨을 내쉬면서 팔을 쭉 펴고, 편한 상태로 멀리 허리에서부터 앞으로 숙인다.

숨을 들이쉬고, 가능한 한 멀리 뒤로 기대면서 손을 어깨 쪽을 향해서 뒤로 가져온다.
이것이 1회이다.
손은 다리와 몸통의 위쪽을 움직이면서, 매회 완전한 원을 그리도록 한다.
다리는 수련 내내 곧게 펴도록 한다.
5~10회 수련한다.
반대방향으로 가는 것처럼 노를 반대로 움직인다.
5~10회 수련한다.

2단계 : 같은 자세로 앉아서, 발이 1m정도 벌어지게 다리를 벌린다.
다리는 수련 내내 곧게 펴도록 한다.
1단계에서 주어진 것처럼 그 과정을 반복한다.
처음엔 오른 다리에서 노를 젓고, 다음엔 왼 다리 그리고 발 사이 공간에서 노를 젓는다.

호흡 : 뒤로 기대면서 마신다.
앞으로 구부리면서 내쉰다.

의식 : 호흡, 움직임 그리고 허리와 골반부위에.

효과 : 이 아사나는 골반과 복부에 긍정적 영향을 미치고 이 부위의 에너지 정체를 제거한다. 이것은 특히 부인과 질환과 출산 후의 회복에 효과적이다. 또한 변비를 제거한다.

까쉬타 딱샤나아사나 KASHTHA TAKSHANASANA

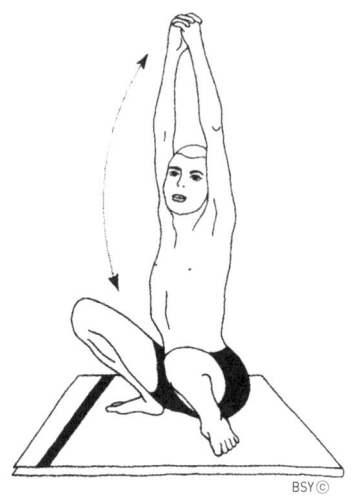

수련 5 : 나무 벗기기 자세(Kashtha Takshanasana)

1. 45cm 정도 발을 벌려서 발바닥을 바닥에 대고 쪼그려 앉는다.
2. 무릎은 완전히 구부리고 벌어져 있어야 한다.
3. 두 손을 함께 깍지 끼고 발 사이 바닥에 놓는다. 팔을 반듯하게 펴서 수련 내내 곧게 유지한다.
4. 팔꿈치는 무릎 안쪽에 있도록 한다.
5. 눈은 뜨고 있어야 한다.
6. 나무 벗기는 동작을 상상한다. 팔을 가능한 한 높이 머리 뒤로 들어 올려서 척추를 위로 늘인다. 위쪽 손을 바라본다.
7. 나무를 벗기는 것처럼 팔을 아래로 당긴다. 폐에서 모든 공기를 제거하도록 '하' 소리를 내면서 숨을 내뱉는다.
8. 손은 발 사이 바닥으로 내려오도록 하고 머리는 앞쪽을 바라본다.
9. 이것이 1회이다.
10. 5~10회 수련한다.

호흡 : 팔을 들어 올리면서 마신다. 팔을 내리면서 내쉰다.
의식 : 호흡, 움직임 그리고 어깨와 등 위쪽 근육이 신전되는 데에.

효과 : 이 아사나는 골반의 환상골(環狀骨)을 유연하게 하고 골반근육을 정상화한다. 여성의 출산준비에 효과적이고 임신 첫 3개월 동안 수련해도 된다. 또한 보통 접근하기 어려운 견갑골 사이의 등 근육뿐만 아니라 어깨 관절과 척추 위쪽 근육에도 특별한 효과가 있다.

수련 참고 : 쪼그려 앉는 자세가 너무 어려운 사람은 선 자세로 수련하도록 한다. 그러나 효과는 줄어든다.

나마스까라아사나 NAMASKARASANA

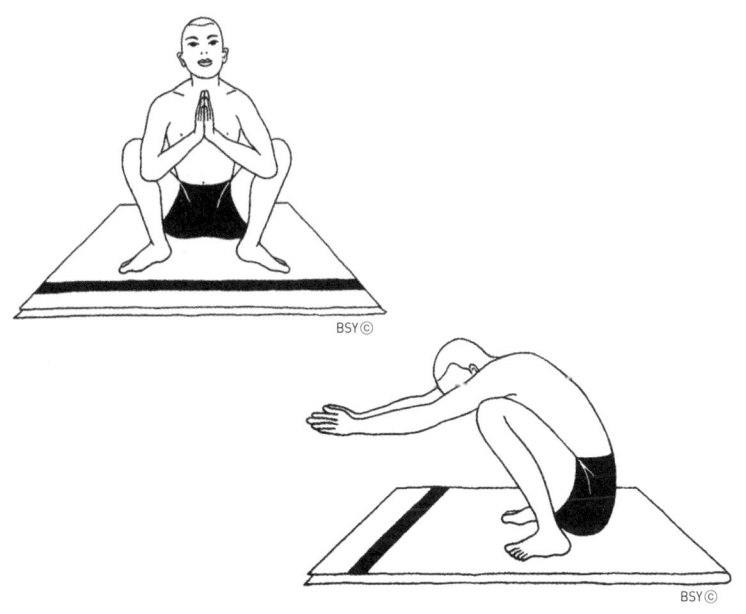

수련 6 : 경배 자세(Namaskarasana)

1. 60cm 정도 벌려서 발바닥을 바닥에 대고 쪼그린 자세로 앉는다. 무릎을 넓게 벌리고 팔꿈치를 무릎 안쪽에 대놓는다.
2. 손은 기도하는 자세로 가슴 앞에 합장한다.
3. 팔꿈치는 무릎 안쪽을 압박한다.
4. 눈은 뜨거나 감는다.

5. 들이쉬면서 머리를 뒤로 젖힌다.
6. 동시에, 팔꿈치를 이용해 무릎을 밀어서 가능한 한 넓게 벌린다.
7. 이것이 시작자세이다.
8. 목 뒤쪽의 압박을 느낀다.
9. 숨을 머금은 채 3초 동안 이 자세를 유지한다.
10. 내쉬며 몸 앞으로 팔을 곧게 편다.
11. 동시에, 무릎으로 위팔을 안쪽으로 압박하면서 민다.
12. 머리는 턱으로 가슴을 압박하면서 앞으로 숙인다.
13. 누군가 손으로 앞쪽으로 미는 것처럼 상체와 어깨 근육을 긴장한다.
14. 숨을 머금고 3초 동안 이 자세를 유지한다.
15. 머리를 들고, 손을 가슴 앞에 합장해서 시작자세로 돌아온다.
16. 이것이 1회이다.
17. 5~8회 수련한다.

호흡 : 가슴 앞에 합장하면서 마신다.
팔을 앞으로 펴면서 내쉬고 참는다.

의식 : 호흡, 움직임, 시작자세에서 목 뒤쪽과 가슴이 펴지는 데에, 그리고 숙이는 자세에서 상체와 어깨 근육에.

효과 : 이 아사나는 허벅지, 무릎, 어깨, 팔, 목의 근육과 신경에 큰 효과가 있다. 고관절의 유연성을 증대시킨다.

바유 니쉬까아사나 VAYU NISHKASANA

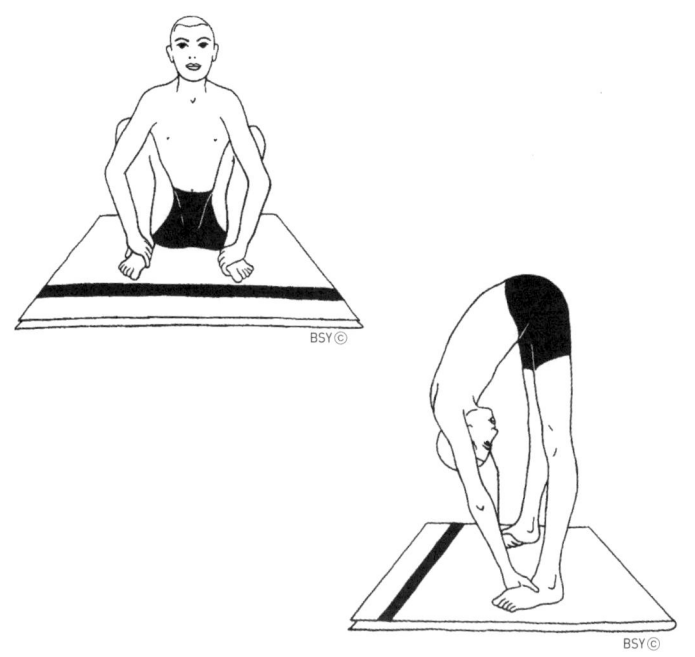

수련 7 : 가스 제거 자세(Vayu Nishkasana)

1. 발을 60cm 정도 벌려서 쪼그린 자세로 앉는다.
2. 엄지를 위로하고 손가락을 발바닥 아래로 해서 발등을 잡는다.
3. 팔꿈치를 약간 구부려서 위팔은 무릎 안쪽을 압박한다.
4. 수련 내내 눈은 뜬다.
5. 머리를 뒤로 젖히면서 들이쉰다. 똑바로 위쪽을 응시한다.
6. 이것이 시작자세이다.
7. 머리를 뒤로 더 젖히면서, 3초 동안 숨을 참는다.
8. 내쉬면서, 무릎을 펴고 엉덩이를 들어 올려 머리를 무릎 쪽으로 가져간다.
9. 몸을 더 숙이면서, 3초 동안 숨을 참는다. 무리하지 않는다.
10. 들이쉬고, 시작자세로 돌아온다.

11. 이것이 1회이다.
12. 5~8회 수련한다.

호흡 : 쪼그린 자세에서 마시고 참는다.
들어 올린 자세에서 내쉬고 참는다.

의식 : 호흡, 움직임, 시작자세에서 목이 펴지는 데에 그리고 선 자세에서 척추가 굽어진 데에.

효과 : 경배자세(namaskarasana)처럼, 이 자세는 대퇴부, 무릎, 어깨, 팔, 목의 근육과 신경에 유익한 효과가 있다. 골반 기관과 근육은 마사지된다. 척추 전체와 팔다리 근육 모두를 펴준다. 모든 척추 뼈와 관절이 서로 펴져서 그들 사이의 압박이 줄어든다. 위장의 가스제거에 또한 효과적이다.

수련참고 : 더 고급 수련자는 손가락을 발 앞쪽 아래에 놓아도 된다. 샴바비 무드라(shambhavi mudra)를 수련 내내 해도 된다. 이것은 신경계를 완전히 정상화하는데 도움이 된다.

까와 찰라아사나 KAWA CHALASANA

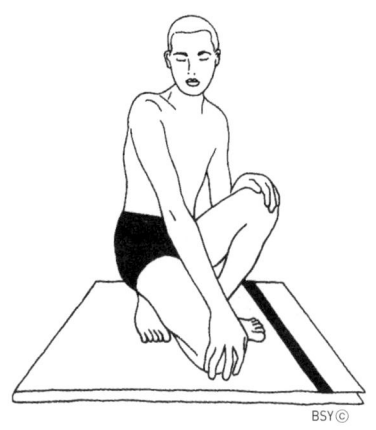

수련 8 : 까마귀 걷기 자세(Kawa Chalasana)
1. 엉덩이를 발뒤꿈치에 올려놓고 발을 벌려서 쪼그려 앉는다.
2. 손바닥을 무릎에 얹어 놓는다.
3. 쪼그린 자세에서 약간 걸음을 내딛는다.
4. 무릎을 구부려서 엉덩이가 발뒤꿈치에서 떨어지지 않게 노력한다. 어느 쪽이 매우 어렵더라도 발가락이나 발바닥으로 걷는다.
5. 앞쪽으로 발걸음을 옮길 때 다른 무릎은 바닥을 향한다.
6. 50회 까지 가능한 한 많은 걸음을 옮기고, 샤바아사나로 이완한다.

호흡 : 수련 내내 자연스럽게 호흡한다.
의식 : 걷는 동안 : 부드러운 움직임에.
샤바아사나로 쉬는 동안 : 심장 박동, 호흡에 그리고 허리, 고관절, 무릎, 발목에 미치는 아사나의 효과에.
금기 : 무릎, 발목, 발가락에 질환이 있는 사람은 이 아사나를 해서는 안된다.
효과 : 이 아사나는 명상자세를 위해 다리를 준비시키고 다리의 혈액순환을 개선한다. 변비를 해소하는데 또한 도움이 된다.

우다라까르샤나아사나 UDARAKARSHANASANA

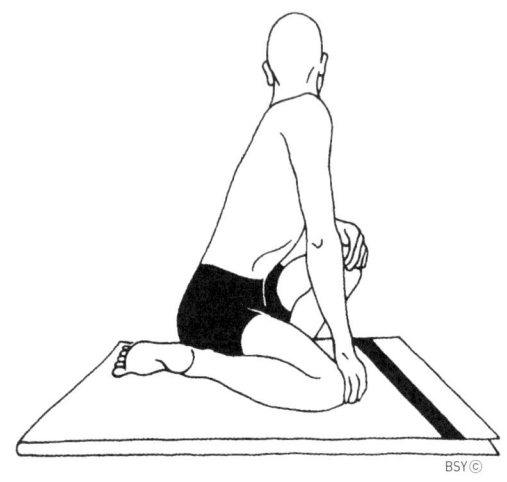

수련 9 : 복부 늘이기 자세(Udarakarshanasana)
1. 손을 무릎에 얹고 발을 벌려서 쪼그려 앉는다.
2. 깊게 들이쉰다.
3. 내쉬면서, 왼발 근처 바닥에 오른 무릎을 가져간다.
4. 왼손을 지렛대로 사용해서, 왼 무릎을 오른쪽으로 밀어서, 동시에 왼쪽으로 비튼다.
5. 오른발의 안쪽은 바닥에 대놓는다.
6. 두 대퇴부의 결합된 압력으로 하복부를 압박하도록 노력한다.
7. 왼 어깨 너머를 바라본다.
8. 최종자세에서 3~5초 동안 숨을 내쉬고 참는다.
9. 시작자세로 돌아올 때 마신다.
10. 완전한 1회를 위해 몸의 반대쪽도 반복한다.
11. 5회 수련한다.

의식 : 움직임과 동시에 일어나는 호흡에, 교대로 펴지는데 그리고 하복부의 압박에.
변형 : 균형 잡기 어려운 사람은 쪼그려 앉는 동안 등을 벽에 기대도 된다. 잘

비틀 수 있도록 뒤꿈치는 벽에서 20cm 정도 떨어져야 한다.

효과 : 이 자세는 복부부위의 근육과 기관을 교대로 압박하고 펴주기 때문에 복부질환에 아주 효과적이다. 변비를 또한 완화시킨다.

수련 참고 : 이것은 샹카쁘락샬라나(shankhaprakshalana)에서 수련되는 아사나 중 하나이다. 이 수련을 하는 동안, 대퇴부가 복부압박을 증가시켜서 호흡이 전환될 것이다. 몸이 더 유연해지고 더욱 가벼워짐을 느끼는 동안 등을 너무 지나치게 늘이지 않도록 주의한다.

눈을 위한 요가수련

많은 사람들은 자신의 시력을 개선하고자 콘택트렌즈나 안경을 착용한다. 그러나 안경은 나쁜 시력을 실질적으로 치료하지는 못한다. 사실 눈의 문제는 종종 안경의 사용으로 더욱 나빠지고 언제나 더 강력한 렌즈를 필요로 하게 된다.

나쁜 시력에 영향을 주는 요인으로는 인공적이고 좋지 않은 조명, 장시간의 TV 또는 비디오 시청, 영양실조, 장시간에 걸친 사무실 근무와 공부로 인한 근무력증, 정신과 감정적인 긴장, 몸이 중독된 상태와 노화 등이다.

조명 문제의 해결은 올바르게 직접 비추는 것이다. 그러나 식이요법은 더 복잡하고 그것은 눈 건강뿐만 아니라 전신에도 영향을 미친다. 식이요법은 되도록 간단히 하고, 음식은 위에 부담이 가거나, 소화가 잘 안 되며, 기름지고, 매운 음식, 통조림, 가공처리 한 것, 미리 포장된 것, 인스턴트식품은 피하는 것이 좋으며 시력저하를 회복하는 데 도움이 된다. 야채 식이요법이 추천되며, 최소한 야채가 아닌 음식을 줄인다.

통속적인 믿음과는 반대로, 장시간의 독서는 그렇게 하는 동안 마음과 눈이 이완되었다면 눈에 손상을 가하지 않는다. 만약 거기에 긴장됨이 있다면, 그땐 잠깐 동안의 독서조차 눈에 무리가 간다. 이완된 의식과 좋은 자세로 독서하는 능력을 키우도록 노력한다. 독서하기 전, 눈 부위에 정신적 또는 근육긴장이 느껴지면 몇 분 동안 토끼자세(shashankasana)를 행한다. 이 아사나는 눈을 더욱 이완시키고 마음을 고요하게 할 것이다.

안경의 사용을 더 줄이려고 노력한다. 정말로 필요할 때만 그것을 사용한다. 여가시간 동안에는 가능할 때는 언제나 안경을 벗어놓는다. 이것은 눈을 조절하고 정상적으로 작동하도록 돕는다.

이른 아침이나 해질녘에 맨발로 풀밭, 모래, 맨땅을 걷는 습관은 눈에 좋은 영향을 미치고 이완시키는데 가치가 있다. 이것은 발바닥과 뇌의 시각영역 사이의 반사관계 때문이다. 그것은 발에 제한적인 신발을 신도록 하는 곳에서 특히 권장된다.

눈 근육의 이완을 위한 다른 수련으로는 넓게 열린 공간 앞에서 발을 어깨 넓이로 벌리고 서도록 권장된다. 한쪽으로 체중을 실어 옮기고, 반대쪽 발뒤꿈치를 바닥에서 들어올려, 눈을 이완한 채, 먼 곳을 응시하면서 몇 분 동안 앞뒤로 흔든다.

지평선에서 첫 15° 각도의 궤도로 태양이 떠오르는 동안 바라보는 것을 가장 권장한다. 몇 분간 응시한 후에 눈을 감고 잔상(殘像)을 자각한다. 척추를 곧게 편 채 빠완묵따아사나 part 1의 수련 17중 3단계를 행한다. 눈을 감은 채 이쪽저쪽 어깨너머를 바라본다. 동시에 중앙에서 표면으로 그리고 다시 뒤로, 내적 시야의 영역을 통해 앞뒤로 이동함에 따라 잔상을 따라간다. 손바닥 문지르기를 행한다.

떠오르거나 가라앉는 태양을 마주하고 있는 동안 간단히 일광욕을 해도 된다. 눈은 감아야 한다. 눈을 달래주고 이완시키는 자외선 빛을 느낀다.

치료 요가 수련 : 녹내장, 과립성결막염, 백내장과 같은 질환을 제외하고, 오늘날 가장 일반적인 눈 질환은 정신과 감정의 만성적인 긴장에 의한 눈 근육의 악화로써 기능성 결함과 관련된다. 이어지는 간단한 수련은 근시와 원시, 노안(老眼)과 사시(斜視)와 같이 눈 근육의 기능부전과 관련된 다양한 질환을 완화시키는데 도움이 된다.

눈 수련은 참을 성과 인내를 가지고 규칙적으로 수련해야 한다. 즉각적인 치료나 개선을 기대하지 말라. 결함이 있는 눈은 여러 해가 걸린다. 즉 눈에 띄게 개선되기 전까지는 몇 달 또는 그 이상의 시간이 소요된다. 그러나 요가적 삶의 방식을 채택하고 안경의 힘을 점진적으로 줄여가는 사람이 많아짐에 따라 개선된다.

준비 : 수련을 시작하기 전에, 몇 차례 눈에다가 찬물을 끼얹는 것은 좋은 생각이다. 세면대 물을 손바닥으로 약간 떠서 눈꺼풀에 끼얹는다. 대략 10회를 하고 나서 수련을 시작한다. 이 과정은 보통 눈을 정상화하고 혈액공급을 자극하는데 도움이 된다.

금기 : 녹내장, 과립성결막염, 백내장, 망막 분리증, 망막의 동맥 또는 정맥 혈전증, 홍채염(虹彩炎), 각막염, 결막염과 같은 질환이나 중증 눈 질환이 있는 사람은 안과 전문의와 상담한 이후에 요가 수련을 해야 한다. 거꾸로 된 아사나

와 꾼잘 끄리야(kunjal kriya)는 질환이 계속되는 동안에는 모두 피해야 한다. 하지만 요가적 삶의 방식과 간단한 채식요법을 채택하면 대단한 효과를 가져다 준다.

수련 참고 : 눈 수련은 주어진 순서에 따라 차례대로 행해야 한다. 시리즈 전체를 한번은 이른 아침에 그리고/또는 한번은 저녁에 수련해야 한다.

수련하는 동안 기억해야 할 가장 중요한 것은 완전히 이완되어야 한다는 것이다. 이것은 눈의 피로와 기능마비를 초래할 수 있기 때문에 무리하지 않는다. 얼굴 근육, 눈썹, 눈꺼풀은 완전히 이완되어야 한다. 매번 눈 수련 이후에는 최소한 30초 동안은 눈을 감고 휴식해야 한다. 이때 손바닥 문지르기 수련을 행해도 된다.

수련하는 동안에는 안경을 착용해서는 안 된다.

손바닥 문지르기

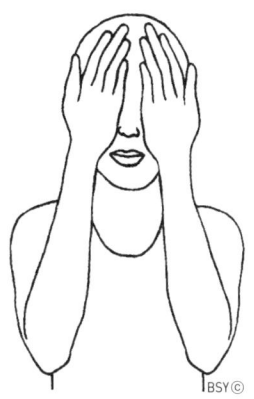

수련 1 : 손바닥 문지르기

1. 고요히 앉아 눈을 감는다.
2. 두 손바닥이 뜨거워질 때까지 힘차게 문지른다. 불필요한 압력을 가하지 않고, 손바닥으로 부드럽게 눈꺼풀을 덮는다.
3. 손에서 눈으로 따뜻함과 에너지가 전해지고 눈 근육이 이완되는 것을 느낀다.
4. 두 눈은 편안한 어둠 속에 잠겨 있게 된다.
5. 손의 열이 눈으로 흡수될 때까지 이 자세로 있는다.
6. 그리고 나서 눈을 감은 채 손을 내린다.
7. 다시 손바닥이 뜨거워질 때까지 함께 문지르고 감은 눈 위에 덮는다. (손가락이 아니라 손바닥이 눈을 덮도록 한다.)
8. 이 과정을 최소한 3번 반복한다.

효과 : 손바닥 문지르기는 눈 근육의 생기를 회복하고 이완하며, 불완전한 시력 교정을 돕는 눈의 각막과 수정체 사이를 이동하는 액체인 수양액(水樣液)의 순환을 자극한다.

수련 참고 : 태양이 떠오르거나 지는 곳 앞에서 수련하면 효과가 증대된다. 감긴 눈꺼풀의 따뜻함과 빛을 자각한다. 막 떠오르거나 지는 때인 처음의 잠시 동안을 제외하고는 결코 태양을 직접 바라보지 않는다.

수련 2 : 깜빡거리기

1. 눈을 뜨고 앉는다.
2. 눈을 빠르게 10번 깜빡인다.
3. 눈을 감고 20초 동안 이완한다.
4. 빠르게 10번 깜빡이는 것을 반복하고 다시 눈을 감고 이완한다.
5. 5회 반복한다.

효과 : 많은 사람들이 불완전한 시력으로 부자연스럽고 불규칙적으로 눈을 깜빡거린다. 이것은 눈의 습관적인 긴장상태와 관련된다. 이 수련은 눈 근육의 이완을 가져와서 깜빡거리는 반사작용이 자연스럽게 되도록 한다.

측면 보기

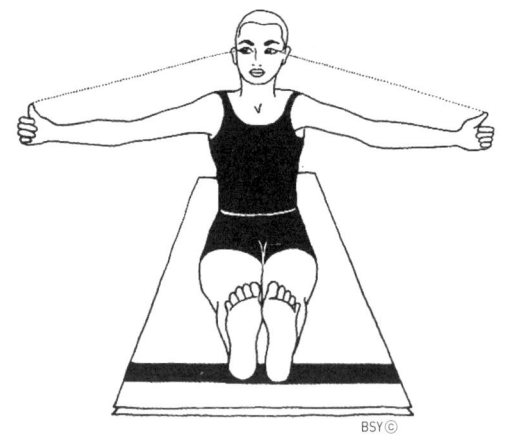

수련 3 : 측면 보기

1. 몸 앞으로 다리를 곧게 펴고 앉는 자세를 취한다.
2. 팔을 곧게 펴고 엄지를 위로 올라가게 해서 팔을 측면에서 어깨높이로 들어올린다.
3. 머리가 정면을 향할 때 엄지는 단지 주변 시야에 있어야한다. 엄지가 분명하게 보이지 않으면, 시야에 들어올 때까지 약간 앞으로 가져간

다. 머리는 움직이면 안된다. 정면 눈높이의 고정된 한 점을 똑바로 바라본다. 이러한 중립 자세에서 머리 자세를 고정한다. 그리고 나서 머리를 측면으로 움직이지 말고, 다음에 기술하는 것에 차례대로 눈의 초점을 맞춘다.

1) 왼 엄지
2) 눈썹 사이의 공간인 브루마디아(bhrumadhya)
3) 오른 엄지
4) 눈썹 사이의 공간
5) 왼 엄지

4. 수련 내내 머리와 척추를 곧게 편 채 10~20회 이 순환을 반복한다.
5. 마지막으로 눈을 감고 휴식한다.
6. 손바닥 문지르기를 몇 차례 행해도 된다.

호흡 : 중립자세에서 들이쉰다.
측면을 볼 때 내쉰다.
마시고 중앙으로 돌아온다.

효과 : 측면보기는 지속적인 독서와 힘든 노동에 의한 무리한 근육의 긴장을 이완시켜준다. 사팔뜨기를 또한 교정하고 예방해준다.

수련 참고 : 팔이 피로해지면 두 의자에 지탱하도록 한다.

정면과 측면 보기

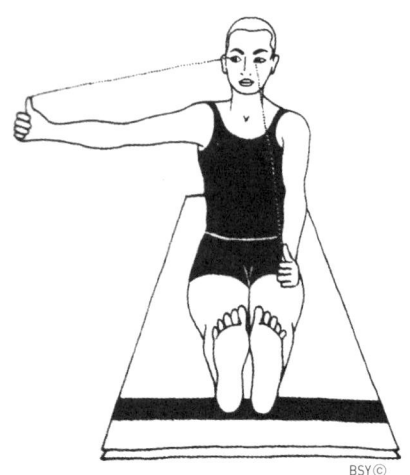

수련 4 : 정면과 측면 보기
1. 수련 3에서처럼 몸자세는 같게 하지만 왼 엄지 끝을 위로해서 왼 무릎 위에 놓는다.
2. 오른 엄지 끝을 위로해서 몸의 오른쪽에 둔다.
3. 머리는 움직이지 않고, 왼 엄지에 초점을 맞추고 나서 오른 엄지를 보고, 다시 왼 엄지로 돌아온다.
4. 이 과정을 15~20회 반복하고, 눈을 감고 휴식한다.
5. 몸의 왼쪽도 같은 과정을 반복한다.
6. 수련 내내 머리와 척추를 곧게 편다.
7. 마지막으로, 눈을 감고 휴식한다.
8. 손바닥 문지르기를 몇 차례 행해도 된다.

호흡 : 중립자세에서 들이쉰다.
　　　아래를 보면서 내쉰다.
　　　위를 보면서 들이쉰다.
효과 : 정면과 측면 보기는 중간과 측면 근육의 공동 작용을 개선한다.

회전하는 것 보기

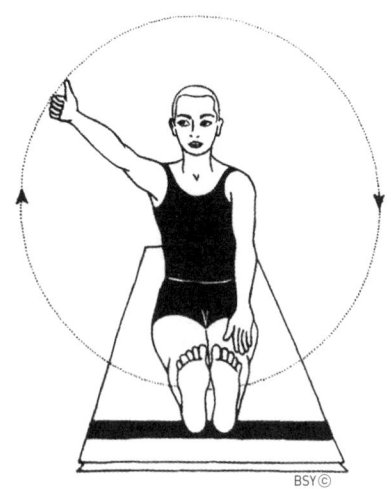

수련 5 : 회전하는 것 보기

1. 수련 4에서처럼 같은 몸자세를 취한다.
2. 왼손을 왼 무릎 위에 놓는다.
3. 팔꿈치를 곧게 펴고 오른 엄지가 위를 향하게 해서 오른 다리 위에 오른 주먹을 쥔다.
4. 오른팔로 큰 원을 그리면서 왼쪽으로 움직이고, 위쪽, 오른쪽, 마지막으로 시작자세로 돌아온다. 머리를 움직이지 않고 엄지에 눈의 초점을 맞춘다.
5. 시계방향으로 5회 그리고 반시계방향으로 5회 행한다.
6. 왼 엄지도 반복한다.
7. 수련 내내 머리와 척추를 곧게 편다.
8. 마지막으로, 눈을 감고 휴식한다.
9. 손바닥 문지르기를 몇 차례 행해도 된다.

호흡 : 위쪽 반원을 그리면서 들이쉰다. 아래쪽 반원을 그리면서 내쉰다.
호흡은 둥근 원을 그리면서 부드럽게 동시에 행해져야 한다.

효과 : 회전하는 것 보기는 눈 주위의 근육의 조화가 회복되고 두 눈동자의 조화로운 움직임이 개선된다.

위와 아래 보기

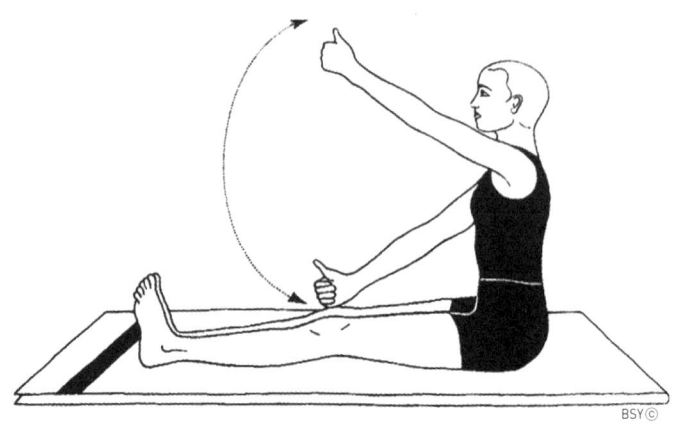

수련 6 : 위와 아래 보기
1. 수련 5에서처럼 같은 자세를 취한다.
2. 두 엄지를 위로해서 두 주먹을 무릎 위에 놓는다.
3. 팔을 곧게 펴고, 엄지의 움직임에 눈을 고정해서 서서히 오른 엄지를 들어 올린다.
4. 엄지가 최대한 올라갔을 때, 머리를 움직이지 말고 계속 엄지에 눈을 고정한 채 서서히 시작자세로 돌아온다.
5. 왼 엄지도 같은 동작으로 수련한다.
6. 각 엄지를 5회 반복한다.
7. 수련 내내 머리와 척추를 곧게 편다.
8. 손바닥 문지르기를 몇 차례 행해도 된다.

호흡 : 눈동자를 올리면서 들이쉰다.
　　　눈동자를 내리면서 내쉰다.
효과 : 위와 아래 보기는 위아래 눈동자 근육을 조화롭게 한다.

예비 나시까그라 드리슈띠 NASIKAGRA DRISHTI

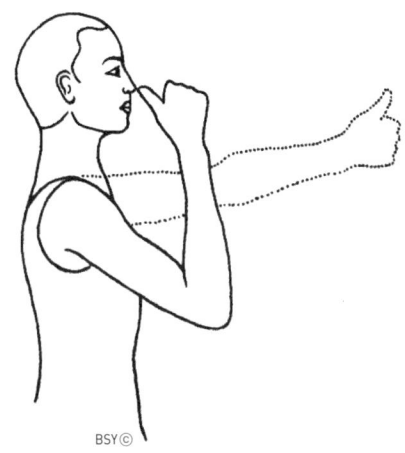

수련 7 : 예비 코끝 응시(Nasikagra Drishti)

1. 다리를 앞으로 펴거나 다리를 교차한 자세로 앉는다.
2. 코앞으로 똑바로 오른팔을 곧게 편다.
3. 엄지를 위로해서 오른 손 주먹을 쥔다.
4. 엄지 끝에 두 눈을 고정한다.
5. 엄지 끝에 눈의 초점을 맞춘 채, 필을 구부려 서서히 코끝으로 엄지를 가져간다.
6. 엄지를 코끝에 몇 초 동안 대놓고 눈의 초점을 거기에 둔다.
7. 엄지 끝 응시를 계속하면서 팔을 서서히 곧게 편다.
8. 이것이 1회이다.
9. 5회 수련한다.

호흡 : 엄지가 코로 갈 때 들이쉰다.
　　　엄지를 코끝에 대고 있을 때 숨을 참는다.
　　　팔을 곧게 펼 때 내쉰다.

효과 : 이 수련은 눈 근육의 원근 조절력과 초점 맞추는 능력을 개선한다.

수련 8 : 가까운 곳과 먼 곳 보기

    1. 팔을 옆에 두고, 되도록 탁 트인 시야에서 창문을 열고 서거나 앉는다.
    2. 5초 동안 코끝 응시(nasikagra drishti)를 한다.
    3. 그리고 나서 5초 동안 지평선 멀리 있는 대상에 초점을 맞춘다.
    4. 10~20회 정도 이 과정을 반복한다.
    5. 눈을 감고 이완한다.
    6. 이때 손바닥 문지르기를 해도 된다.

호흡 : 가까운 곳을 보면서 들이쉰다.
       먼 곳을 보면서 내쉰다.
효과 : 수련 7과 같지만 움직임의 범위가 훨씬 크다.
수련 참고 : 수련 8까지 모두 마친 후에 몇 분 동안 샤바아사나로 눕는다.

이완 아사나

이완자세의 중요성은 아무리 강조해도 지나치지 않는다. 이 자세들은 아사나 과정 이전이나 이후에 하도록 하고 몸이 피로해지면 어느 때라도 해도 된다. 이 그룹의 아사나는 처음에 아주 쉬운 것처럼 보이지만, 전신의 근육의 긴장을 의식적으로 풀어 줘야하기 때문에 이 자세들은 적절히 행하기란 꽤 어렵다. 근육은 종종 완전히 이완된 것처럼 보이지만 사실, 긴장은 여전히 남아 있다. 잠자는 동안조차도 이완은 포착하기 어렵다. 이 장에서의 아사나는 몸의 휴식이 몹시 필요한 것으로 나온다. 지속적인 자세의 이상은 보통 반듯하게 누운 자세로 거의 적절한 휴식을 취하지 않아서 등근육의 과도한 긴장을 가져온다. 따라서 적절한 이완수련은 척추 구조와 관련해서 척추를 잘 이완시켜주는 반듯하게 누운 자세로 행한다. 이 자세들은 등이나 척추 질환이 있는 사람에게 특히 추천된다. 이러한 자세들은 편안한 시간 동안 하루 중 언제라도 행해도 된다. 이 자세들은 매일의 활동처럼 이완하는 것을 함께할 수 있다.

샤바아사나 SHAVASANA

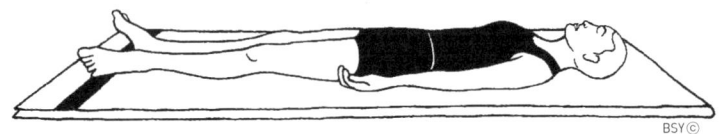

송장 자세(Shavasana)

1. 손바닥을 위로하고 팔을 몸에서 15cm정도 벌리고 등을 대고 눕는다. 불편감을 예방하기 위해 얇은 베개나 접은 천을 머리 뒤에 놓아도 된다.
2. 손가락은 가볍게 구부린다.
3. 편한 자세가 되도록 발을 약간 벌려놓고 눈을 감는다.
4. 머리와 척추는 일직선이 되도록 한다.
5. 머리가 어느 한쪽으로 치우치지 않도록 한다.
6. 전신을 이완하고 모든 육체의 움직임을 멈춘다.
7. 자연호흡을 자각하고 호흡이 규칙적이고 이완되도록 한다.
8. 숫자 27에서부터 거꾸로 0으로 호흡을 세기 시작한다. '나는 숨을 마신다 27, 나는 숨을 내쉰다 27, 나는 숨을 마신다 26, 나는 숨을 내쉰다 26' 등을 마음속으로 반복하고, 0까지 거슬러 간다.
9. 만약 마음이 산란해져서 다음 숫자를 잊어버렸다면, 27로 다시 돌아가서 세기 시작한다. 만약 마음이 몇 분 동안 호흡에 머무를 수 있다면 몸은 이완된다.

횟수 : 가능한 시간에 따른다. 일반적으로 길수록 좋고, 아사나 수련 사이에는 비록 1~2분일지라도 충분하다.
의식 : 육체 – 처음엔 전신을 이완하는 데에 그리고 호흡과 숫자 세는 데에.
정신 – 아갸 차끄라.
효과 : 이 자세는 모든 정신생리학 시스템을 이완시킨다. 잠들기 전에 수련하는 것이 이상적이다. 즉 아사나 수련 전, 중간, 그 이후 특히 태양경배 자세

같은 역동적 수련 이후에 행하고 수련자가 육체적 그리고 정신적으로 피로할 때 행한다. 몸이 완전히 이완되었을 때, 마음의 자각능력은 증가되고, 제감(pratyahara)을 발달시킨다.

수련 참고 : 작은 움직임조차도 근육의 긴장을 초래하므로 수련하는 동안 몸을 전혀 움직이지 않도록 한다. 마시기와 내쉬기마다 개인 만뜨라를 반복해도 된다.

변형 : 샤바아사나로 누워있는 동안, 오른손을 자각하고 이완한다.

서서히 오른 손목, 팔꿈치, 겨드랑이, 오른쪽 허리, 오른쪽 엉덩이, 오른쪽 허벅지, 오른쪽 무릎, 종아리, 뒤꿈치, 발바닥을 자각하고 하나씩 이완한다. 이 과정을 몸의 왼쪽과 머리와 몸통 전체에도 반복한다.

몸의 각 부분을 이완하고, 각 부분이 바닥으로 녹아드는 것을 느낀다.

몇 차례 이 과정을 반복하면 모든 긴장이 제거된다.

수련 참고 : 최대의 효과를 위해, 이 행법은 힘들게 일한 이후나 잠들기 직전에 실행하도록 한다.

참고 : *이 자세는 또한 죽은 사람의 자세 즉 므리따아사나mritasana로 알려져 있다.*

아드바아사나 ADVASANA

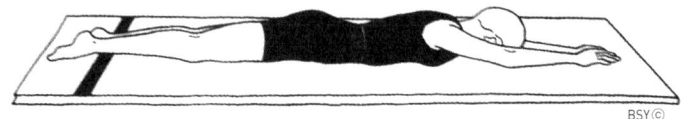

엎드린 송장 자세(advasana)
1. 배를 대고 엎드린다.
2. 손바닥을 아래로 하고 머리 위로 두 팔을 편다. 이마는 바닥에 댄다. 송장자세에서 묘사한 것처럼 같은 방식으로 전신을 이완한다.
3. 만약 숨쉬기가 곤란하거나 질식감이 느껴지면, 가슴아래에 베개를 놓아도 된다.

호흡 : 자연스럽고 규칙적으로. 배를 바닥으로 가볍게 밀면서 샤바아사나처럼 호흡수를 헤아려도 된다.

횟수 : 질병치료를 위한 이완은, 가능한 한 오래 실행하도록 한다.
아사나 수련 전이나 하는 동안에 몇 분이면 충분하다.

의식 : 육체 - 호흡, 호흡의 수, 전신을 이완하는 데에.
정신 - 아갸 또는 마니뿌라 차끄라.

효과 : 추간판 탈출증, 굳은 목, 굽은 등이 있는 사람에게 추천된다. 이런 질환이 있는 사람은 이 자세가 잠자는 자세로 탁월하다는 것을 알게 된다.

수련 참고 : 샤바아사나에서처럼 호흡과 함께 만뜨라를 동시에 해도 된다.

제스띠까아사나 JYESTIKASANA

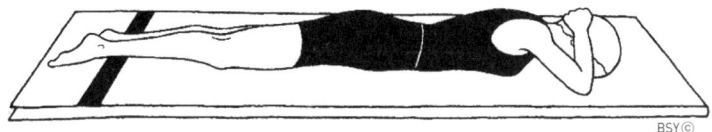

상위의 자세(Jyestikasana)
1. 다리를 펴고 이마와 배를 바닥에 대고 엎드린다.
2. 손가락을 깍지 껴서 머리나 목의 뒤에 손바닥을 댄다.
3. 팔꿈치는 바닥에 놓는다.
4. 전신을 이완하고 샤바아사나에서 묘사한 것처럼 호흡의 흐름을 자각한다.

호흡 : 자연스럽고 규칙적으로.

의식 : 육체 - 호흡과 전신의 이완에. 손바닥의 온기가 목과 관련된 부위의 긴장을 해소하여 진정시키는 것을 느낀다.

정신 - 아갸 또는 마니뿌라 차끄라.

효과 : 이 아사나는 모든 척추질환 특히 경부척추염, 굳은 목, 흉추에 효과석이다.

변형 : 이 아사나는 양 손을 깍지 끼고 손바닥을 위로 해서 이마 밑에 놓고 행해도 된다.

마까라아사나 MAKARASANA

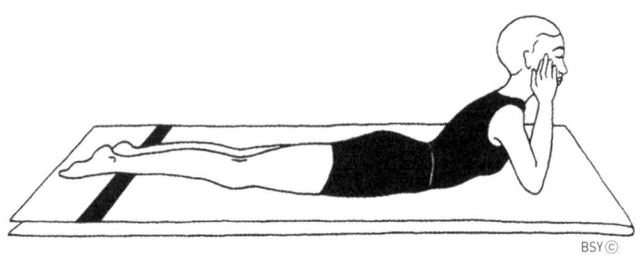

악어 자세(Makarasana)
1. 배를 바닥에 대고 엎드린다.
2. 머리와 어깨를 들어 팔꿈치를 바닥에 댄 채 손바닥 위에 턱을 올려놓는다.
3. 척추의 아치를 더 분명히 하기 위해 팔꿈치를 붙인다. 목의 과도한 압박을 줄이기 위해 팔꿈치를 약간 벌린다. 마까라아사나의 효과는 목과 허리의 두 군데에서 느껴진다. 팔꿈치가 앞쪽으로 너무 나가면 목에 긴장이 느껴지고, 가슴 쪽으로 너무 가까이 오면 허리에 긴장이 더 느껴진다. 팔꿈치의 자세를 조정해서 두 군데가 똑같이 조화롭게 한다. 척추 전체가 똑같이 이완될 때가 이상적인 자세이다.
4. 전신을 이완하고 눈을 감는다.

호흡 : 자연스럽고 규칙적으로.
지속시간 : 가능한 한 오랫동안 한다.
의식 : 육체 – 호흡과정이나 허리에 집중해서 숨을 헤아리는 데에, 그리고 전신을 이완하는 데에.
    등이나 척추에 질환이 있는 사람은 들이쉬는 숨에 의식을 꼬리뼈에서 목으로 척추를 따라 이동하고, 내쉬는 숨에 목에서 꼬리뼈로 의식을 이동한다. 유리관 속의 수은처럼 호흡이 척추를 따라 위아래로 이동하는 것을 상상한다. 이것은 이 부위의 치유 에너지를 빠르게 활성화시킨다. 긴장으로 요통이 발생하므로 이 부위에 집중해서 매번 마시기와 내쉬기에 팽창과 이완을 느낀다.

정신 – 마니뿌라 차끄라 또는 코끝 응시(nasikagra drishti)를 수련한다면 코끝에.

금기 : 등 질환이 있는 사람이 어떤 통증이 느껴지면 이 아사나를 수련해서는 안된다.

효과 : 이 아사나는 추간판 탈출증, 좌골신경통, 요통 또는 다른 척추질환이 있는 사람에게 아주 효과적이다. 척추를 정상적인 모양으로 회복하고 척추신경의 압박을 덜어주는데 도움이 되기 때문에 장시간 동안 이 자세로 있어야 한다. 천식환자와 다른 폐질환이 있는 사람은 폐 속으로 더 많은 공기가 들어가도록 호흡을 자각하면서 이와 같은 간단한 아사나를 규칙적으로 수련해야 한다.

마쯔야 끄리다아사나 MATSYA KRIDASANA

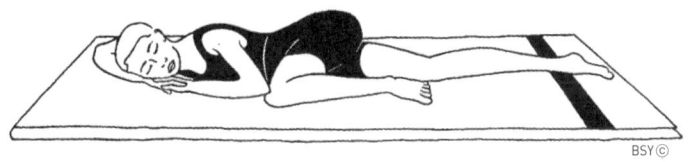

늘어진 물고기 자세(Matsya Kridasana)

1. 머리 아래에 손가락을 깍지 끼고 배를 바닥에 대고 엎드린다. 왼다리를 옆으로 구부려서 갈비뼈 가까이 왼 무릎을 가져간다.
2. 오른 다리는 곧게 펴 놓는다.
3. 팔을 왼쪽으로 회전시켜서 왼 팔꿈치를 왼 무릎 위에 놓는다. 이것이 불편하면 바닥에 내려놓는다.
4. 머리 오른쪽을 구부린 오른팔에 올려놓거나, 더 편하게 하려면 팔의 약간 더 아래쪽에 올려놓는다.
5. 최종자세에서 이완하고, 잠시 후에 다른 쪽으로 바꾼다.
6. 이 자세는 늘어진 물고기를 닮았다.

호흡 : 고정된 자세에서 자연스럽고 이완되게.
지속시간 : 이 자세는 양쪽을 모두 가능한 한 오랫동안 행한다. 이는 수면이나 휴식에 사용될 수도 있다.
의식 : 육체 – 호흡과 전신을 이완하는 데에.
정신 – 마니뿌라 차끄라.
효과 : 이 아사나는 내장을 늘여줘서 소화의 연동운동을 자극하고 변비를 제거하는데 도움이 된다. 다리의 신경을 이완시켜서 좌골신경통을 덜어준다. 요통이 있는 사람은 전굴 아사나 수련이 권장되지 않기 때문에, 후굴자세의 역자세로 마쯔야 끄리다아사나를 수련한다. 임신한지 여러 달이 되어서 등을 대고 눕는 것은, 순환을 방해하고 대정맥을 지나치게 압박하는 원인이 된다. 그러한 상황에서 이러한 자세는 이완, 수면 또는 요가니드라(yoga nidra)수련에 이상적이다. 더 편안함을 주기 위해서 구부린 다리와 머리 아래로 방석을 깔아도 된다. 이 아사나는 또한 허리선 주위의 과체중을 개선한다.

명상 아사나

명상 아사나의 주된 목적은 수련자가 불편함과 몸의 움직임 없이 오랜 시간동안 앉아 있을 수 있도록 하기 위함이다. 몸이 어느 정도 안정되고 고요할 때만이 명상을 경험하게 된다. 깊은 명상에서는 척추가 똑바르게 돼 있어야 하고 이 상태에서는 아주 소수의 아사나면 충분하다. 게다가 고도의 명상상태에서 수련자는 신체 근육의 조절력을 상실하게 된다. 따라서 명상 아사나는 의식적인 노력 없이 안정된 자세로 몸을 지탱하는 것이 필요하다. 그렇다면, 명상을 위해 모든 요구를 만족시키는 샤바아사나로 누워서 하는 것은 왜 안 될까? 그것은 샤바아사나로 누우면 잠에 빠지는 경향이 있기 때문이다. 성공적인 명상으로 이끌기 위해 다양한 단계를 거치는 동안에 방심하지 않고 깨어 있는 것이 필수적이다.

리쉬께쉬(Rishikeshi)의 스와미 시바난다(Swami Sivananda)는 아사나와 명상에 대해서 아래와 같이 말씀하셨다. "그대는 명상 아사나 중 하나로 몸을 움직이지 않고 3시간동안 충실히 앉아 있을 수 있어야 한다. 그때만이 그대는 진정한 아사나 싯디(asana siddhi, 아사나의 성취)를 얻게 되고 쁘라나야마와 디아나의 더 높은 단계를 수련할 수 있다. 안정된 아사나가 확보되지 않고는 명상으로 잘 진전될 수 없다. 그대의 아사나로 그대가 더욱 안정될 때, 그대는 하나 된 마음으로 더욱 집중할 수 있게 된다. 그대가 1시간이라도 한 자세로 안정되게 있을 수 있다면, 그대는 집중된 마음을 얻을 수 있고, 그대 내부에 아뜨믹 아난담(atmic anandam, 무한한 평화)과 감동적인 더없는 행복을 느끼게 될 것이다."

기본적으로 대부분의 사람들은 오랫동안 한 자세로 앉아있기가 어렵다는 것을 알게 된다. 그러나 여기 목록에 올라와 있는 명상 준비 자세를 규칙적으로 수련하면, 다리와 고관절이 안정된 자세로 편안하게 유지할 수 있을 정도로 충분히 유연해진다.

명상 준비 아사나 : 빠완묵따아사나 시리즈에서 선별된 아래의 수련들은 명상 아사나를 위한 몸의 준비로 가장 효과적이다.

1) 아르다 띠딸리 아사나(ardha titali asana, 반나비 자세)
2) 슈로니 차끄라(shroni chakra, 고관절 회전)
3) 뿌르나 띠딸리(poorna titali, 완전한 나비)
4) 바유 니쉬까아사나(vayu nishkasana, 가스 제거 자세)
5) 까와 찰라나아사나(kawa chalanasana, 까마귀 걷기 자세)
6) 우다라까르샨 아사나(udarakarshan asana, 복부 늘이기 자세)
7) 샤이탈야아사나(shaithalyasana, 동물 이완 자세), 전굴 아사나 장을 참고한다.

고요함 : 명상자세로 앉아있을 때, '나는 바위처럼 안정되어 있다' 또는 '나는 움직이지 않는 조각상처럼 된다' 같은 제안을 마음속에 프로그램화 한다. 이러한 방법은 아사나를 빠르게 안정되게 하고 얼마 후에는 장시간동안 편안하게 있게 된다. 이것은 까야 스타이르얌(kaya sthairyam, 완전한 몸의 안정) 수련이다.

대체 자세 : 이 장에서 언급한 자세와 별도로 명상에 유효한 4가지 다른 자세가 있다. 이러한 것들은 바즈라아사나(vajrasana) 그룹 장에서 설명된다. 그것들은 :

1) 바즈라아사나(vajrasana, 번개 또는 골반 자세)
2) 아난다 마디라아사나(ananda madirasana, 행복에 취하게 하는 자세)
3) 빠다디라아사나(padadhirasana, 호흡 균형 자세)
4) 바드라아사나(bhadrasana, 자비로운 자세)

다른 아사나로는 고락샤아사나 또는 물라반다아사나가 명상자세로 사용될 수 있지만 그들은 고급 수련이고 장시간 동안 행하기에는 편안하지 않다. 이들은 고급 아사나 장에 설명된다.

주의사항 : 명상자세로 얼마동안 앉아 있은 이후에 다리에 심각한 불편감이나 통증이 있으면 서서히 다리를 풀고 마사지한다. 혈액순환이 정상적으로 돌아가고 통증이 없을 때, 아사나를 다시 취한다. 그러나 무릎이 몸에서 많이 사용되는 관절이고 아주 섬세하다는 것을 알아차려서, 특히 이러한 명상 아사나를 취하거나 다시 돌아오면서 무리하지 않도록 주의한다. 명상 아사나로 앉기

위해 어떤 이유로든 불필요한 힘을 가하거나 무리하지 않도록 한다.

오른쪽 또는 왼쪽 다리 : 이 장에서 언급된 모든 아사나는 왼쪽 또는 오른쪽 다리 어느 것이든 위에 놓일 수 있다. 그것은 개인이 선택할 문제이고 어느 것이 더 편한가에 달려 있다. 다리 자세를 바꿔줘서 양쪽 몸의 균형을 잡아주는 것이 이상적이다.

수련 참고 : 다음에 이어지는 자세를 더 편안하게 할 유용한 제안을 한다면 엉덩이 아래에 작은 방석을 놓는다.

참고 : 연꽃 자세(padmasana)는 초급 그룹에서 제외시켜야 할 것처럼 보인다. 그러나 포함되어 있는데 그것은 중급그룹 아사나 시리즈에서 기본자세로 사용되기 때문이다.

수카아사나 SUKHASANA

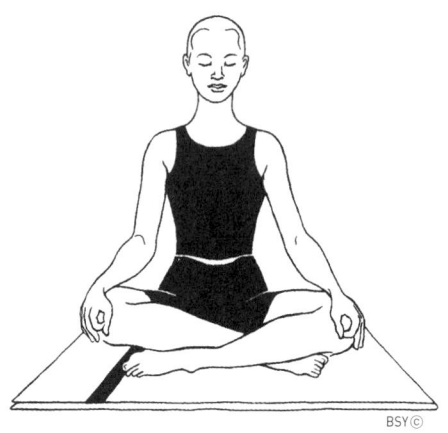

편한 자세(Sukhasana)
   1. 몸 앞에 다리를 펴고 앉는다.
   2. 오른다리를 구부려서 왼 대퇴부 아래에 발을 놓는다.
      왼다리를 구부려서 오른 대퇴부 아래에 발을 놓는다.
   3. 손은 친 또는 갸나 무드라로 무릎에 놓는다.
   4. 머리, 목, 등을 긴장하지 않고 수직으로 곧게 세운다. 눈을 감는다.
   5. 전신을 이완한다. 팔은 이완하고 곧게 펴지 않도록 한다.

효과 : 수카아사나는 명상자세 중 가장 쉽고 편한 자세이다. 더 어려운 명상자세로 앉을 수 없는 사람들이 부작용 없이 활용할 수 있다. 그것은 염좌나 통증의 원인 없이 마음과 육체를 균형 잡히게 한다.

수련 참고 : 수카아사나는 성취자세 또는 연꽃자세로 장시간 동안 앉아 있은 이후에 활용될 수 있는 이완자세이다. 비록 수카아사나가 가장 단순한 명상자세라고 일컬어질지라도, 무릎이 바닥 가까이 또는 바닥에 닿지 않는다면 장시간 동안 지탱하기는 어렵다.

그밖에 체중의 대부분을 엉덩이가 떠받혀서 등의 통증이 유발된다. 그러므로 다른 명상자세가 더욱 안정된 지탱이 되어준다.

변형 : 수카아사나는 몹시 굳은 사람을 위해, 벨트나 천을 무릎과 허리 주위를 휘감아서 다리를 교차해 앉을 수 있다.
척추를 수직으로 세운다.
몸의 균형에 집중하고 오른쪽과 왼쪽의 신체하중을 같게 한다. 가볍고, 광대한 느낌이 경험된다. 자세를 유지하는 동안, 손은 친 또는 갸나 무드라로 무릎에 놓는다.

아르다 빠드마아사나 ARDHA PADMASANA

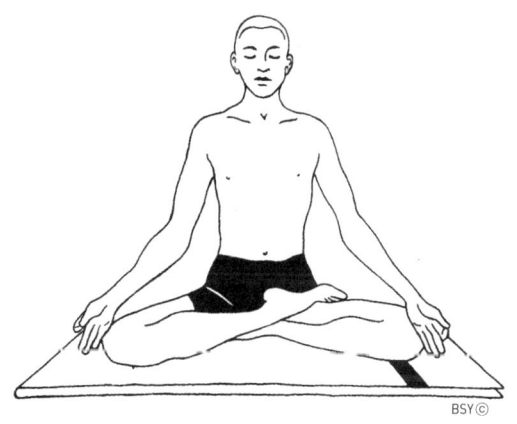

반 연꽃 자세(Ardha Padmasana)

1. 몸 앞에 다리를 펴고 앉는다.
2. 한 다리를 구부려서 발바닥을 반대쪽 대퇴부 안쪽에 놓는다.
3. 다른 다리를 구부려서 발을 반대쪽 대퇴부 위에 놓는다.
4. 무리하지 말고, 발뒤꿈치 위가 가능한 한 복부 가까이 가도록 노력한다. 자세를 조정하고 편하게 한다.
5. 손은 친 또는 갸나 무드라로 무릎에 놓는다.
6. 등, 목 그리고 머리를 수직으로 곧게 편다.
7. 눈을 감고 전신을 이완한다.

금기 : 좌골신경통 또는 천골질환이 있는 사람은 이 자세를 수련해서는 안 된다.
효과 : 연꽃자세와 같지만 완화된 수준이다.

빠드마아사나 PADMASANA

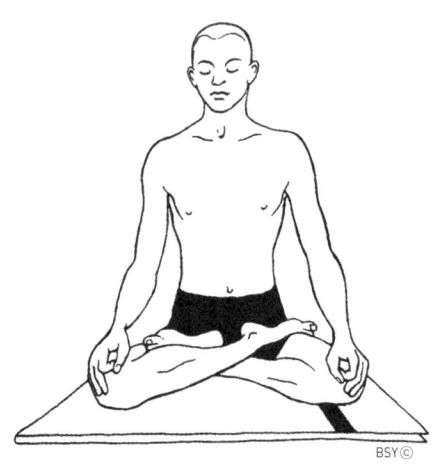

연꽃 자세(Padmasana)
   1. 몸 앞에 다리를 펴고 앉는다.
   2. 서서히 그리고 주의 깊게 한 다리를 구부려서 반대쪽 대퇴부 위에 발을 놓는다.
   3. 발바닥이 위를 향하게 하고 발뒤꿈치는 치골 가까이 가도록 한다.
   4. 편하게 느껴질 때, 다른 다리를 구부려서 반대쪽 대퇴부 위에 발을 놓는다.
   5. 궁극적으로, 최종자세에서 두 무릎이 바닥에 닿도록 한다.
   6. 머리와 척추는 직립이 되게 하고 어깨는 이완한다.
   7. 손은 친 또는 갸나 무드라로 무릎에 놓는다.
   8. 팔꿈치가 약간 구부러지게 이완하고 어깨가 올라가거나 웅크리지 않도록 점검한다.
   9. 눈을 감고 전신을 이완한다.

10. 몸의 전체적인 자세를 관찰한다. 균형 잡히고 정렬이 될 때까지 앞뒤로 움직여서 조정을 한다. 올바른 연꽃자세가 되도록 완벽하게 정렬한다.

금기 : 좌골신경통, 천골질환, 허약하거나 손상된 무릎이 있는 사람은 이 아사나를 수련해서는 안 된다. 이 아사나는 명상 준비 아사나를 통해서 무릎이 유연해질 때까지 시도해서는 안 된다.

효과 : 빠드마아사나는 장시간 동안 몸이 완전히 안정되게 한다. 확고한 주춧돌 같은 다리 그리고 기둥과 같은 머리와 몸통을 유지한다. 몸이 안정됨에 따라 마음도 고요해진다. 이러한 안정감과 고요함은 진정한 명상으로 가는 첫걸음이다. 빠드마아사나는 명상의 능력을 상승시키면서, 쁘라나의 흐름을 회음의 물라다라 차끄라에서 머리의 사하스라라 차끄라로 향하게 한다.

이 자세는 신경계의 진정 효과가 있도록 허리에 압력을 가한다. 호흡은 느려지고, 근육의 긴장은 감소되며 혈압은 진정된다. 보통 다리 쪽으로 흐르는 큰 혈액의 흐름이 복부부위로 방향전환 되기 때문에 미골과 천골 신경은 정상화된다. 이러한 작용이 또한 소화과정을 자극한다.

싯다아사나 SIDDHASANA

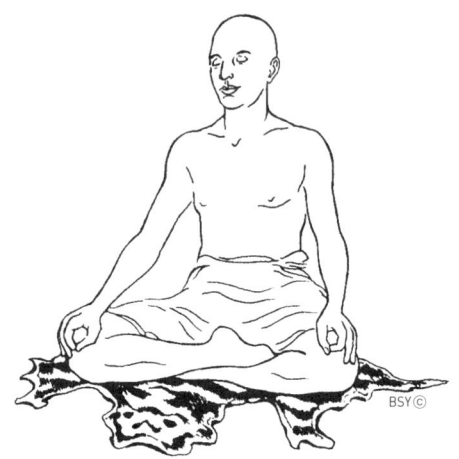

남성을 위한 성취 자세(Siddhasana)

1. 몸 앞에 다리를 펴고 앉는다.
2. 오른 다리를 구부려서 발바닥은 왼 대퇴부 안쪽에 대고 오른 발뒤꿈치로 회음(會陰, 항문과 성기 사이의 중간부분)을 압박한다.
3. 이것은 싯다아사나의 중요한 측면이다.
4. 발뒤꿈치로 단단히 압박하고 편안해질 때까지 몸을 조절한다.
5. 왼 다리를 구부려서 오른 발목 위에 곧바로 왼 발목을 얹어서 발목뼈가 맞닿고 발뒤꿈치가 포개지게 한다.
6. 성기위에 바로 왼 발뒤꿈치가 치골을 압박한다. 그래서 성기는 양 발뒤꿈치 사이에 놓이게 된다.
7. 이와 같은 최종자세가 너무 어려우면, 왼 발뒤꿈치를 가능한 한 치골 가까이 그냥 놓는다.
8. 오른쪽 대퇴부와 종아리 근육 사이의 공간에 왼발 바깥쪽 부분과 발가락을 밀어 넣는다. 만약 필요하다면, 손을 사용하거나 오른 다리의 자세를 잠시 조정해서 이 공간을 약간 넓게 해도 된다.
9. 오른 발가락을 잡아서 왼쪽 종아리와 대퇴부 사이의 공간에 밀어 넣는다.
10. 다시 몸을 조정해서 편안하게 한다.

11. 오른 발뒤꿈치 위에 곧바로 왼 발뒤꿈치가 놓이고 무릎이 바닥에 닿아서 다리는 고정된다.
12. 척추를 곧게 세우고 몸이 바닥에 고정되었음을 느낀다. 손은 갸나, 친 또는 친마야 무드라(chinmaya mudra)로 무릎에 놓는다.
13. 눈을 감고 전신을 이완한다.

금기 : 씻다아사나는 좌골신경통, 천골질환이 있는 사람은 수련해서는 안된다.

효과 : 씻다아사나는 뇌를 자극하고 신경계 전체를 고요하게 해서, 에너지를 척추를 통해 낮은 심적인 센터에서 위쪽으로 향하게 한다. 아래에 있는 발의 자세는 회음의 물라다라 차끄라를 압박해서 물라반다를 자극하고, 치골에 가해지는 압력은 스와디스타나의 자극점을 압박해서 자동적으로 바즈롤리/사하졸리 무드라를 활성화시킨다. 이와 같은 두 개의 심적인 근육의 잠금장치는 영적인 목적을 위해 브라흐마차르야(不邪淫)를 유지하기 위해 필요한 성적인 호르몬을 확실히 조절하도록, 성욕의 충동을 척수를 통해 뇌로 방향전환 시킨다. 씻다아사나로 장시간 동안 있으면 10~15분 정도 물라다라 부위에서 얼얼한 감각이 두드러지게 계속해서 나타난다. 이것은 그 부위의 혈액공급의 감소와 아래 차끄라에서의 에너지의 흐름이 다시 조화롭게 된 것에 원인이 있다.

이 자세는 허리와 복부로 혈액순환을 방향 전환시키고, 척추의 허리부위와 골반, 복부기관을 정상화하며, 혈압과 생식기계를 조화롭게 한다.

수련 참고 : 씻다아사나는 어느 다리를 위로하든 괜찮다. 많은 사람들은 두 발목이 교차함으로 인한 압력 때문에 불편함을 경험한다. 필요하다면, 이 부위의 다리사이에 스펀지나 접은 천을 놓는다. 처음에는 회음을 압박하고 있기가 불편할 수 있지만 수련으로 점차 쉬워진다.

참고 : 산스끄리뜨 단어 씻다siddha는 '힘'과 '완벽함'을 의미한다. 씻디siddhi란 단어는 씻다siddha에서 유래되었고 요가적인 수련을 통해 심령적인 힘이나 능력을 발달시킨 것과 관련된다. 씻디는 투시력과 텔레파시뿐만 아니라 의지대로 사라지게 하는 능력과 같은 잘 알려지지 않은 많은 능력을 포함한다. 씻다아사나 또는 여성을 위한 씻다 요니 아사나(siddha yoni asana)는 이러한 능력들을 발달시키는데 도움이 되는 아사나로 여겨진다.

싯다 요니 아사나 SIDDHA YONI ASANA

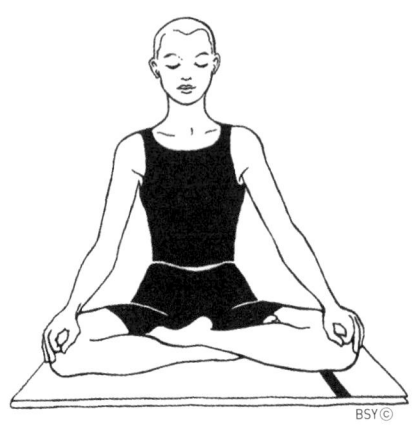

여성을 위한 성취 자세(Siddha Yoni Asana)

1. 몸 앞에 다리를 펴고 앉는다.
2. 오른 다리를 구부려서 발바닥을 왼 대퇴부 안쪽에 댄다.
3. 발뒤꿈치를 질의 대음순(大陰脣) 안쪽이나 그곳에 단단히 밀착한다.
4. 몸의 자세를 조절해서 오른 발뒤꿈치의 압박을 느끼면서 동시에 편안하게 한다.
5. 왼 다리를 구부려서 오른 발뒤꿈치 위에 왼 발뒤꿈치가 놓이게 해서 음핵을 압박하고, 왼발가락은 쐐기모양의 종아리와 대퇴부 사이의 공간에 밀어 넣어서 바닥에 닿거나 거의 닿게 한다.
6. 오른발가락을 잡아서 왼 종아리와 대퇴부 사이의 공간속으로 밀어 넣는다.
7. 다시, 자세를 조절해서 편안하게 한다.
8. 무릎이 바닥에 확고하게 밀착되게 한다.
9. 땅에 단단하게 심어진 것처럼 척추를 완전히 곧게 편다.
10. 손을 친, 갸나 또는 친마야 무드라로 무릎에 놓는다.
11. 눈을 감고 전신을 이완한다.

금기 : 싯다아사나(siddhasana)처럼.
효과 : 싯다아사나처럼.

참고 : 산스끄리뜨 단어 요니yoni는 '자궁' 또는 '근원'을 의미한다.

스와스띠까아사나 SWASTIKASANA

행운 자세(Swastikasana)
   1. 몸 앞에 다리를 펴고 앉는다.
   2. 왼 무릎을 구부려 왼 발바닥이 오른 대퇴부 안쪽에 닿게 해서, 발뒤꿈치와 회음이 접촉하지 않게 한다.
   3. 오른 무릎을 구부려 왼쪽 대퇴부와 종아리 근육사이의 공간에 오른발을 넣어서, 발뒤꿈치와 치골이 접촉하지 않게 한다.
   4. 왼발가락을 잡아서 오른 종아리와 대퇴부 사이의 공간속으로 밀어 올린다.
   5. 자세를 조절해서 편안하게 한다. 무릎을 바닥에 단단히 밀착한다.
   6. 척추를 곧게 편다.
   7. 손은 친, 갸나 또는 친마야 무드라로 무릎에 놓는다.

변형 : 1. 몸 앞에 다리를 펴고 앉는다.
   2. 왼다리를 구부려서 발바닥을 오른 대퇴부 안쪽에 놓는다.
   3. 비슷하게, 오른다리를 구부려서 발바닥이 왼쪽 정강이에 닿게 해서 왼발 앞 바닥에 오른발뒤꿈치를 놓는다. 한 발뒤꿈치 앞에 다른 것이 놓이게 된다.
   4. 손은 친, 갸나 또는 친마야 무드라로 무릎에 놓거나 포개 놓는다.
   5. 눈을 감고 전신을 이완한다.

금기 : 스와스띠까아사나는 좌골신경통이나 천골질환이 있는 사람은 행해서는 안된다.
효과 : 스와스띠까아사나는 하지 정맥류, 다리의 체액 정체, 다리의 피로와 근

육통이 있는 사람에게 특히 좋은 앉는 자세이다.

수련 참고 : 이것은 가장 쉬운 전통적인 명상 아사나이고 싯다아사나의 단순화된 형태이다.

참고 : 여기서 스와스띠까가 상징하는 것은 지구와 우주의 다양한 코너를 나타낸다. 그리고 그것들의 교차점은 의식의 중심을 가리킨다. 이 아사나는 존재의 단일성을 깨닫기 위한 가장 좋은 자세 중의 하나로 간주된다.

디아나 비라아사나 DHYANA VEERASANA

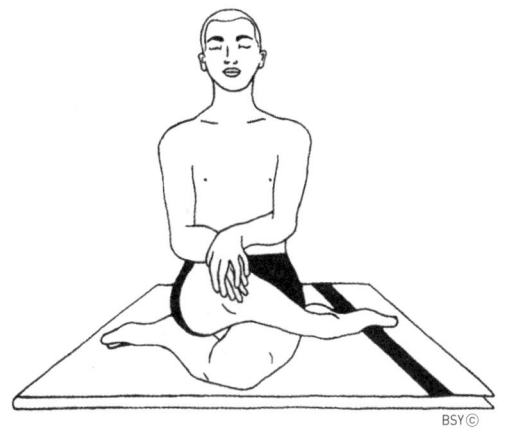

영웅 명상 자세(Dhyana Veerasana)
1. 두 다리를 펴고 앉는다.
2. 왼다리를 구부려 오른 다리 아래에 놓아 왼 발뒤꿈치가 오른 엉덩이에 닿게 한다.
3. 오른 다리를 구부려 왼 다리 위에 가져가 오른 발뒤꿈치가 왼 엉덩이에 닿게 한다.
4. 왼 무릎 위에 오른 무릎을 잘 맞춘다.
5. 오른 무릎 위에 두 손을 포개 놓는다.
6. 머리와 목, 등을 바르게 세운다.
7. 눈을 감고 전신을 이완한다.
8. 코끝의 호흡을 자각한다.

효과 : 이 아사나는 비교적 신체의 많은 부분이 바닥에 맞닿음에 따라, 장시간 동안 지탱하는데 꽤 쉽고 편안하다. 다른 명상자세를 대체하는데 좋은 자세이다. 다른 명상자세처럼 다리와 고관절이 밖으로 돌아가지 않고 오히려 무릎이 가운데로 모아진다. 이것은 대퇴부의 안쪽 근육보다 바깥쪽을 펴줘서 골반 구조에 영향을 준다. 골반과 생식기관을 마사지하고 정상화한다.

심하아사나 SIMHASANA

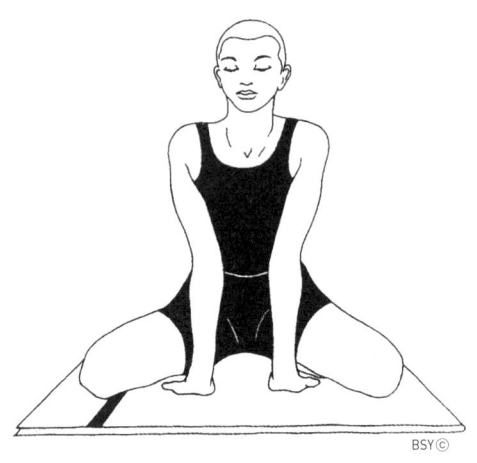

사자 자세(Simhasana)
   1. 무릎을 45cm 정도 벌리고 번개자세(vajrasana)로 앉는다.
   2. 두 발의 발가락은 서로 맞댄다.
   3. 앞으로 기울여서 손가락 끝을 몸 쪽으로 향하고 무릎 사이 바닥에 손바닥을 짚는다.
   4. 목의 앞쪽을 최대한 늘이면서 팔을 완전히 펴고 등을 아치로 만든다.
   5. 곧게 편 팔에 몸을 의지한다.
   6. 머리를 뒤로 젖혀서 목에 적절한 긴장이 있게 한다.
   7. 눈을 감고 샴바비 무드라를 행하면서 미간센터 내부를 응시한다.
   8. 천장의 한 점을 응시하는 경우라면, 눈을 뜨고 행해도 된다.
   9. 입은 다문다.
   10. 몸과 마음 모두를 이완한다.

효과 : 이 자세로 척추가 아주 확실히 펴지고 몸이 완전히 고정된다. 육체전체가 안정되어서 전 체중이 한쪽으로 치우치지 않는다. 척수의 정상에 해당하는 미간센터의 내부를 응시하는 것은 중추신경계를 자극해서, 시상하부-변연계 주위의 핵심 구조에 영향을 미친다. 눈을 감으면 머리 뒤쪽

의 시력 기관에서 알파(α)파가 나타난다. 샴바비 무드라의 명상적인 상태에서 그들이 교차함에 따라, 매우 빠르게 깊이 이완된 상태나 명상적인 상태를 형성하면서 이러한 파장이 후두부에서 전두엽으로 퍼져나간다. 반사요법의 원리에 따르면, 손바닥의 강한 압력은 스트레스와 긴장을 덜어주고, 혈액순환을 개선하며, 신경계를 정상화하고 명상행법을 숙달시키기 위해 필요한 생명력을 조화롭게 하는데 도움이 된다고 추측된다.

참고 : *일반적으로 심하아사나는 포효하는 사자자세와 관련되지만 우빠니샤드(Upanishad)에서는 그 자세가 심하아사나의 변형이라 가르친다(바즈라아사나vajrasana 그룹의 포효하는 사자 자세simhagarjanasana를 참고한다). 사자는 이러한 명상 아사나로 뭔가 일어나기를 기다리면서 고요히 앉아 있다. 이러한 정신의 상태는 마음이 명상적인 상태로 깊이 몰입하도록 한다.*

바즈라아사나 그룹

마음이 모든 감각의 왕인 것처럼, 바즈라*vajra*(번개)는 데바*deva*(신)들의 왕인 인드라(Indra)의 무기로 일컬어진다. 바즈라는 또한 몸에서 성 에너지를 조절하는 비뇨생식기계와 직접적으로 관련된 주된 나디(nadi)이다. 바즈라 나디(vajra nadi)의 조절은 성 에너지를 조절하고 숭고함으로 이끈다. 따라서 바즈라아사나 시리즈는 생식기계뿐만 아니라 소화기관에도 아주 유익하고 행하기도 상당히 쉽다.

바즈라아사나 VAJRASANA

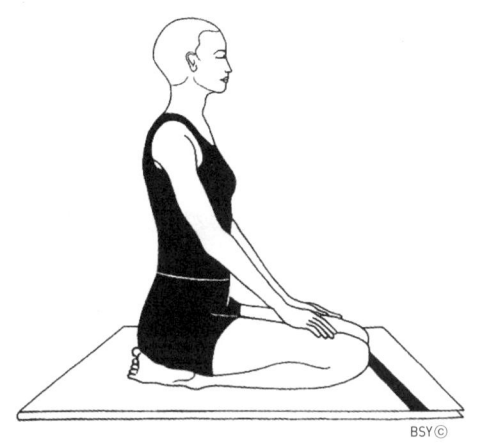

번개 자세(Vajrasana)

1. 바닥에 무릎을 꿇는다.
2. 엄지발가락을 붙이고 발뒤꿈치를 벌린다.
3. 뒤꿈치가 엉덩이 옆에 닿게 하고 발의 안쪽을 엉덩이 아래에 둔다.
4. 손바닥을 아래로 하여 무릎 위에 손을 놓는다.
5. 척추와 머리는 긴장하지 않고 곧게 편다.
6. 척추가 지나치게 뒤로 휘어지지 않게 한다.
7. 눈을 감고 팔과 전신을 이완한다.
8. 호흡을 자연스럽게 하고 콧구멍으로 공기가 들어오고 나가는 흐름에 주의를 집중한다.

지속 시간 : 가능한 한 많이 수련하는데, 특히 식사직후에 소화기능을 향상시키기 위해 최소 5분간 수련한다. 급성 소화기 질환인 경우, 번개자세로 앉아 식사 전이나 후에 복식호흡을 100회 정도 한다.

의식 : 육체 – 자연스러운 호흡과정에. 만약 눈을 감고 수련한다면 마음의 평안을 가져다준다.

정신 – 마니뿌라 차끄라.

효과 : 바즈라아사나는 혈액의 흐름을 바꾸고 골반부위의 신경을 자극하며 골

반의 근육을 강화한다. 탈장의 예방책이며 치질을 경감시키는데 도움이 된다. 소화기 전체의 능률을 향상시키고 위산과다증과 위궤양과 같은 위장병을 완화시킨다. 생식기로의 혈액 흐름을 줄여주고 그들을 영양원으로 하는 신경섬유를 마사지해서 남성의 고환부종과 음낭수종을 치료하는데 효과적이다. 출산하는 여성을 돕고 월경불순을 완화시키는데 도움이 된다.

바즈라아사나는 명상자세로서 매우 중요한데 몸이 아무 노력 없이 똑바르고 곧게 펴지기 때문이다. 좌골신경통과 천골의 질환을 겪고 있는 사람에게 최상의 명상자세이다.

바즈라 나디(vajra nadi)를 자극하고 수슘나 기를 활성화하며 영적인 목적을 위해 뇌로 성 에너지를 전환시킨다.

수련 참고 : 만약 대퇴부에 통증이 있다면 자세를 유지하는 동안 무릎을 약간 벌려도 된다. 초보자는 번개자세 이후에 짧은 시간 동안 발목이 아치가 되어있음을 발견하게 된다. 이를 바로잡기 위해 자세를 풀고, 다리를 앞으로 펴고 앉아 경직이 사라질 때까지 발을 번갈아 강렬하게 흔든다.

그리고 자세를 계속한다. 편안함을 더하기 위해 접은 담요와 작은 방석을 엉덩이와 뒤꿈치 사이에 놓아도 된다.

참고 : 바즈라아사나는 기도와 명상자세로서 이슬람교도와 선불교도들에 의해 활용된다. 연꽃자세나 성취자세를 실행할 수 없거나 불편한 사람은 명상 수련을 위해 번개자세로 앉아도 된다.

변형 1 : 콧구멍을 통해 호흡의 흐름을 점검한다.

만약 왼쪽 콧구멍으로 공기의 흐름이 현저하면, 그때 왼 엄지발가락을 오른 엄지발가락 위에 놓고, 만약 오른쪽으로 흐름이 현저하면, 오른 엄지발가락을 위에 놓는다. 설명한대로 바즈라아사나로 앉는다.

이것은 이다와 삥갈라 나디와 관련이 되어 왼쪽과 오른쪽 콧구멍에 호흡흐름의 균형을 돕고 그것에 의해 마음이 평온해진다.

변형 2 : 발을 벌려(무릎이 아닌) 엄지발가락이 25cm 떨어지게 한다.

엉덩이를 바닥에 대고 번개자세로 앉는다.

이것은 물라다라 차끄라를 자극한다.

변형 3 : 다리사이 바닥에 동그랗게 말린 담요를 놓는다.
발을(무릎이 아닌) 25cm 정도 벌린다.
바즈라아사나로 담요 위에 앉는다.
이 변형은 더 쉽고 발과 무릎에 압박을 덜어주어 초보자에게 적합하다.
그것은 또한 물라다라 차끄라를 자극한다.

아난다 마디라아사나 ANANDA MADIRASANA

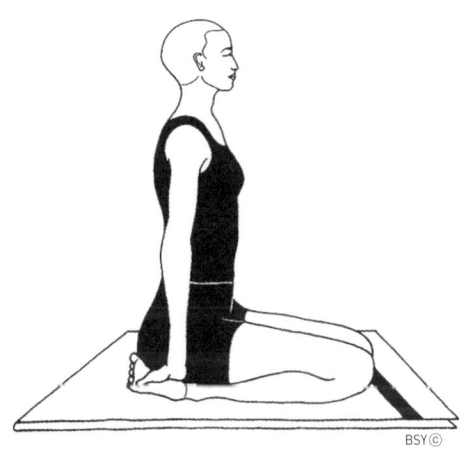

행복에 취하게 하는 자세(Ananda Madirasana)

1. 번개자세(vajrasana)로 앉는다. 손바닥을 발뒤꿈치 위에 얹어서 손가락 끝이 마주보게 한다. 이것이 불편하면, 단지 뒤꿈치 위에 손바닥을 올려놓는다.
2. 머리와 척추를 곧게 펴서, 눈을 감고 전신을 이완한다.
3. 브루마디아bhrumadhya(미간 중앙)에 의식을 집중한다.

호흡 : 깊고 서서히. 숨이 미간 중앙으로 들어오고 나가는 것을 상상한다. 미간 중앙에서 아갸 차끄라로 마시고 아갸에서 미간 중앙으로 내쉰다.

의식 : 육체 – 수련 초기단계에서는 의식을 호흡과정에 둔다. 충분히 이완되었

을 때, 의식을 미간 중앙으로 옮긴다.
정신 - 아갸 차끄라.

효과 : 이 아사나는 주로 아갸 차끄라를 일깨우는데 활용된다. 또한 마음을 고요하게 하고, 신경계를 이완시키며 바즈라아사나의 모든 효과를 제공한다.

참고 : 몸에서 특별한 효과를 기대하는 것에 따라 발바닥에 엄지를 어느 쪽으로든 놓아도 된다. 정확한 설명은 침술요법이나 반사요법의 지식이 있는 사람에게 조언을 구한다.
아난다 마디라아사나는 전통적인 명상자세를 대신해서 행해도 된다.

빠다디라아사나 PADADHIRASANA

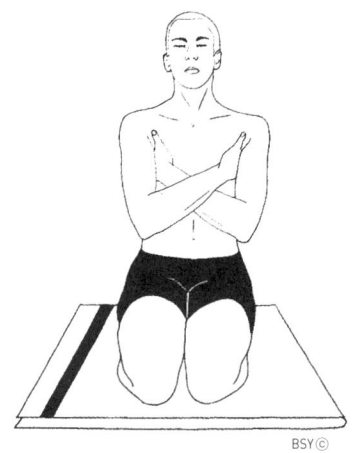

호흡 균형 자세(Padadhirasana)
1. 번개자세(vajrasana)로 앉는다.
2. 가슴 앞에서 팔을 교차해, 엄지를 위로 향한 채 반대 겨드랑이에 손을 넣는다.
3. 엄지와 검지 사이의 부분을 단단히 압박한다.
4. 눈을 감고 호흡의 흐름을 의식한다.

호흡 : 깊고 서서히, 리드미컬하게. 호흡의 흐름이 양쪽 콧구멍으로 똑같이 될 때까지 행한다.
횟수 : 호흡 수련의 준비를 위해, 5~10분간 수련한다.
영적인 목적이라면, 시간을 늘려서 수련한다.
의식 : 육체 – 코를 통한 호흡의 흐름에.
정신 – 아갸 차끄라.
수련 참고 : 빠다디라아사나는 쁘라나야마를 위한 준비수련으로 활용된다. 그것은 콧구멍이 한쪽이나 양쪽이 막혔을 때 특히 효과적이다.
단지 한쪽 콧구멍이 막혔거나, 부분적으로 막혔다면 반대편 겨드랑이 아래에 손을 넣는다. 몇 초 내에 변화가 올지라도, 1~2분 동안 계속 압박한다.
변형 1 : 강한 효과를 위해, 주먹을 쥐어 겨드랑이 아래에 넣는다.
변형 2 : 균형 막대(Yoga Danda)
요가 단다(yoga danda)는 명상을 돕기 위해 요기들에 의해 전통적으로 사용된 특별한 T자 모양을 한 막대기이다. 수평막대는 바닥에 수직으로 된 막대의 기저부 아래에 겨드랑이를 지탱하기 위해 확고히 놓여있다. 호흡의 흐름이 같아졌을 때, 막대를 몸 앞에 놓아도 된다. 팔을 접거나 다른 어떤 자세로도 수평 막대에 두 팔꿈치를 놓아도 된다. 요가 단다는 팔의 피로 없이 장시간 동안 사용될 수 있다.
효과 : 양쪽 겨드랑이의 압박은 쁘라나야마의 수련이 용이하도록 콧구멍을 여는데 도움이 된다. 오른쪽과 왼쪽 콧구멍으로 숨이 흐름에 따라, 각각 교감신경계와 부교감신경계의 활성화에 영향을 미치고, 양쪽 콧구멍의 열림은 자율신경계의 균형 상태를 가져온다.

바드라아사나 BHADRASANA

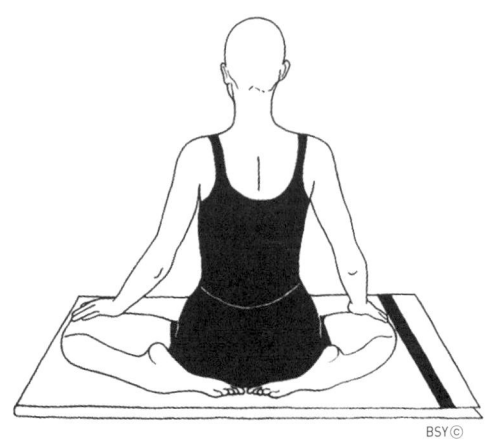

자비로운 자세(Bhadrasana)
1. 번개자세(vajrasana)로 앉는다.
2. 발가락을 바닥에 대놓고 무릎을 가능한 한 넓게 벌린다.
3. 발 사이 바닥에 엉덩이와 회음이 닿도록 발을 충분히 벌린다.
4. 무리하지 말고 무릎을 더 벌리려고 노력한다.
5. 손바닥을 아래로 해서 손을 무릎에 놓는다.
6. 몸이 편안해지면, 코끝에 집중하는 나시까그라 드리슈띠를 수련한다. 눈이 피로해지면 잠시 동안 눈을 감고 나서 코끝응시를 다시 시작한다.

호흡 : 코끝에 호흡을 의식하면서 느리고 리드미컬하게.
횟수 : 영적인 목적이라면 장시간 동안 행한다.
다리를 유연하게 하기 위해서는 매일 몇 분이면 충분하다.
어떤 부담이 느껴지면 아사나를 그만둔다.
의식 : 육체 – 자연스런 호흡이나 코끝에.
정신 – 물라다라 차끄라.
효과 : 이것은 물라다라 차끄라를 자극하기 때문에 영적인 수행자를 위한 뛰어난 자세이다. 그것은 훌륭한 명상자세이다. 효과는 바즈라아사나와 기본

적으로 같다.

수련 참고 : 필요하다면, 엉덩이 아래에 접은 담요를 놓아도 된다. 담요를 사용하든 그렇지 않든 간에, 물라다라 차끄라를 자극하도록 엉덩이를 바닥에 단단히 밀착하는 것이 중요하다.

심하가르자나아사나 SIMHAGARJANASANA

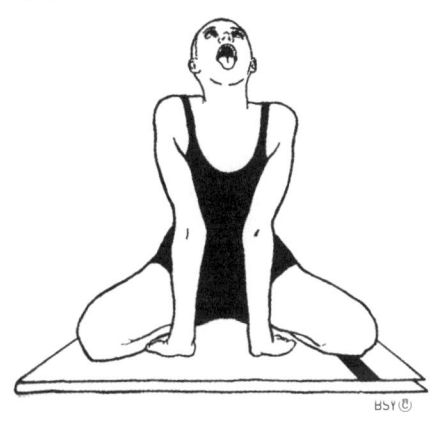

포효하는 사자 자세(Simhagarjanasana)

1. 가능하다면 태양을 마주보고, 무릎을 45cm정도 벌리고 번개자세(vajrasana)로 앉는다.
2. 손끝은 몸 쪽을 향하고, 무릎 사이의 바닥에 손바닥을 짚는다.
3. 몸을 앞으로 기울여서 곧게 편 팔에 기댄다.
4. 가슴을 내밀고 머리를 가볍게 뒤로 젖혀서 목을 편안한 정도로 긴장한다.
5. 눈을 뜨고 샴바비 무드라(shambhavi mudra)를 취해 미간을 응시한다.
6. 입을 다문 채 전신을 이완한다.

7. 코를 통해 깊고 서서히 들이쉰다.

8. 마시기의 끝에 입을 크게 벌리고 턱을 향해 가능한 한 멀리 혀를 뺀다. 서서히 내쉬는 동안, '아' 소리를 분명하고 지속적으로 낸다.

9. 내쉬기의 끝에 입을 다물고 숨을 들이쉰다.

10. 이것이 1회이다.

호흡 : 코를 통해 서서히 들이쉬고 '아' 소리와 함께 입을 통해 서서히 내쉰다.

횟수 : 일반적인 건강 유지를 위해 매일 5회 수련한다.

특별한 질병인 경우에는 10~20회 수련한다.

눈, 혀, 입은 매 회 사이에 잠시 동안 이완한다. 이 자세는 어느 때나 행해도 된다.

의식 : 육체 – 마시는 동안에는 호흡에. 내쉬는 동안에는 소리 나는 곳과 목 부위의 효과에.

정신 – 비슷디 또는 아갸 차끄라.

효과 : 눈, 귀, 코, 입, 목의 질환을 완화시키는 뛰어난 자세이다. 가슴과 횡격막의 긴장이 제거된다. 말더듬거나 신경질적이고 내향적인 사람에게 효과적이다. 목소리를 강하고 아름답게 한다.

다른 효과는 샴바비 무드라와 같다.

변형 1 : 샴바비 무드라를 행한 이후에, 케차리 무드라를 행한다. 입을 다문다. 혀를 뒤로 구부려서 혀끝 아래가 연구개(軟口蓋)를 압박하게 한다.

코를 통해 깊고 서서히 들이쉰다.

마시고 나서 혀를 풀고, 입을 벌려 혀를 가능한 한 멀리 내민다.

변형 2 : 길게 '아' 소리를 내면서 혀를 좌우로 서서히 움직인다.

비라아사나 VEERASANA

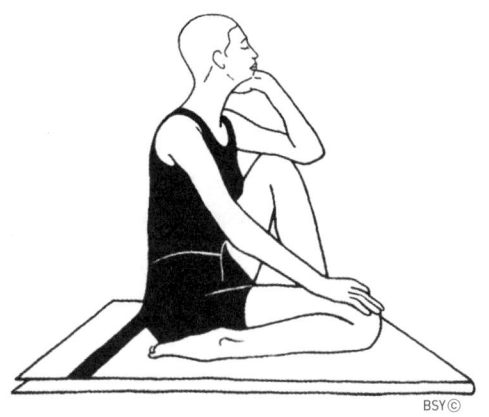

영웅 자세(Veerasana)

1. 번개자세(vajrasana)로 앉는다.
2. 왼 무릎을 들어 올려서 왼발이 오른 무릎 안쪽 옆 바닥에 놓이게 한다.
3. 왼 팔꿈치를 왼 무릎 위에 얹어서 턱을 왼손바닥 위에 얹어 놓는다.
4. 눈을 감고 이완한다.
5. 척추와 머리를 곧게 세우고 몸을 완전히 정지한다.
6. 왼 무릎 옆에 오른발을 놓고 반복한다.

호흡 : 미간 중앙인 브루마디아(bhrumadhya)로 숨이 들어오고 나가는 것을 상상하면서 깊고 서서히 호흡한다.

지속시간 : 최소한 2분 동안 수련한다. 오른 팔꿈치를 오른 무릎 위에 얹고 다른 쪽도 반복한다.

의식 : 육체 – 머리와 척추를 곧게 세우는 데에 그리고 호흡에.
정신 – 아갸 차끄라.

효과 : 이 아사나는 마음을 조화롭게 하고 집중력을 높이며, 무의식의 영역을 더욱 자각하게 하고 육체와 정신을 빠르게 이완시킨다. 생각하는 과정이 매우 분명하고 명확해진다. 생각을 너무 많이 하거나 생각을 제어하기 어렵고 신경질적인 사람에게 효과적이다. 신장, 간, 생식기관과 복부기

관에 아주 좋다.

참고 : 이 자세는 생각하는 사람의 자세 또는 철학자의 자세로 알려져 있다.

변형 1 : 이 아사나는 또한 발뒤꿈치 위에 앉아서 물라다라 차끄라를 자극할 수 있다.

변형 2 : 1. 번개자세(vajrasana)로 발뒤꿈치 위에 앉는다.
2. 반 연꽃자세처럼 왼 허벅지 위에 오른발을 올려놓는다.
3. 발을 가능한 한 하복부 가까이 허벅지 위에 올려놓고 오른 무릎은 바닥에 대놓는다.
4. 기도하는 자세로 가슴 앞 한가운데에 손을 합장한다.
5. 전신을 이완한다.
6. 오른 무릎으로 지탱하고 왼다리를 지렛대로 사용해서 서서히 무릎을 들어올린다.
7. 급격하지 않게 움직임을 조절한다.
8. 척추를 곧게 편다.
9. 균형이 잡히면, 손가락이 위를 향하게 합장해서 손을 머리 위로 들어올린다.
10. 편안한 한 오랫동안 최종자세를 유지한다.
11. 손을 가슴 한가운데로 내리고 부드럽고 침착하게 바닥으로 몸을 내린다.
12. 왼발을 오른 허벅지 위에 올려놓고 반복한다.
13. 각각 3회까지 수련한다.

호흡 : 바닥에서 몸을 들어 올리면서 들이쉰다.
최종자세에서 자연스럽게 호흡한다.
몸을 내리면서 내쉰다.

의식 : 육체 – 바르게 선 자세에서 안정되고 균형을 유지하는 데에.
정신 – 스와디스타나 차끄라.

금기 : 이 아사나는 무릎이 약하거나 관절염, 골관절염 등의 염증성 질환이 있는 사람은 행해서는 안된다.

효과 : 신경계를 안정시키는 것에 도움이 되는 균형 준비 자세이다.

마르자리 아사나 MARJARI ASANA

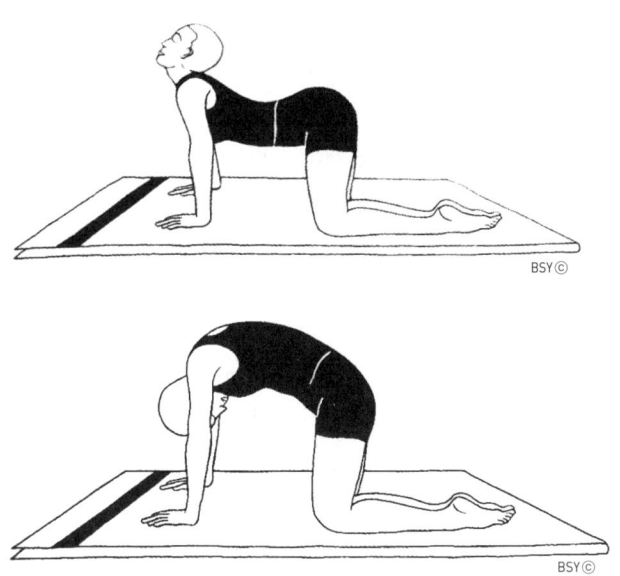

고양이 기지개 자세(Marjari asana)

1. 번개자세(vajrasana)로 앉는다.
2. 엉덩이를 들어 올리고 무릎으로 선다.
3. 앞으로 구부리면서 손끝이 정면을 향한 채 어깨 아래 바닥에 손을 짚는다.
4. 손은 무릎과 일직선이 되게 하고, 팔과 대퇴부는 바닥과 수직이 되게 한다.
5. 무릎은 붙이거나 약간 벌려도 된다.
6. 이것이 시작자세이다.
7. 머리를 들고 척추를 낮추어서 등이 오목하게 되는 동안 숨을 들이쉰다.
8. 복부를 충분히 팽창해서 최대한의 공기로 폐를 채운다. 3초간 숨을 머금는다.
9. 머리를 숙이고 척추를 위로 늘이는 동안 내쉰다.

10. 내쉬는 숨의 끝에 복부를 수축하고 엉덩이를 당긴다.
11. 머리는 팔 사이에 있고 대퇴부를 향한다.
12. 3초간 유지하고, 척추의 아치를 강하게 해서 복부를 수축한다.
13. 이것이 1회이다.

호흡 : 호흡의 움직임을 가능한 한 서서히 하려고 노력한다.
마시는 숨과 내쉬는 숨 모두 최소 5초를 목적으로 한다.
웃자이(Ujjayi) 호흡을 활용해도 된다.

횟수 : 일반적인 목적일 경우 5~10회를 완전히 실행한다.

의식 : 육체 – 동작과 함께 일어나는 호흡에 그리고 척추의 위에서 아래까지의 굴곡에.
정신 – 스와디스타나 차끄라.

효과 : 이 아사나는 목과 어깨, 척추의 유연성을 향상시킨다. 여성 생식기계를 부드럽게 정상화한다. 임신 3개월까지는 복부를 힘있게 수축하는 것을 피하고, 6개월부터는 안전하게 수련해도 된다. 월경불순과 백대하(白帶下)를 겪고 있는 여성은 완화되며 월경기간 동안 월경통을 제거하기 위해 수련해도 된다.

수련 참고 : 팔꿈치를 구부리지 않는다.
수련 내내 팔과 대퇴부를 수직으로 유지한다.

뱌그라 아사나 VYAGHRA ASANA

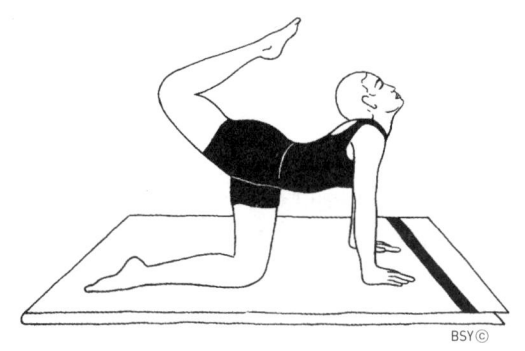

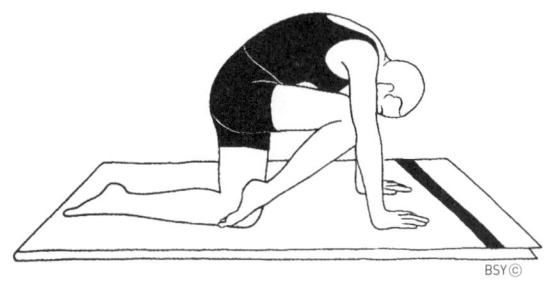

호랑이 자세(Vyaghrasana)

1. 번개자세(vajrasana)를 취한다.
2. 고양이 기지개 자세로 움직이면서 앞을 바라본다.
3. 손은 어깨 바로 아래에 위치시킨다.
4. 전신을 이완한다.
5. 곧게 편 오른 다리를 뒤쪽과 위쪽으로 편다.
6. 오른 무릎을 구부려 발끝은 머리를 향한다.
7. 위를 바라보며 발가락이 후두부에 닿도록 노력한다.
8. 이 자세에서 몇 초간 숨을 참는다.
9. 오른 다리를 곧게 펴고, 무릎을 구부려 엉덩이 아래로 다리를 이동한다.
10. 동시에, 등을 아치모양으로 올리고 머리를 아래로 구부린다.

11. 오른 발은 바닥에 닿아서는 안 된다.
12. 무릎으로 가슴을 압박하고 코가 무릎에 닿게 한다.
13. 숨을 내쉬면서 몇 초 동안 눈을 무릎에 고정한다.
14. 발을 뒤로 곧게 펴고 다시 다리를 늘인다.
15. 무릎을 구부리고 서서히 흔들리는 움직임을 계속한다.
16. 다른 다리를 반복한다.

호흡 : 다리를 뒤로 늘이면서 들이쉰다.
　　　무릎을 구부리면서 참는다.
　　　무릎을 가슴으로 이동하면서 내쉰다.

횟수 : 각각 5회 이 자세를 행한다.

의식 : 육체 – 호흡과 함께 일어나는 동작에.
　　　정신 – 스와디스타나 차끄라.

효과 : 이 아사나는 양방향을 교대로 구부리는 것에 의해 등을 운동시키고 부드럽게 해주며 척추신경을 정상화한다. 좌골신경을 이완시켜서 좌골신경통을 덜어주고 다리를 부드럽게 한다.
　　　여성의 생식기관을 정상화하며 특히 많은 아이를 낳은 분만 후의 여성에게 효과적이다.

참고 : 이 아사나는 호랑이가 깊은 잠에서 깨어 기지개켜는 것을 본떠서 만들었기 때문에 그렇게 불린다.

샤샹까아사나 SHASHANKASANA

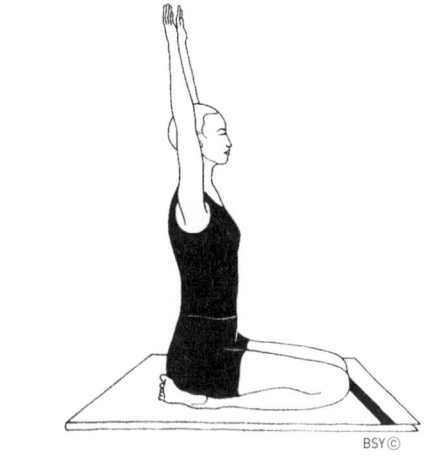

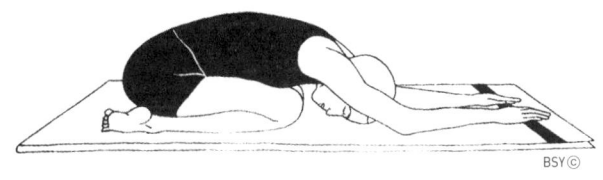

달 자세 또는 토끼 자세(Shashankasana)

1. 번개자세(vajrasana)로 앉아서, 무릎 바로 위 대퇴부에 손바닥을 놓는다.
2. 척추와 머리를 바르게 세우고, 눈을 감고 이완한다.
3. 숨 마시면서, 팔을 곧게 펴고 어깨넓이로 벌린 채 머리위로 들어올린다.
4. 팔과 머리를 몸통과 일직선으로 유지한 채 고관절에서부터 앞으로 숙이면서 내쉰다.
5. 움직임의 끝에, 손과 이마가 무릎 앞쪽 바닥에 닿는다. 가능하다면, 팔과 이마가 동시에 바닥에 닿도록 한다.
6. 팔을 약간 구부려서 팔꿈치를 바닥에 놓고 완전히 이완한다.

7. 최종 자세에서 5초까지 숨을 참는다.
8. 그리고 나서, 마시는 동시에 팔과 몸통을 수직으로 서서히 들어올린다. 팔과 머리를 몸통과 일직선이 되게 한다.
9. 팔을 무릎으로 내리면서 내쉰다.
10. 3~5회 수련한다.

지속 시간 : 초보자는 최종자세의 시간을 최소한 3분 동안 편하게 유지할 수 있을 때까지 서서히 증가시킨다. 화와 신경이 곤두선 것을 진정시키고자 하는 사람은 자연스럽게 호흡하면서 10분까지 증가시키도록 한다.

의식 : 육체 – 몸의 동작과 함께 일어나는 호흡에. 최종자세에서 허벅지에 의한 복부의 압력에.

정신 – 최종자세에서 마니뿌라 또는 스와디스타나 차끄라.

금기 : 높은 고혈압, 추간판 탈출증, 현기증을 겪고 있는 사람은 수련해서는 안 된다.

효과 : 등 근육과 척추 뼈를 늘여주고, 디스크의 압박을 덜어준다. 디스크가 바른 자세를 유지하도록 도와준다. 부신의 기능을 정상화한다. 골반 근육과 좌골신경을 정상화하고, 발육이 부진한 여성의 골반에 유익하다. 남성과 여성 모두의 생식기계 질환을 완화시키는 데 도움이 된다. 규칙적인 수련은 변비를 해소한다. 최종자세에서 웃자이 쁘라나야마를 실행할 때, 화를 제거하고 뇌를 매우 상쾌하게 하는데 도움이 된다.

참고 : 산스끄리쁘 단어 샤샹끄shashank는 '달'을 의미한다. '토끼'를 의미하는 샤쉬shash와 '포개기'를 의미하는 앙끄ank의 두 단어에서 파생되었다. 인도 사람들은 보름달이 뜰 때 달에 겹쳐진 토끼의 모양을 닮은 검은 부분을 보았다. 게다가 달은 부드럽고 평온한 진동을 내뿜는 평화와 고요를 상징한다. 샤샹까아사나는 고요함과 신선함의 효과를 마찬가지로 갖는다. 더 간단하게 그것은 종종 산토끼와 집토끼의 자세로 여겨진다.

변형 1 : 1. 바즈라아사나로 앉고 눈을 감는다.
2. 등 뒤에서 왼손으로 오른 손목을 잡는다.
3. 전신을 이완하고 눈을 감는다.
4. 숨 마시고 내쉬면서 고관절로부터 몸통을 서서히 앞으로 숙여 이마가

바닥에 닿게 한다. 자연스럽게 또는 깊게 또는 웃자이로 호흡하면서, 편안한 시간동안 최종자세를 유지한다.

5. 마시면서 시작자세로 돌아온다.

변형 2 : 1. 번개자세(vajrasana)로 앉는다.
2. 아래 복부 앞에서 주먹을 쥔다.
3. 앞으로 천천히 숙이며 숨 마시고 내쉬면서 이마가 바닥에 닿게 한다.
4. 쥔 두주먹으로는 아래 복부 기관들을 압박한다.
5. 최종 자세에서 가능한한 오래 유지한다.
6. 몸통과 머리를 올리면서 숨을 들이쉰다.
7. 2~3회 수련한다.

의식 : 육체 - 최종 자세에서 복부에 주먹으로 압박하는데.

효과 : 이 변형은 기본수련이 주는 효과에 더하여 장과 소화기관에 변비와 과다한 가스발생과 같은 병증을 덜어주는 등 이를 완화하고 그 효능을 증진시켜준다.

변형 3 : 1. 번개자세(vajrasana)로 앉는다.
2. 등 뒤에서 두 손을 깍지 낀다.
3. 깊이 마시고 내쉬면서 머리와 몸통을 앞으로 숙여 이마를 바닥에 댄다. 동시에, 팔을 들어 올려 가능한 한 앞쪽으로 멀리 보낸다.
4. 숨 내쉰 상태에서 서서히 팔을 좌우로 3번 움직인다. 무리하지 않는다.
5. 숨 마시며, 머리와 몸통을 들어 올리고 팔을 내린다.
6. 2~3회 수련한다.

효과 : 등 위쪽과 목 근육의 긴장을 덜어준다. 또한 기본 수련의 효과를 제공한다.

샤샹끄 부장가아사나 SHASHANK BHUJANGASANA

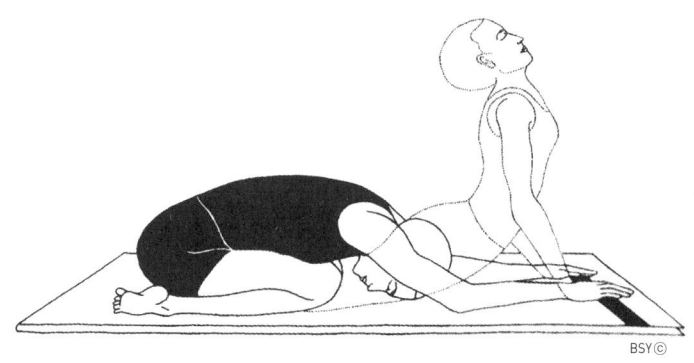

토끼 코브라 자세(Shashank Bhujangasana)
1. 고양이 자세를 취하고, 50cm 정도 벌리고 어깨 아래에 손바닥을 짚는다.
2. 엉덩이를 낮추며, 어깨 앞으로 팔을 펴면서 토끼자세를 취한다.
3. 손의 움직임 없이, 서서히 가슴을 앞쪽으로 이동해서 손과 일직선이 될 때까지 바닥 바로 위를 미끄러져 간다.
4. 팔이 곧게 펴짐에 따라, 가슴을 좀 더 앞쪽과 위쪽으로 움직이고, 골반을 바닥으로 더 낮춘다.
5. 이상적으로는, 코와 가슴은 뱀의 움직임처럼 몸을 앞으로 움직일 때 바로 바닥 표면을 쓸듯이 해야 한다. 이 상태에 도달하기 위해 무리하지 않는다.
6. 엉덩이를 가능한 한 바닥 가까이 가져가도록 노력한다.
7. 최종자세에서, 팔을 곧게 펴고, 등은 아치를 이루며, 머리는 코브라 자세처럼 들어 올린다. 배꼽은 바닥에 닿지 않는다.
8. 숨을 참고, 몇 초 동안 이 자세를 유지한다.
9. 팔을 곧게 편 채, 서서히 엉덩이를 들고 뒤로 이동해서 토끼자세로 돌

아온다.
10. 앞선 움직임의 역순으로 하려하지 말고 팔을 곧게 편다.
11. 다음 회를 시작하기 전에 짧은 시간동안 전신을 이완한다.
12. 5~7회 수련한다.

호흡 : 앞으로 이동하면서 들이쉰다.
최종자세에서 몇 초간 숨을 참는다.
토끼자세로 돌아오면서 내쉰다.

의식 : 육체 – 호흡과 함께 일어나는 동작에.
정신 – 스와디스타나 차끄라.

순서 : 이 아사나는 토끼자세(shashanksana) 이후에 곧바로 행해진다. 그리고 야자나무자세(tadasana)가 이어져도 좋다.

효과 : 코브라 자세와 토끼 자세의 비슷한 효과를 제공한다. 여성 생식기관을 부드럽게 정상화하고, 월경불순을 개선하며, 복부와 골반 부위를 강하게 꽉 조여 주므로 산후에 탁월하다. 간, 신장, 다른 내장기관의 기능을 정상화하고 개선한다. 모든 척추신경을 자극하고 조화롭게 하는 데 도움이 됨에 따라 등의 통증과 일반적인 척추의 경직을 덜어주는데 특히 효과적이다.

수련 참고 : 손 위치는 수련하는 동안 내내 바꾸지 말아야 한다.

쁘라나마아사나 PRANAMASANA

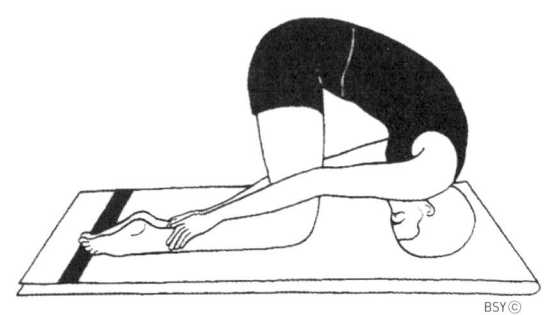

절하는 자세(Pranamasana)
1. 번개자세(vajrasana)로 앉는다. 엄지를 위로 한 채, 발목 바로 위 종아리 아래를 감싸 쥔다.
2. 서서히 앞으로 숙여서 무릎 앞 바닥에 머리 정수리를 놓는다(머리 아래에 작은 접은 담요를 놓는다).
3. 편안한 한 대퇴부가 수직이 될 때까지 턱으로 가슴을 압박하면서, 엉덩이를 가능한 한 높이 들어올린다.
4. 5~20초 동안 최종자세를 유지한다.
5. 엉덩이를 내리고 바즈라아사나로 돌아가기 전에 잠시 동안 샤샹까아사나를 취한다.
6. 이 아사나를 5회 수련한다.

호흡 : 번개자세(vajrasana)에서 엉덩이를 들어 올리면서 들이쉰다.
머리를 바닥으로 내리면서 내쉰다.
최종자세에서 숨을 참는다. 만약 몇 초 이상 이 자세를 유지한다면 자연스럽게 호흡한다.

의식 : 육체 – 몸의 동작과 함께 일어나는 호흡에, 최종자세에서 머리 정수리나 뇌 쪽으로 혈액의 흐름이 증가되는 데에.
정신 – 사하스라라 차끄라.

금기 : 현기증, 약한 목, 고혈압이 있는 사람은 행해서는 안된다.
효과 : 이 아사나는 머리 쪽으로 혈액공급을 증가시킨다. 머리서기 자세(sirshasana)의 준비 수련으로서, 몸이 거꾸로 될 때 머리에 압력을 가해서 뇌에 점진적으로 특별한 혈액 흐름이 있게 한다. 더 낮은 강도이지만 머리서기 자세의 많은 효과를 제공한다. 쁘라나마아사나는 천식을 치료하는데 특히 효과적이다. 폐와 가슴의 배출활동을 촉진하고 공기통로를 여는데 도움이 된다. 그것은 또한 천식의 발병으로 종종 정신-감정적으로 긴장하는 부위인 경추하부와 흉추상부를 편안하게 한다. 완전한 효과를 얻기 위해 천식이 발병한 즉시 행해야 한다.

아르다 우쉬뜨라아사나 ARDHA USHTRASANA

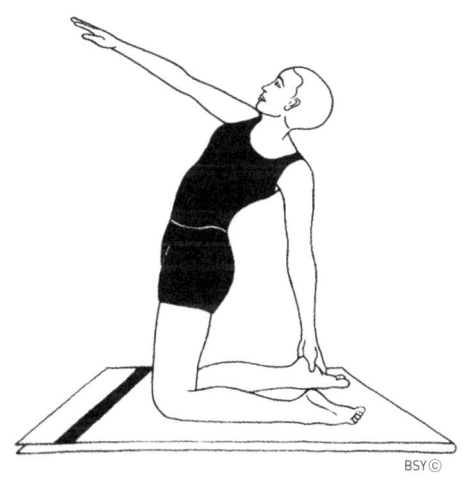

반 낙타 자세(Ardha Ushtrasana)
1. 엉덩이 옆에 발목을 두고 무릎을 벌리고 바즈라아사나로 앉는다.
2. 팔을 옆에 두고 무릎으로 선다.
3. 발바닥이 뒤를 향하게 한다.
4. 마시면서, 팔을 옆으로 뻗어 어깨높이로 들어올린다.
5. 그리고 내쉬면서, 왼쪽으로 비틀어 왼손이 오른 발뒤꿈치 또는 발목

을 잡으려고 노력한다. 동시에, 오른팔을 머리 앞쪽으로 뻗어 손이 눈높이가 되게 한다.
6. 들어 올린 손에 눈의 초점을 맞추면서 머리를 약간 뒤로 젖힌다.
7. 최종자세에서 복부를 앞으로 내밀고 허벅지를 수직으로 하려고 노력한다.
8. 이 자세에서 오른손에 시선을 고정하고 몇 초 동안 숨을 참는다.
9. 마시고 시작자세로 돌아온다.
10. 완전한 1회를 위해, 오른손으로 왼발뒤꿈치를 잡으면서 다른 쪽도 반복한다.
11. 3~5회 수련한다.
12. 어떤 식으로든 무리하지 않는다.

의식 : 육체 – 등이나 목이 펴지는 데에 또는 오래 유지한다면 자연스러운 호흡에.

정신 – 아나하따 또는 비슛디 차끄라.

효과 : 우쉬뜨라아사나와 같지만 완화된 수준이다.

변형 1 : 무리하지 않는 한 자연스럽게 호흡하면서 최종자세를 1~2분간 유지한다.

변형 2 : 호흡의 변화를 제외하면 기본 아사나와 같다. 마시고 최종자세를 취하고, 몇 초 동안 숨을 내부에 참았다가 바른 자세로 돌아오면서 내쉰다. 다른 쪽도 같은 방식으로 반복한다. 이 변형은 척추에 강한 영향을 미치기 때문에 복부에 강한 영향을 준다.

변형 3 : 초보자를 위한 더 간단한 변형은 오른손을 오른 발뒤꿈치에, 왼손을 왼 발뒤꿈치에 놓는다. 발뒤꿈치를 위로 올리면 이 자세는 더 쉽다.

변형 4 : 비튼 후에, 편 팔을 수직상태로 머리 위로 올려도 된다. 들어 올린 손을 바라보면서 머리는 뒤로 젖힌다.

우쉬뜨라아사나 USHTRASANA

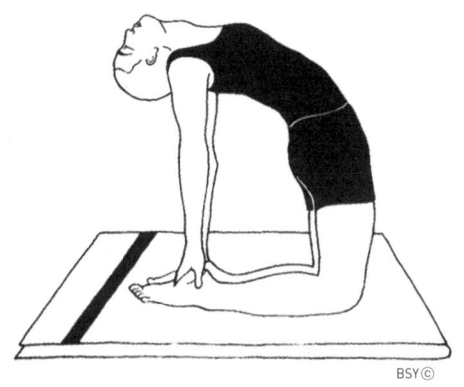

낙타 자세(Ushtrasana)

1. 바즈라아사나(vajrasana)로 앉는다.
2. 팔을 옆에 둔 채 무릎으로 선다.
3. 무릎과 발을 붙인다. 그러나 더 편하게 하려면 벌려도 된다.
4. 뒤로 기대면서, 서서히 오른손은 오른 발뒤꿈치로 그리고 왼손은 왼 발뒤꿈치로 가져간다.
5. 무리하지 않는다.
6. 복부를 앞으로 밀어내, 허벅지가 수직이 되게 하고, 머리와 척추를 가능한 한 크게 후굴한다.
7. 몸 전체를 늘여주면서 이완하는데, 특히 등 근육을 늘인다.
8. 몸무게는 팔과 다리에 의해 균일하게 지탱되어야 한다.
9. 팔은 등이 아치를 유지하도록 어깨를 지탱한다.
10. 편한 상태로 최종자세를 오래 유지한다.
11. 발뒤꿈치에서 손을 서서히 풀면서 동시에 시작자세로 돌아온다.

호흡 : 최종자세에서 자연스럽게 한다.
　　　가슴은 이미 팽창되었기 때문에, 호흡을 깊게 하려고 하지 않는다.
횟수 : 역동적 자세에서 3회까지 수련한다.

정지 자세에서 3분에 이르도록 최종자세를 유지한다.

의식 : 육체 – 복부, 목, 척추 또는 자연 호흡에.

정신 – 스와디스타나 또는 비슷디 차끄라.

금기 : 요통과 같은 심한 허리의 질환을 겪고 있는 사람은 전문가의 지도 없이 이 자세를 시도해서는 안 된다. 갑상선비대증을 겪고 있는 사람은 주의가 요망된다.

효과 : 이 아사나는 소화기계와 생식기계에 효과적이다. 위와 장을 늘여주고, 변비를 완화시킨다. 후굴은 척추를 늘여주고 척추신경을 자극하며, 등의 통증, 요통, 굽은 등, 굽어진 어깨를 완화시킨다. 목의 앞면이 완전히 늘어나서, 이 부위의 기관을 정상화하고 갑상선을 조절한다.

수련 참고 : 아사나를 강하게 하기 위해, 왼손으로 오른 발뒤꿈치를 오른손으로 왼 발뒤꿈치를 잡아도 된다. 이 아사나를 처음 행할 때 발의 볼록한 부분들이 바닥에 닿아도 된다.

숩따 바즈라아사나 SUPTA VAJRASANA

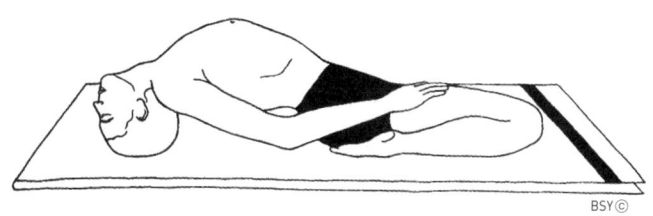

잠자는 번개 자세(Supta Vajrasana)
1. 바즈라아사나로 앉는다. 서서히 뒤로 구부려 우선 오른 팔꿈치로 지탱하고 나서 왼쪽으로 지탱한다.
2. 등을 아치로 하고 머리 정수리를 바닥으로 가져간다. 손은 대퇴부에 놓는다.
3. 무릎은 바닥에 대려고 노력한다. 만약 필요하다면 무릎을 벌린다. 최종자세에서 무릎을 바닥에 대려고 힘을 가하는 것으로 인해 대퇴부와 무릎의 근육과 인대에 손상이 가지 않도록 주의한다.
4. 눈을 감고 몸을 이완한다.
5. 최종자세에서 깊고 서서히 호흡한다.
6. 역순으로 시작자세로 돌아오기 위해, 숨 마시고 팔꿈치와 팔로 지탱한다. 최종자세에서 결코 먼저 다리를 곧게 펴지 않도록 한다. 이것은 무릎관절의 탈구를 가져올 수 있다.
7. 바즈라아사나로 돌아오고 나서 다리를 곧게 편다.

호흡 : 깊고 서서히.
지속 시간 : 육체적 효과를 위해서는 1분까지면 충분하다.
정신적 효과를 위해서는 더 긴 시간 동안 수련한다.
초보자는 최종자세에서 몇 초로 출발해서 시간을 서서히 증가시킨다.

의식 : 육체 – 허리, 복부, 호흡에.
   정신 – 스와디스타나, 아나하따, 비슛디 차끄라.
금기 : 이 자세는 좌골신경통, 추간판 탈출증, 천골질환과 무릎의 질병을 겪고 있는 사람은 수련해서는 안된다.
효과 : 이 아사나는 복부기관을 마사지해서 소화기 질환과 변비를 경감시킨다. 척추신경을 정상화하고 등을 유연하게 하며 굽은 등을 바르게 한다. 목 신경과 갑상선이 특히 영향을 받는다. 가슴은 신전되고 수용능력은 충분히 확장되어, 폐를 채우고 호흡기계에 더 많은 산소를 유입시킨다. 천식, 기관지염, 다른 폐질환을 겪고 있는 사람에게 효과적이다. 다리가 부드러워져서 명상자세로 앉을 수 있도록 준비시킨다. 창조력과 이해력을 향상시키고, 성 에너지를 영적인 목적을 위해 뇌로 방향전환 시켜준다.

참고 : 산스끄리뜨로 숩따supta는 '잠자는'을 의미하고 바즈라vajra는 성 기관에서 뇌로 연결된 신경 그리고 에너지 통로와 관련이 있다.

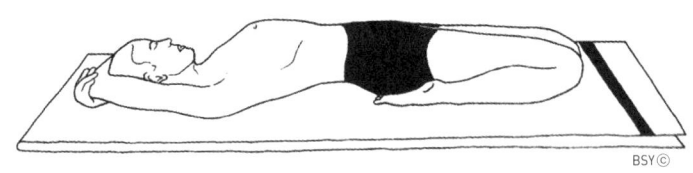

변형 : 이 방법은 최종자세에서 정수리 대신에 후두부를 바닥에 대는 것을 제외하면, 묘사된 기본자세와 같다.
   손을 함께 결합해서 후두부 아래에 놓거나, 머리 위에서 팔을 편하게 감는다. 눈을 감고 전신을 이완한다.
효과 : 이것은 복부부위를 강렬하게 늘여주므로 중요한 변형이다.
수련 참고 : 기본형태와 변형은 각 자세에 있어 시간을 절반으로 해서 각각 수련될 수도 있다.

서서하는 아사나

이 아사나 시리즈는 등과 어깨, 다리 근육을 펴주고 강화시키는 효과가 있다. 특히 등에 통증이 있거나 굳어 있는 사람 또는 많은 시간을 앉아서 보내는 사람에게 유익하다. 이 시리즈는 자세와 균형, 근육 조절력을 개선한다. 이 시리즈는 또한 명상하는 동안 등을 곧게 펴는데 사용되는 근육을 강하게 하고 산소결합과 폐의 용량을 증가시킨다. 좌골신경통, 추간판 탈출증이 있는 사람은 손들기 자세(hasta utthanasana), 화살과 활 자세(akarna dhanurasana) 그리고 야자나무 자세(tadasana)를 수련해도 되지만, 경험 있는 요가교사의 지도하에 있지 않다면 다른 서서하는 아사나는 수련해서는 안 된다.

하스따 웃타나아사나 HASTA UTTHANASANA

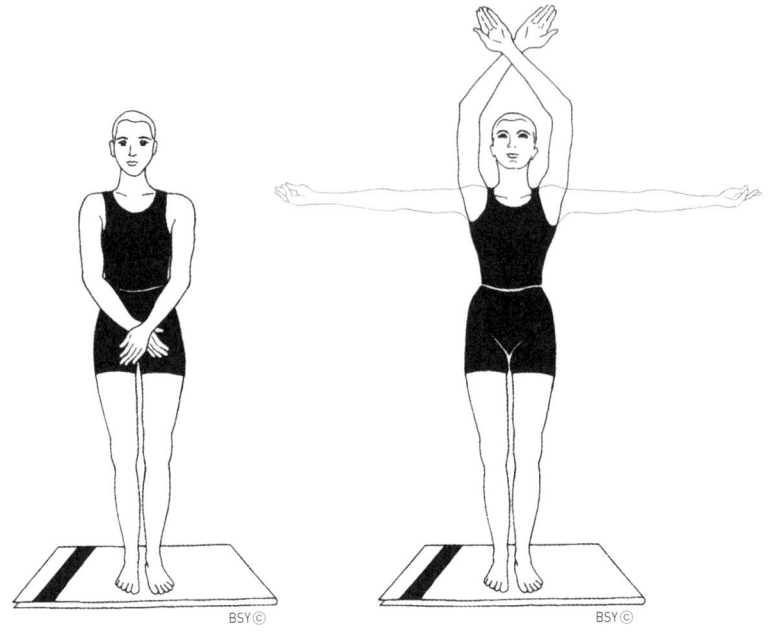

손들기 자세(Hasta Utthanasana)

1. 발을 붙여서 팔을 옆에 두고 바르게 선다. 전신을 이완하고 체중을 양 발에 고르게 싣는다.
2. 몸 앞에서 손을 교차한다.
3. 깊고 서서히 들이쉬며 머리 위로 팔을 들어 올려 손을 교차한다. 호흡과 움직임을 동시에 한다.
4. 동시에 머리를 약간 뒤로 젖혀서 손을 바라본다.
5. 내쉬며 팔을 옆으로 펴서 어깨높이로 일직선이 되게 한다.
6. 들이쉬며 움직임을 반복하여, 머리위에서 팔을 다시 교차한다.
7. 내쉬며 팔을 곧게 펴서 몸 앞으로 내리고 다시 시작자세를 취한다.
8. 이 과정을 5~10회 반복한다.

의식 : 동작과 함께 일어나는 호흡에, 팔과 어깨를 펴는 데에 그리고 폐가 확장되는 데에.

효과 : 이 아사나는 굽은 어깨를 교정하고 어깨와 흉추의 경직을 제거한다. 호흡과 함께 일어나는 깊은 움직임은 호흡량을 증가시킨다. 이 아사나는 또한 심장에 영향을 미쳐서 혈액순환이 좋아진다. 전신 특히 뇌에 부가적인 산소공급이 이루어진다.

아까르나 다누라아사나 AKARNA DHANURASANA

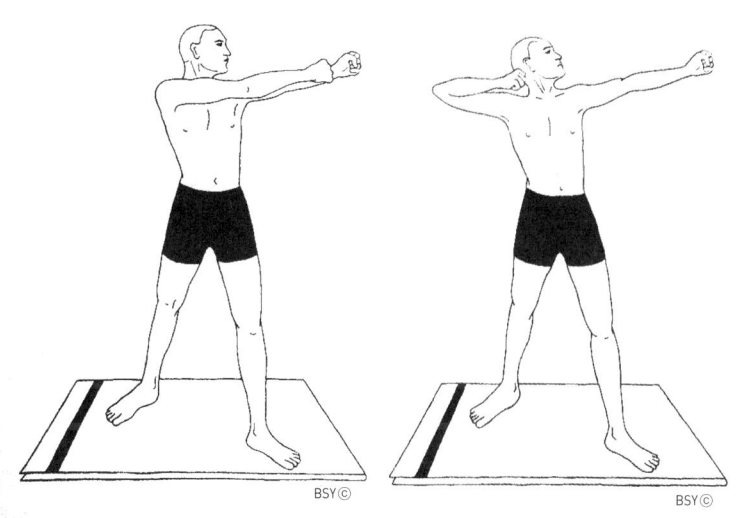

활과 화살 자세(Akarna Dhanurasana)
1. 팔을 옆에 두고 발을 어깨넓이로 벌려서 바르게 선다.
2. 왼다리를 약간 앞으로 뺀다.
3. 왼손을 주먹 쥐고 몸 앞에서 팔을 들어 올려, 왼발 위로 눈높이보다 약간 높게 올린다.
4. 오른손을 주먹 쥐고 왼손보다 약간 뒤로 가져간다.
5. 활과 화살을 쥐로 있는 것처럼 왼 주먹 너머를 바라보고, 상상의 과녁

에 시선을 고정한다.
6. 들이쉬고 활을 당기는 것처럼 두 팔을 긴장해서, 오른 주먹을 오른쪽 귀 가까이 서서히 당긴다. 이 동작에서 머리는 약간 뒤로 젖혀서 목 근육을 긴장한다. 오른 팔꿈치는 어깨높이로 유지한다.
7. 내쉬고 상상의 화살을 풀어놓는다. 목을 이완하고 오른 주먹을 왼 주먹 쪽으로 가져간다.
8. 각각 5회 수련한다.

호흡 : 활시위를 뒤로 당기면서 들이쉬고, 활시위를 풀고 손을 앞으로 가져오면서 내쉰다.
의식 : 동작과 함께 일어나는 호흡에, 팔의 긴장과 상상의 과녁에.
효과 : 이 아사나는 어깨를 운동시키고 또한 짧고 깊은 목 근육과 견갑골을 사용한다. 이러한 근육들은 자주 움직이지 않아서 경직과 통증으로 생각되는 상태와 잠재의식적인 긴장이 눈에 띌 정도로 계속될 수 있다. 긴장과 이완의 교차는 에너지의 흐름을 부드럽게 하고 근육을 이완시켜서 경부 척추염, 손가락의 경련, 어깨나 팔 경직의 치료를 돕는다.

따다아사나 TADASANA

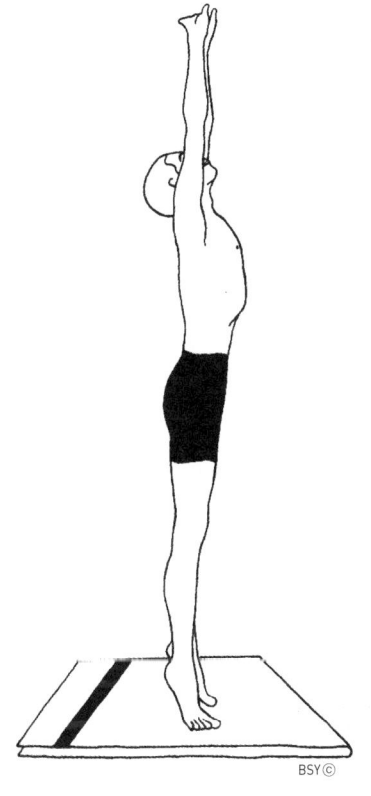

야자나무 자세(Tadasana)

1. 발을 붙이거나 10cm 정도 떼고 팔을 옆에 두고 선다.
2. 몸을 안정되게 하고 양발에 체중을 같게 분배한다.
3. 머리위로 팔을 들어올린다.
4. 손을 깍지 껴서 손바닥이 위를 향하게 한다.
5. 머리 정수리에 손을 놓는다.
6. 머리 높이보다 약간 위쪽 높이의 한 점에 시선을 고정한다. 수련하는 동안 시선을 이 점에 고정시켜야 한다.
7. 숨 들이쉬고 팔, 어깨 그리고 가슴을 위쪽으로 늘인다.
8. 뒤꿈치를 들어 올려서 발가락으로 선다.
9. 균형을 잃거나 발의 움직임 없이 손끝에서 발끝까지 몸 전체를 늘인다.
10. 몇 초 동안 호흡과 동작을 멈춘다. 처음에는 균형을 유지하기가 어려울지 모르지만 수련을 하다보면 더 쉬워진다.
11. 숨 내쉬면서 뒤꿈치를 내리고 손을 머리정수리로 가져온다.
12. 다음 회를 실행하기에 앞서 몇 초 동안 이완한다.
13. 5~10회 수련한다.

호흡 : 호흡은 팔을 들어 올리고 내림에 따라 동시에 행해져야 한다.
의식 : 육체 - 호흡, 균형유지 그리고 머리에서 발끝까지 전신을 신전시키는데.

정신 – 안정성을 주기 위해 처음에는 물라다라 차끄라에 두고, 한번 균형이 잡히면 아갸 차끄라로 바꾼다.

효과 : 이 아사나는 육체와 정신의 균형력을 발달시킨다. 척추 전체를 늘여주고 편하게 해줘서, 척추로부터 빠져나오는 척추신경의 울혈을 해소하는데 도움이 된다. 따다아사나는 복직근과 내장들을 늘여주고 임신 첫 6달 동안 복부의 근육과 신경을 정상화하는데 효과적이다.

변형 1 : 따다아사나는 또한 깍지 낀 손을 바라보면서 행할 수 있다. 최종자세에서 균형을 유지하기가 약간 더 어려울 수 있다.

변형 2 : 두 팔을 머리위로 하고 따다아사나로 선다.

발가락으로 균형을 잡으면서, 한 다리를 들어서 앞쪽이나 뒤쪽으로 편다. 다른 다리도 반복한다.

10회 수련한다.

수련 참고 : 눈을 뜬 채 따다아사나에 숙달한 수련자는 눈을 감은 채 수련해도 된다.

참고 : 이것은 샹카쁘락샬라나(shankhaprakshalana)를 위한 아사나 중 하나이다.

띠르야까 따다아사나 TIRYAKA TADASANA

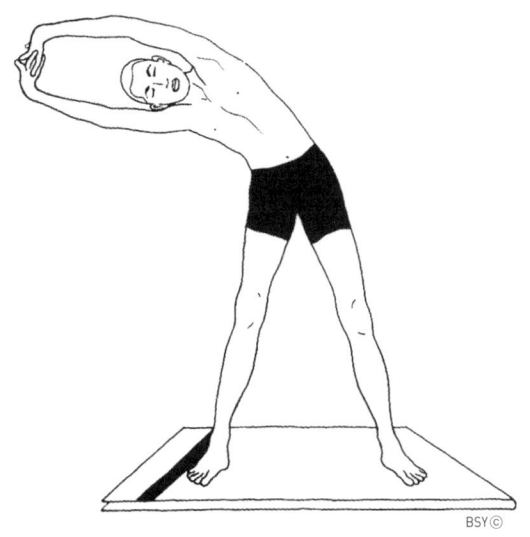

흔들리는 야자나무 자세(Tiryaka Tadasana)

1. 발을 60cm 정도 벌리고 선다.
2. 앞의 한 점을 똑바로 응시한다.
3. 손을 깍지 끼고 손바닥이 밖을 향하게 한다.
4. 들이쉬고 팔을 머리위로 들어올린다.
5. 내쉬면서, 허리에서부터 왼쪽으로 기울인다.
6. 몸통이 비틀리거나 앞 또는 뒤로 기울어지지 않게 한다.
7. 숨을 내쉰 상태에서 몇 초 동안 자세를 유지한다.
8. 들이쉬고 서서히 바른 자세로 돌아온다.
9. 오른쪽도 반복한다.
10. 바른 자세에서, 팔을 옆으로 내리면서 내쉰다.
11. 이것이 완전한 1회이다.
12. 5~10회 수련한다.

의식 : 육체 – 동작과 함께 일어나는 호흡에, 균형 잡는 데에, 몸의 측면이 늘어나는 데에, 그리고 몸과 머리를 비틀지 않고 정면을 바라보는 데에.

정신 - 물라다라 또는 마니뿌라 차끄라.

효과 : 따다아사나와 같지만, 특히 옆구리를 자극하고 부드럽게 하며 마사지한다. 자세를 잡아주는 근육의 왼쪽과 오른쪽 그룹을 조화롭게 한다.

변형 : 이 수련에서 발가락으로 균형을 잡는다. 손가락을 깍지 껴서 손바닥이 위 또는 아래로 향하게 해도 된다.

참고 : 이것은 샹카쁘락샬라나(shankhaprakshalana)를 위한 아사나 중 하나이다.

까띠 차끄라아사나 KATI CHAKRASANA

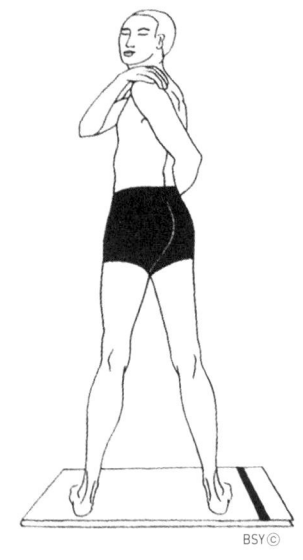

허리 비틀기 자세(Kati Chakrasana)

1. 팔을 옆에 두고 발을 50cm 정도 벌리고 선다.
2. 팔을 어깨 높이로 들어 올리면서 깊게 들이쉰다. 내쉬면서 몸을 왼쪽으로 비튼다.

3. 오른손을 왼 어깨로 가져가고 왼팔은 등 주위를 감싼다. 왼손을 오른쪽 옆구리로 가져간다. 가능한 한 멀리 왼 어깨 너머를 바라본다.
4. 목의 뒤쪽을 곧게 펴고, 머리를 회전할 때 척추 상부가 고정된 한 점을 도는 것처럼 상상한다.
5. 강하게 비틀어서 복부가 부드럽게 늘어나도록 노력하면서, 2초 정도 숨을 참는다.
6. 마시면서 시작자세로 돌아온다.
7. 완전한 1회를 위해 다른 쪽도 반복한다.
8. 비틀 때 발은 바닥에 완전히 고정한다.
9. 수련 내내 팔과 등은 가능한 한 많이 이완한다.
10. 무리하지 않는다. 움직임은 이완되고 자연스럽게 이루어져야한다.
11. 급격하게 하거나 딱딱하게 하지 않고, 부드럽게 회전한다.
12. 5~10회 수련한다.

의식 : 동작과 함께 일어나는 호흡에, 그리고 복부와 척추근육이 늘어나는 데에.

효과 : 이 아사나는 허리와 등, 고관절을 정상화한다. 등의 경직과 자세의 부조화를 바로잡는데 효과적이다. 이완해서 휘두르는 동작은 밝은 느낌을 가져다주며 육체와 정신의 긴장을 덜기 위해 하루 중 어느 때라도 행해도 된다.

수련 참고 : 이 아사나는 호흡과 움직임을 일치시키지 않고, 팔을 리드미컬하게 휘둘러서 더 역동적인 방식으로 행해도 된다.

참고 : 이것은 *샹카쁘락샬라나*(shankhaprakshalana)를 위한 아사나 중 하나이다.

띠르야까 까띠 차끄라아사나 TIRYAKA KATI CHAKRASANA

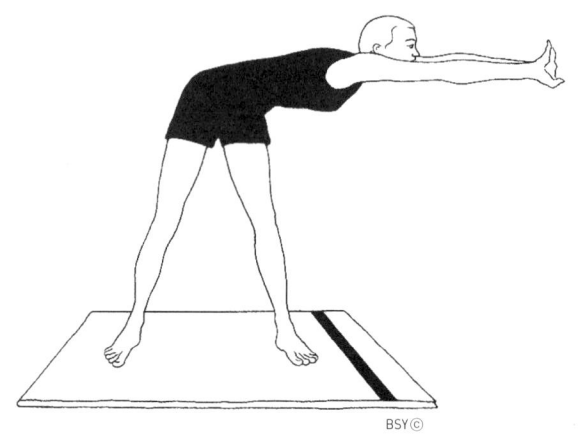

허리를 기울여 돌리는 자세(Tiryaka Kati Chakrasana)
1. 어깨넓이 정도로 발을 벌리고 바르게 선다.
2. 배꼽 앞에서 손가락을 깍지 낀다.
3. 들이쉬고 머리위로 팔을 들어 올려 손바닥이 밖을 향하게 손목을 비튼다.
4. 내쉬고 다리와 몸통이 직각을 이루도록 고관절에서부터 앞으로 허리를 숙인다.
5. 등을 곧게 편 채 손등을 바라본다.
6. 숨을 머금고, 서서히 팔과 몸통을 가능한 한 멀리 오른쪽으로, 왼쪽으로 다시 중앙으로 회전한다.
7. 바르게 선 자세로 돌아오고 팔을 내린다.
8. 5회 수련한다.

호흡 : 팔을 들어 올리면서 들이쉰다.
앞으로 숙이면서 내쉰다.
몸통을 들어 올리면서 들이쉬고 팔을 내리면서 내쉰다.

효과 : 까띠 차끄라아사나처럼. 이 아사나 또한 균형과 조화를 증진시킨다.

메루 쁘리쉬타아사나 MERU PRISHTHASANA

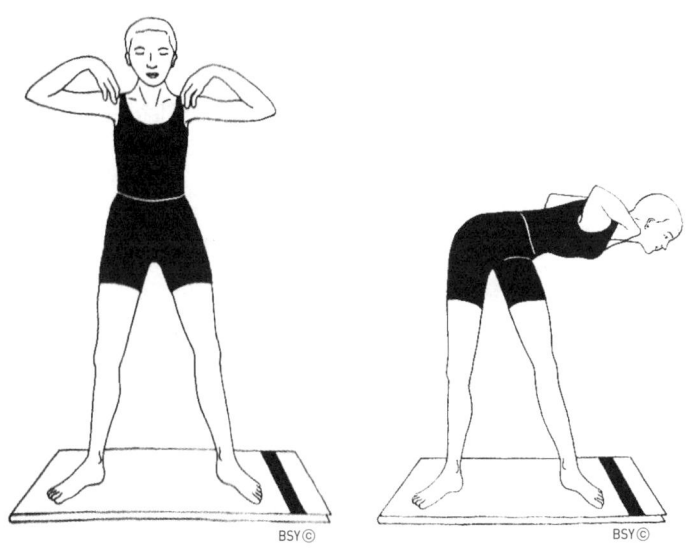

척추와 등 자세(Meru Prishthasana)

1. 발을 어깨넓이로 벌리고 발가락이 약간 밖을 향하게 하고 바르게 선다. 팔꿈치가 옆을 향하게 양손의 손가락을 어깨위에 올려놓는다. 이것이 시작자세이다.
2. 상체를 가능한 한 멀리 오른쪽으로 비틀고 나서 가운데로 돌아온다.
3. 왼쪽도 반복한다.
4. 각각 3~5회 수련한다.

호흡 : 손가락을 어깨로 들어 올리는 동안과 가운데로 돌아올 때 들이쉰다.
옆으로 비틀 때와 팔을 내릴 때 내쉰다.

변형 : 옆으로 비튼 후에, 다리를 곧게 편 채, 고관절에서부터 직각을 이루도록 구부린다. 머리와 목, 척추가 일직선이 되도록 한다. 팔꿈치는 어깨높이와 같게 한다.
5초동안 이 자세를 유지한다.
바르게 선 자세로 돌아오고 나서 앞으로 숙인다.
왼쪽도 반복한다.

호흡 : 팔을 들어 올릴 때와 몸을 바르게 선 자세로 들어 올리면서 들이쉰다.
        비트는 동안 숨을 내부에 참는다.
        앞으로 숙일 때와 팔을 내릴 때 내쉰다.
금기 : 등이 굳어 있거나 요통이 있는 사람은 이 아사나를 피해야 한다.
효과 : 이 자세는 척추를 펴주고 등 근육을 정상화해주며 허리의 비만을 제어해
        준다.

웃타나아사나 UTTHANASANA

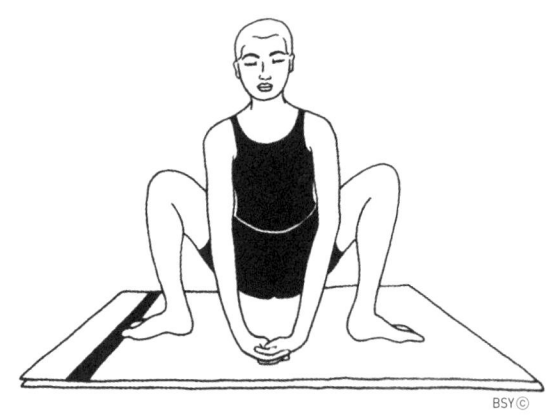

다리 구부려 펴기 자세(Utthanasana)

    1. 발을 1m 정도 벌리고 바르게 선다.
    2. 발가락을 바깥쪽으로 향하게 하고 수련 내내 그대로 유지한다.
    3. 양손을 깍지 껴서 몸 앞에 자연스럽게 둔다.
1단계 : 서서히 무릎을 구부려서 엉덩이를 20cm 정도 내린다. 무릎은 발가락
        위쪽으로 구부리고 척추는 곧게 편다.
        무릎을 펴면서 바르게 선 자세로 돌아온다.
2단계 : 무릎을 구부려서 엉덩이를 50cm 정도 내린다.
        다시 바르게 선 자세로 돌아온다.

3단계 : 무릎을 구부려서 손이 바닥 위로 30cm 정도가 되도록 엉덩이를 내리고 다시 돌아온다.

4단계 : 마지막으로, 손을 바닥에 대거나 가능한 한 바닥 가까이 갈 때까지 엉덩이를 내린다.

팔과 어깨를 이완하고 앞으로 숙여지지 않게 한다.

몇 초 동안 최종자세를 유지한다. 그리고 나서 바르게 선 자세로 돌아오고 몸을 이완한다.

호흡 : 몸을 내리면서 내쉰다.

몸을 올리면서 들이쉰다.

금기 : 자궁 탈수증이 있는 여성은 수련을 피한다.

임신 3개월 이후의 여성은 첫 3단계만 수련한다.

효과 : 이 아사나는 척추 중간의 근육, 골반, 자궁 그리고 대퇴부, 무릎, 발목을 강하게 한다.

몸의 쁘라나(氣)의 순환을 증가시킨다.

드루따 웃까따아사나 DRUTA UTKATASANA

역동적 에너지 자세(Druta Utkatasana)
1. 발을 붙이고 정면을 보고 바르게 선다.
2. 가슴 앞에 손을 합장한다.
3. 숨을 들이쉬며 머리 위로 팔을 펴 올린다. 내쉬면서 무릎을 구부려 서서히 몸을 내린다.
4. 수련 내내 발과 무릎은 붙인다.

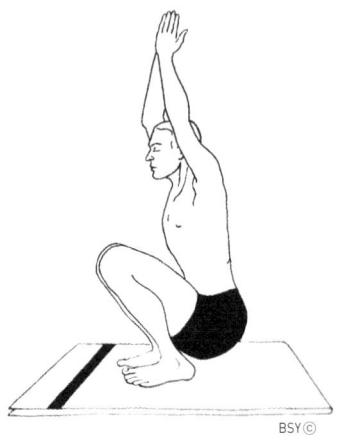

1단계 : 몸을 30cm 정도 아래로 내린다. 다리를 펴고 바르게 선 자세로 돌아온다.

2단계 : 바르게 선 자세로 돌아오기 전에 몸을 50cm 정도 내리기를 반복 수련한다.

3단계 : 마지막으로, 엉덩이가 바닥에 닿을 때까지 몸을 내린다. 들이쉬고 바르게 선 자세로 돌아온다.

호흡 : 몸을 내리면서 내쉰다.
몸을 올리면서 들이쉰다.

금기 : 웃타나아사나처럼.

효과 : 등과 다리 근육을 강하게 한다. 이 아사나의 규칙적인 수련은 좌골신경통, 추간판 탈출증의 발생을 막아주고, 요통을 완화시켜준다. 많이 앉아 있는 사람은 매일 수련한다.

수련 참고 : 이 아사나는 발목과 무릎, 대퇴부를 자극한다. 그러므로 우선 쪼그려 앉을 때 아킬레스건이 더 유연해질 때까지 발가락 위에까지 오는 것이 필요하다.

사마꼬나아사나 SAMAKONASANA

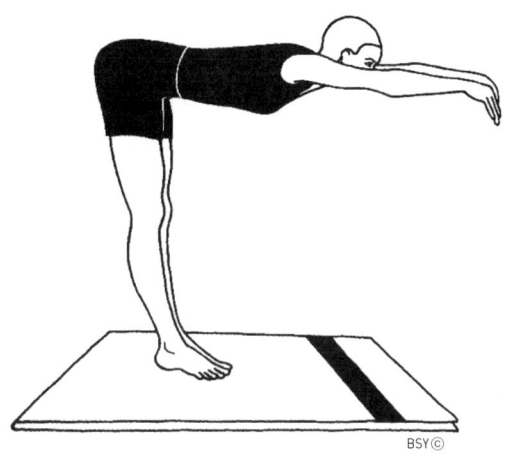

직각 자세(Samakonasana)

1. 팔을 옆에 두고 발을 붙여 바르게 선다.
2. 팔을 머리 위로 들어 올려 곧게 편다. 손목을 구부려서 손가락이 앞을 향하게 한다.
3. 손이 축 처져있게 한다.
4. 엉덩이를 약간 뒤로 밀어서 등이 약간 아치를 이루게 한다.
5. 다리를 곧게 편 채, 척추를 수평으로 해서 다리와 직각을 이룰 때까지 고관절에서부터 서서히 앞으로 숙인다.
6. 앞을 본다.
7. 5초 이상 최종자세를 유지한다.
8. 팔과 머리, 척추를 일직선으로 하면서 서서히 바르게 선 자세로 돌아온다. 팔을 내린다.
9. 3~5회 수련한다.

호흡 : 팔을 머리 위로 들어 올리면서 들이쉰다.
앞으로 숙이면서 내쉰다.
최종자세에서 숨을 참는다.
몸통을 들어 올리면서 들이쉰다.

팔을 내리면서 내쉰다.
- **의식** : 육체 – 움직임, 척추를 곧게 펴고 균형을 유지하는 데에.
  정신 – 아나하따 차끄라.
- **금기** : 이 아사나는 급성 좌골신경통을 겪고 있는 사람은 수련해서는 안된다. 무리하지 않기 위해, 요통이 있는 사람은 사마꼬나아사나를 행할 때 허리에서부터가 아닌 고관절에서부터 구부리도록 주의한다.
- **효과** : 이 아사나는 가슴 바로 뒤쪽 척추 위쪽에 특히 작용한다. 척추의 이상 만곡과 경직, 자세불량을 바로잡는다.
- **수련 참고** : 초보자는 최종자세에서 척추를 바르게 하기에 어려움을 느낄 수 있다. 처음에는 지탱할 수 있는 가구 같은 것이나 의자 위에 손을 올리면 도움이 된다.

드위꼬나아사나 DWIKONASANA

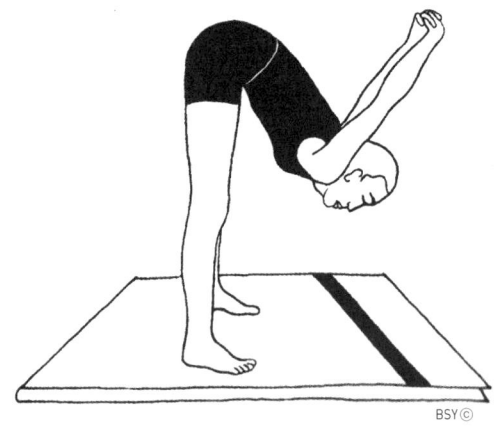

2각 자세(Dwikonasana)

1. 어깨넓이 정도 발을 벌리고 바르게 선다.
2. 팔을 등 뒤로 보내서 손을 깍지 낀다.
3. 이것이 시작자세이다.
4. 무리하지 말고 등 뒤에서 팔을 가능한 한 높이 들어 올리면서 동시에 고관절에서부터 상체를 앞으로 숙인다.

5. 팔이 지렛대로 작용해서 어깨와 가슴을 강하게 늘인다.
6. 가능한 한 멀리 앞을 보도록 해서, 얼굴이 바닥과 수평이 되도록 한다.
7. 잠시 동안 최종자세를 유지하고 바르게 선 자세로 돌아온다.
8. 팔을 푼다.
9. 5회 이상 반복한다.

호흡 : 바르게 선 자세와 바른 자세로 돌아올 때 들이쉰다.
앞으로 숙이면서 내쉰다.

의식 : 육체 – 팔과 어깨, 척추 위쪽이 늘어나는 데에.
정신 – 아나하따 차끄라.

금기 : 어깨 관절에 급성 질환 또는 통증이 있는 경우에 이 아사나를 피한다.

효과 : 이 아사나는 흉추와 견갑골 사이의 극하근을 강하게 하고, 가슴과 목을 발달시킨다.
성장기의 청소년에게 특히 좋다.

수련 참고 : 이 수련의 변형은 손가락을 깍지 껴서 손바닥이 밖을 향하게 한다.

참고 : *산스끄리프 단어 드위dwi는 '2'를 의미하고, 꼬나kona는 '각'을 의미한다. 따라서 이것은 '2각' 자세이다.*

뜨리꼬나아사나 TRIKONASANA

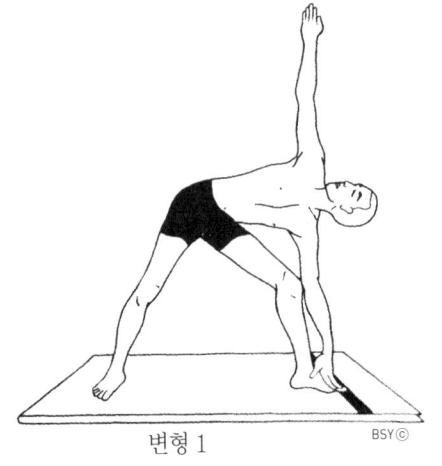

변형 1

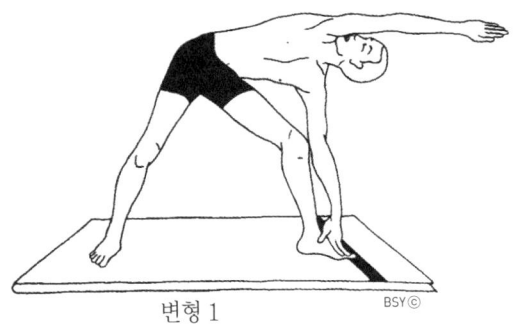

변형 1

삼각 자세(Trikonasana)

변형 1 : 1. 발을 1m 정도 벌리고 바르게 선다.
   2. 왼발을 왼쪽으로 돌려놓는다.
   3. 팔을 옆으로 펴고 어깨 높이로 올려 일직선이 되게 한다.
   4. 몸이 앞으로 가지 않도록 하면서 왼쪽으로 기울인다. 동시에 왼 무릎을 약간 구부린다.
   5. 두 팔이 일직선이 되게 하면서 왼손을 왼발에 놓는다. 오른손바닥이 앞을 향한다.
   6. 최종자세에서 오른손을 바라본다.

7. 팔을 일직선으로 한 채 바르게 선 자세로 돌아온다.
8. 오른 무릎을 약간 구부리면서 오른쪽도 반복한다.
9. 이것이 완전한 1회이다.
10. 5회 수련한다.

변형 2 : 1. 기본자세를 반복하고, 최종자세에서 위팔을 수직으로 하는 대신에, 손바닥을 아래로 한 채 바닥에 수평이 될 때까지 귀 위로 내린다.
2. 앞으로 구부러지지 않게 몸이 하나의 수직면이 되게 노력한다. 오른손을 바라본다.
3. 서서히 시작자세로 돌아온다.
4. 오른쪽도 반복한다.

호흡 : 팔을 들어 올리면서 들이쉰다. 기울이면서 내쉰다.
최종자세에서 몇 초 동안 숨을 참는다.
수직자세에까지 몸을 들어 올리면서 들이쉰다.

수련 참고 : 이 자세를 실행하기 어려우면, 기울이는 방향의 무릎을 약간 구부린다.

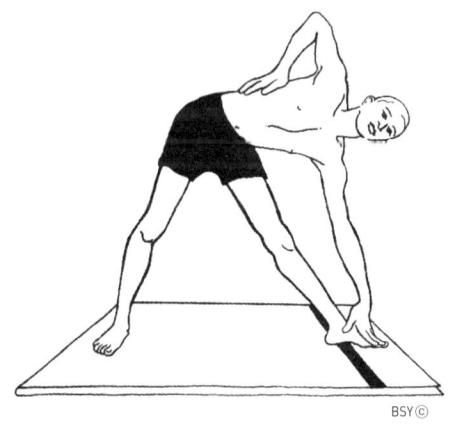

변형 3 : 1. 발을 1m 정도 벌리고 발가락을 앞을 향하게 해서 바르게 선다. 곧바로 앞을 응시한다.
2. 손끝이 아래를 향하게 해서 손바닥을 옆구리에 올려놓는다.
3. 내쉬면서, 편안한 한 왼손을 왼쪽 대퇴부 바깥쪽을 따라 멀리 이동하면서 서서히 고관절에서부터 왼쪽으로 기울인다.

4. 왼손을 발에 닿으려는 최종자세에서의 노력으로 앞으로 숙이거나 무리해서는 안 된다. 수련으로 점차 유연해진다.
5. 숨을 참고, 최종자세에서 몇 초 동안 머문다.
6. 마시면서 바르게 선 자세로 몸통을 들어올리고, 왼손을 허리로 되돌린다.
7. 완전한 1회를 위해 오른쪽도 반복한다.
8. 3~5회 수련한다.

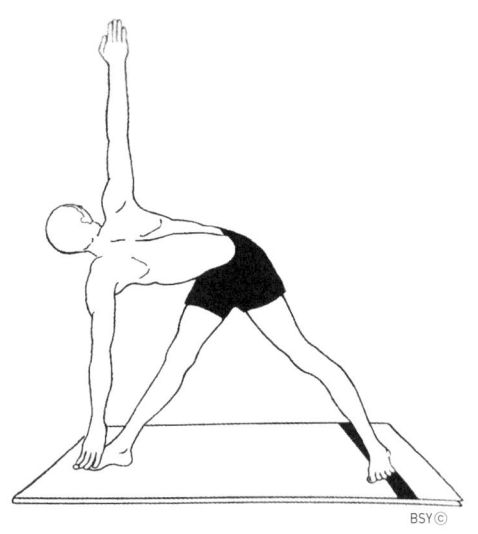

변형 4 : 1. 발을 1m 정도 벌리고 바르게 선다.
2. 숨 들이쉬며 팔을 옆에서 어깨높이로 들어올린다. 이것이 시작자세이다.
3. 내쉬면서 앞으로 숙인다. 몸통을 오른쪽으로 비틀어 왼손을 오른발로 가져간다.
4. 오른팔을 수직으로 펴서 두 팔이 일직선이 되게 한다. 오른손을 바라본다.
5. 등이 비틀어지고 늘어나는 것을 느끼면서, 최종자세에서 3초 동안 숨을 참는다.

6. 숙인 자세인 중앙으로 돌아온다.
7. 팔을 옆으로 편 상태에서, 숨 들이쉬며 시작자세로 몸을 들어올린다.
8. 앞으로 숙이면서 숨을 내쉰다. 왼쪽으로 비틀어 오른손을 왼발로 가져간다.
9. 위를 보고 곧게 편 왼손을 응시한다.
10. 자세를 유지하고, 3초 동안 숨을 참는다.
11. 숨을 마시면서 시작자세로 돌아온다.
12. 팔을 내리지 않는다.
13. 5회를 수련한다.

역동적 수련 : 많은 횟수로 빠르게 자세를 행한다.

고급 수련 : 묘사된 것처럼 과정을 반복한다. 그러나 오른 손바닥을 왼발 바깥쪽 바닥에 놓는다. 오른쪽으로 비틀 때, 왼손바닥을 오른발 바깥쪽 바닥에 놓도록 한다.

이 변형은 다리와 척추 근육을 더 크게 늘여준다.

의식 : 육체 – 움직임과 균형을 잡는 데에, 최종자세에서 몸통의 측면을 늘이는 데에.

정신 – 마니뿌라 차끄라.

금기 : 이 아사나는 척추 질환이 있는 사람은 수련해서는 안된다.

효과 : 이 시리즈는 전신의 정상화를 위해 몇 주 동안 매일 행해도 된다. 몸통 측면과 허리, 다리 뒤쪽의 근육에 영향을 미친다. 신경계를 자극하고 신경쇠약을 완화시킨다. 소화를 개선, 식욕자극, 내장의 연동운동의 활성화와 변비를 덜어준다. 또한 골반부위를 강하게 하고 생식기계를 정상화한다. 규칙적인 수련은 허리선의 비만을 줄이는데 도움이 된다.

수련 참고 : 변형 4를 제외한 모든 수련은 앞쪽으로 구부러지지 않도록 하는 것이 중요하다. 그렇지 않으면 몸통의 측면을 늘여주는 효과는 상실된다. 앞쪽으로 구부러지는 것을 피하기 위해, 옆으로 기울일 때 고관절의 위치에 특별한 주의가 요망된다. 예를 들면, 오른쪽으로 기울일 때 왼쪽 고관절이 그대로 머물러서 앞으로 움직이지 않도록 한다.

발사이의 간격을 넓히면 드물게 사용하는 대퇴부 안쪽 근육과 상단을 더욱 강하게 늘여준다.

웃티따 롤라아사나 UTTHITA LOLASANA

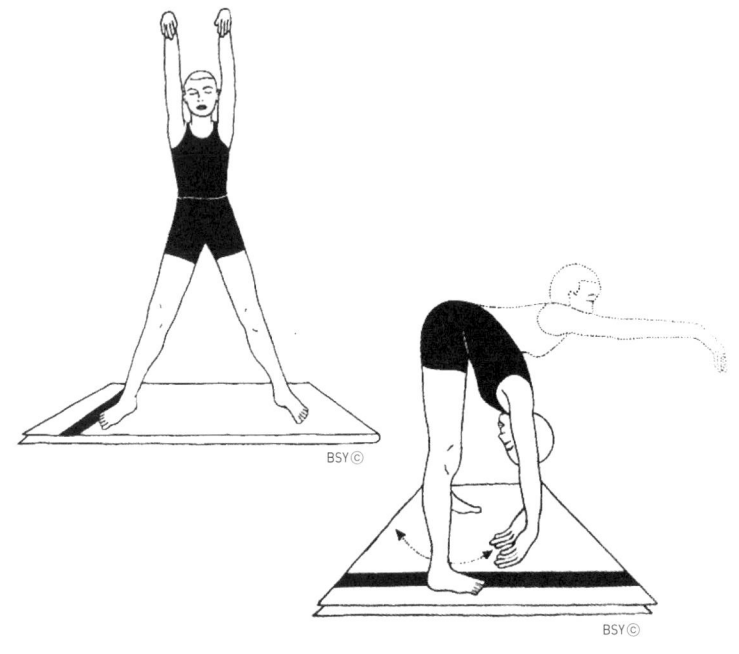

서서 흔들기 자세(Utthita Lolasana)

   1. 발을 1m 정도 벌리고 바르게 선다.
   2. 팔꿈치를 곧게 펴고 팔을 머리 위로 들어올린다.
   3. 손목을 앞으로 구부려서 손이 축 처져 걸려있게 한다.
   4. 고관절에서부터 앞으로 숙여서 몸통을 흔들어, 다리 사이로 팔과 머리를 흔든다.
   5. 봉제 인형처럼 긴장하지 않는다. 위로 흔들 때 몸통을 들어 올려서 바닥과 수평이 되게 한다.
   6. 아래로 흔들 때 손을 가능한 한 발 뒤로 멀리 보낸다.
   7. 5회를 완전히 흔든 이후에 팔을 들어 올린 채 바르게 선 자세로 돌아온다. 그리고 팔을 옆으로 내린다.
   8. 5회까지 반복한다.

호흡 : 팔을 들어 올리는 동안과 바르게 선 자세로 돌아오면서 코를 통해 깊게

들이쉰다.

폐의 아래에 정체된 모든 공기를 배출시키기 위해 매번 아래로 흔들 때마다 입을 통해서 강하게 내쉰다.

위로 흔들 때, 약간의 숨 마심이 작은 반사작용을 일으킬 수 있지만, 주된 목적은 아래로 흔들 때 폐를 완전히 비우는 것이다. 부수적인 효과를 위해, 매번 강하게 내쉴 때 '하' 소리를 내도된다. 이 소리는 목이 아닌 배에서부터 나오게 해서 횡격막의 움직임을 강하게 한다.

의식 : 몸을 느슨하게 해서 호흡과 횡격막의 움직임에 그리고 규칙적으로 흔들리는 움직임에.

금기 : 현기증, 고혈압, 척추 질환이 있는 사람은 수련해서는 안된다.

효과 : 이 아사나는 순환을 자극하고 척추신경을 정상화함으로 인해 피로를 제거하는데 도움이 된다. 슬와근과 등 근육을 늘여주고, 고관절을 부드럽게 하며 내장기관을 마사지한다. 주로 몸을 빠르게 굽히는 데에서 림프액의 흐름을 촉진하고, 특히 복부와 폐의 기저부로부터의 배출을 개선한다. 이것은 폐 안에 있는 모든 폐포(肺胞)를 열어주고 환기관류(換氣灌流)의 균형을 다시 맞춰주기 때문에 뛰어난 쁘라나야마 준비수련이다. 특히 거꾸로 된 아사나의 부가적인 효과를 뇌에 제공한다.

돌라아사나 DOLASANA

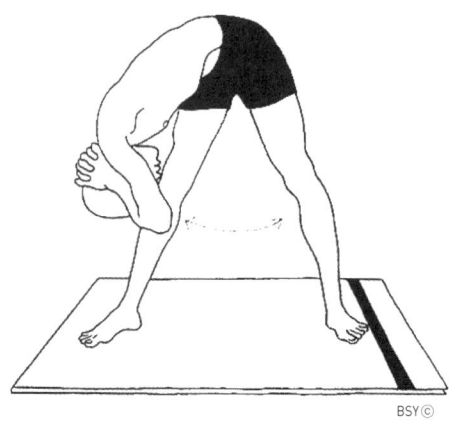

시계 추 자세(Dolasana)

1. 발을 1m 정도 벌리고 선다.
2. 팔을 들어 올려서 팔꿈치가 옆으로 가게 목 뒤에서 깍지 낀다.
3. 숨을 깊게 들이쉰다. 발을 바닥에 고정한 채, 오른쪽으로 약간 비틀어서 내쉬며 앞으로 숙인다.
4. 머리를 가능한 한 오른 무릎 가까이 가져간다.
5. 수련 내내 다리는 곧게 편다.
6. 숨을 참고 머리와 상체를 오른 무릎에서 왼 무릎으로 다시 왼 무릎에서 오른 무릎으로 흔든다.
7. 숨을 여전히 참고, 3회 반복한다.
8. 들이쉬고, 가운데로 오고 바르게 선 자세로 돌아온다.
9. 이것이 1회이다.

의식 : 육체 - 척추, 곧게 편 무릎, 균형 잡는 데에.
　　　　정신 - 스와디스타나 차끄라.

금기 : 현기증, 고혈압, 열공(裂孔)탈장이 있는 사람은 행해서는 안 된다.

효과 : 이 아사나는 슬와근과 등 근육을 강하게 하고, 척추를 부드럽게 하며 척추신경을 정상화한다. 머리와 얼굴로 혈액순환을 증가시킨다.

수리아 나마스까라
Surya Namaskara

태양에 대한 경배

산스끄리뜨 단어 수리아*surya*는 여기서 '태양'을 나타내고 나마스까라 *namaskara*는 '인사, 경배'를 의미한다. 수리아 나마스까라는 베다 시대의 깨달은 성자로부터 전수되었다. 태양은 영적인 의식을 상징하고, 고대시대에는 하루하루의 근간으로 숭배되었다. 요가에서 태양은 생명을 주는 힘 즉 생명력이 이동하는 쁘라나적인 통로인, 삥갈라 또는 수리아 나디를 나타낸다.

이러한 역동적 그룹의 아사나는 하타 요가 수련의 전통적인 부분으로서 간주되는 것이 아니라 본래의 아사나 그룹에 후대에 첨가되었다. 그러나 그것은 신체의 모든 관절, 근육 그리고 내장기관을 부드럽게 하고, 펴주며, 마사지하고 정상화시키는 효과적인 방법이다. 그것의 다재다능함과 효용성은 건강하고 활기차며 활동적인 삶을 이끌어내는 가장 효과적인 방법 중 하나이다. 동시에 영적인 각성을 준비시키고 의식의 확장을 가져온다.

수리아 나마스까라는 그 자체가 아사나, 쁘라나야마, 만뜨라 그리고 명상행법을 포함하는 완전한 사다나*sadhana* 즉 영적 수련이다. 그것은 아침 수련을 시작하기 위한 탁월한 아사나 그룹이다. 수리아 나마스까라는 삥갈라 나디를 통해서 흐르는 신체의 태양 에너지에 직접 생기를 불어넣는 효과가 있다. 수리아 나마스까라의 규칙적인 수련은 활동저하나 지나치게 활동하는 삥갈라 나디를 정상화한다. 삥갈라 나디의 조절은 육체와 정신차원 모두 에너지 시스템의 균형을 가져온다.

수리아 나마스까라는 3가지 요소로 구성된다. 즉 형태, 에너지 그리고 리듬이다. 12개 아사나는 물질적인 기반이 수련의 형태로 짜 맞춰진 것이다. 이러한 아사나는 심령체를 활성화하는 미묘한 에너지인 쁘라나를 발생시킨다. 안정적이고 규칙적인 순서로 그들을 수련하는 것은 우주의 흐름을 나타낸다. 즉 하루

24시간과 1년의 12궁도 그리고 몸의 생체리듬이다. 이러한 형태와 리듬을 몸과 마음의 복합체에 적용하는 것은 더욱 넉넉하고 더 역동적인 삶이 되도록 변형시키는 힘을 발생시킨다.

수련시간 : 수리아 나마스까라를 수련하기 위한 이상적인 시간은 하루 중 가장 평화로운 시간인 해 뜰 무렵이다. 떠오르는 태양을 바라보고 공기가 잘 통하는 곳에서는 언제든지 수련이 가능하다. 해질녘도 또한 소화열을 자극해서 수련하기에 좋은 시간이다. 그러나 수리아 나마스까라는 위장이 비어있다면 언제든지 행해도 된다.

준비 : 수련을 시작하기 전에 발을 붙이거나 약간 벌리고 서서, 팔을 몸 옆에 자연스럽게 늘어뜨린다. 눈을 부드럽게 감고 하나의 동일체로서 전신을 자각한다. 이 자세에서 몸이 좌우 또는 앞뒤로 흔들릴 수 있다. 이러한 흔들림을 최소화하도록 노력하고 양발에 체중을 같게 해서 균형을 잡는다.

의식을 몸 내부로 돌려서 그것을 마음속으로 이완하기 시작한다. 머리 정수리부터 시작해서 의식을 모든 부분에 걸쳐서 체계적으로 어떤 긴장이라도 풀어놓는다. 한 번 더 강하게 전신을 자각하고 그것과 조화로워짐을 느낀다.

바닥에 맞닿아 있는 발바닥을 자각한다. 중력에 의해 전신이 아래로 쏠리고 긴장이 몸을 통해서 바닥으로 밀려 내려감을 느낀다. 동시에, 생명력이 땅으로부터 파도처럼 밀려와서 전존재에 가득 차는 것을 체험한다.

마지막으로 미간센터를 자각하고 몸과 마음 전체에 활력과 치유의 빛을 불어넣는, 빛나면서 붉게 떠오르는 태양을 마음속에 그린다. 이른 아침에 떠오르는 태양을 바라보고 있다고 상상하면서, 춤추듯이 서로 이어지면서 부드럽게 동시에 일어나는 움직임으로 수리아 나마스까라를 행한다.

수리야 나마스카라 SURYA NAMASKARA

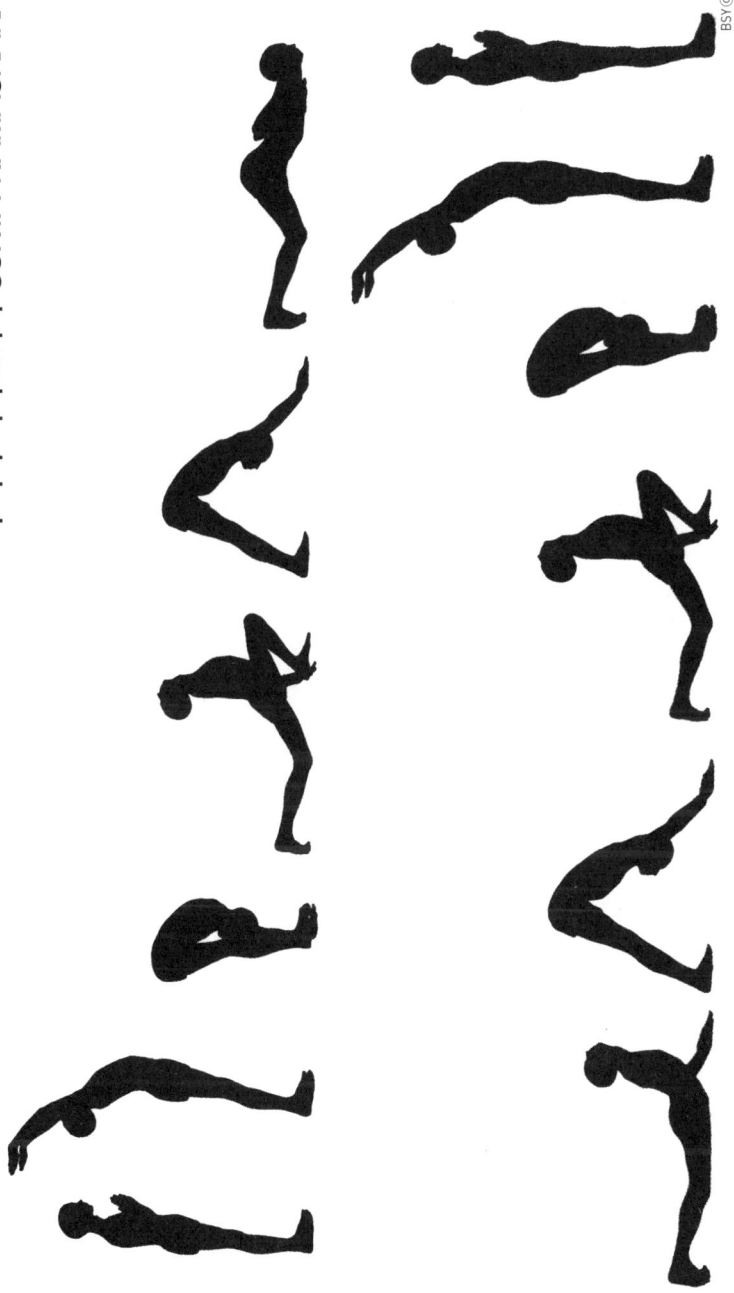

쁘라나마아사나 PRANAMASANA

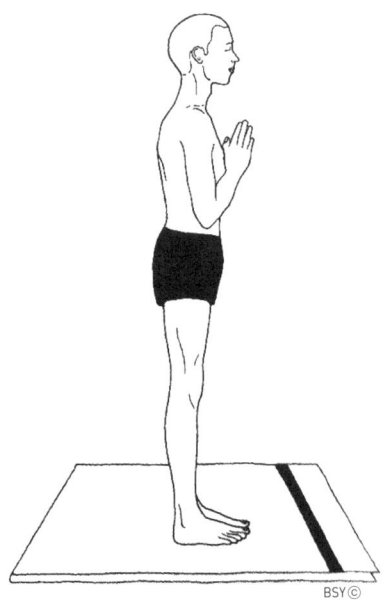

자세 1 : 기도 자세(Pranamasana)
　　눈을 감는다.
　　발을 붙이고 바르게 선다.
　　모든 생명의 근원인 태양에 마음속으로 존경을 표하면서, 서서히 팔꿈치를 구부려서 나마스까라 무드라로 가슴 앞에 합장한다.
　　전신을 이완한다.
호흡 : 자연스럽게 호흡한다.
의식 : 육체 – 가슴부위에.
　　　　정신 – 아나하따 차끄라.
만뜨라 : 옴 미뜨라야 나마하Om Mitraya Namaha, 모두의 친구에게 경배.
효과 : 이 자세는 수련을 행하기 위한 준비로 집중력과 고요함을 확립한다.

하스따 웃타나아사나 HASTA UTTHANASANA

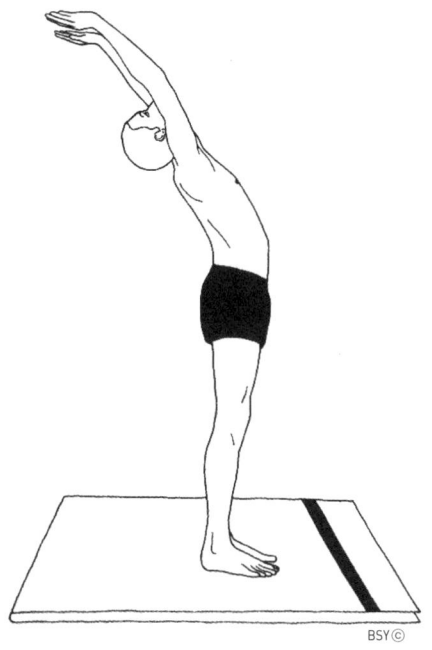

자세 2 : 손들기 자세(Hasta Utthanasana)
　　　　두 팔을 머리위로 들어 올려 편다.
　　　　팔을 어깨넓이로 벌린다.
　　　　머리, 팔 그리고 상체를 뒤로 젖힌다.
호흡 : 팔을 들어 올리면서 들이쉰다.
의식 : 육체 – 복부가 늘어나는 데에 그리고 폐가 확장하는 데에.
　　　　정신 – 비슛디 차끄라.
만뜨라 : 옴 라바예 나마하Om Ravaye Namaha, 반짝이는 데에 경배.
효과 : 이 자세는 모든 복부기관을 펴주고 소화를 개선한다. 팔과 어깨근육을
　　　　운동시키고, 척추신경을 정상화하며, 폐를 확장하고 과체중을 제거한다.

빠다하스따아사나 PADAHASTASANA

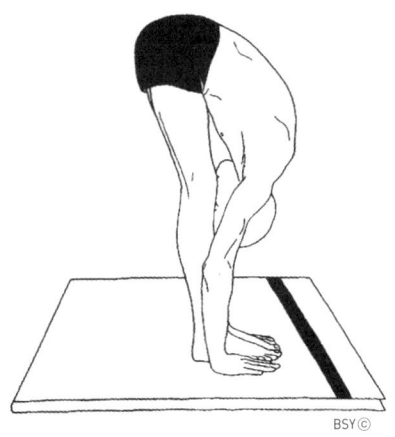

자세 3 : 손발 자세(Padahastasana)
　　손바닥 또는 손가락이 발 옆 바닥에 닿을 때까지 앞으로 숙인다.
　　이마를 무릎에 대려고 노력한다.
　　무리하지 않는다.
　　무릎을 곧게 편다.
호흡 : 앞으로 숙이면서 내쉰다.
　　최종자세에서 폐로부터 최대의 공기 양을 배출하도록 복부를 수축하려고 노력한다.
의식 : 육체 – 골반 부위에.
　　정신 – 스와디스타나 차끄라.
만뜨라 : 옴 수리아야 나마하Om Suryaya Namaha, 행동을 일으키는 분에게 경배.
금기 : 등에 질환이 있는 사람은 전굴을 완전히 해서는 안 된다. 등이 다리와 90°를 이룰 때까지 또는 편안한 한 깊게 숙이면서, 척추를 곧게 편 채 고관절에서부터 숙인다.
효과 : 이 자세는 위장이나 복부질환을 제거하거나 예방하는 데 유익하다. 복부 부위 과체중을 줄이고, 소화를 개선하며 변비를 제거하는 데 도움이 된다. 혈액순환을 개선하고 척추를 유연하게 하며 척추신경을 정상화한다.

아쉬와 산찰라나아사나 ASHWA SANCHALANASANA

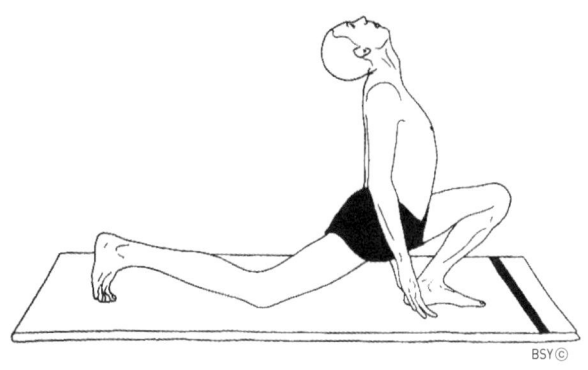

자세 4 : 승마 자세(Ashwa Sanchalanasana)
　　　손바닥을 발 옆 바닥에 짚는다.
　　　오른 다리를 가능한 한 멀리 뒤로 편다.
　　　동시에, 같은 자세에서 왼발을 바닥에 댄 채 왼다리를 구부린다. 팔을 곧게 편다.
　　　최종자세에서, 체중은 양손, 왼발, 오른 무릎 그리고 오른발가락에 의해 지탱된다.
　　　머리는 뒤로 젖히고 등은 아치를 이루며 미간센터 위쪽을 향해서 내부를 응시한다.
호흡 : 오른다리를 뒤로 펴면서 들이쉰다.
의식 : 육체 – 대퇴부에서 가슴까지 펴지는 데에 그리고 미간센터에.
　　　정신 – 아갸 차끄라.
만뜨라 : 옴 바나베 나마하Om Bhanave Namaha, 밝게 비추는 분에게 경배.
효과 : 이 자세는 복부기관을 마사지하고 그들의 기능을 개선하며, 다리 근육을 강하게 하고 신경계의 균형을 가져다준다.
수련 참고 : 최종자세에서 처음에는 손바닥을 바닥에 댄다. 나중에 더 숙련된 수련자는 손가락 끝을 바닥에 댄다.

빠르바따아사나 PARVATASANA

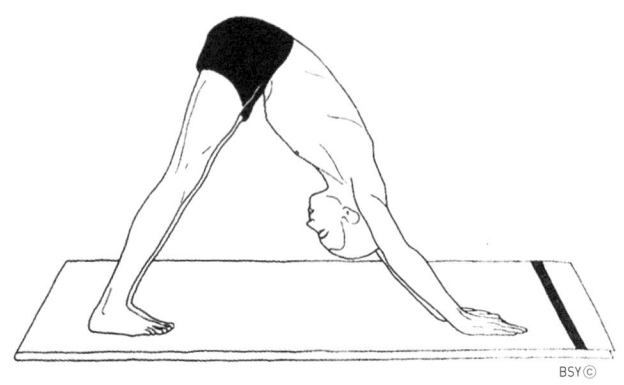

자세 5 : 산 자세(Parvatasana)
    오른발 옆으로 왼발을 뒤로 뺀다.
    동시에, 엉덩이를 들고 머리를 팔 사이로 내려서 등과 다리가 2등변 삼각형이 되게 한다.
    최종자세에서 다리와 팔은 일직선이 되게 한다.
    최종자세에서 뒤꿈치를 바닥에 대려고 노력하고 머리는 무릎 쪽을 향한다.
    무리하지 않는다.
호흡 : 왼다리를 뒤로 빼면서 내쉰다.
의식 : 육체 - 엉덩이가 이완되는 데에 또는 목 부위에.
      정신 - 비슛디 차끄라.
만뜨라 : 옴 카가야 나마하Om Khagaya Namaha, 하늘로 빨리 날아가게 하는 분에게 경배.
효과 : 이 자세는 팔과 다리의 근육과 신경을 강화한다. 척추신경이 정상화되고 견갑골 사이의 흉추의 순환이 특히 자극된다.

아쉬땅가 나마스까라 ASHTANGA NAMASKARA

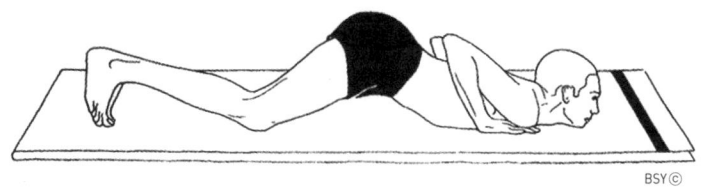

자세 6 : 8부분 또는 점에 경배(Ashtanga Namaskara)
무릎, 가슴, 턱을 바닥으로 내린다.
최종자세에서 발가락, 무릎, 가슴, 손, 턱만 바닥에 댄다. 무릎, 가슴 그리고 턱을 동시에 바닥에 댄다. 이것이 불가능하면, 먼저 무릎을 내리고, 다음에 가슴, 마지막으로 턱을 댄다.
엉덩이와 고관절, 복부는 들어올린다.

호흡 : 이 자세에서 숨 내쉰 상태를 유지한다. 숨 쉬지 않는다.
의식 : 육체 – 복부부위에.
정신 – 마니뿌라 차끄라.
만뜨라 : 옴 뿌쉬네 나마하Om Pushne Namaha, 강함을 주는 분에게 경배.
효과 : 이 자세는 다리와 팔 근육을 강하게 하고, 가슴을 발달시키며 견갑골 사이의 척추 부위를 자극한다.

부장가아사나 BHUJANGASANA

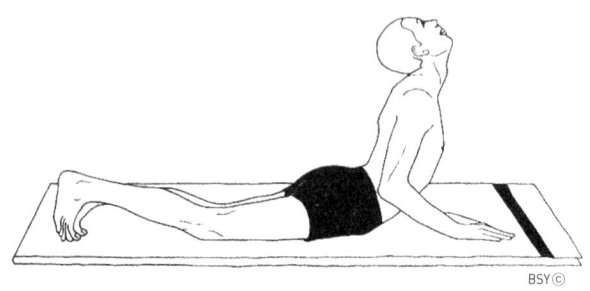

자세 7 : 코브라 자세(Bhujangasana)

　　엉덩이와 고관절을 바닥으로 내린다.
　　팔꿈치를 펴면서 코브라 자세로 등을 아치로 하고 가슴을 앞으로 내민다.
　　머리를 뒤로 젖히고 곧바로 미간센터 위쪽을 응시한다.
　　대퇴부와 고관절을 바닥에 대고 팔로 몸통을 지탱한다.
　　척추가 아주 부드럽지 않다면 팔을 약간 구부린다.

호흡 : 몸통을 들어 올리고 등을 아치로 하면서 들이쉰다.
의식 : 육체 – 척추의 이완에.
　　　　 정신 – 스와디스타나 차끄라.
만뜨라 : 옴 히란야 가르바야 나마하Om Hiranya Garbhaya Namaha, 금빛의 우주적 자아에게 경배.
효과 : 이 자세는 척추를 부드럽게 하고, 등 부위의 순환을 개선하고 척추신경을 정상화한다. 생식기관을 정상화하며, 소화를 자극하고 변비를 완화시킨다. 또한 간을 정상화하고 신장과 부신을 마사지한다.

자세 8 : 산 자세(Parvatasana)

이 단계는 자세 5의 반복이다.
부장가아사나에서 빠르바따아사나를 취한다.
자세 7에서 손과 발을 움직이지 않는다.
엉덩이를 들고 뒤꿈치를 바닥으로 내린다.

호흡 : 엉덩이를 들면서 내쉰다.
의식 : 육체 - 고관절을 이완하는 데에 또는 목 부위에.
  정신 - 비슛디 차끄라.
만뜨라 : 옴 마리차예 나마하Om Marichaye Namaha, 새벽의 신에게 경배.

자세 9 : 승마 자세(Ashwa Sanchalanasana)

이 단계는 자세 4와 같다.
손바닥을 바닥에 댄다.
왼다리를 구부려서 왼발을 손 사이로 가져간다.
동시에, 오른 무릎을 내려서 바닥에 닿게 하고 골반을 앞으로 내민다.
머리를 뒤로 젖혀서, 등을 아치로 하고 미간센터를 응시한다.

호흡 : 자세를 취하면서 들이쉰다.
의식 : 육체 - 대퇴부에서 가슴까지 펴지는 데에 그리고 미간센터에.
  정신 - 아갸 차끄라.
만뜨라 : 옴 아디띠아야 나마하Om Adityaya Namaha, 우주적 어머니인 아디띠Aditi의 아들에게 경배.

자세 10 : 손발 자세(Padahastasana)

이 자세는 자세 3의 반복이다.
왼발에 이어서 오른발을 앞으로 가져간다.
두 무릎을 곧게 편다.
무리하지 않고 머리를 가능한 한 무릎 가까이 가져간다.

호흡 : 동작을 취하면서 내쉰다.
의식 : 육체 - 골반부위에.

정신 – 스와디스타나 차끄라.
만뜨라 : 옴 사비뜨레 나마하Om Savitre Namaha, 창조의 신에게 경배.

자세 11 : 손들기 자세(Hasta Utthanasana)
이 단계는 자세 2의 반복이다.
몸통을 들어 올리고 머리 위로 팔을 뻗는다.
팔을 어깨 넓이로 벌린다.
머리, 팔 그리고 상체를 뒤로 젖힌다.
호흡 : 몸을 펴면서 들이쉰다.
의식 : 육체 – 복부가 늘어나는 데에 그리고 폐가 확장하는 데에.
정신 – 비슛디 차끄라.
만뜨라 : 옴 아르까야 나마하Om Arkaya Namaha, 찬미받기 적합한 분에게 경배.

자세 12 : 기도 자세(Pranamasana)
이것은 최종자세로 자세 1과 같다.
가슴 앞에 합장한다.
호흡 : 최종자세를 취하면서 내쉰다.
의식 : 육체 – 가슴부위에.
정신 – 아나하따 차끄라.
만뜨라 : 옴 바스까라야 나마하Om Bhaskaraya Namaha, 깨달음으로 이끄는 분에게 경배.

자세 13~24 : 수리아 나마스까라의 12자세는 두 번을 수련해야 완전한 1회이다. 자세 1에서 12는 반회를 구성한다. 나머지 절반은 2가지 자세의 작은 변화로 반복된다.
1) 자세 16에서, 오른발을 뒤로 펴는 대신에, 왼발을 뒤로 편다.
2) 자세 21에서, 오른다리를 구부려서 손 사이에 오른발을 놓는다.

마무리 : 각 반 회를 완료하고, 팔을 옆으로 내려서, 몸을 이완하고 호흡이 정상으로 돌아올 때까지 이완과 호흡에 집중한다. 수리아 나마스까라를 완료한 후에, 몇 분 동안 샤바아사나를 취한다. 심장박동과 호흡을 정상으로 되돌리고 모든 근육을 이완시킨다.

수련 참고 : 자세 4와 관련해서, 일반적인 또는 치료목적으로 수리아 나마스까라를 수련할 때, 위에 묘사한 것처럼 삥갈라 나디를 활성화시키기 위해 오른다리를 먼저 뒤로 빼는 것으로 시작한다. 만약 마음의 집중이나 명상적인 효과를 더욱 바라는 경우에는 이다 나디의 활성화를 위해 왼다리를 먼저 뒤로 뺀다.

비짜 만뜨라 : 태양의 12이름 대신에, 비짜 만뜨라beeja mantra(씨앗 음절)가 있다. 비짜 만뜨라 낱말 하나하나에 의미는 없지만 몸과 마음 내부에 강력한 진동에너지를 유발한다. 비짜 만뜨라의 숫자는 6이고, 수리아 나마스까라의 완전한 1회를 하는 동안 순서에 따라서 연속적으로 4번 반복된다.

1. 옴 흐람Om Hraam   4. 옴 흐라임Om Hraim
2. 옴 흐림Om Hreem   5. 옴 흐라움Om Hraum
3. 옴 흐룸Om Hroom   6. 옴 흐라흐Om Hrah

수리아 나마스까라를 수련할 때 태양 만뜨라를 반복하기에 너무 빠르면, 비짜 만뜨라를 사용해도 된다.

횟수 : 영적인 효과를 위해서, 3~12회를 서서히 수련한다. 육체적인 효과를 위해서, 3~12회를 더 빨리 수련한다. 초보자는 2, 3회에서 시작해서 피로를 피하기 위해 몇 주마다 1회를 추가한다. 고급 수련자는 더 많은 횟수를 수련해도 되지만, 항상 무리하지 않도록 한다. 특별한 경우에, 전문가의 지도하에서만 정화를 위해서 108회를 매일 수련할 수 있다.

순서 : 수리아 나마스까라는 이상적으로 다른 아사나 전에 수련한다.

금기 : 만약 열병, 급성 염증, 부스럼, 발진이 발생 시 수리아 나마스까라의 수련을 즉시 그만둔다. 이러한 수련이 몸의 과도한 독소를 발달시킬 수 있기 때문이다. 독소가 제거될 때, 수련을 다시 시작해도 된다.

수리아 나마스까라는 고혈압, 관상동맥질환 또는 허약한 심장이나 혈관계에 과도한 자극이나 손상으로 뇌졸중을 겪고 있는 사람은 수련해서는 안된다. 탈장이나 장결핵인 경우도 또한 피한다.

등의 질환이 있는 사람은 이 수련을 하기 전에 전문의사와 상담한다. 이 수련으로 등의 질환이 완화되었을지라도, 추간판 탈출증과 좌골신경통 같은 질환은 대체 아사나 프로그램으로 더 잘 관리된다.

월경기간 중에는 이 수련을 피한다. 만약 해가 없다면, 월경시작 이후나 그 기간이 끝날 무렵에 수련을 다시 시작해도 된다. 임신 중에는 12주가 시작될 때까지는 주의해서 수련한다. 출산 후에는, 자궁근육의 재정상화를 위해서 분만 후 대략 40일이 되었을 때 수련한다.

일반적 효과 : 수리아 나마스까라 수련은 전체적으로 대단히 많은 효과가 있다. 내분비계, 순환계, 호흡기계 그리고 소화기계를 포함하는 몸의 전 시스템을 자극하고 조화롭게 한다. 송과선과 시상하부에 영향을 미쳐서 송과선의 퇴화와 석회화를 막는데 도움이 된다. 이것은 아이의 성장에서 유년기와 청년기 사이의 과도기를 조화롭게 한다. 수련자는 가능한 한 호흡을 깊고 리드미컬하게 하면서, 매일 최소한 몇 분 동안 수리아 나마스까라의 육체적 동작과 호흡을 일치시키도록 한다. 산소와 결합한 혈액이 뇌에 신선함을 줘서 마음의 명쾌함을 증가시키고, 폐에서 이산화탄소를 제거하고 신선한 산소를 유입시킨다.

결론적으로, 수리아 나마스까라는 자각을 증가시키고 건강과 행복을 주는 이상적인 수련이다.

참고 : 이 수련에 대한 더 많은 정보는 비하르 요가학교의 출판물 《Surya Namaskara : A Technique of Solar Revitalization》을 보라.

찬드라 나마스까라
Chandra Namaskara

달에 대한 경배

찬드라chandra란 단어는 '달'을 뜻한다. 스스로는 빛이 없고 태양의 빛을 반사하는 달처럼, 찬드라 나마스까라의 수련은 수리아 나마스까라의 반영이다. 아사나의 순서는 아쉬와 산찰라나아사나(승마자세) 후에 아르다 찬드라아사나(반달자세)를 행하는 것을 제외하고는 수리아 나마스까라와 같다. 이 자세는 수련의 다른 차원에 덧붙여서 균형과 집중력을 발달시킨다.

수리아 나마스까라의 12자세가 1년의 12궁도 또는 태양의 모습과 관련이 있는데 반해서, 찬드라 나마스까라의 14자세는 달의 14모습과 관련된다. 음력으로 보름달이 되기 전 14일은 수끌라 빡샤sukla paksha(밝은 2주)로 알려져 있고, 보름달 이후의 14일은 끄리슈나 빡샤krishna paksha(어두운 2주)로 알려져 있다. 각 날에 대한 이름은 각 아사나에 소개되어 있고 달 주기의 시기를 배우는 원리로 사용된다. (더 자세한 것은 비하르 요가학교 출판물《스와라 요가 : 뇌 호흡의 딴뜨라적인 과학》을 보라)

달 에너지는 이다 나디로 흐른다. 그것은 시원하게 하고, 이완시키며 창조적 성질을 갖는다. 이다는 소극적이고, 내향적이며 여성스럽고 의식과 관련해서 정신적인 힘이다. 마찬가지로, 달 만뜨라는 이러한 수련을 성스러움의 여성적 또는 음적인 측면인 데비Devi를 찬미하는 것으로 돌린다.

특별한 한 자세를 제외하고 둘이 같은 자세이므로, 찬드라 나마스까라를 행하기 전에 수리아 나마스까라를 배우는 것이 바람직하다. 찬드라 나마스까라에서 아르다 찬드라아사나의 삽입은 첫 반회의 자세 5와 11에서, 나머지 반회의 자세 19와 25에서 첨가한다.

수련시간 : 찬드라 나마스까라는 밤 특히 달을 볼 수 있을 때, 또는 보름달일 때의 새벽에 수련하는 것이 가장 좋다. 달의 모습이 바뀔 때 전해지는 다양한

경험을 자각한다. 밤에 수련할 때 위장이 텅 비어있도록 한다.

준비 : 찬드라 나마스까라를 시작하기 전에, 잠시 동안 몸과 마음을 준비하도록 한다.

눈을 감고 팔을 옆에 둔 채, 발을 붙이고 바른 자세로 선다. 체중은 양발에 고루 분배되도록 한다. 만약 필요하다면 자세를 조정한다. 몸이 이완됨에 따라 자연스러운 움직임을 주시하도록 노력한다.

점진적으로 각 마시기와 내쉬기의 자연스런 호흡의 흐름을 더욱 자각한다. 그리고 나서 호흡의 리듬과 몸의 움직임의 의식을 결합시킨다. 잠시 동안 이러한 의식을 유지한다.

호흡으로부터 의식을 서서히 거둬들여서 브루마디아 $bhrumadhya$(눈썹사이의 공간)를 자각한다. 이 공간 안에, 일렁이는 바다위의 맑은 밤하늘에 밝게 빛나는 보름달을 마음속에 떠올린다. 달의 완전한 영상이 깊은 물에 투과되고 달빛의 서늘한 영상이 파도가 일렁임에 따라 그 표면을 비춘다. 그 영상을 선명하게 바라보고 몸과 마음에 나타나는 어떤 느낌이나 감각을 자각하도록 한다.

시각화한 것을 서서히 사라지게 하고 서있는 전신을 다시 자각한다.

수련 : 육체 수련의 아사나 순서는 수리아 나마스까라와 같다. 그러나 또다른 아사나가 하나 있다. 반달자세의 찬드라 아사나로 이는 예비의 시각화에 의해 세워진 달의 에너지와의 관계가 강조된다. 또한 찬드라 나마스까라에서 달 에너지와 관련된 만뜨라의 반복으로 각 아사나의 힘은 미묘하게 변한다.

찬드라 나마스까라에서 14자세의 순서는 앞서 말했듯, 자세 4 아쉬와 산찰라나아사나에서 자세 5 아르다 찬드라아사나로 이동한다. 이 자세는 자세 11에서 반복한다.

아르다 찬드라아사나 ARDHA CHANDRASANA

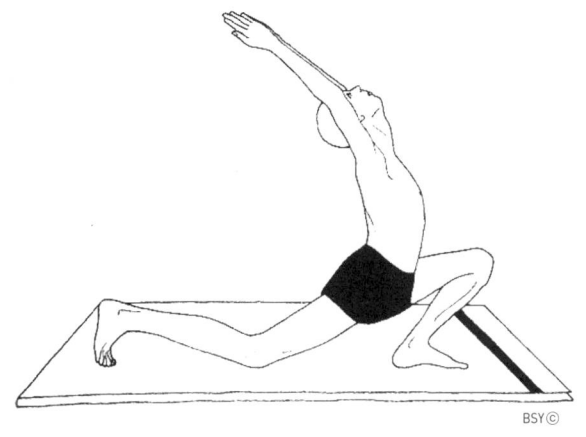

자세 5 : 반달 자세(Ardha Chandrasana)

균형을 유지하고, 손을 들어 올려 나마스까라 무드라로 가슴 앞에 합장한다. 합장한 채 두 팔을 머리 위로 뻗는다. 등을 아치를 만들어서 위를 보고, 턱을 가능한 한 높이 들어올린다.

초승달처럼 손끝에서부터 발끝까지 부드러운 곡선을 이루도록 한다.

잠시 동안 자세를 유지한다.

나마스까라 무드라로 가슴 앞으로 손을 내리고, 다시 손을 떼서 자세 4처럼 왼발 옆에 각각 손을 놓는다.

호흡 : 팔을 들어올리고, 등을 아치를 만들고 머리를 뒤로 젖히면서 깊게 마신다. 팔을 내리면서 숨을 내부에 참거나 팔을 내리면서 내쉬기 시작한다.

의식 : 육체 – 부드럽게 조절된 움직임과 균형 잡는 데에.

       정신 – 스와디스타나 차끄라.

효과 : 이 수련은 균형감각을 발달시키고 몸의 앞쪽을 잘 늘여준다.

찬드라 나마스까라 CHANDRA NAMASKARA

첫 번째 날 : 쁘라타마Prathama
자세 1 : 쁘라나마아사나Pranamasana(기도 자세)
만뜨라 : 옴 까메스바르야이 나마하Om Kamesvaryai Namaha, 욕망을 충족시키는 그녀에게 경배.

두 번째 날 : 드위띠야Dwitiya
자세 2 : 하스따 웃타나아사나Hsata Uttanasana(손들기 자세)
만뜨라 : 옴 바가말리냐이 나마하Om Bhagamalinyai Namaha, 번영의 화관을 쓴 그녀에게 경배.

세 번째 날 : 뜨리띠야Tritiya
자세 3 : 빠다하스따아사나Padahastasana(손발 자세)
만뜨라 : 옴 니뜨야끌린나야이 나마하Om Nityaklinnayai Namaha, 언제나 정다운 그녀에게 경배.

네 번째 날 : 차뚜르티Chaturthi
자세 4 : 아쉬와 산찰라나아사나Ashwa Sanchalanasana(승마 자세)
만뜨라 : 옴 베룬다야이 나마하Om Bherundayai Namaha, 잔혹한 그녀에게 경배.

다섯 번째 날 : 빤차미Panchami
자세 5 : 아르다 찬드라아사나Ardha Chandrasana(반달 자세)
만뜨라 : 옴 바흐니바시냐이 나마하Om Vahnivasinyai Namaha, 불에 거주하는 그녀에게 경배.

여섯 번째 날 : 샤스따미Shastami
자세 6 : 빠르바따아사나Parvatasana(산 자세)
만뜨라 : 옴 바즈레쉬바르야이 나마하Om Vajreshvaryai Namaha, 번개vajra를 가지고 있고, 다이아몬드로 장식한 그녀에게 경배.

일곱 번째 날 : 삽따미Saptami
자세 7 : 아쉬땅가 나마스까라Ashitanga Namaskara(8부분 경배)
만뜨라 : 옴 두뜨야이 나마하Om Dutyai Namaha, 쉬바Shiva의 전달자인 그녀에게 경배.

여덟 번째 날 : 아쉬따미Ashtami
자세 8 : 부장가아사나Bhujangasana(코브라 자세)
만뜨라 : 옴 뜨바리따야이 나마하Om Tvaritayai Namaha, 재빠른 그녀에게 경배.

아홉 번째 날 : 나바미Navami
자세 9 : 빠르바따아사나Parvatasana(산 자세)
만뜨라 : 옴 꿀라순다르야이 나마하Om Kulasundaryai Namaha, 정숙하고 품위 있으며 매력적인 그녀에게 경배.

열 번째 날 : 다샤미Dashami
자세 10 : 아쉬와 산찰라나아사나Ashwa Sanchalanasana(승마 자세)
만뜨라 : 옴 니뜨야야이 나마하Om Nityayai Namaha, 영원한 그녀에게 경배.

열한 번째 날 : 에까다쉬Ekadashi
자세 11 : 아르다 찬드라아사나Ardha Chandrasana(반달 자세)
만뜨라 : 옴 닐라빠따끼냐이 나마하Om Nilapatakinyai Namaha, 푸른 깃발로 장식한 그녀에게 경배.

열두 번째 날 : 드와다쉬Dwadashi
자세 12 : 빠다하스따아사나Padahastasana(손발 자세)
만뜨라 : 옴 비자야야이 나마하Om Vijayayai Namaha, 언제나 승리를 거두는 그녀에게 경배.

열세 번째 날 : 뜨리아오다쉬Tryaodashi
자세 13 : 하스따 웃타나아사나Hasta Utthanasana(손들기 자세)
만뜨라 : 옴 사르바망갈라야이 나마하Om Sarvamangalayai Namaha, 모든 훌륭한 행운의 원천인 그녀에게 경배.

열네 번째 날 : 차뚜르다쉬Chaturdashi
자세 14 : 쁘라나마아사나Pranamasana(기도 자세)
만뜨라 : 옴 즈발라말리냐이 나마하Om Jvalamalinyai Namaha, 순간적인 불꽃으로 휘감은 그녀에게 경배.

자세 15~28 : 자세 1~14는 첫 반회의 형태이고 자세 15~28은 두 번째의 형태이다. 두 번째 반회에서 같은 자세를 아래의 변화된 내용으로 반복한다.

1) 자세 18 아쉬와 산찰라나아사나에서 오른 발을 뒤로 뻗는 대신에, 왼 다리를 먼저 뒤로 뻗는다.
2) 자세 24에서 같은 자세로, 왼 무릎을 구부리고 오른발을 손 사이로 가져간다.
1회를 완료한 후에 이 단계에서 다리 자세를 완전히 교차하여 신체의 균형 잡힌 효과를 나타낸다.

마무리 : 바라는 횟수를 완료한 후에, 눈을 감고 손을 몸 옆에 두고 바르게 서서, 몸이 안정될 때까지 일렁이는 바다위에서 보름달이 빛나는 것을 다시 마음속에 떠올린다. 샤바아사나로 이완한다.

횟수 : 영적인 효과를 위해서 3~7회를 서서히 수련한다.
육체적 효과를 위해서는 3~12회보다 빨리 수련한다.
자세 4에서 이다 나디의 활성화를 위해 왼다리를 먼저 뒤로 뺀다.

의식 : 육체 – 호흡과 함께 일어나는 동작에 그리고 각 자세를 유지하는 동안 이미 언급한 몸의 다양한 부위에.
정신 – 호흡과 동작을 조정하는 데에 그리고 각 자세를 유지하는 동안 적당한 차끄라에.

순서 : 찬드라 나마스까라는 다른 아사나 전에 수련하는 것이 이상적이다.

다른 세부사항 : 수리아 나마스까라에 주어진 것처럼.

변형 : 찬드라 나마스까라와 수리아 나마스까라 수련에서 어떤 사람들은 아쉬땅가 나마스까라 자세로 또 이어서 부장가아사나로 이동하기를 아주 어려워하는 경우가 있다. 아래의 변형이 대안이다.

변형 1 : 아쉬땅가 나마스까라를 행하는 대신에, 무릎을 바닥에 대서 샤샹까아사나를 행한다. 그리고 엉덩이를 약간 들어 올리고 바닥위로 몸을 미끄러져가서 부장가아사나로 이동한다.

변형 2 : 이것은 노인들과 이러한 자세들이 요구하는 범위로 척추를 구부릴 수 없는 사람들에게 적합한 아쉬땅가 나마스까라와 부장가아사나의 부드러운 대안이다. 아쉬땅가 나마스까라 대신에 고양이 기지개 자세(marjari-asana)로 무릎을 바닥에 댄다.
부장가아사나 대신에, 고관절을 앞으로 이동해서 바닥에 대고 다리를 곧게 편다. 몸을 지탱하기 위해 필요하다면 팔을 곧게 편다. 가슴을 앞으로 이동하고 편안한 한 멀리 머리를 뒤로 젖힌다.

아사나
Asana

중급 그룹

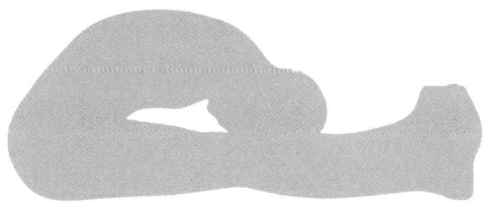

빠드마아사나 그룹

이 그룹의 아사나는 조금의 어려움이나 긴장 없이 빠드마아사나로 앉을 수 있는 사람만이 수련해야 한다. 명상 아사나 장에 주어진 명상 준비자세의 수련으로 신체가 이러한 것들을 할 수 있도록 서서히 수련한다.

이 장의 아사나들은 육체와 감정, 정신적인 장애를 제거하고, 몸의 에너지 센터를 일깨우는데 도움이 되며 평안을 가져온다. 고급 명상수련이 요구됨에 따라 장시간 동안 빠드마아사나로 앉아있을 수 있는 능력을 키운다.

요가무드라아사나 YOGAMUDRASANA

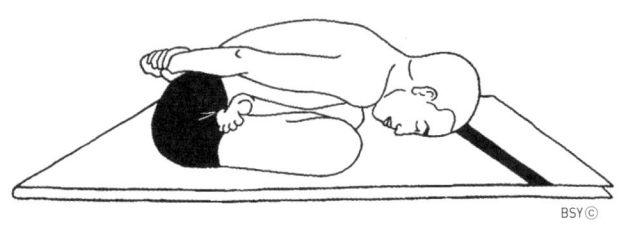

영적 합일 자세(Yogamudrasana)
1. 연꽃자세(padmasana)로 앉아 눈을 감는다.
2. 잠시 몸을 이완하고 호흡을 정상적으로 한다.
3. 한 손으로 다른 손목을 등 뒤에서 잡는다.
4. 숨을 깊게 들이쉰다.
5. 내쉬면서 척추를 바르게 세운 채 앞으로 숙인다.
6. 이마를 바닥으로 또는 가능하면 가까이 가져간다.
7. 최종자세에서 전신을 이완하고, 깊고 서서히 호흡한다.
8. 발뒤꿈치가 복부를 압박하는 것을 의식한다.
9. 편한 상태로 오랫동안 최종자세를 유지한다.
10. 취한 자세에 힘을 가해서 등, 발목, 무릎, 대퇴부 등에 무리가 가지 않도록 한다.
11. 서서히 시작자세로 돌아온다.
12. 다리를 바꿔 교차시키고 자세를 반복한다.

호흡 : 시작자세에서 깊고 서서히 들이쉰다.
앞으로 숙이면서 내쉰다.
최종자세에서 깊고 서서히 호흡한다.
시작자세로 돌아오면서 들이쉰다.

지속 시간 : 최종자세를 1분 또는 2분 동안 유지하려고 노력한다.
만약 짧은 시간조차 최종자세로 머무르기 어렵다면, 몇 차례 아사나를

반복한다.
의식 : 육체 - 척추, 복부, 호흡과정에.
　　　　정신 - 마니뿌라 차끄라.
순서 : 이상적으로는 물고기자세(matsyasana, 다리를 펴고), 낙타자세(ushtrasana), 코브라자세(bhujangasana)와 같은 후굴 아사나에 이어서 또는 미리 행한다.
금기 : 심각한 눈, 심장, 척추 질환이나 수술한지 얼마 안 되었거나 분만 이후의 사람들은 이 아사나를 해서는 안된다.
효과 : 복부기관을 마사지하고 변비와 소화불량을 포함하여 몸의 이 부위와 관련된 많은 질환을 제거하는데 탁월한 자세이다. 척추를 늘여줘서 척추사이의 공간에서 빠져나온 척추신경을 부드럽게 정상화해서, 일반적인 건강에 좋다. 요가무드라아사나는 마니뿌라 차끄라를 각성시키는데 효과적이다.

변형 1 : 초급
이 변형은 최종자세를 가만히 유지하는 대신에, 몸을 여러 차례 위로 올리기와 내리기를 제외하면 기본적인 행법과 같은 방법을 따른다.
경직되어 있고 이마를 바닥에 댈 수 없는 사람들에게 특히 효과적이다.
호흡과 함께 움직임이 동시에 일어나게 한다.

변형 2 : 고급 수행자
이 행법은 이마를 바닥에 쉽게 댈 수 있는 사람만 수련해야 한다. 기본적인 행법에서 묘사된 것처럼 요가무드라아사나를 행한다.
몸을 고요히 하고 숨을 들이쉰다.
숨 내쉬면서, 몸에서 턱을 밀어내어 바닥에 대려고 노력한다.
이 수련은 숨 마신채로 몸을 고요히 하고 숨 내쉬며 턱을 앞으로 내밀기를 2~3회 반복해도 된다.
무리하지 않는다. 전신을 이완하고, 호흡을 깊고 서서히 하면서 최종자세를 유지한다. 숨 마시면서 시작자세로 돌아온다.

효과 : 변형 2는 척추를 더욱 펴지고 길어지게 한다.

변형 3 : 복부 마사지의 극대화
이 방법은 손 자세를 제외하고는 기본 행법과 같다.
주먹을 쥐고 손목을 위로해서 위를 향한 발뒤꿈치의 겹쳐진 상부에 손을 놓는다. 주먹이 갈비뼈 바로 아래, 복부의 부드러운 부분에 맞닿게 한다. 기본 수련과 마찬가지로 계속한다.

효과 : 이 변형은 다른 변형처럼 등이 많이 펴지지 않을지라도 복부에 강한 압박을 준다. 가스 참과 변비, 다른 복부질환에 효과적이다.

마쯔야아사나 MATSYASANA

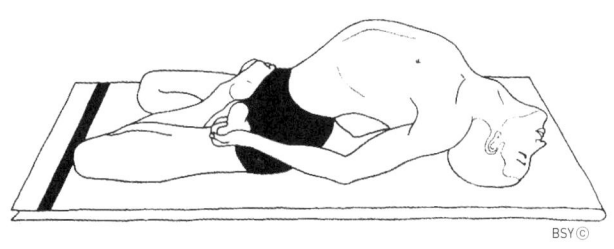

물고기 자세(Matsyasana)

1. 연꽃자세(padmasana)로 앉고 전신을 이완한다.
2. 팔과 팔꿈치로 몸을 지탱하면서 조심스럽게 후굴한다. 가슴을 약간 들어 올려 머리를 뒤로 젖히고 머리 정수리를 바닥으로 내린다.
3. 엄지발가락을 잡고 팔꿈치를 바닥에 댄다.
4. 머리의 자세를 조정하고 등이 최대의 아치가 되게 한다.
5. 팔과 전신을 이완하고, 머리 · 엉덩이 · 다리로 몸무게를 지탱한다. 눈을 감고 깊고 서서히 호흡한다.
6. 시작자세로 돌아오기 위해 반대순서로 움직인다.
7. 반대로 다리를 교차시켜서 자세를 반복한다.

지속 시간 : 최종자세를 5분까지 실행해도 된다. 그러나 일반적인 건강측면에서는 1~3분이면 충분하다.

호흡 : 최종자세에서 호흡을 깊고 서서히 행한다.

의식 : 육체 – 복부, 가슴, 호흡에.
정신 – 마니뿌라, 아나하따 차끄라.
순서 : 목을 반대방향으로 늘여주고, 근육의 긴장을 풀어주기 때문에 쟁기자세(halasana) 또는 어깨서기자세(sarvangasana)가 이상적인 대응자세이다.
금기 : 심장병, 위궤양, 탈장, 척추 질환이나 심각한 질병을 겪고 있는 사람은 이 아사나를 해서는 안된다. 임산부도 또한 수련하면 안된다.
효과 : 이 아사나는 장과 복부기관을 늘여주고 모든 복부질환에 효과적이다. 변비제거를 위해, 물을 3잔 마시고 이 아사나를 수련한다. 그것은 또한 염증과 출혈이 있는 치질을 완화시켜 준다.
이 수련은 깊은 호흡을 촉진해서 천식과 기관지염에 아주 좋다. 척추의 정체된 혈액을 재순환시키고, 요통과 경부척추염을 완화시킨다.
골반부위는 잘 늘어나고 발이 대퇴부를 압박하여 다리의 혈액순환이 매우 줄어들어 골반부위로 전환된다. 생식기계의 질환을 예방하고 제거하는데 도움이 된다.
최종자세에서 시뜨까리 쁘라나야마를 실행하면 목소리는 달콤하고 안정되며 아픈 목과 편도선염을 덜어준다. 젊음과 생명력이 증가된다.
수련 참고 : 최종자세에서 팔을 사용하여 몸을 서서히 들어 올리고 내리는 것이 중요하다.
척추는 다치기 쉽기 때문에 움직임은 통제되고 주의해서 행해야 한다.

참고 : 이 아사나에서 다리를 접은 모습은, 신체의 나머지가 물고기의 몸과 머리를 표현한다고 봤을 때, 물고기의 꼬리와 그 모양이 닮아있다. 하지만 '물고기자세' 라는 이름에 대한 또 다른 이유가 있다. 즉, 이 자세는 물에 떠있고자 할 때 아주 좋다. 다리의 위치가 신체의 무게 중심을 바꾸어 머리의 위치를 물 밖으로 올려주어 호흡을 용이하게 한다. 몸이 안정되고 움직이지 않게 됨에 따라 더욱 적은 노력으로 물에 뜰 수 있다.

변형 1 : 이 변형은 손 자세를 제외하고 기본 행법을 따른다.
양손을 깍지 낀다. 손을 머리 뒤로 가져가 손바닥을 벌려서 후두부에 놓는다.

변형 2 : 초보자

다리를 앞으로 펴고 앉는다.
반연꽃자세(ardha padmasana)로, 한 다리를 구부려서 발을 반대쪽 대퇴부 위에 놓는다.
다른 다리는 몸 앞에 곧게 펴놓는다.
팔꿈치로 지탱하면서 서서히 후굴하여, 머리 정수리를 바닥에 내려놓는다.
양손으로 구부린 다리의 발을 잡는다.
가능한 한 많이 뒤로 아치를 이룬다.
전신을 이완하고 눈을 감는다.
편안한 시간동안 최종자세를 유지하고 시작자세로 돌아온다.
다른 다리를 접어서 같은 자세를 반복한다.
대안으로써, 머리 정수리 대신에 후두부를 바닥에 댄다.

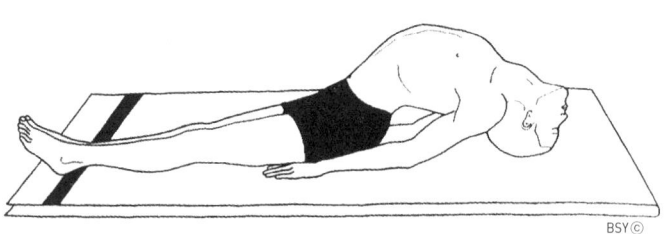

변형 3 : 초보자

몸 앞에 두 다리를 곧게 편다.
팔로 지탱하면서 뒤로 기대어 머리 정수리를 바닥에 댄다.
등을 아치를 만들고 양 손바닥을 대퇴부에 놓거나 바닥에 놓는다.
최종자세를 얼마간 유지한 후 시작자세로 돌아온다.

굽따 빠드마아사나 GUPTA PADMASANA

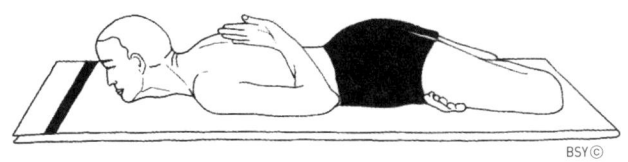

감춘 연꽃 자세(Gupta Padmasana)

1. 연꽃자세(padmasana)를 취한다.
2. 무릎 앞 바닥에 손을 짚는다. 팔에 의지해서, 엉덩이를 들고 무릎으로 선다.
3. 서서히 배를 바닥에 대고 엎드린다.
4. 턱 또는 한쪽 뺨을 바닥에 대고 손끝이 위를 향하게 등 뒤에서 합장한다.
5. 손가락은 함사 무드라hama mudra에서 처럼 위로 향하거나, 아래로 향하게 한다(이 수련을 위해서는 무드라편을 볼 것).
6. 만약 가능하다면, 가운데 손가락이 후두골 아래에 닿게 한다.
7. 눈을 감고 전신을 이완한다.
8. 시작자세로 돌아오고, 다리를 바꿔서 반복한다.

호흡 : 최종자세에서 정상적이고 자연스럽게.
지속 시간 : 편안한 한 오랫동안 자세를 유지한다.
의식 : 육체 – 전신과 마음의 이완에 그리고 호흡에.
　　　정신 – 아나하따 차끄라.
효과 : 척추 뒤쪽의 결함을 교정한다. 휴식이나 평화, 안정 그리고 감정의 조화를 이끌어내는 명상자세로서 활용된다.
수련 참고 : 완전한 이완을 위해, 팔을 펴고 손바닥을 위로 해서 몸통 옆 바닥에 놓아도 된다.

참고 : 산스끄리뜨 단어 굽따gupta는 '감춘'을 의미한다. 이 자세에서 발은 몸 아래에 감춰진다.

밧다 빠드마아사나 BADDHA PADMASANA

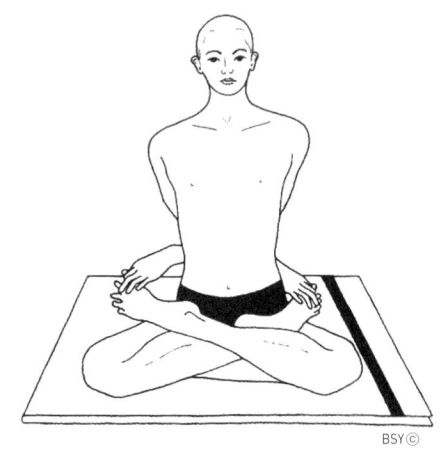

붙잡은 연꽃 자세(Baddha Padmasana)

1. 연꽃자세(padmasana)로 앉는다.
2. 두 팔을 등 뒤로 보내서 교차시킨다.
3. 내쉬고, 몸을 약간 앞으로 기울여서 오른손으로 오른 엄지발가락을, 왼손으로 왼 엄지발가락을 잡는다.
4. 편안한 한 오랫동안 최종자세를 유지한다.
5. 연꽃자세로 돌아오고, 다리를 바꿔서 수련을 반복한다.

호흡 : 최종자세에서 깊고 서서히 한다.
의식 : 육체 – 복부나 호흡과정에.
     정신 – 아나하따 차끄라.
순서 : 명상수련을 위한 훌륭한 준비 자세이다.
변형 : 밧다 빠드마아사나로 앉는다.
     깊게 들이쉬고 내쉬면서 요가무드라아사나로 앞으로 숙인다.
     숨을 여전히 내쉬고 멈춘 상태에서, 이마를 처음엔 오른 무릎에 그리고 왼 무릎에 댄다.

머리를 가운데로 되돌리고 마시는 숨에 바르게 앉은 자세로 돌아온다.
이 변형은 요가무드라아사나에서 행해도 된다.

효과 : 어깨, 팔, 척추의 통증을 완화시킨다. 발육이 부진한 아이들 가슴의 정상적 발달을 촉진한다. 변형은 모든 내장기관을 마사지해서 요가무드라아사나의 증가된 효과를 제공한다. 영적으로, 꾼달리니 각성과정에 활용된다.

롤라아사나 LOLASANA

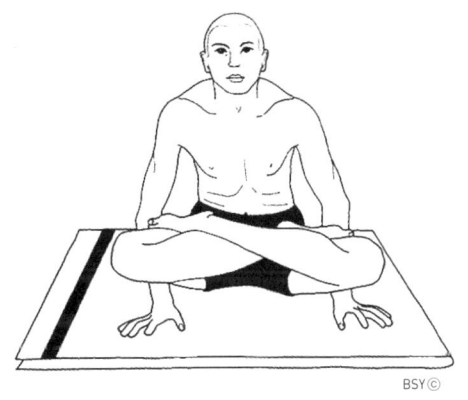

그네 자세(Lolasana)

1. 연꽃자세(padmasana)로 앉는다.
2. 대퇴부 옆 바닥에 손을 짚는다.
3. 깊게 들이쉬고, 오직 손으로 균형을 잡으면서, 바닥에서 전신을 들어올린다.
4. 숨을 참고, 팔 사이에서 앞뒤로 몸을 흔든다.
5. 내쉬고, 엉덩이와 다리를 바닥으로 내린다.
6. 앉은 자세에서 휴식을 취한다.
7. 다리를 바꿔서 반복한다.

호흡 : 바닥에서 몸을 들기 전에 들이쉰다.
들어 올리고 앞뒤로 흔드는 동안 멈춘다.
바닥으로 돌아오면서 내쉰다.
횟수 : 3~5회 수련한다.
의식 : 육체 – 호흡, 움직임 그리고 균형 유지에.
정신 – 아나하따 차끄라.
효과 : 팔, 손목, 어깨, 복부근육을 강하게 하고 가슴이 열린다. 조절과 조화, 민첩함을 키운다. 따단 끄리야(tadan kriya)를 위한 준비수련으로 탁월하다.

꾹꾸따아사나 KUKKUTASANA

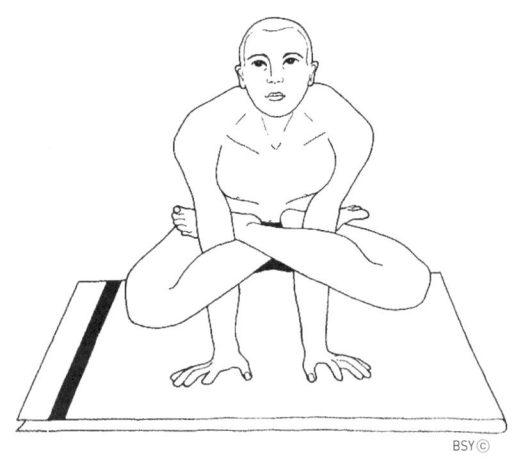

수탉 자세(Kukkutasana)
1. 연꽃자세(padmasana)로 앉는다. 손을 무릎 부근 대퇴부와 종아리 사이에 넣는다.
2. 점진적으로 다리를 통해 팔을 팔꿈치 위까지 집어넣는다.
3. 손가락 끝이 앞을 향하게 하고 손바닥을 바닥에 단단히 짚는다.

4. 머리를 바로 세우고 눈은 정면의 한 점에 고정하며, 오직 손으로 균형을 잡으면서 몸을 들어올린다.

5. 척추를 곧게 편다.

6. 가능한 한 오랫동안 최종자세를 유지한다.

7. 바닥으로 돌아오고 서서히 팔과 손, 다리를 푼다.

8. 다리를 바꿔서 반복 수련한다.

호흡 : 몸을 들어 올리면서 들이쉰다.

최종자세에서 자연스럽게 호흡한다.

내리면서 내쉰다.

의식 : 육체 – 콧구멍 호흡이나 균형유지에.

정신 – 물라다라 차끄라.

효과 : 이 아사나는 팔과 어깨 근육을 강화시키고 가슴을 펴준다. 다리를 유연하게 하고 균형감각과 안정성을 발달시킨다. 물라다라 차끄라를 자극하므로 꾼달리니를 일깨우는 과정에 활용된다.

수련 참고 : 팔과 손목은 몸을 지탱할 정도로 충분히 강해야 한다.

다리털이 많은 사람은 통증이나 어려움이 발생할 수 있다. 그것을 깎거나 오일을 활용한다.

가르바 삔다아사나 GHARBHA PINDASANA

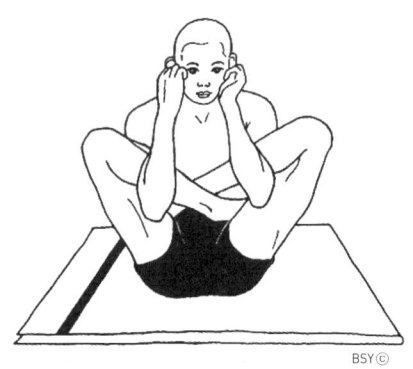

자궁 속 태아 자세(Garbha Pindasana)

1. 연꽃자세(padmasana)로 앉는다. 팔을 각각 대퇴부와 종아리 사이에 넣고 종아리 아래에서 팔꿈치를 구부린다.
2. 팔을 위로 구부려서 다리를 들어올린다. 귀를 잡고, 미저골로 전신의 균형을 잡는다.
3. 눈은 뜨거나 감는다.
4. 편안한 한 오랫동안 최종자세를 유지한다.
5. 귀에서 손을 떼고 다리를 내려 다리에서 팔을 서서히 푼다.
6. 다리를 바꿔서 교차시키고 반복 수련한다.
7. 이 자세는 등을 대고 누워서 행할 수 있다.

호흡 : 손을 귀에 가져가면서 내쉰다.
최종자세에서 자연스럽게 호흡한다.

의식 : 육체 - 균형유지 또는 호흡에.
정신 - 마니뿌라 차끄라.

효과 : 부신을 정상화하고 들뜬 마음을 진정시킨다. 일반적으로 신경성의 질환을 완화시키는데 도움이 된다. 그런데 통제 불능의 화가 치밀어 오른 사람은 그것을 하루 종일 수련해도 된다. 복부기관을 마사지하고 정상화하며, 소화열기를 자극해서 식욕을 증진시킨다. 균형감각을 발달시킨다.

똘랑굴라아사나 TOLANGULASANA

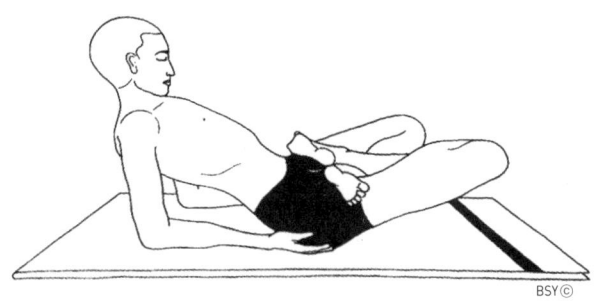

체중계 자세(Tolangulasana)
1. 연꽃자세(padmasana)로 앉는다.
2. 손과 팔꿈치로 움직임을 조정하면서, 서서히 그리고 조심스럽게 척추를 바닥으로 내린다.
3. 손바닥을 엉덩이 밑에 놓는다.
4. 몸통과 다리를 들어 올려서 전신이 엉덩이와 아래팔로만 지탱된다.
5. 잘란다라 반다를 행한다. 고급 수련자는 눌라 반다를 수련해도 된다 (이 수련은 반다를 참고한다).
6. 무리하지 않고 편안한 시간동안 최종자세를 유지한다. 몸을 서서히 바닥으로 내린다.
7. 5회 이상 반복한다.

호흡 : 들어 올린 자세에서 들이쉰다. 잘란다라 반다를 행하는 동안 숨을 참는다. 불편함이 유발되게 숨을 참지 않는다.
잘란다라 반다를 풀고 시작자세로 돌아오면서 내쉰다.

의식 : 육체 – 숨을 참는 데에.
정신 – 비슛디 차끄라.

효과 : 이 아사나는 복부기관을 정상화하고 어깨와 척추, 목을 강하게 한다. 가슴을 확장하고 발달시키며, 이완상태를 유발하며 과체중을 제거한다.

후굴 아사나

후굴 아사나는 몸을 세상 쪽으로 향하는 자세이다. 그들은 자극적이고 외향적이다. 그들은 가슴을 팽창하고 마시는 숨을 촉진하기 때문에, 삶을 포용하는 태도와 관련된다. 그들은 또한 중력에 대해 반대 방향으로 움직이는 역동적 자세이다. 따라서 그들을 행하기 위해서는 강함과 에너지가 필요하다.

어떤 사람들은 다른 사람의 호감을 사기 위해 후굴 하는 것으로 알려져 있고 이런 사람은 종종 육체적 차원에서 동등한 능력을 지니고 있다. 후굴하기가 어려운 사람은 사랑으로 그들 자신을 나누고 세상과 마주하기를 두려워할 수 있다. 이러한 통상적인 두려움은 본능적이거나 불쾌한 과거의 경험 때문이다. 이러한 심적인 경직은 자연스러움을 무디게 하고 외적인 성격에 해로운 영향을 미친다. 바로 그것이 뇌와 신경계를 거쳐 몸속으로 이동하여 '신체 갑주(甲冑, 갑옷과 투구)'라 불린다. 후굴 아사나는 이러한 신체 갑주를 해소한다. 그들의 영향은 정신과 심령체의 멀리 깊은 곳까지 다다라서 성격을 새롭게 하고 개조하는데 도움이 된다.

육체적 차원에서, 후굴 아사나는 복부근육을 펴주고 척추를 조절하는 근육을 정상화하고 강하게 하여, 추간판 탈출증과 다른 척추질환을 예방하는데 도움이 된다. 척추 부근 사이에서 빠져나오는 척추신경은 또한 정상화된다. 이와 같은 신경은 신체의 다른 모든 신경, 기관, 근육에 에너지를 공급함에 따라 전신에 유익한 영향을 미친다.

척주(脊柱)는 척추 뼈와 디스크를 '쌓아 올린 퇴적물'이다. 근육의 그룹들은 모두 척추를 따라서 뻗어 나오고, 모든 면에서 척추를 지탱하고 있고 덮고 있다. 모든 동작에 있어서, 곧고 일직선의 자세로 척추를 유지하는 것은 전적으로 균형 잡혀있고 보조적인 수축력과 근육의 정상적인 상태에 달려 있다. 근육은 그것 자체의 상태를 통해서 무의식적으로 조절된다.

잠재의식의 긴장과 '심리적 장애'는 종종 척추 근육의 긴장성 활동을 초래하여, 동일성의 조화 대신에 너무 단단하거나 너무 느슨한 영역이 생긴다. 최근 연구는 요통의 90%가 근육의 부조화에 기인한다는 것을 보여주었다. 이러한 부조화가 길어지게 되면 척주(脊柱)의 '쌓아 올린 퇴적물'은 정렬이 틀어지게 되고, 인대에 무리가 가서 척추염, 추간판 탈출증, 좌골신경통 그리고 골관절염의 증상이 나타나기 시작한다.

후굴 아사나 수련은 자세불량과 척주의 신경근육 부조화를 바로잡을 수 있다. 모든 아사나처럼 이러한 수련도 적절한 통제 그리고 호흡과 함께 수련하는 것이 중요하다. 그 결과 근육 그룹 전체가 일률적으로 수축된다.

깨끗하지 않은 혈액은 바른 자세를 지속적으로 유지하도록 하는 혈액순환이 둔화되도록 척추부위에 축적하는 경향이 있다. 이러한 아사나는 이 부위에 혈액을 풍부하게 공급하고 정화하며 순환시키는데 도움이 된다.

후굴 아사나는 복부와 골반에 반대방향의 압력을 발생시키고, 관련된 모든 기관의 신경순환계를 정상화하는데 도움이 된다. 그들은 또한 복부와 골반 부위가 늘어남에 따라 이 부위의 근육 특히 복직근이 마사지된다.

스핑크스 아사나 SPHINX ASANA

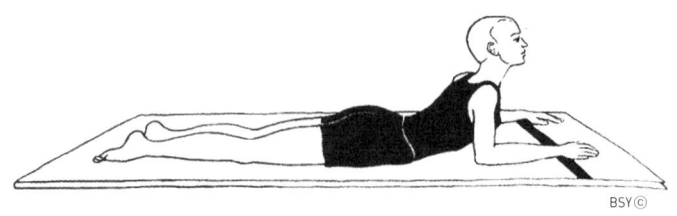

스핑크스 자세(Sphinx asana)
1. 발바닥을 위로하고 발을 붙여 다리를 곧게 펴고, 이마를 바닥에 대고 엎드린다.
2. 팔을 구부려 머리 옆에 양손을 놓고 팔꿈치를 바닥에 댄다. 손끝은 정면을 향하고 머리 정수리와 일직선이 되게 한다. 아래팔과 팔꿈치는 몸 가까이 둔다.
3. 전신을 이완한다.
4. 위팔이 수직이 될 때까지 머리, 어깨, 가슴을 들어올린다.
5. 팔꿈치, 아래팔, 손은 바닥에 밀착한다.
6. 편안한 시간동안 자세를 유지하고 서서히 몸을 내린다.

호흡 : 머리, 어깨, 가슴을 들어 올리면서 들이쉰다.
최종자세에서 자연스럽게 호흡한다.
바닥으로 내리면서 내쉰다.

횟수 : 정적인 자세로는 3~4분 동안 자세를 유지하고, 역동적인 자세로는 5회 수련한다.

의식 : 육체 - 호흡과 척추의 이완에.
정신 - 스와디스타나 차끄라.

순서 : 코브라자세(bhujangasana)를 위한 좋은 준비 자세이다.
전굴 아사나에 이어서 한다.

효과 : 이 아사나의 효과는 코브라 자세와 같고, 완화된 수준이다. 특히 굳은 척추에 좋고, 급성 요통이나 추간판 탈출증이 있는 사람은 편안한 한 오랫동안 이완해도 된다.

부장가아사나 BHUJANGASANA

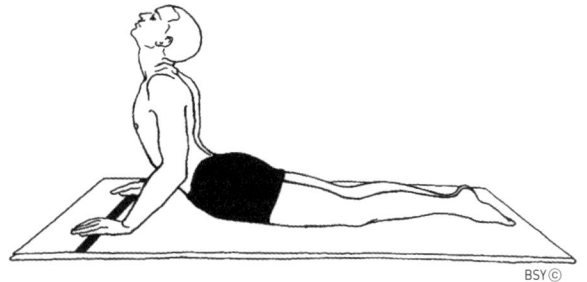

코브라 자세(Bhujangasana)

1. 다리를 펴 발을 붙이고, 발바닥을 위로 한 채 배 부위를 바닥에 댄다.
2. 손바닥을 어깨 약간 아래 옆의 바닥에 짚는다.
3. 손가락은 붙이고 손끝은 정면을 향하도록 한다.
4. 팔 자세를 바로잡고 팔꿈치가 뒤를 향하게 몸 옆에 가까이 둔다.
5. 이마를 바닥에 대고 눈을 감는다.
6. 몸 전체 특히 허리 부위를 이완한다.
7. 서서히 머리, 목, 어깨를 들어올린다. 팔꿈치를 쭉 펴면서 몸통을 가능한 한 높이 들어올린다. 팔 근육보다 등 근육을 더 활용한다.
8. 처음 몸통을 들어올리기 시작할 때 등 근육을 사용하도록 주의한다. 그리고 놈봉을 더 들어 올리는데 팔 근육을 사용하고 등을 아지모양을 만든다. 가볍게 머리를 뒤로 젖히고, 턱이 전방을 향하고 목의 뒷부분이 압박되게 한다.
9. 최종자세에서, 치골(恥骨)은 바닥에 맞닿은 상태로 유지하고 배꼽은 최고 3cm를 들어 올린다. 만약 배꼽이 너무 높이 들리면, 등이 아닌 무릎이 구부려지는 경향이 있다.
10. 팔은 곧게 펴거나 펴지 않아도 된다(등의 유연성에 달려있다).
11. 최종 자세를 유지한다.
12. 시작 자세로 돌아오기 위해, 서서히 머리를 앞으로 가져오고, 팔을 구부리며 상체를 이완하고, 목·가슴·어깨를 내리며, 최종적으로 이마를 바닥에 댄다. 허리 근육을 이완한다.
13. 이것이 1회이다.

호흡 : 몸통을 들어 올리면서 들이쉰다.
최종자세에서 자연스럽게 호흡하거나, 만약 짧은 시간동안 자세를 취한 다면 숨을 참는다.
몸통을 내리면서 내쉰다.

횟수 : 5회까지 수련하고, 점차 최종자세의 시간을 증가시킨다.

의식 : 육체 - 동작과 함께 일어나는 호흡에 그리고 부드럽고 정연하게 척추가 아치를 이루는 움직임에.
정신 - 스와디스타나 차끄라.

순서 : 이 아사나는 전굴 아사나에 이어서 또는 미리 행하면 최대의 효과를 제공한다. 등과 척추의 효과적인 전신 건강을 위해 메뚜기자세(shalabhasana), 활자세(dhanurasana)와 결합해서 행해도 된다.

금기 : 위궤양, 탈장, 장내결핵, 갑상선 기능 항진증을 겪고 있는 사람은 전문가의 안내 없이 이 자세를 수련해서는 안된다.

효과 : 이 아사나는 추간판 탈출증을 고치고, 요통을 제거하며, 척추를 유연하고 건강하게 유지시킨다. 굳은 척추는 뇌에서 몸으로 다시 거꾸로 보내지는 모든 신경자극을 방해한다. 척추가 아치모양이 됨에 따라, 등 부위의 순환이 증가하고, 신경이 정상화되며, 뇌와 몸 사이의 전달이 좋아진다.
이 아사나는 난소와 자궁을 정상화하고, 월경과 그 외에 부인과 질환을 완화시켜 준다. 식욕을 자극하고, 변비를 덜어주며, 모든 복부기관에 유효한데, 특히 간과 신장에 좋다.
신장의 정상에 위치한 부신은 또한 마사지되고 더욱 능률적으로 작용하도록 자극된다. 코티손(cortisone : 부신피질 호르몬의 일종, 류머티즘·관절염의 치료약)의 분비는 지속되고 갑상선은 조절된다.
쁘라나(prana)적인 차원에서, 코브라자세는 스와디스타나, 마니뿌라, 아나하따, 비슏디 차끄라와 관련하여 모든 기관에 강한 효과가 있다.

띠르야까 부장가아사나 TIRYAKA BHUJANGASANA

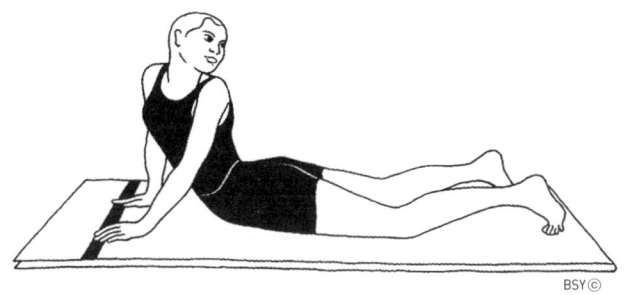

비튼 코브라 자세(Tiryaka Bhujangasana)

1. 발을 50cm 정도 벌리고 코브라자세(bhujangasana)의 최종자세를 취한다. 발가락은 당겨서 뒤꿈치가 올라가게 한다.
2. 머리는 코브라 자세처럼 후굴하는 대신에 앞을 바라본다.
3. 머리와 상체를 왼쪽으로 비틀어 왼쪽 어깨 너머 오른발 뒤꿈치를 바라본다.
4. 최종자세에서, 어깨와 몸통이 비틀어짐에 따라 팔을 곧게 펴거나 약간 구부린다.
5. 복부가 대각선으로 늘어나는 것을 느끼려고 노력한다.
6. 등을 이완하고 배꼽이 가능한 한 바닥 가까이 가도록 한다.
7. 몇 초 동안 최종자세를 유지한다.
8. 다시 앞을 보고 몸통을 내리지 않은 채 반대쪽으로 비튼다.
9. 가운데로 돌아와 바닥으로 몸을 내린다.

호흡 : 몸을 들어 올리면서 들이쉰다.
양쪽으로 몸을 비트는 동안 숨을 내부에 참는다.
바닥으로 내리면서 내쉰다.

횟수 : 3~5회 수련한다.

의식 : 육체 - 척추와 내장 근육이 늘어나는 데에.
정신 - 스와디스타나 차끄라.

효과 : 코브라자세와 같고, 내장에 더 강한 자극을 준다.

참고 : 띠르야까tiryaka란 단어는 '대각선' 또는 '삼각형'을 의미한다. 그리고 어깨너머 몸 뒤쪽의 대각선 방향으로 반대편 발뒤꿈치를 바라보기 때문에 사용된다. 바라보는 방향은 또한 삼각형의 2면을 형성하는데, 어깨사이의 간격은 밑변 또는 세 번째 면을 형성한다.
이 아사나에서 샹카쁘락샬라나(shankhaprakshalana) 시리즈의 한 부분으로 행할 때는, 측면으로 비틀 때 숨을 내쉰다.

뿌르나 부장가아사나 POORNA BHUJANGASANA

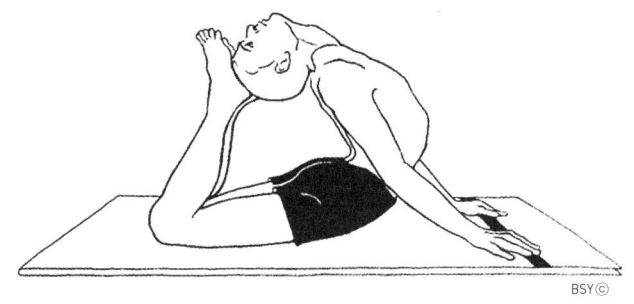

완전한 코브라 자세(Poorna Bhujangasana)

1. 코브라자세(bhujangasana)를 취한다. 자세를 유지하고, 몇 차례 정상적으로 마시기와 내쉬기를 한다.
2. 무릎을 구부려 발을 들어올린다.
3. 머리, 목, 어깨를 좀 더 뒤로 젖히고 발가락이나 발바닥이 머리 뒷면에 닿도록 한다.
4. 이것이 최종자세이다.
5. 편안한 한 오랫동안 최종자세를 유지한다.
6. 시작자세로 돌아오기 위해, 발을 먼저 내린다. 잠시 동안 코브라자세로 이완한다.
7. 자세를 풀고 팔을 몸통 옆에 놓고 머리를 한쪽으로 돌린다.

8. 이것이 1회이다.

호흡 : 코브라 자세를 취하면서 들이쉰다.

발가락을 머리에 대기위해 발을 들어 올리면서 내쉰다.

최종자세에서 자연스럽게 호흡한다.

코브라자세로 돌아오는 동안 그리고 엎드린 자세로 돌아오면서 내쉰다.

횟수 : 점진적으로 자세의 지속시간을 늘리면서 3회까지 수련한다.

의식 : 육체 – 동작과 함께 일어나는 호흡에, 척추의 이완과 복부와 가슴부위가 늘어나는 데에. 매회 완결된 이후에, 호흡과 심장박동이 정상으로 돌아오도록 한다.

정신 – 스와디스타나 차끄라.

순서 : 이 아사나는 전굴 아사나에 이어서 또는 미리 행하면 최대의 효과를 제공한다.

수련 참고 : 이 변형은 오직 숙련자 또는 12살 이상의 척추가 아주 부드러운 아이에게 적합하다.

효과 : 코브라 자세와 같고, 고급 수준이다.

사르빠아사나 SARPASANA

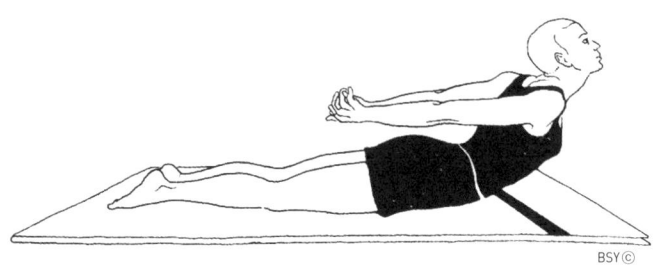

뱀 자세(Sarpasana)

1. 발을 붙이고 다리를 곧게 편 채 배를 대고 엎드린다.
2. 손가락을 깍지 껴 엉덩이 위에 놓는다. 턱을 바닥에 댄다.
3. 이것이 시작자세이다.
4. 허리 근육을 이용해서, 가슴을 바닥에서 가능한 한 멀리 들어 올린다. 손을 더 뒤로 밀어 올려서 팔을 가능한 한 높이 들어 올린다. 팔이 뒤에서 당겨진다고 상상한다.
5. 무리하지 않고 몸을 가능한 한 높이 들어 올린다.
6. 견갑골을 함께 압박하고 정면을 바라본다.
7. 편안한 한 오랫동안 유지한다.
8. 서서히 시작자세로 돌아오고 전신을 이완한다. 손을 풀고 몸 옆에 팔을 놓는다. 머리를 한쪽으로 돌려놓는다.
9. 이것이 1회이다.

호흡 : 들어올리기 전 시작자세에서 깊고 서서히 들이쉰다.
들어 올리는 동안과 최종자세에서 숨을 참는다.
내리면서 내쉰다.

횟수 : 5회까지 수련한다.

의식 : 육체 – 척추근육과 팔의 동일한 수축에.
정신 – 아나하따 차끄라.

순서 : 코브라자세(bhujangasana)의 훌륭한 준비 자세이다.
금기 : 심장병과 고혈압이 있는 사람은 이 아사나를 행하면서 무리하지 않도록 주의한다.
효과 : 기본적으로 코브라자세와 같은데 가슴에 강한 영향을 미친다. 최종자세에서, 횡격막을 배 쪽으로 밀면서 체중은 배로 지탱된다. 바꿔 말하면 이 것은 폐 속의 공기에 압력을 가하고 정지상태의 폐포(肺胞)를 활성화하는데 도움이 되며, 이산화탄소의 제거와 산소의 흡수를 모두 증가시키게 된다. 심장은 흉곽내부의 압력 증가로 마사지가 되어 정상화되고 강해진다. 사르빠아사나는 천식환자에게 아주 효과적이다. 응어리진 감정을 풀어내는데 또한 도움이 된다.

아르다 샬라바아사나 ARDHA SHALABHASANA

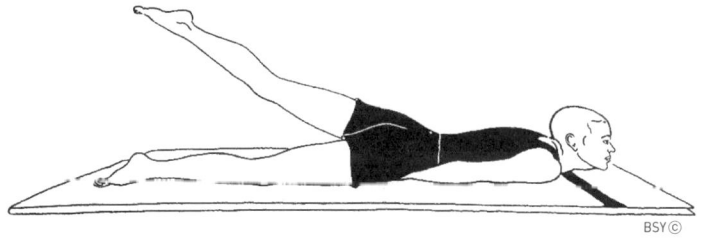

반 메뚜기 자세(Ardha Shalabhasana)

1. 손바닥을 아래로 하거나 주먹을 쥐고, 대퇴부 옆에 놓아 배를 바닥에 대고 엎드린다.
2. 수련 내내 두 다리를 곧게 편다.
3. 목 근육과 신경을 가능한 한 최대로 늘이기 위해, 턱을 약간 앞으로 늘여서 바닥에 댄다.
4. 등 근육을 이용해서, 왼다리를 가능한 한 높이 들어 올리고 다른 다리는 바닥에 밀착하고 곧게 펴서 이완한다.

5. 무리하지 않고 가능한 한 오랫동안 자세를 유지한다.
6. 골반을 기울이거나 비틀지 않는다.
7. 다리를 바닥으로 내린다.
8. 오른 다리를 같은 방법으로 반복한다.
9. 이것이 1회이다.

호흡 : 시작자세에서 들이쉰다.
다리를 들어 올리는 동안과 최종자세에서 숨을 내부에 참는다.
시작자세로 다리를 내리면서 내쉰다.

횟수 : 역동적으로 할 때 5회까지 행한다. 정적으로 할 때 3회까지 행한다.

의식 : 완화된 효과로 메뚜기자세(shalabhasana)와 같다.

효과 : 아르다 샬라바아사나는 통증 없이 행할 수 있다면, 좌골신경통, 추간판 탈출증을 치료하는 요가 테라피에서 추천된다. 변비를 완화한다.

수련 참고 : 장의 연동운동 방향에 따라 상행결장이 마사지 되도록, 왼다리를 먼저 들어 올려서 오른쪽 복부에 압력이 가해지게 한다.

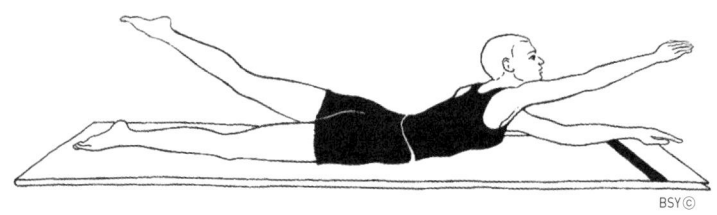

변형 : 1. 두 팔을 머리 위로 뻗고, 발을 붙여 이마와 배를 바닥에 대고 엎드린 송장자세(advasana)로 있는다.
2. 턱을 바닥에 댄다.
3. 수련 내내 팔과 다리를 곧게 유지한다.
4. 왼다리와 머리, 오른 팔을 가능한 한 높이 들어 올린다.
5. 무리하지 않고 가능한 한 오랫동안 자세를 유지한다.
6. 시작자세로 다리와 머리, 팔을 내린다.

7. 호흡이 정상적으로 돌아오도록 엎드린 송장자세(advasana)로 휴식한다.
8. 오른다리와 왼팔을 같은 방법으로 반복한다.
9. 이것이 완전한 1회이다.

호흡 : 다리와 팔, 머리를 들어 올리면서 들이쉰다.
자세를 유지하면서 숨을 참는다.
다리와 팔, 머리를 시작자세로 내리면서 내쉰다.

횟수 : 5회까지 행한다.

의식 : 육체 – 동작과 함께 일어나는 호흡에 그리고 들어 올린 다리의 발끝에서부터 반대쪽 손가락 끝까지 대각선으로 몸이 늘어나는 데에.
정신 – 스와디스타나 차끄라.

효과 : 이 아사나는 척추 근육을 정상화하고 신경을 자극하는데 도움이 되어, 허약하고 굳은 등을 가진 초보자에게 효과적이다. 특히 몸을 대각선으로 강하게 늘일 때 허리부위에 그러하다. 호흡과 동작을 맞추려고 의식하는 것을 통해 집중력이 발달한다.

샬라바아사나 SHALABHASANA

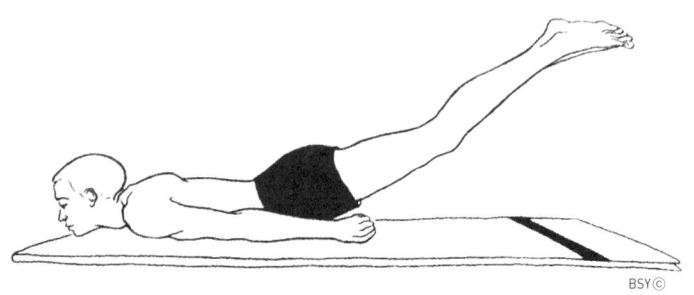

메뚜기 자세(Shalabhasana)
1. 다리와 발을 붙이고, 발바닥을 위로 한 채 배 부위를 바닥에 댄다.
2. 팔은 손바닥을 아래로 하거나 주먹을 쥐고서, 몸통 아래나 옆에 놓는다.
3. 턱은 약간 앞으로 내밀어서 수련전체에 걸쳐 바닥에 놓아둔다.
4. 눈을 감고 몸을 이완한다.
5. 이것이 시작 자세이다.
6. 천천히 다리를 가능한 한 높이 들어올려, 다리를 붙여서 쭉 편다.
7. 팔로 바닥을 지탱하며 다리를 들어 올리고 허리 근육을 수축한다.
8. 무리하지 않고 편안하게 가능한 한 오래 최종자세를 유지한다.
9. 서서히 다리를 바닥으로 내린다.
10. 시작자세로 돌아와 머리를 한쪽으로 돌려 몸을 이완한다.
11. 심장박동이 정상으로 돌아오도록 호흡한다.

호흡 : 시작자세에서 깊게 들이쉰다.
다리를 들고 자세를 유지하는 동안 숨을 내부에 참는다.
다리를 내리면서 숨을 내쉰다.
초보자는 다리를 들어 올릴 때 숨을 마시는 것이 도움이 된다.
숙련된 수련자는 시작자세로 돌아온 후에 내쉰다.

횟수 : 역동적으로 실행할 때 5회까지.
　　　　정적으로 실행할 때 3회까지.
의식 : 육체 – 동작과 함께 일어나는 호흡에, 허리와 복부, 심장에.
　　　　정신 – 비슛디 차끄라.
순서 : 코브라자세(bhujangasana) 이후에 그리고 활자세(dhanurasana) 이전에 행할 때 가장 효과적이다.
금기 : 샬라바아사나는 대단한 육체적 노력이 요구되기 때문에 약한 심장, 관상동맥 혈전증, 고혈압이 있는 사람은 수련해서는 안된다. 위궤양, 탈장, 장내의 결핵과 다른 질환을 겪고 있는 사람은 이 아사나를 수련하지 않도록 권장된다.
효과 : 부교감신경은 목과 골반부위에 특히 두드러진다. 샬라바아사나는 자율신경계 전체를 자극하는데 특히 부교감신경계에 두드러진다. 허리와 골반부위를 강하게 하고, 좌골신경의 정상화, 등의 통증을 제거하고, 좌골신경통을 가볍게 하며, 추간판 탈출증은 이 자세를 하는 동안은 심각하지 않게 된다. 간과 다른 복부기관들의 기능을 정상적이고 균형 잡히게 하며, 위장과 내장의 질병을 완화시키며, 식욕을 자극한다.

뿌르나 샬라바아사나 POORNA SHALABHASANA

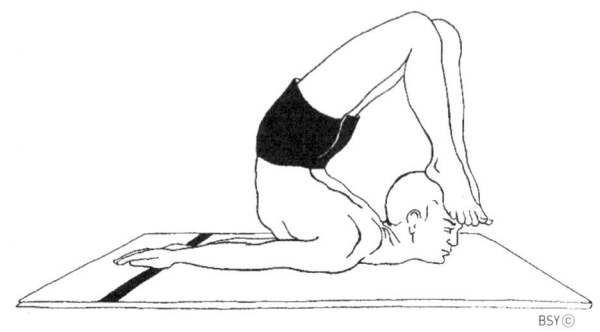

완전한 메뚜기 자세(Poorna Shalabhasana)

1. 다리를 허공에 가능한 한 높이 들어 올려 메뚜기자세(shalabhasana)의 최종자세를 취한다.
2. 팔 근육을 긴장한다.
3. 몸을 지탱하기 위해 팔과 어깨를 바닥에 단단히 밀착한다.
4. 다리를 수직자세로 급격히 들어 올려 어깨와 턱, 팔로 균형을 잡는다.
5. 균형점이 이루어지면, 무릎을 서서히 구부려서 발가락이 머리에 닿도록 이동한다.
6. 이것이 최종자세이다.
7. 균형점에 다다를 때까지 다리를 더 높게 규칙적으로 흔드는 동작에 의해, 최종자세가 때로는 더 쉽게 성취될 수 있다.
8. 편안한 한 오랫동안 최종자세를 유지한다.
9. 시작자세로 돌아오기 위해, 머리에서 발을 들어 올려 균형점을 찾는다. 그리고 서서히 시작자세로 몸을 내린다.

호흡 : 엎드린 자세에서 들이쉰다.
　　　최종자세로 몸을 들어 올리면서 숨을 내부에 참는다.
　　　최종자세에서 자연스럽게 호흡한다.
　　　몸을 엎드린 자세로 내리는 동안 숨을 내부에 참는다.
횟수 : 최종자세의 시간을 서서히 증가시키면서, 1~2회 수련한다.

의식 : 육체 – 복부, 척추의 이완에 그리고 균형유지에.
       정신 – 비슛디 차끄라.
금기 : 이러한 샬라바아사나의 고급 형태는 육체적으로 적합하고 척추가 아주 유연한 사람만이 행해야한다.
효과 : 샬라바아사나와 같지만 거꾸로 된 아사나의 많은 효과를 더불어 제공한다.

사랄 다누라아사나 SARAL DHANURASANA

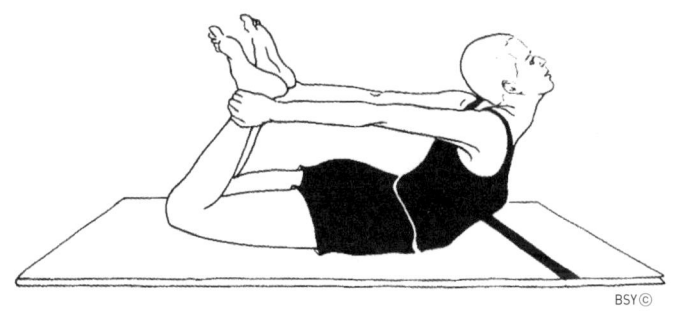

쉬운 활 자세(Saral Dhanurasana)

1. 다리와 발을 붙이고 배를 바닥에 대고 엎드려, 팔과 손을 몸 옆에 둔다.
2. 무릎을 구부려 발뒤꿈치를 엉덩이 가까이 가져가서 손으로 발목을 잡는다.
3. 수련 내내 무릎과 대퇴부는 바닥에 단단히 고정하고 팔은 곧게 편다.
4. 턱을 바닥에 댄다. 이것이 시작자세이다.
5. 머리와 가슴을 바닥에서 가능한 한 높이 들어 올리려고 하는 동안, 다리를 긴장해서 발을 뒤쪽으로 밀려고 노력한다.
6. 최종자세에서 머리가 약간 뒤로 젖혀진다.
7. 편안한 한 오랫동안 최종자세를 유지한다.

8. 다리를 풀면서 서서히 머리와 가슴을 바닥으로 내린다.
9. 호흡이 정상화 될 때까지 엎드려 이완한다.
10. 이것이 1회이다.

호흡 : 시작자세에서 깊게 들이쉰다.
몸을 들어 올리면서 숨을 내부에 참는다.
최종자세에서 깊고 서서히 호흡한다.
시작자세로 돌아오면서 내쉰다.

의식 : 육체 – 복부, 등 부위, 최종자세에서 깊은 호흡에.
정신 – 비슷디, 아나하따 차끄라.

순서 : 초보자를 위한 준비자세로 좋고 척추가 굳어서 활자세(dhanurasana)를 할 수 없는 사람에게 또한 유익하다.

효과 : 활자세와 같지만 완화된 수준이다. 이 자세는 불편함 없이 실행할 수 있을 때, 추간판 탈출증으로 인한 요통이나 경부 척추염의 치료로 추천된다. 심장과 폐를 정상화하고, 모든 호흡기계 질환에 효과적이다.

다누라아사나 DHANURASANA

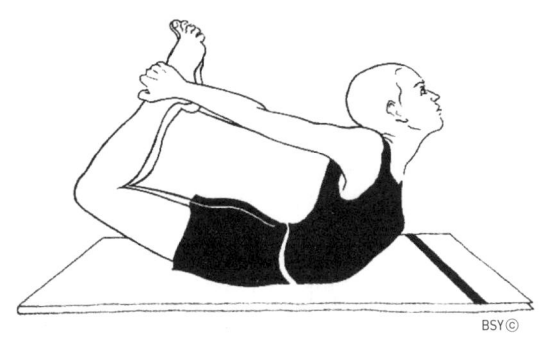

활 자세(Dhanurasana)

1. 다리와 발을 붙여 배를 바닥에 대고, 팔과 손은 몸 옆에 둔다.
2. 무릎을 구부려 발뒤꿈치를 엉덩이 가까이 가져간다.
3. 손으로 발목을 꽉 잡는다.
4. 턱을 바닥에 댄다.
5. 이것이 시작자세이다.
6. 다리 근육을 바짝 당겨서 발을 몸에서 밀어낸다. 등을 아치모양으로 하고, 대퇴부와 가슴과 머리를 든다.
7. 팔을 쭉 편다.
8. 최종자세에서 머리는 뒤로 젖히고 복부를 바닥에 대고 전신을 지탱한다. 척추와 팔은 이완된 채로 있고, 유일한 근육긴장은 다리에 있게 한다.
9. 최종자세를 편안한 한 오래 유지하고, 서서히 다리 근육을 이완하고, 다리와 가슴과 머리를 시작자세로 내린다.
10. 자세를 풀고 호흡이 정상적으로 돌아올 때까지 엎드린 자세로 이완한다.
11. 이것이 1회이다.

호흡 : 시작자세에서 깊게 들이쉰다.
몸을 들어 올리는 동안 숨을 참는다.
최종자세에 숨을 내부에 참는다.
호흡을 서서히 깊게 해서 몸과 숨이 일치하여 부드럽게 흔들리게 한다.
엎드린 자세로 돌아오면서 내쉰다.

횟수 : 3~5회.

의식 : 육체 – 복부부위, 척추, 깊고 서서히 호흡할 때 복부의 규칙적인 팽창과 수축에.
정신 – 비슛디, 아나하따, 마니뿌라 차끄라.

순서 : 다누라아사나는 코브라자세(bhujangasana)와 메뚜기 자세(shalabhasana) 이후에 행하고 전굴자세에 이어서 하는 것이 이상적이다. 식후 3~4시간이 될 때까지 수련해서는 안 된다.

금기 : 허약한 심장, 고혈압, 탈장, 대장염, 위궤양이나 십이지장궤양을 겪고 있는 사람은 이 수련을 해서는 안 된다. 이 아사나는 부신과 교감신경계를 자극하므로 밤에 잠들기 전에 수련해서는 안 된다.

효과 : 소화관 전체는 이 아사나에 의해 회복된다. 간, 복부기관과 근육은 마사지된다. 췌장과 부신은 정상화되고, 분비는 조화로워진다. 신장은 마사지되고, 복부주위의 과체중은 줄어든다.
이 자세는 소화기, 배설기, 생식기의 기능을 좋아지게 하고 위장질환, 소화불량, 만성변비, 간기능 저하를 제거하는 데 도움이 된다.
이 자세는 당뇨병, 요실금, 대장염, 월경불순과 특별한 지도하에서 경부 척추염을 치료하는 요가 테라피에서 추천된다. 일반적으로 혈액순환이 개선된다. 척추는 조절되고, 인대, 근육과 신경은 잘 늘어나며 뻣뻣함이 제거된다. 가슴부위의 척추 돌출을 바로잡는 데 도움이 된다.
다누라아사나는 천식을 포함하여 다양한 흉부질환을 덜어주는 데 효과적이고, 목과 가슴의 교감신경에 있는 신경에너지를 자유롭게 하며, 보통 호흡작용을 개선한다.

뿌르나 다누라아사나 POORNA DHANURASANA

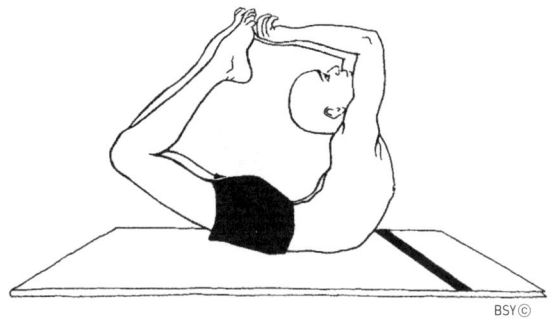

완전한 활 자세(Poorna Dhanurasana)
1. 배를 바닥에 대고 엎드려 다리를 구부린다.
2. 손으로 발을 잡는다. 즉 엄지는 발바닥에 있고 손가락으로 발끝을 붙잡거나 손가락으로 엄지발가락을 잡는다.
3. 이것이 시작자세이다.
4. 발을 가능한 한 머리 가까이 밀어 올리면서, 머리와 가슴, 대퇴부를 들어 올린다. 팔꿈치는 위쪽을 향한다.
5. 최종자세에서 몸은 완전히 당겨진 활을 닮았다. 편안한 한 오랫동안 자세를 유지한다.
6. 서서히 다리를 풀고 엎드린 자세로 돌아온다.
7. 이것이 1회이다.
8. 호흡이 정상으로 돌아올 때까지 이완한다.

호흡 : 시작자세에서 깊게 들이쉰다.
최종자세를 취하는 동안 숨을 내부에 참는다.
최종자세에서, 숨을 내부에 참거나 깊고 서서히 호흡한다.
시작자세로 돌아오면서 내쉰다.

의식 : 육체 - 복부나 척추에.
정신 - 마니뿌라 차끄라.

금기 : 이 아사나는 고급 수련자를 위한 것이고 척추가 아주 유연한 사람만 수련한다.

효과 : 다누라아사나와 같지만, 더욱 강화된 것이다.

깐다라아사나 KANDHARASANA

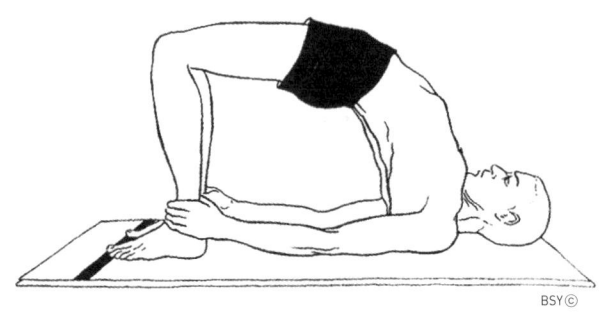

어깨 자세(Kandharasana)
1. 등을 바닥에 대고 눕는다.
2. 무릎을 구부려 발뒤꿈치를 엉덩이에 대면서 발바닥을 바닥에 놓는다.
3. 발과 무릎을 엉덩이 넓이만큼 떼어놓는다.
4. 손으로 발목을 잡는다.
5. 이것이 시작자세이다.
6. 엉덩이를 들어 올리고 등을 위쪽으로 아치를 만든다.
7. 발이나 어깨의 움직임 없이 턱이나 머리 쪽으로 가슴을 밀어 올리면서, 가슴과 배꼽을 가능한 한 높이 들어 올리려고 노력한다.
8. 발바닥을 바닥에 댄다.
9. 최종자세에서 몸은 머리, 목, 어깨, 팔, 발에 의해 지탱된다.
10. 편한 상태로 오래 유지하고 시작자세로 몸을 내린다.
11. 발목을 풀고 다리를 펴고 이완한다.

호흡 : 시작자세에서 깊게 들이쉰다.
들어 올리고 최종자세를 유지하는 동안 숨을 내부에 참는다.
대신, 최종자세에서 깊고 서서히 호흡해도 된다.
시작자세로 내리면서 내쉰다.

횟수 : 5~10회 수련한다.

의식 : 육체 – 움직임, 복부부위, 갑상선, 강화된 척추의 굴곡에.
　　　　정신 – 비슷디, 아나하따 차끄라.
순서 : 전굴 아사나 전이나 이후에 행한다. 바퀴자세(chakrasana)의 훌륭한 준비 자세이다.
금기 : 위궤양이나 십이지장 궤양, 복부 탈장을 겪고 있는 사람은 깐다라아사나를 수련해서는 안된다. 임신이 진척된 단계의 여성은 전문가의 지도하에 있을지라도 이 자세를 수련해서는 안된다고 보통 충고하며, 태위(胎位)가 거꾸로 되어있을 때 아이를 성공적으로 되돌리는데 활용된다.
효과 : 이 아사나는 척추를 조정하고, 굽은 어깨를 바르게 하며 요통을 덜어주는데 효과적이다. 척추와 복부기관을 늘여주고 마사지해주며, 소화력을 증진시킨다. 여성 생식기관을 정상적으로 해주는데, 특히 유산하는 경향이 있는 여성에게 추천된다. 깐다라아사나는 월경불순, 자궁탈수(脫垂), 천식, 기관지와 갑상선의 다양한 질환을 치료하는 요가 테라피에서 활용된다.

아르다 찬드라아사나 ARDHA CHANDRASANA

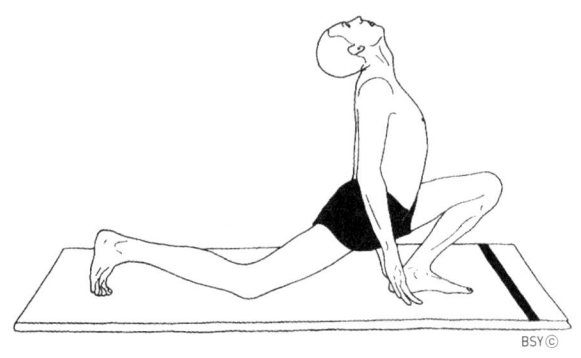

초승달 자세(Ardha Chandrasana)
1. 무릎을 축으로하여 팔을 옆에 두고 시작한다.
2. 왼 다리를 한 발 앞으로 내민다.
3. 앞으로 숙여서 왼발 양 옆 바닥에 손바닥을 짚는다. 오른다리를 뒤로 완전히 편다. 오른 무릎과 오른 발등 또는 발가락을 바닥에 대놓는다.
4. 척추를 아치로 하고 머리를 뒤로 젖힌다.
5. 최종자세에서 손가락 끝만 바닥에 대고 팔꿈치는 곧게 편다.
6. 왼다리를 오른다리 옆으로 되돌려서 시작자세로 돌아와 무릎을 세우고 앉는다.
7. 다른 쪽도 반복한다.

호흡 : 앞으로 숙이면서 내쉰다.
척추를 아치로 하는 동안 들이쉰다.
의식 : 육체 - 아치로 된 척추에. 즉 골반부위와 가슴, 목이 늘어나는 데에.
정신 - 스와디스타나, 비슛디 차끄라.
순서 : 전굴 자세 이후에.
효과 : 이 자세는 척추구조 전체를 강하게 하고 부드럽게 한다. 난소와 자궁, 요로(尿路)와 관련된 여성 질환에 특히 효과적이다. 가슴과 목을 훌륭하게 늘여주며, 호흡기 질환을 완화시킬 뿐만 아니라 아픈 목, 편도선염, 기침과 감기를 완화시킨다.

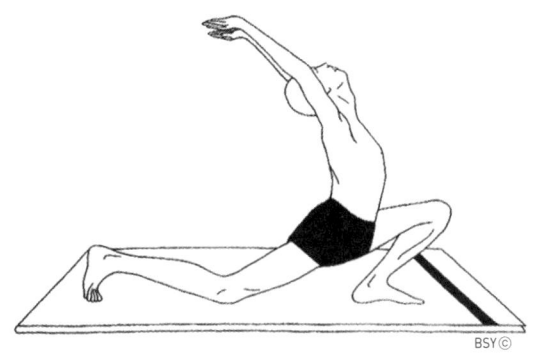

변형 : 위에 설명한 것처럼 아사나를 취한다.
최종자세에서 머리 위로 팔을 들어 올린다.
팔꿈치를 곧게 펴고 팔을 46cm 정도 벌린다.
머리와 상체를 가능한 한 뒤로 멀리 편다.

웃탄 쁘리스타아사나 UTTHAN PRISTHASANA

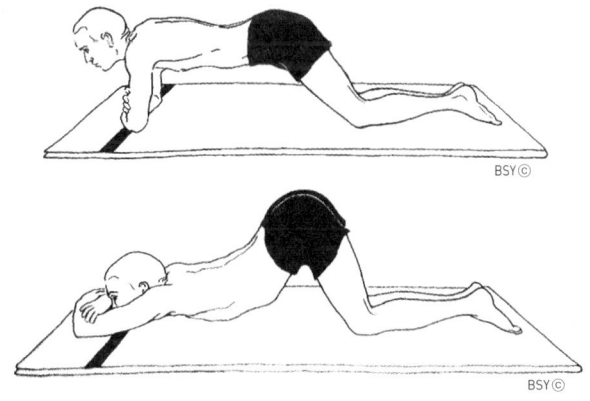

도마뱀 자세(Utthan Pristhasana)
  1. 손은 위팔을 붙잡고, 가슴 아래에 팔을 교차하여 배를 바닥에 대고 엎드린다.

2. 다리를 약간 벌리고 발을 바닥에 대놓는다.
3. 머리는 정면을 본다.
4. 이것이 시작자세이다.
5. 수련하는 동안 팔꿈치는 움직이면 안된다.
6. 처음 그림처럼, 몸통과 엉덩이를 들어 올려 몸이 무릎과 팔꿈치로 지탱된다.
7. 몸통을 뒤로 늘여서, 턱과 가슴을 아래팔 뒤 바닥에 놓거나 가능한 한 가까이 가져간다.
8. 들어 올린 자세로 돌아오고 다시 시작자세로 돌아온다.
9. 이것이 1회이다.

호흡 : 엉덩이를 들면서 들이쉰다(매회 마다 두 번). 엉덩이를 내리면서 내쉰다(매회 마다 두 번).

횟수 : 10회까지.

의식 : 육체 – 호흡과 함께 일어나는 동작에, 척추나 견갑골 사이의 부위에.
정신 – 스와디스타나, 마니뿌라, 아나하따 차끄라.

순서 : 등펴기자세(paschimottanasana)와 같은 전굴 아사나 이후에 행한다.

효과 : 이 아사나는 횡격막을 강하게 하고 활동시킨다. 척추 전체를 정상화하고, 견갑골 사이의 경직을 풀어내는데 탁월하다.

세뚜 아사나 SETU ASANA

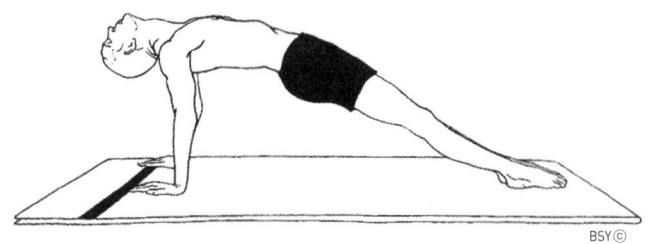

다리 자세(Setu Asana)
1. 다리를 앞으로 펴고 앉는다. 엉덩이 뒤에 손을 30cm 정도 벌리고, 손바닥을 바닥에 짚는다. 손끝이 뒤로 가게하고 몸통을 약간 기댄 채 팔꿈치를 곧게 편다.
2. 이것이 시작 자세이다.
3. 엉덩이를 들고 몸을 위로 들어올린다. 머리를 뒤로 젖혀 늘어뜨린다. 발바닥이 바닥에 닿도록 노력한다. 팔과 다리를 곧게 편다.
4. 편안한 한 오랫동안 최종자세를 유지한다.
5. 엉덩이를 바닥으로 내린다.
6. 이것이 1회이다.

호흡 : 시작자세에서 숨을 들이쉰다.
　　　몸을 들어 올리고 최종자세를 유지하는 동안 숨을 내부에 참는다.
　　　시작자세로 내리면서 내쉰다.
횟수 : 10회까지 행한다.
의식 : 육체 – 척추와 복부에.
　　　정신 – 마니뿌라 차끄라.
순서 : 바퀴자세(chakrasana)의 준비 수련으로서.
금기 : 이 아사나는 고혈압, 심장질환, 위궤양, 약한 손목 등의 증상이 있는 사람은 수련해서는 안된다.
효과 : 이 아사나는 바퀴자세와 효과가 비슷하다. 일반적으로 허리부위와 아킬레스건을 정상화하고 또한 강하게 한다.

그리바아사나 GRIVASANA

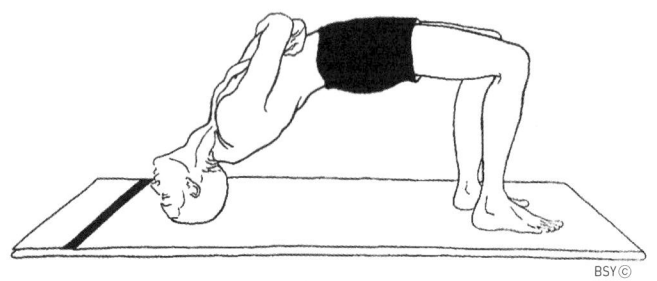

목 자세(Grivasana)

1. 등을 바닥에 대고 눕는다.
2. 무릎을 구부려서 발뒤꿈치가 엉덩이에 닿게 한다.
3. 무릎과 발을 약간 벌려 놓는다.
4. 관자놀이 부근의 머리 옆 바닥에 손바닥을 짚는다.
5. 머리 정수리를 바닥에 대고, 손과 발로 바닥을 밀어서 몸통을 들어올린다.
6. 머리와 발로 균형을 잡는다.
7. 팔을 들어 올려 가슴 앞에서 팔짱낀다.
8. 이것이 최종자세이다.
9. 편안한 한 오랫동안 유지한다.

호흡 : 시작자세에서 깊게 들이쉰다.
들어 올리는 동안 숨을 내부에 참는다.
최종자세에서 숨을 참거나 자연스럽게 호흡한다.
몸통을 내리면서 내쉰다.

횟수 : 최종자세를 점차 늘려가면서 3회까지 수련한다.

의식 : 육체 – 목, 갑상선, 골반부위에.
정신 – 비슷디, 마니뿌라 차끄라.

순서 : 목뼈가 펴지게 등펴기자세(paschimottanasana)와 같은 전굴 자세에 이어서 행한다.

금기 : 척추염, 관절염, 추간판 탈출증과 같은 목 질환이 있는 사람이나, 고혈압, 관상동맥질환, 월경주기의 병적인 결핍이 있는 사람은 이 아사나를 수련해서는 안 된다.

효과 : 그리바아사나는 위쪽의 척추를 바르게 하고 목을 강하게 하며, 목과 가슴, 허리 그리고 천골부위를 정상화한다. 백대하(白帶下), 갑상선 질환과 같은 부인과 질환을 위한 요가 테라피에서 활용된다.

시르샤빠다 부미 스빠르샤아사나
SIRSHAPADA BHUMI SPARSHASANA

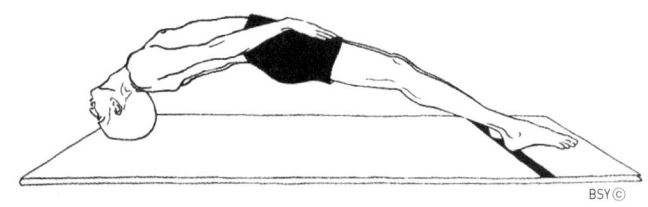

머리와 발을 바닥에 댄 자세(Sirshapada Bhumi Sparshasana)

1. 송장자세(shavasana)로 눕는다.
2. 전신을 이완한다.
3. 손바닥을 바닥으로 돌려놓는다.
4. 손, 팔꿈치, 아래팔로 밀어서 머리와 어깨를 들어 올린다. 머리 정수리를 바닥에 댄다.
5. 몸을 긴장해서 몸통을 가능한 한 높이 바닥에서 들어 올려 몸을 머리 쪽으로 이동한다.
6. 균형이 잡힐 때까지 팔과 손은 바닥에서 몸을 지탱한다.
7. 다리를 곧게 펴려고 노력한다.
8. 발바닥을 바닥에 밀착한다.
9. 최종자세에서 손바닥은 대퇴부에 올려놓는다. 전신은 머리와 발로만

지탱된다.
10. 최종자세를 풀기 위해서, 손과 팔을 바닥으로 내려서 지탱하고 부드럽게 몸을 내린다.
11. 이것이 1회이다.

호흡 : 몸통을 들어올리기 전과 최종자세를 유지하는 동안에 들이쉰다.
몸을 내리면서 내쉰다.

횟수 : 무리하지 않고 편안한 한 오랫동안 유지한다.
5회까지 수련한다.

의식 : 육체 – 척추와 등에.
정신 – 마니뿌라 차끄라.

순서 : 목뼈 앞쪽이 펴지기 때문에, 등펴기자세(paschimottanasana)와 같은 전굴 수련에 이어서 한다.

금기 : 이것은 고급 아사나이기 때문에 고혈압, 약한 목 근육, 심장병, 그 외 만성질환이 있는 사람은 전문가의 지도 없이 수련해서는 안된다.

효과 : 이 아사나는 척추 근육을 강하고 부드럽게 한다. 척추신경과 혈액순환을 자극하고, 대퇴부, 목 그리고 복부근육을 강화하며 이완을 유발하는 탁월한 자세이다. 특별한 지도하에서 갑상선 질환과 부인과 질환의 요가적 치료에 활용해도 된다.

차끄라아사나 CHAKRASANA

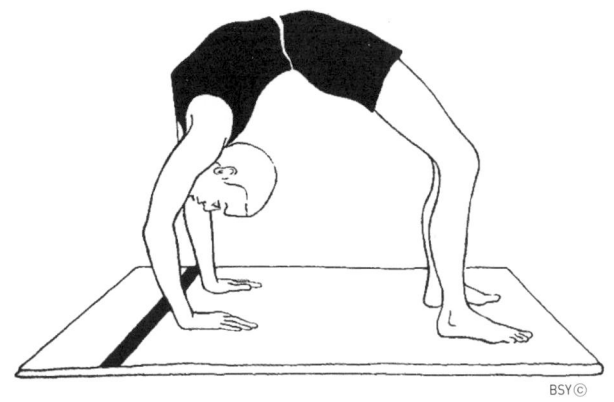

바퀴 자세(Chakrasana)
1. 무릎을 구부리고 발뒤꿈치가 엉덩이에 닿게 해서 등을 대고 눕는다.
2. 발과 무릎이 약 30cm 정도 벌어지게 한다.
3. 손가락 끝이 어깨를 향하게 한 채 머리 옆 바닥에 손바닥을 짚는다.
4. 이것이 시작자세이다.
5. 서서히 몸을 들어 올려 등을 아치로 만들고, 상체의 무게를 머리 정수리가 지탱하도록 한다. 더 지탱하기 위해 필요하다면 손을 너 몸 쪽으로 움직인다.
6. 가능한 한 크게 팔과 다리를 곧게 펴고 바닥에서 머리와 몸통을 들어 올린다.
7. 최종자세에서 등의 아치를 가능한 한 높게 하려고 노력한다.
8. 몸을 머리 쪽으로 움직이면서 무릎을 더 펴도록 한다.
9. 곧게 편 팔 사이에 머리를 늘어뜨린다.
10. 뒤꿈치를 들어 몇 초 동안 발과 손으로 집중해서 균형을 잡고 뒤꿈치를 내린다.
11. 편안한 한 오랫동안 최종자세를 유지한다.
12. 서서히 몸을 내려 머리를 바닥에 대고 전신을 내려놓는다.
13. 이것이 1회이다.

호흡 : 시작자세에서 들이쉰다.

　　　　몸을 들어 올리면서 숨을 내부에 참는다.

　　　　최종자세에서 숨을 내부에 참거나 자연스럽게 호흡한다.

　　　　몸을 내리면서 내쉰다.

지속시간 : 편한 만큼 견디어본다. 3회까지 한다.

의식 : 육체 – 최종자세에서 척추를 이완하는 데에 그리고 가슴과 복부에.

　　　　정신 – 마니뿌라 차끄라.

순서 : 차끄라아사나는 준비와 중급의 후굴 아사나를 숙달한 이후에 수련해야 한다. 목의 앞쪽을 강하게 압박하는 쟁기자세(halasana), 어깨서기자세(sarvangasana)와 같은 전굴 아사나에 이어서 행한다.

금기 : 차끄라아사나는 어떤 질병이나 약한 손목, 임신기간 중, 일반적으로 피로를 느끼는 사람은 수련해서는 안된다.

효과 : 차끄라아사나는 신경계, 소화기계, 호흡기계, 심혈관계, 호르몬(腺)계에 효과적이다. 모든 호르몬 분비에 영향을 미치고 다양한 부인과 질환을 완화시킨다.

수련 참고 : 차끄라아사나는 머리를 보호하기 위해 되도록 부드러운 카펫 위에서 수련해야 한다. 미끄러질 수 있기 때문에 담요위에서 수련해서는 안된다. 이것은 몸 전체와 신경계가 보통과 다른 상태에 놓이기 때문에 거꾸로 된 아사나이다. 신경계가 준비되지 않으면 몸을 들어올리기가 어렵다. 만약 공간의 상태에 대한 감각이나 자기신체의 위치감각을 상실하면, 강함 또한 상실한다. 이 아사나는 공간의 상태에 대한 이러한 감각을 발달시킨다.

변형 1 : 선 자세로부터

　　　　한발 정도 발을 벌리고 선다.

　　　　팔을 어깨넓이 정도 벌리고 머리 위로 곧게 펴 올린다.

　　　　먼저 무릎을 구부리고 나서, 고관절 그리고 마지막으로 척추를 후굴한다. 어깨아래 바닥에 손을 가져간다.

변형 2 : 완전한 바퀴 자세(Poorna Chakrasana)

　　　　차끄라아사나가 편한 사람은 손을 조심스럽게 발쪽으로 이동해서 더 수련을 늘일 수 있다. 최종자세에서 만약 척추가 대단히 유연하다면, 완전한 바퀴자세를 위해 손은 발을 잡고 팔꿈치를 바닥에 댄다.

고무카아사나 GOMUKHASANA

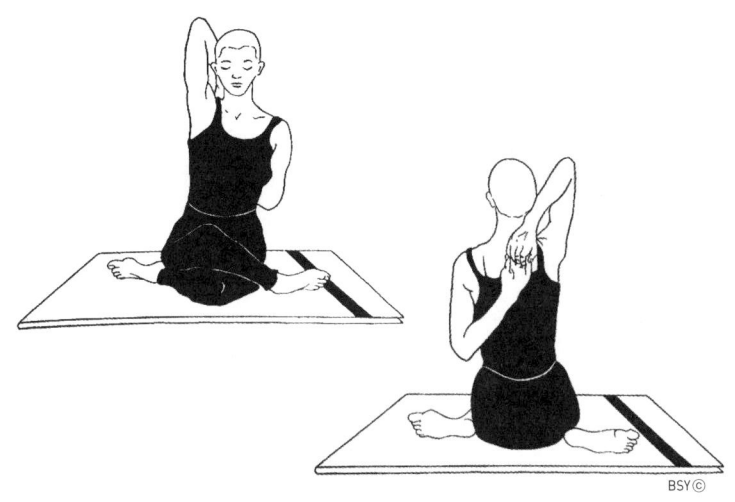

소 얼굴 자세(Gomukhasana)

1. 영웅 명상자세(dhyana veerasana)로 앉아서 왼 무릎 위에 바로 오른 무릎을 올려놓는다.
2. 왼팔은 등 뒤쪽으로 하고 오른팔은 오른 어깨 위로 가져간다.
3. 왼 손등은 척추와 맞닿아 있고 오른손 끝은 아래쪽을 향한다.
4. 등 뒤에서 두 손의 손가락을 맞잡으려고 노력한다.
5. 머리 뒤쪽으로 들어 올린 팔꿈치를 가져가, 머리는 들어 올린 팔의 내측에 대해 압박한다.
6. 척추와 후두부를 똑바로 세운다. 눈을 감는다.
7. 이 자세를 2분까지 유지한다.
8. 손을 풀고 다리를 곧게 펴서 왼 무릎을 위로하고 왼팔을 왼 어깨 위로 해서 반복한다.

호흡 : 최종자세에서 자연스럽게 한다.
의식 : 육체 – 호흡에.

정신 - 아갸, 아나하따 차끄라.

효과 : 고무카아사나는 이완을 촉진하는 뛰어난 자세이다. 만약 10분이나 그 이상을 수련한다면, 피로, 흥분, 분노를 완화시켜 줄 것이다. 신장을 자극하고 진척된 당뇨병의 공격을 완화시킨다. 요통, 좌골신경통, 류머티즘 그리고 어깨와 목의 일반적인 경직을 덜어주고 가슴부위를 열어서 자세를 개선한다. 다리의 경련을 덜어주고 다리 근육을 유연하게 해준다.

전굴 아사나

일반적으로 전굴은 집중하고 있는 그룹의 근육을 늘이기 위해 중력이 사용되는 수동적인 과정이라고 말한다. 후굴은 몸이 중력의 한계에서 멀어지는 반면, 전굴 아사나는 긴장과 통증을 완화시키는데 도움이 되도록 중력을 이용한다. 그것은 후굴로 역동적으로 열리고 외향적이 된 것을 반대로 행하는 내향성의 과정이다. 전굴은 가슴을 압박하고 내쉬기와 관련되어서 이완을 야기한다.

많은 사람들이 거의 또는 전혀 움직이지 않는 생활방식으로 앉아서 지내게 되는데 결과적으로, 몸이 굳어져서 앞으로 숙일 수 없게 된다. 도시 생활은 정신적 긴장과 육체적 경직 둘 모두를 촉진하기 때문에 전굴 아사나에 의해 반대로 행해지게 된다. 다른 차원에서 전굴은 절하기 그리고 겸손과 관련된다. 앞으로 숙이기를 할 수 없다는 것은 고집이 세고 거만하며 완고하다는 것을 나타낸다. 전굴의 어려움은 또한 두려움과 관련된다. 인간은 세상을 보기 위해 앞을 향한다. 그러나 우리 뒤에 있는 것은 분명하지 않은 소리와 냄새, 감각에 의해 설명되고 무엇이 일어나는지 확실히 하기 위해서는 돌아볼 필요가 있다. 어떤 사람들은 그들의 척추가 무의식적으로 오싹해지고 뒤에서 습격당할 것 같은 끊임없는 두려움 속에서 살고 있다. 전굴 아사나는 이러한 경직을 덜어준다.

전굴 아사나는 척추를 부드럽게 하고, 적절한 건강을 유지하며 생명력을 증진시킨다. 이러한 수련은 자궁에서 갖추게 된 본래의 굴곡으로 알려진 상태로 척추를 이동시킨다. 전굴 아사나를 행하는 동안 각 척추 뼈는 분리되고, 신경을 자극하며, 척추 주위의 순환을 촉진하고 척수에 영양분을 공급한다. 이것은 신체기관 특히 뇌에 긍정적인 영향을 미친다. 이 그룹의 아사나는 또한 척추 근육을 강하고 부드럽게 하며, 간·신장·췌장 그리고 내장을 포함하여 복부기관을 압박하고 마사지하며, 다리 근육과 건(腱)을 늘여주기 때문에 아주 중요하다.

이 책에서 대부분의 전굴 아사나는 허리가 아니라 고관절에서부터 숙이기 시작하도록 설명되었다. 고관절에서부터 숙이는 것은 동작의 유연성을 더 크게 하며 복부에 대한 압력이 더 강하게 나타난다. 지금의 유연성이 허용하는 것보다 더욱 깊이 앞으로 숙이려고 척추에 힘을 가하지 않도록 주의한다. 오히려, 근육은 이완되어야하며, 신체가 움직이도록 숨을 내쉬고 끌림에 맡긴다. 가장 경직된 척추조차도, 규칙적인 수련으로 유연성이 커지게 된다.

차례대로 모든 전굴 아사나를 수련할 필요는 없다. 준비 수련에서 시작하여 척추가 더 유연해짐에 따라 더 고급 자세로 점차 증가시킨다. 어떤 종류의 척추 질환과 요통을 겪고 있는 사람은 이러한 아사나를 행하기 전에 의사의 상담을 받아야 한다.

앉은 자세에서 전굴 아사나를 수련할 때, 특히 다리를 벌려서 하면, 꼬리뼈 보다도 회음(會陰)으로 바닥에 앉도록 하는데 도움이 된다. 다리를 약간 벌리고 손가락 끝을 정면을 향한 채, 고관절 양 옆 바닥에 손을 짚는 것이 바른 자세이다. 그리고 나서 팔과 손을 지지대로 사용하여, 바닥에서 엉덩이를 약간 들어 올려, 엉덩이를 내리는 동안 골반을 앞쪽으로 기울이려고 노력한다.

사이탈야아사나 SAITHALYASANA

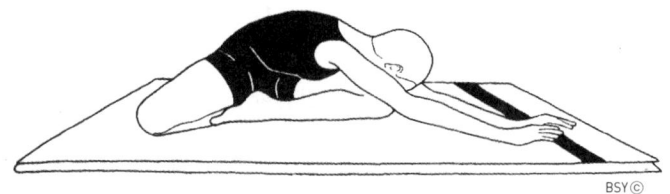

동물 이완 자세(Saithalyasana)
1. 다리를 펴고 바닥에 앉는다.
2. 조심스럽게 왼 무릎을 구부려 발바닥을 오른 대퇴부 안쪽에 대놓는다.
3. 오른 무릎을 구부려 오른 발뒤꿈치를 오른쪽 엉덩이 바깥쪽에 대놓는다.
4. 몸통을 왼쪽으로 비틀어 손을 왼 무릎 위에 얹어 놓는다.
5. 팔을 곧게 펴고 어깨넓이로 벌려서, 머리 위로 들어올린다.
6. 이마를 바닥으로 가져가면서 왼 무릎 위로 전굴한다.
7. 최종자세에서 이완한다.
8. 시작자세로 돌아오기 위해, 팔과 몸통을 일직선으로 들어 올리고 나서 손을 왼 무릎위로 내린다.
9. 왼쪽을 5회 수련하고 나서, 다리를 바꿔 오른쪽으로 5회 수련한다.

호흡 : 팔을 들어 올리면서 들이쉰다.
전굴하면서 내쉰다.
최종자세에서 자연스럽게 호흡한다.
바르게 앉은 자세로 돌아오면서 들이쉰다.
팔을 내리면서 내쉰다.

의식 : 육체 – 호흡과 함께 일어나는 동작에 그리고 척추의 이완에.
정신 – 마니뿌라 차끄라.

순서 : 이것은 명상자세의 준비수련이고 특히 목과 골반부위를 반대방향으로
펴주는 코브라자세(bhujangasana), 쉬운 활자세(saral dhanurasana),
활자세(dhanurasana)와 같이 후굴 아사나에 앞서서 행한다.

금기 : 허리질환이 있는 사람은 편안한 한 멀리 앞으로 숙이기만 한다.

효과 : 이 아사나는 척추, 골반부위, 대퇴부 안쪽을 늘여주고 고관절을 부드럽
게 한다. 신경계를 조화롭게 한다. 각각 교대로 대퇴부를 부드럽게 압박
함으로 인해 복부기관을 또한 마사지한다.

빠스치못따나아사나 PASCHIMOTTANASANA

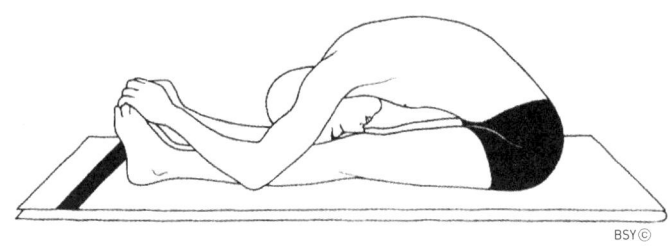

등 펴기 자세(Paschimottanasana)

1. 다리를 앞으로 펴고, 발을 붙여 무릎 위에 손을 얹은 채 바닥에 앉는
다.
2. 이것이 시작 자세이다.
3. 몸 전체를 이완한다.
4. 손을 다리 아래로 이동하면서 서서히 고관절로부터 앞으로 구부린다.
엄지와 다른 손가락들로 엄지발가락을 감싸 쥐려고 노력한다. 이것이
불가능하다면, 편하게 다다를 수 있는 발뒤꿈치, 발목, 다리의 어떤
부분이라도 잡는다.
5. 힘이나 급격한 움직임없이 서서히 움직인다.
6. 몇 초 동안 자세를 유지한다. 척추와 다리의 근육이 서서히 늘어나게
하면서 이완한다.

7. 다리를 곧게 펴고 등 근육이 아닌 팔의 근육을 활용하여, 발가락이나 발 또는 다리를 단단히 붙잡은 채 팔꿈치를 구부리기 시작해, 서서히 다리 쪽으로 몸을 가져간다.
8. 무리하지 않고, 이마가 무릎에 닿도록 노력한다.
9. 이것이 최종자세이다.
10. 편한 상태로 오랫동안 자세를 유지하고 이완한다.
11. 서서히 시작자세로 돌아온다.
12. 이것이 1회이다.

호흡 : 시작자세에서 들이쉰다.
앞으로 구부리면서 서서히 내쉰다.
정지자세에서 들이쉰다.
팔과 함께 몸통을 좀 더 다리 쪽으로 이동하면서 내쉰다.
최종자세에서 깊고 서서히 호흡하거나 짧은 기간 동안 유지한다면 숨을 내쉰 채 참는다.
시작자세로 돌아오면서 들이쉰다.

횟수 : 초보자는 단지 짧은 시간동안 최종자세를 유지하면서 5회까지 실행한다. 숙련자는 최종자세에서 5분까지 유지해도 된다.

의식 : 육체 – 복부에, 등 근육의 이완 또는 느린 호흡과정에.
정신 – 스와디스타나 차끄라.

순서 : 이 아사나는 다리자세(setuasana), 바퀴자세(chakrasana), 코브라자세 (bhujangasana)와 같은 후굴자세에 이어서 또는 앞서서 행한다.

금기 : 추간판 탈출증, 좌골신경통을 겪고 있는 사람은 빠스치못따나아사나를 수련해서는 안된다.

효과 : 이 아사나는 슬와근을 늘여주고 고관절의 유연성을 증가시킨다. 간 · 췌장 · 비장 · 신장과 부신을 포함하는 복부전체와 골반부위에 정상적인 상태와 마사지를 해준다. 복부와 골반 부위를 날씬하게 하고 비뇨생식기계의 이상을 해소한다. 척추의 신경과 근육의 순환을 자극한다. 탈수(脫垂), 월경불순, 간기능 저하, 당뇨병, 대장염, 신장질환, 기관지염, 호산구증다증(好酸球增多症)을 치료하는 요가 테라피에서 활용된다.

갓얏막 빠스치못따나아사나 GATYATMAK PASCHIMOTTANASANA

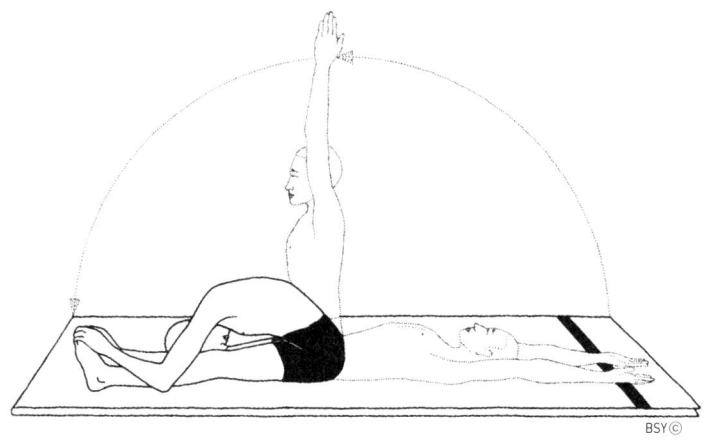

역동적 등 펴기 자세(Gatyatmak Paschimottanasana)

1. 발을 붙여서 등을 대고 눕는다. 팔을 머리 위로 올려서 손바닥을 위로 한 채 바닥에 놓는다.
2. 이것이 시작자세이다.
3. 전신을 이완한다.
4. 팔을 머리 위로 곧게 펴고 척추도 곧게 해서 앉은 자세로 몸통을 들어 올린다.
5. 부드러운 동작으로 등펴기자세(paschimottanasana)로 전굴한다.
6. 잠시 동안 최종자세를 유지한다.
7. 팔을 머리 위로 곧게 펴고 앉은 자세로 돌아온다.
8. 뒤로 기대서 시작자세로 돌아온다.
9. 이것이 1회이다.
10. 10회까지 수련한다.

호흡 : 시작자세에서 자연스럽게 호흡한다.
앉은 자세로 이동하면서 들이쉰다.
등펴기자세(paschimottanasana)로 전굴하면서 내쉰다.
앉은 자세로 돌아오면서 들이쉰다.
시작자세로 돌아오면서 내쉰다.

의식 : 육체 – 호흡과 동작이 함께 일어나는 데에.
　　　　정신 – 스와디스타나 차끄라.
금기 : 빠스치못따나아사나처럼.
효과 : 완화된 수준일지라도 등펴기자세(paschimottanasana)와 효과가 같다. 순환과 신진대사 과정을 촉진하는 역동적인 수련이다. 게다가 전신을 더욱 부드럽게 하고, 육체와 쁘라나적인 에너지를 자극한다.

빠다 쁘라사르 빠스치못따나아사나
PADA PRASAR PASCHIMOTTANASANA

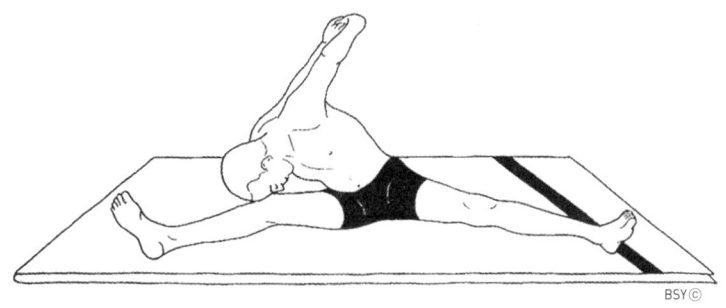

다리 벌려 등 펴기 자세(Pada Prasar Paschimottanasana)

1. 다리를 가능한 한 넓게 벌리고 앉는다.
2. 등 뒤에서 깍지 낀다.
3. 이것이 시작자세이다.
4. 몸통을 오른쪽으로 비튼다. 팔을 등 뒤에서 들어 올려 오른 다리 위로 전굴한다. 팔을 곧게 편다. 코를 무릎에 닿으려고 노력한다.
5. 편안한 한 오랫동안 자세를 유지한다.
6. 몸통을 들어 올리고 팔을 내린다.
7. 왼쪽으로 비틀고 이쪽으로도 동작을 반복한다.
8. 가운데로 돌아온다.

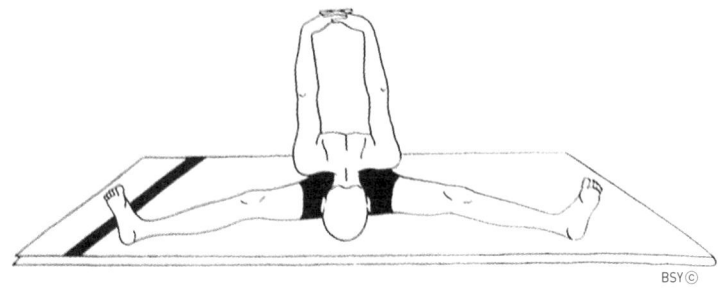

9. 등 뒤에서 팔을 가능한 한 높이 들어 올려서 이마를 몸 앞의 바닥에 대려고 노력하면서 앞으로 숙인다.
10. 편안한 한 오랫동안 자세를 유지한다.
11. 팔을 내리면서 바른 자세로 돌아온다.
12. 이것이 완전한 1회이다.

호흡 : 시작자세에서 숨을 들이쉰다.
앞으로 숙이면서 내쉰다.
최종자세에서 깊고 천천히 호흡하거나, 만약 자세를 단지 짧게 실행한다면 숨을 내쉰 채로 참는다.
시작자세로 돌아오면서 들이쉰다.

횟수 : 3~5회

의식 : 육체 – 호흡과 동작이 함께 일어나는 데에.
정신 – 물라다라, 스와디스타나 차끄라.

금기 : 빠스치못따나아사나처럼. 이 수련은 등펴기 자세(paschimottanasana)가 숙달되기 전까지 무리하게 도전해서는 안 된다.

효과 : 본질적으로 등펴기 자세(paschimottanasana)와 같은 효과를 제공하는데, 이 아사나는 다리의 안쪽과 견갑골 사이와 아래쪽의 근육을 펴고 늘여준다. 가슴은 등펴기 자세보다 더 펴지고, 아사나의 효과는 몸의 위와 아래 전체에 분포한다.

변형 : 1. 위 설명처럼 시작자세는 같게 취하지만 손을 몸 앞쪽 바닥에 놓는다.
2. 서서히 앞으로 숙여서 손가락으로 엄지발가락을 잡는다.
3. 곧바로 몸 앞쪽 바닥에 이마를 대려고 노력한다.

4. 점진적으로 가슴, 배, 골반부위를 바닥으로 가져간다. 머리를 들어서 목과 턱이 바닥에 닿게 한다.
5. 이것이 최종자세이다.
6. 편안한 한 오랫동안 자세를 유지한다.
7. 손을 풀고 시작자세로 돌아온다.

자누 시르샤아사나 JANU SIRSHASANA

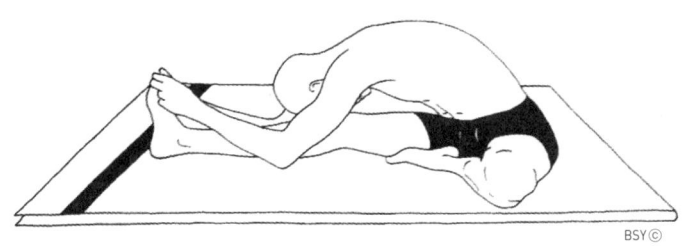

머리 무릎대기 자세(Janu Sirshasana)

1. 발을 붙여 다리를 펴고 앉는다.
2. 왼다리를 구부려 발뒤꿈치는 회음부에, 발바닥은 오른 대퇴부 안쪽에 닿도록 한다.
3. 왼 무릎은 바닥에 댄다. 척추를 바르게 펴고 등 근육을 이완한 채, 손을 오른 무릎 위에 얹어놓는다.
4. 이것이 시작자세이다.
5. 서서히 앞으로 숙여서 가능하다면, 왼손 엄지, 검지, 중지로 오른발 엄지발가락을 잡고 오른손은 발 날을 잡는다.
6. 이마를 무릎에 대려고 노력한다.
7. 이것이 최종자세이다. 척추를 이완하고 무리하지 않는다.
8. 편안한 한 오랫동안 자세를 유지한다.
9. 시작자세로 돌아오고 손을 무릎에 얹어놓는다.

10. 다리를 바꿔서 반복한다.

11. 각 다리를 5회에 이르도록 수련한다.

호흡 : 시작자세에서 들이쉰다.

앞으로 숙이면서 내쉰다.

최종자세를 짧게 한다면 내쉰 상태를 유지한다. 장시간 행한다면 자연스럽게 호흡한다.

시작자세로 돌아오면서 들이쉰다.

다른 세부사항 : 등펴기 자세(paschimottanasana)처럼.

효과 : 이 수련은 기본적으로 등펴기 자세(paschimottanasana)와 같은 효과를 제공하고 명상자세의 준비로 다리를 부드럽게 한다.

수련 참고 : 가끔 반 등펴기 자세(ardha paschimottanasana)로 알려져 있다. 등펴기 자세의 준비자세로 행해도 된다.

아르다 빠드마 빠스치못따나아사나
ARDHA PADMA PASCHIMOTTANASANA

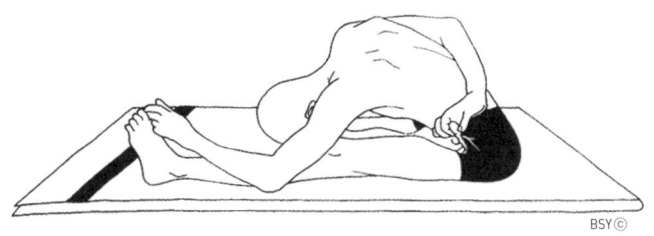

반 연꽃 등 펴기 자세(Ardha Padma Paschimottanasana)
1. 두 다리를 펴고 앉는다.
2. 오른 다리를 구부려 오른 발바닥이 위를 향하게 해서 왼 다리 대퇴부 위에 가능한 한 깊게 당겨놓는다.
3. 뒤꿈치가 복부를 단단히 압박하게 한다.
4. 약간 앞으로 숙여서, 오른 손을 뒤로 보내 오른 발가락을 잡으려고 노력한다.
5. 다시 바르게 앉는다.
6. 전신, 특히 등 근육을 이완한다.
7. 앞으로 숙여 왼손으로 왼 엄지발가락을 잡는다.
8. 등 근육이 아닌 팔을 이용해, 몸통을 서서히 앞으로 숙여 이마를 편 무릎 가까이 또는 그 위에 댄다.
9. 이것이 최종자세이다.
10. 편안한 한 오랫동안 자세를 유지한다.
11. 손을 풀고 서서히 바르게 앉는다.
12. 다리를 바꿔서 반복 수련한다.
13. 시간을 점진적으로 늘려서 3회까지 수련한다.

호흡 : 바른 자세에서 들이쉰다.
최종자세로 앞으로 숙이면서 내쉰다.
최종자세에서 깊고 서서히 호흡하거나, 만약 잠시 동안 유지한다면 내쉰 상태로 머문다.

바른 자세로 돌아오면서 들이쉰다.

그 외 세부사항 : 등펴기 자세(paschimottanasana)처럼.

효과 : 이 아사나의 효과가 머리 무릎대기자세(janu sirshasana), 등펴기자세(paschimottanasana)와 거의 같을지라도, 하나의 독특한 특징이 있다. 즉 구부린 다리의 발은 복부기관을 강하게 마사지한다. 구부린 각 다리는 내장의 연동운동을 자극하는데 도움이 되고 변비를 완화시킨다. 이 아사나는 장시간 동안 명상자세로 앉아있을 수 있게 다리와 고관절을 준비시킨다.

메루 아까르샤나아사나 MERU AKARSHANASANA

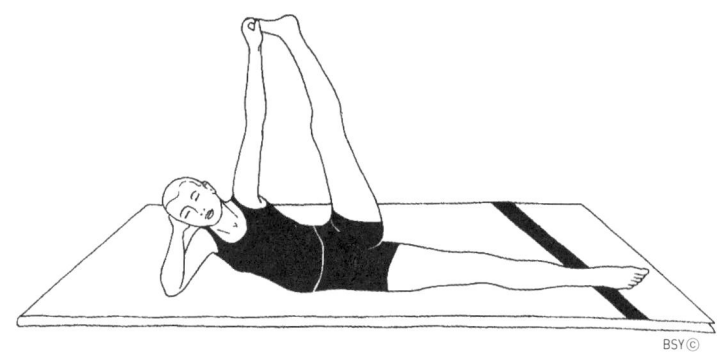

척추 구부리는 자세(Meru Akarshanasana)

1. 왼다리를 오른다리 위에 얹어 놓고 오른쪽으로 눕는다.
2. 팔꿈치를 바닥에 대고 오른팔을 구부린다. 오른 팔꿈치로 지탱하면서 몸통과 머리를 들어올린다.
3. 오른 손바닥에 머리를 얹어놓는다. 아래팔과 위팔을 거의 수직으로 한다.
4. 왼팔을 왼쪽 대퇴부 위에 얹어놓는다.
5. 이것이 시작자세이다.

6. 왼손을 발쪽으로 가져가서 엄지발가락을 잡고, 왼다리를 가능한 한 높이 들어올린다. 이것이 너무 어려우면, 가능한 한 발 가까이 다리를 잡는다.
7. 다리를 곧게 편다.
8. 이것이 최종자세이다.
9. 들어 올린 팔다리를 시작자세로 내린다.
10. 최대 10회 수련한다.
11. 다른 쪽도 반복한다.

호흡 : 팔과 다리를 들어 올리면서 들이쉰다.
최종자세를 유지하는 동안 숨을 내부에 참는다.
내리면서 내쉰다.

의식 : 육체 – 호흡과 함께 일어나는 동작에, 고관절이 펴지는 데에 그리고 자세를 유지하는 동안 들어 올린 다리에.
정신 – 스와디스타나 차끄라.

순서 : 이 아사나는 전굴 아사나의 준비로서 수련해도 된다.

금기 : 추간판 탈출증, 좌골신경통, 경부척추염을 겪고 있는 사람은 이 아사나를 수련해서는 안된다.

효과 : 이 아사나는 슬와근, 대퇴부 안쪽 그리고 복부근육을 이완시키고, 신체 측면의 근육을 더 강하고 더욱 유연하게 하면서 늘여준다. 엉덩이와 허벅지의 두께를 줄여준다.

변형 : 몸통을 들어 올리는 대신에, 오른 팔꿈치를 구부려서 오른팔 안쪽에 머리를 올려놓는다. 나머지 수련은 전과 같다.

하스따 빠다 앙구쉬타아사나 HASTA PADA ANGUSHTHASANA

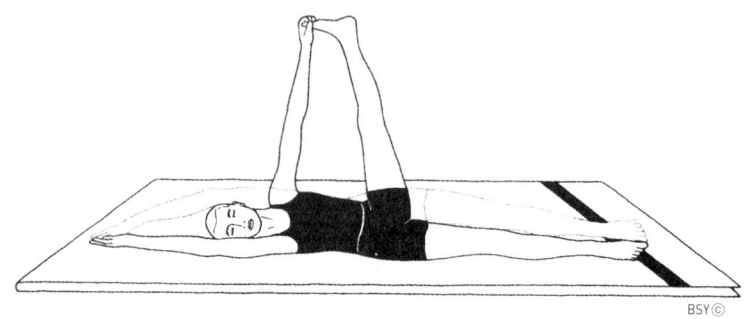

손으로 발 펴기 자세(Hasta Pada Angushthasana)
1. 팔을 머리 위로 펴 올려서 오른쪽으로 눕고, 전신을 바닥을 따라 일직선으로 하여 균형 잡는다. 왼손바닥은 오른손바닥 위에 포개놓는다.
2. 왼발은 오른발 위에 얹어 놓는다.
3. 이것이 시작자세이다.
4. 수련 내내 팔다리는 곧게 편다.
5. 왼쪽 팔다리를 바닥에서 45° 들어올린다. 몸의 측면으로 균형을 잡으면서, 짧은 시간동안 자세를 유지한다.
6. 시작자세로 팔다리를 내린다.
7. 왼팔과 다리를 곧게 유지하면서 완전히 펴 올려, 무릎을 구부리지 않고 엄지발가락을 잡는다. 이것이 불가능하면, 고관절을 부드럽게 늘이면서 지탱할 수 있도록 다리의 적절한 곳을 잡는다.
8. 이것이 최종자세이다.
9. 짧은 시간동안 최종자세를 유지한다.
10. 시작자세로 팔다리를 내린다.
11. 한쪽을 최대 5회 수련한다.
12. 다른 쪽으로 돌려 동작을 반복한다.

호흡 : 팔다리를 들어 올리면서 들이쉰다.
    내리면서 내쉰다.

의식 : 육체 - 호흡과 동작이 함께 일어나는 데에, 고관절이 늘어나는 데에 그리고 자세를 유지하는 동안 들어 올린 다리 또는 균형유지에.
정신 - 물라다라, 스와디스타나 차끄라.
순서 : 이 아사나는 전굴 아사나의 준비로서 수련해도 된다.
금기 : 좌골신경통이 있는 사람은 이 아사나를 수련해서는 안된다.
효과 : 이 수련은 고관절을 유연하게 한다. 어린 소녀의 골반이 적절하게 모양을 갖추고 발달하도록 돕는다. 엉덩이와 대퇴부의 과체중을 줄여주고 균형과 조화의 감각을 발달시키며, 자세와 걸음걸이를 더욱 안정되고 우아하게 한다.
수련 참고 : 고관절이 굽거나 접히지 않도록 몸을 일직선으로 한다.

빠다 하스따아사나 PADA HASTASANA

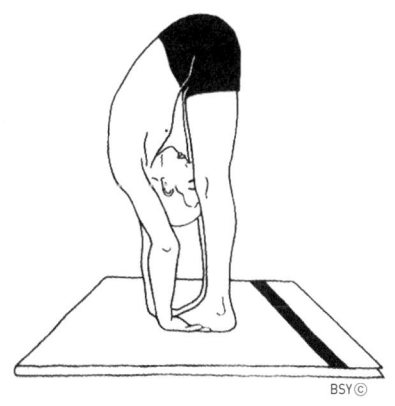

앞으로 숙이는 자세(Pada Hastasana)
1. 발을 붙여 척추를 곧게 세우고, 손을 몸 옆에 둔다. 몸을 이완한다.
2. 이것이 시작자세이다.
3. 양발에 체중을 균등하게 분산한다.
4. 서서히 앞으로 숙여, 처음엔 머리, 턱을 가슴에, 그리고 위 몸통을 숙이고, 어깨를 이완해 팔이 축 처지게 한다. 중간 몸통 그리고 마지막

으로 아래몸통을 숙인다. 앞으로 숙일 때, 몸에 뼈와 근육이 없는 것처럼 상상한다. 무리하거나 몸에 힘을 가하지 않는다.
5. 손가락을 발아래에 놓거나 발 옆 바닥에 손을 짚는다. 만약 이것이 불가능하면, 발목을 잡거나 가능한 한 바닥 가까이 손끝을 가져간다.
6. 뒷목을 이완하고 이마를 무릎에 대려고 노력한다.
7. 최종자세에서 몸은 무릎이 펴진 채로 숙이고 이마는 무릎에 대놓는다.
8. 몸 뒤쪽 전체를 이완하고 자세를 유지한다.
9. 역순으로 시작자세로 돌아온다.
10. 이것이 완전한 1회이다.
11. 다음 회를 시작하기 전에 선 자세에서 이완한다.

호흡 : 시작자세에서 들이쉰다.
앞으로 숙이면서 내쉰다.
최종자세에서 깊고 서서히 호흡한다.
시작자세로 돌아오면서 들이쉰다.

횟수 : 5회까지 수련한다. 점진적으로 자세를 취하는 시간을 늘려나가고 횟수를 줄인다.
또는 1회에 3~5분을 수련한다.

의식 : 육체 – 동작, 등근육의 이완 또는 호흡에.
정신 – 스와디스타나 차끄라.

순서 : 이 아사나는 후굴 아사나 전이나 후에 행해도 되고 유연성을 극대화시키기 위해 다른 전굴 자세의 준비로서 활용해도 된다.

금기 : 이 아사나는 심각한 등 질환, 좌골신경통, 심장병, 고혈압, 복부탈장이 있는 사람은 수련해서는 안 된다.

효과 : 이 아사나는 소화기관을 마사지하고 정상화하며, 위장에 가스 참, 변비, 소화불량을 완화시킨다. 모든 척추신경이 자극되고 정상화된다. 몸통을 거꾸로 함에 따라 뇌의 혈액흐름이 증가하고, 뇌하수체와 갑상선의 순환이 개선된다. 이 행법에서 그 외의 효과는 생명력을 증가시키고, 신진대사를 개선하며, 집중력을 강화하고, 코와 목의 질환을 제거한다. 손발자세(pada hastasana)의 역동적 수련은 과체중을 제거하는 데 도움이 된다.

변형(역동적인 전굴)

1. 두 발을 붙이고 바르게 서서 팔은 몸 옆에 둔다. 손가락은 곧게 펴서 붙인다.
2. 팔을 곧게 펴서 어깨넓이로 벌린 채 머리 위로 들어올린다.
3. 전신을 펴기 위해 약간 뒤로 기울인다.
4. 고관절에서부터 숙여서 손바닥이 바닥에 닿도록 노력한다.
5. 손끝이 발가락과 나란히 되도록 발 옆에 놓는다.
6. 이마를 무릎에 대려고 노력한다. 무릎을 곧게 편다.
7. 과도한 힘의 사용으로 슬와근(膝窩筋)에 무리가지 않도록 한다.
8. 1~2초 정도 최종자세를 유지한다.
9. 머리 위에서 팔을 곧게 편 채, 바르게 선 자세로 돌아온다.
10. 팔을 아래로 내린다.

횟수 : 처음에는 단지 5~10회 한다. 숙련된 수련자는 30회까지 해도 된다.
수련 참고 : 초보자는 손끝이 발가락 옆 바닥에 닿으려고 노력한다.
이것이 어려우면 발목이나 종아리를 잡도록 한다.

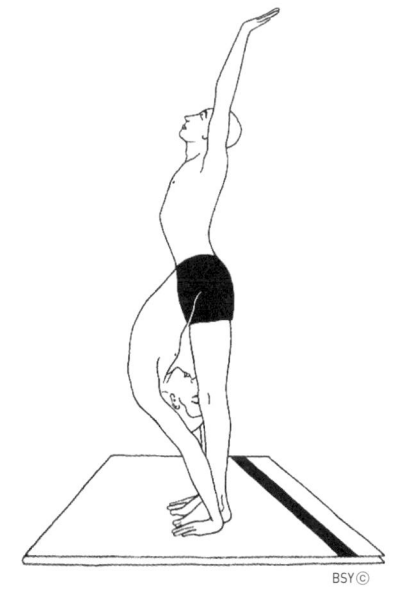

시르샤 앙구쉬타 요가아사나 SIRSHA ANGUSHTHA YOGASANA

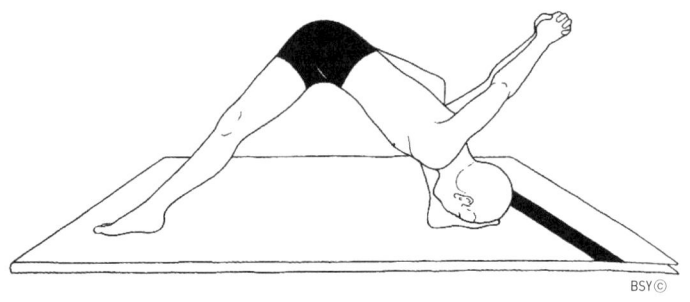

머리 발가락 요가 자세(Sirsha Angushtha Yogasana)
    1. 발을 1m 정도 벌리고 바르게 선다.
    2. 손바닥을 위로해서 등 뒤에서 깍지 낀다.
    3. 팔을 곧게 편다.
    4. 이것이 시작자세이다.
    5. 몸통을 왼쪽으로 비틀고 왼발을 약간 바깥쪽으로 돌린다.
    6. 가능한 한 높이 팔을 펴 올리면서, 허리에서부터 앞으로 숙인다.
    7. 머리를 왼발 안쪽으로 이동한다.
    8. 이 자세를 취하기 위해 왼 무릎을 약간 구부린다.
    9. 머리가 발에 더 가까워짐에 따라 어깨를 이완하고, 팔을 곧게 펴서 앞쪽으로 늘어뜨린다.
    10. 편안한 한 오랫동안 자세를 유지한다.
    11. 몸통을 들어 올리고, 팔을 내려서 몸을 다시 가운데로 되돌린다.
    12. 다른 쪽도 반복한다.
    13. 최대 5회 수련한다.
호흡 : 시작자세와 비트는 동안 들이쉰다.
    숙이면서 내쉰다.
    자세를 취하는 동안 숨 내쉰 상태를 유지한다.

몸통을 들어 올리고 몸을 가운데로 되돌리면서 들이쉰다.

의식 : 육체 – 동작과 함께 일어나는 호흡에.

정신 – 마니뿌라 차끄라.

순서 : 이 아사나는 손발 자세(pada hastasana) 이후에 행하고, 후굴자세(prishthasana), 잠자는 번개자세(supta vajrasana), 물고기자세(matsyasana)처럼 후굴자세가 이어진다.

금기 : 이 아사나는 추간판 탈출증, 좌골신경통, 천골질환과 같은 척추질환과 심장병, 고혈압이 있는 사람은 수련해서는 안된다.

효과 : 이 아사나는 슬와근을 늘여주고 척추의 뒤쪽을 신전시킨다. 신경계와 식욕을 자극하고, 복부질환과 변비를 제거하는데 도움이 된다. 허리 주위의 과체중을 제거한다.

수련 참고 : 몸을 들어 올릴 때 균형 잃는 것을 피하기 위해, 무릎을 구부리되, 몸통을 똑바르게 그리고 몸 중심을 다시 잡고서야 편다.

웃티따 자누 시르샤아사나 UTTHITA JANU SIRSHASANA

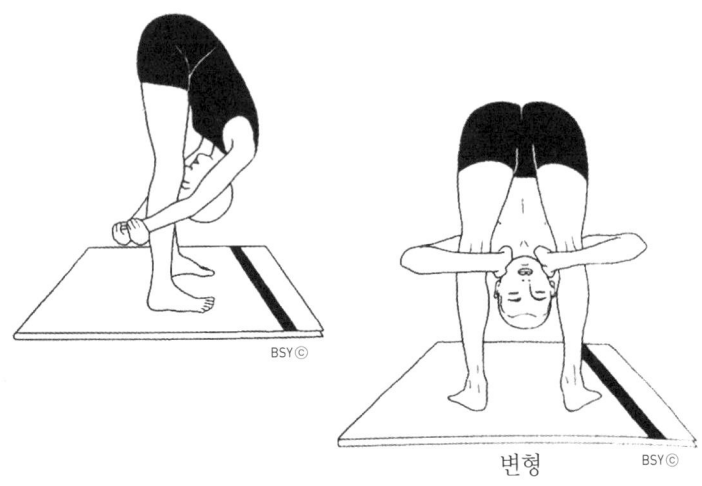

변형

서서 머리 무릎 사이 자세(Utthita Janu Sirshasana)

1. 팔을 몸 옆에 두고 얼굴은 정면을 향한 채, 발을 1m 정도 벌리고 선다.
2. 이것이 시작자세이다.
3. 팔을 가슴 높이로 몸 앞으로 들어올린다.
4. 고관절로부터 앞으로 숙여서 팔로 다리 바깥쪽을 감싼다. 손으로 한 손목을 잡거나 종아리 뒤에서 손을 꽉잡는다.
5. 팔꿈치를 약간 구부리고 강한 팔 근육을 사용해서 머리를 무릎 쪽으로 당긴다. 다리는 곧게 편다. 무리하지 않는다.
6. 최종자세에서 몸통은 대퇴부에 맞닿아 있고 손목이나 팔꿈치는 종아리나 다리 뒤쪽에 있다.
7. 편안한 한 오랫동안 최종자세를 유지한다.
8. 손을 풀고 팔을 가슴 앞으로 펴서 몸을 바르게 선 자세로 서서히 들어올린다.
9. 시작자세로 팔을 내린다.
10. 5회까지 수련한다.

호흡 : 팔을 가슴 앞으로 들어 올리면서 들이쉰다.
숙이기 전에 완전히 내쉰다.
앞으로 숙이고 최종자세를 유지하는 동안 숨 내쉰 상태로 참는다.
바르게 선 자세로 돌아오면서 들이쉰다.
팔을 내리면서 내쉰다.

의식 : 육체 – 호흡과 함께 일어나는 동작에, 등 근육의 이완과 다리를 곧게 펴는 데에.
정신 – 스와디스타나 차끄라.

순서 : 이 아사나는 뱀자세(sarpasana), 다리자세(setuasana), 활자세(dhanurasana)와 같은 후굴자세가 이어진다.

효과 : 이 아사나는 췌장을 자극한다. 고관절과 슬와근을 이완, 척추신경을 마사지하며 뇌 쪽으로 혈액공급이 증가함에 따라 뇌에 활력을 불어넣는다.

변형 : 1. 발을 1m 정도 벌리고 선다. 고관절에서부터 앞으로 숙여 다리를 약간 구부리고, 무릎 뒤쪽 주위를 팔로 감싼다. 팔은 팔꿈치가 옆을 향하도록 수평이 되게 한다.
2. 다리를 구부린 채, 손을 다리 사이의 앞쪽으로 가져가도록 노력해서 목 뒤쪽에서 깍지를 단단히 낀다. 등 근육을 이완한다.
3. 손가락이 목뒤에서 빠지지 않게 하면서 다리를 서서히 곧게 편다. 무리하지 않는다. 다리를 곧게 펴는 동작은 척추에 강한 지레작용과 복부에 확고한 압박이 가해진다.
4. 최종자세에서 머리는 뒤를 향한다.
5. 잠시 동안 자세를 유지한다.
6. 무릎을 구부리고 손을 풀어서 자세를 느슨하게 한다. 서서히 바르게 선 자세로 돌아온다.

호흡 : 앞으로 숙이기 전에 내쉰다.
목 뒤에서 손을 깍지 낀 후에 들이쉰다.
다리를 펴면서 내쉰다.
최종자세에서 자연스럽게 호흡하거나 내쉰 상태를 유지한다.
바르게 선 자세로 돌아오면서 들이쉰다.

참고 : 이것은 또한 웃탄 아사나utthan asana로 알려진 더 강렬한 변형이다.

에까 빠다 빠드못따나아사나 EKA PADA PADMOTTANASANA

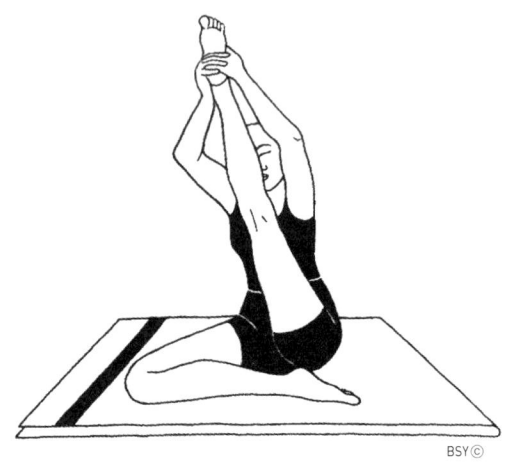

한 다리 들어 올려 머리대기 자세(Eka Pada Padmottanasana)

1. 다리를 펴고 앉는다.
2. 왼 무릎을 구부려 왼쪽 엉덩이 앞 바닥에 발바닥을 놓는다.
3. 오른다리를 구부려 무릎을 바닥에 대고, 발뒤꿈치는 회음(會陰) 아래에 둔다.
4. 왼발바닥 아래에 손가락을 깍지 낀다.
5. 이것이 시작자세이다.
6. 왼발을 들어 올려서 무릎을 곧게 편다. 척추도 곧게 편다.
7. 무릎을 코로 가져간다.
8. 편안한 한 오랫동안 자세를 유지한다.
9. 다리를 구부리고 발을 바닥으로 내려놓는다.
10. 최대 5회 수련한다.
11. 다른 쪽도 반복한다.

호흡 : 시작자세에서 들이쉰다.
　　　다리를 들어 올리고 내리는 동안 숨을 내부에 참는다.
　　　최종자세에서 숨을 참거나 장시간 동안 행한다면 자연스럽게 호흡한다.

의식 : 육체 – 편 다리 근육의 이완 특히 슬와부 근육(hamstring muscle)에.
정신 – 마니뿌라 차끄라.
순서 : 이 아사나는 명상과 전굴 아사나의 준비수련이다.
금기 : 변위된 꼬리뼈나 척추질환이 있는 사람은 이 아사나를 수련해서는 안 된다.
효과 : 이 아사나는 슬와부 근육과 고관절을 유연하게 한다. 부신을 정상화하고 생식기계의 질환을 바로잡는다.

척추 비틀기 아사나

이것은 척추건강을 위한 중요한 아사나 시리즈이다. 모든 아사나 프로그램은 되도록 전굴과 후굴 자세에 이어서 이 그룹에서 최소한 한 개의 수련을 포함해야 한다. 비틀기는 몸통 전체와 척추의 근육을 운동시켜서, 척주(=척추기둥)를 더욱 부드럽게 하고 척수신경(=척추의 신경)을 자극한다. 한 쪽에서 다른 쪽으로 몸을 비틀어서 복부근육의 늘어남과 수축이 번갈아 일어나, 복부근육에 강한 영향을 미친다. 초보자는 유연성의 범주 이상으로 몸통을 비틀지 않도록 주의한다.

대부분의 척추 비틀기 아사나는 배꼽 주위 사마나(samana) 부위의 쁘라나(氣) 흐름을 강화한다. 이것은 일반적으로 췌장, 신장, 위장, 소장, 간 그리고 방광과 같은 영양기관과 관련된 질환을 완화시키고 조직을 활기 있게 한다. 사마나 부위는 또한 전신에 에너지를 공급하는 주된 나디(nadi, 쁘라나적인 통로)의 신경총인 마니뿌라 차끄라(manipura chakra)와 관련된다. 따라서 이러한 아사나들은 전체적인 건강과 활력에 강한 영향을 미친다.

감정과 심리 차원에서, 통제된 비틀기는 삶의 난관과 곤란을 다스리는 방법을 의미한다. 많은 사람들에게 삶은 그들의 문제가 너무 어려워서 해결할 수 없을 정도로 뒤엉켜있는 것처럼 보인다. 이러한 아사나들은 인생의 뒤엉킨 난관들을 해결하도록 통찰력과 영감을 주어 체계적으로 접근하도록 한다.

메루 와끄라아사나 MERU WAKRASANA

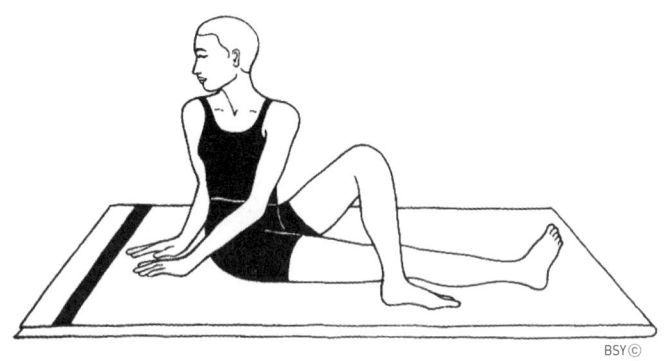

척추 비틀기 자세(Meru Wakrasana)
1. 다리를 펴고 앉는다.
2. 몸통을 약간 오른쪽으로 비틀고 손끝이 뒤로 가게 해서, 오른손이 왼쪽 엉덩이 가까이 가도록 몸 뒤에 짚는다.
3. 왼손은 가능한 한 오른손 가까이 해서, 오른쪽 엉덩이 뒤 약간 옆에 짚는다.
4. 왼 무릎을 구부려서 오른 무릎 바깥에 발을 짚는다. 척추를 수직으로 바르게 편 채, 팔을 지렛대로 사용하여 머리와 몸통을 편안한 한 오른쪽으로 멀리 비튼다.
5. 엉덩이는 바닥에 밀착한다. 오른쪽 팔꿈치는 약간 구부린다.
6. 척추를 이완한 채, 최종자세를 유지한다. 가능한 한 멀리 오른 어깨 너머를 바라본다.
7. 몸통을 가운데로 되돌리고 몇 초 동안 이완한 후에 다시 비튼다.
8. 5회까지 수련하고 다른 쪽을 반복한다.

호흡 : 비틀기 전에 들이쉰다.
비트는 동안 숨을 내부에 참는다.
가운데로 되돌아오면서 내쉰다.

의식 : 육체 – 척추를 비트는 데에, 척추의 이완 그리고 최종자세에서 호흡의 자각에.

정신 – 마니뿌라 차끄라.

순서 : 메루 와끄라아사나는 반 척추비틀기 자세(ardha matsyendrasana)의 준비 자세이고, 거꾸로 된 아사나 이전과 전굴과 후굴 아사나 이후에 수련해도 된다.

금기 : 심각한 척추 질환, 궤양, 탈장, 이러한 성질의 다른 질환이 있는 사람은 이 아사나를 수련해서는 안된다.

효과 : 메루 와끄라아사나는 척추를 펴주고, 부드럽게 하며 신경을 정상화한다. 등의 통증, 목통증, 허리통증, 약한 형태의 좌골신경통을 완화시킨다. 더 어려운 척추 비틀기를 위해 등을 준비하는, 초보자를 위한 좋은 아사나이다.

브후 나마나아사나 BHU NAMANASANA

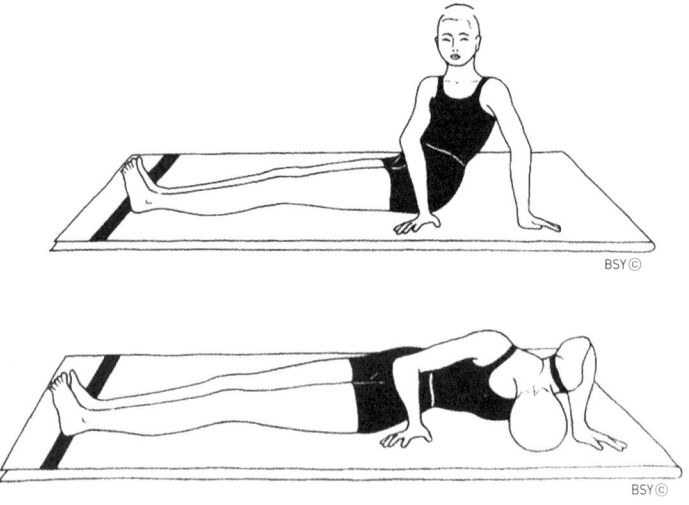

척추 비틀어 엎드리기 자세(Bhu Namanasana)

1. 척추를 수직으로 해서 다리를 펴고 앉는다.
2. 왼쪽 엉덩이 옆에 손을 짚는다.
3. 손끝이 뒤를 향하게 해서 왼손을 등 뒤로 더 멀리 가져간다.

4. 팔과 어깨를 지렛대로 사용하여, 몸통을 왼쪽으로 90° 비튼다. 몸통을 서서히 숙여서 이마를 몸 뒤에 위치한 손 가까이 가도록 한다. 척추는 가능한 한 곧게 편다.
5. 양쪽 엉덩이를 바닥에 밀착하려고 노력한다.
6. 잠시 동안 최종자세를 유지한다.
7. 서서히 몸을 들어 올려 시작자세로 돌아온다.
8. 다른 쪽도 동작을 반복한다. 이것이 완전한 1회이다.
9. 5회까지 수련한다.

호흡 : 정면에 있는 동안 들이쉰다.
비틀면서 숨을 내부에 참는다.
숙이면서 내쉰다.
최종자세에서 숨 내쉰 상태를 유지한다.
몸통을 들어 올리면서 들이쉰다.
몸을 가운데로 되돌리면서 내쉰다.

의식 : 육체 – 몸의 이완과 호흡에.
정신 – 마니뿌라 차끄라.

순서 : 이 아사나는 전굴과 후굴 아사나 시리즈를 마친 후에 수련한다. 오랜 시간 동안 명상자세로 앉아 있은 후에 실행하여 다리와 척추를 펴준다. 반 척추 비틀기 자세(ardha matsyendrasana)같은 더 고급 비틀기 자세의 준비 수련이다.

금기 : 아르다 마쯔옌드라아사나와 같다.

효과 : 이 아사나는 근육을 부드럽게 하고 신경을 자극하면서, 척추와 허리를 펴준다.

아르다 마쯔옌드라아사나 ARDHA MATSYENDRASANA

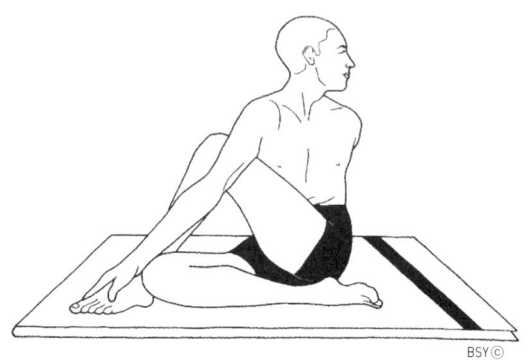

반 척추 비틀기 자세(Ardha Matsyendrasana)

1. 몸 앞으로 다리를 펴고 앉는다.
2. 오른다리를 구부려 발을 왼쪽 엉덩이 주위로 가져간다.
3. 발 날의 바깥쪽이 바닥과 접촉하게 한다.
4. 왼다리를 구부려 세워 오른 무릎의 바깥쪽 바닥에 왼발을 위치시킨다.
5. 왼발의 발가락은 앞쪽을 보게 한다.
6. 오른팔을 가슴과 왼 무릎 사이의 공간을 지나가게 해서 왼 다리 바깥쪽에 위치시킨다.
7. 오른손으로 왼발이나 발목을 잡아서 왼 무릎이 오른쪽겨드랑이에 밀착되게 한다.
8. 가능한 한 똑바로 펴서 앉는다.
9. 몸 앞에서 왼팔을 들어 올리고 손끝을 응시한다.
10. 서서히 왼쪽으로 비틀고 동시에 팔과 몸통과 머리를 움직인다.
11. 왼다리에 대해 오른팔을 지렛대로 사용하여 등 근육을 사용하지 않고 가능한 한 크게 몸통을 비튼다.
12. 왼손의 손끝을 따라 바라보면서 왼 어깨 너머를 바라본다.
13. 척추는 긴장하지 않는다.

14. 왼 팔꿈치를 구부려서 허리뒤쪽 주위에 팔을 위치시킨다. 왼 손등은 오른쪽허리 주위를 감싸도록 한다.

15. 시작자세로 돌아오기 위해 역순으로 움직이고 다른 쪽도 반복한다.

호흡 : 전방자세에서 들이쉰다.

몸통을 비틀면서 내쉰다.

최종자세에서 무리하지 않고 깊고 서서히 호흡한다.

시작자세로 돌아오면서 들이쉰다.

횟수 : 각각 1회 연습하고, 몸의 각 면을 1, 2분이나 30호흡까지 점차 증가시킨다.

순서 : 이 아사나는 전굴과 후굴 아사나 시리즈를 마친 후에 행한다.

의식 : 육체 – 척추를 곧게 펴는 데에 그리고 최종자세에서 호흡에 의해 형성되는 복부의 움직임에.

정신 – 아갸 차끄라.

금기 : 임신 2, 3달 이상 된 여성은 이 아사나를 피한다. 위궤양, 탈장, 갑상선기능 항진증을 겪고 있는 사람은 오직 특별한 지도하에서 이 자세를 수련해야 한다.

좌골신경통이나 추간판 탈출증이 있는 사람은 이 자세가 효과가 있을 수 있으나 대단한 주의가 요망된다.

효과 : 이 아사나는 한쪽 근육을 수축하는 동안 동시에 다른 쪽의 등과 복부의 근육을 늘여준다. 척수신경을 정상화하고, 척추 근육을 부드럽게 하며, 요통과 근육경련을 덜어준다. 주의 깊게 수련할 때, 가벼운 추간판 탈출증에 유효하다. 아르다 마쯔옌드라아사나는 복부기관을 마사지 해주고, 소화기질환을 완화시킨다. 아드레날린과 담즙의 분비작용을 조절하고 당뇨병의 요가적 치료기술에서 추천된다. 특별한 지도하에 부비강염, 건초열, 기관지염, 변비, 대장염, 월경불순, 비뇨기관 질병, 경부 척추염 등이 요가적 치료기술에서 활용되고, 어떤 불편함이 없이 가능한 한 오래 실행해도 된다.

변형 : 초보자와 몸이 굳은 사람은 아래처럼 자세를 조정해서 행한다.

엉덩이 옆에 놓인 다리는 곧게 편 채로 두고, 무릎은 가슴 쪽으로 끌어안은 채, 손은 반대쪽 대퇴부를 감싸면서 발목을 붙잡는다.

빠리브릿띠 자누 시르샤아사나 PARIVRITTI JANU SIRSHASANA

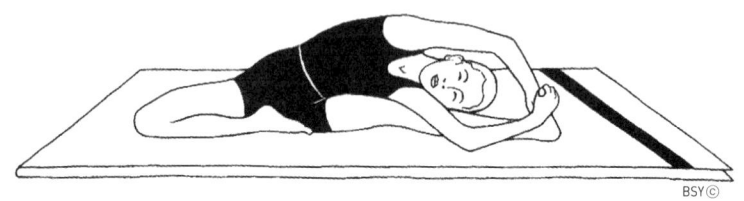

몸통 비틀어 머리 무릎대기 자세(Parivritti Janu Sirshasana)

1. 1m 정도 다리를 벌리고 앉는다.
2. 오른 다리를 구부리고, 발뒤꿈치를 회음부에 밀착한다.
3. 왼손으로 왼발을 잡기 위해 왼쪽으로 몸을 기울여 앞으로 숙인다.
4. 손가락은 발의 아치에 두고 엄지는 발등에 위치시킨다.
5. 팔꿈치는 곧게 편 다리 안쪽 바닥에 놓는다.
6. 왼 어깨를 왼 다리 쪽을 향해 아래로 이동한다.
7. 오른팔을 머리위로 가져가서 오른손으로 왼발을 잡는다.
8. 팔을 수축하면서, 왼 어깨를 왼발을 향해 서서히 민다.
9. 머리가 오른팔 아래에서 편안하고, 등을 이완하며, 가능한 한 많이 몸통을 비틀어서 가슴이 열리고 앞쪽을 향하게 한다.
9. 최종자세에서 천장을 본다.
10. 편안한 시간동안 자세를 유지한다.
11. 오른손을 풀어 머리 위를 지나며 서서히 바른 자세로 돌아온다.
12. 다른 쪽을 반복한다.

호흡 : 다리의 자세를 잡는 동안 자연스럽게 호흡한다.

몸통을 기울이고 팔과 손의 자세를 잡는 동안 내쉬며, 그리고 나서 들이쉰다.

몸을 측면으로 미는 동안 내쉰다.

최종자세를 유지하는 동안 자연스럽게 호흡한다.

바른 자세로 돌아오면서 들이쉰다.

횟수 : 각각 한 번씩 수련한다. 만약 불편감이 유발되면 자세를 중단한다.

의식 : 육체 – 몸을 비틀고 늘이는 데에.

정신 – 마니뿌라 차끄라.

순서 : 이 아사나는 전굴과 후굴 아사나 후에 행한다. 이것은 전굴 해서 비트는 아사나이다.

금기 : 임산부나 척추의 질환이 있는 사람은 이 수련을 해서는 안된다.

효과 : 이 아사나는 복부와 가슴의 각 면을 늘여주고 마사지해준다는 이점을 포함해서 등펴기 자세(paschimottanasana), 반 척추 비틀기 자세(ardha matsyendresana)와 같은 효과를 제공한다. 명상자세로 오랜 시간 동안 앉아 있을 수 있도록 몸을 준비시킨다.

거꾸로 된 아사나

거꾸로 된 아사나는 몸에 미치는 중력의 작용을 반대로 한다. 즉 모든 것이 발로 밀려 내려가는 대신에 머리 쪽으로 방향을 바꾼다. 마찬가지로 감정과 심령 차원에서도, 거꾸로 된 아사나는 행동과 존재의 오래된 패턴을 새로운 빛으로 바꿔서 모든 것이 뒤집어진다. 일반적으로, 이러한 수련은 건강을 개선하고, 불안과 스트레스를 줄이며, 자신감을 증가시킨다. 그들은 또한 정신력과 집중력 그리고 많은 작업량을 무리하지 않고 견딜 수 있는 역량을 증가시킨다.

거꾸로 된 아사나는 뇌 쪽으로의 충분한 혈액공급을 북돋고, 뉴런(neuron)에 영양을 공급하며, 독소를 제거한다. 하지와 복부에 축적된 혈액과 림프액은 심장으로 되돌아와서, 폐에서 순환되고 정화되어 전신으로 재순환된다. 이러한 과정은 인간 유기체 전체의 세포에 영양분을 공급한다. 풍부한 혈액흐름은 또한 내분비계 전체를 정상화하여, 뇌하수체가 더욱 효율적으로 작용하도록 한다. 이것은 신진대사과정과 생각하는 방식에서조차 긍정적인 영향을 미친다.

몸이 거꾸로 된 아사나로 있는 동안, 호흡은 깊고 느려지며, 산소와 이산화탄소의 가스교환이 극대화되고, 보통 적절한 호흡이 이루어지도록 촉진한다. 게다가 복부기관, 즉 간, 비장, 위장, 신장, 췌장은 강하게 마사지되고, 그들의 기능을 더욱 효과적으로 수행하도록 돕는다.

전통적으로 거꾸로 된 아사나는 성 에너지를 영적인 에너지로 전환하고 승화시키는데 사용된다. 이 상황에서 수련의 목적은 차끄라를 자극하고, 수슘나 나디를 개방하며, 심적인 각성을 불러일으키기 위해 꾼달리니를 해방시킨다. 그런데 단지 이러한 아사나의 수련을 통해서 꾼달리니가 각성될 것 같지 않은데, 거꾸로 된 자세는 확실히 명상과 집중의 질을 개선시키고, 의식을 순화시키며 탐험되지 않은 마음의 영역으로 진입하게 한다.

이렇게 중요한 그룹의 아사나는 최대한 주의해서 올바르게 행해야 한다. 이와 같이 강력한 수련은 아래의 준수사항을 철저히 지킬 것을 강조한다.

수련 시간 : 음식을 섭취한 후 최소한 3시간이 될 때까지 거꾸로 된 아사나를 행해서는 안 된다. 활기찬 운동 직후에 거꾸로 된 아사나를 행해서는 안 된다. 신체가 근육의 대사 작용으로 인한 노폐물을 혈액으로부터 제거하도록 30분 동안 기다린다.

장비 : 후두부와 목뼈를 보호하기에 충분히 두꺼운 접은 담요 위에서 항상 이 아사나를 수련한다. 부드러운 매트리스, 스프링 침대 또는 공기가 든 쿠션에서 수련해서는 안 된다.

지속시간 : 초보자는 최종자세에서 단지 몇 초 동안만 유지한다. 최소한의 어려움도 느껴지지 않고 아사나를 유지할 수 있으면, 권장된 시간을 할 수 있을 때까지 지속시간을 점차 늘려나간다.

휴식 : 거꾸로 된 아사나에 이어서 항상 송장자세(shavasana)를 취한다. 호흡과 심장박동이 완전히 정상화될 때까지 휴식하고, 권장되는 상응자세를 취한다.

주의사항 : 바닥으로 자유롭게 낙하하는 것을 방해하는 가구나 어떤 것의 근처에서도 수련해서는 안 된다. 앞이나 뒤로 떨어지는 동안 발로 낙하하는 것을 막도록 한다. 내려오는 동안, 결코 긴장하지 말고 몸을 완전히 이완한다. 조금의 불편함이라도 발생되면, 수련을 그만둔다.

금기 : 고혈압, 척추질환 특히 추간판 탈출증이 있는 사람은 이 아사나를 수련해서는 안 된다. 탁한 혈액을 유발하는 질환이 있는 사람은 혈액이 정화될 때까지 거꾸로 된 아사나를 행해서는 안 된다. 혈액의 정화에 대해 의심스러운 사람은 요가 교사나 아유르베딕 의사의 조언을 구한다. 임신이나 월경 중인 여성은 거꾸로 된 아사나를 수련해서는 안 된다.

수련 참고 : 자세를 서서히 그리고 부드럽게 취한다. 거꾸로 된 아사나는 그

들의 상응자세와 함께 일반적으로 아사나 프로그램의 마지막에 위치하게 된다. 하나의 수련 과정에 거꾸로 된 아사나와 공작자세(mayurasana)를 결코 함께 해서는 안 된다.

브후미 빠다 마스따까아사나 BHUMI PADA MASTAKASANA

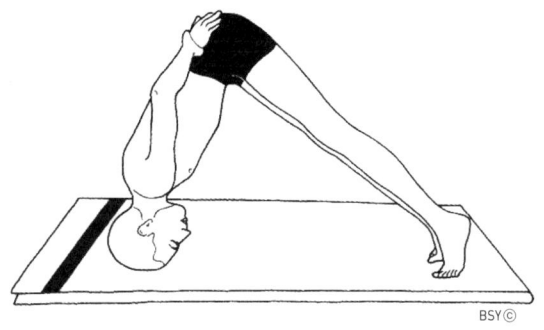

반 머리서기 자세(Bhumi Pada Mastakasana)

1. 고양이 기지개 자세(marjari asana)를 취한다.
2. 발가락을 아래로 내린다.
3. 손 사이 바닥에 머리 정수리를 위치시킨다. 머리와 발로 균형을 잡으면서, 무릎을 곧게 펴고 엉덩이를 들어올린다.
4. 발뒤꿈치는 붙이고 발가락은 벌려놓는다.
5. 팔을 들어 올려 등 뒤에서 손을 맞잡거나 한손으로 다른 손목을 잡는다.
6. 가능한 한 높이 발끝으로 선다.
7. 편안한 한 오랫동안 최종자세를 유지한다.
8. 팔을 내리고 머리 옆에 손을 짚는다.
9. 고양이 기지개 자세로 서서히 돌아오고 나서 잠시 동안 토끼자세(shashankasana)로 이완한다.
10. 이것이 1회이다.
11. 수련을 마친 후에, 반대 자세를 계속하기 전에 송장자세(shavasana)로 눕는다.

호흡 : 자연스럽게 호흡한다.
횟수 : 점진적으로 아사나 시간을 늘리면서 3회까지 수련한다.
의식 : 육체 - 호흡, 균형, 뇌에.
　　　　정신 - 사하스라라 차끄라.

순서 : 이 아사나에 이어 야자나무자세(tadasana)가 행해진다.
금기 : 고혈압, 심장병, 귀의 염증, 약한 눈 모세혈관, 중증 근시, 뇌하수체나 갑상선의 기질적 결함, 동맥경화증, 대뇌나 다른 곳의 혈전증, 중증 천식, 결핵, 감기나 부비강염, 매우 탁한 혈액, 추간판 탈출증, 약한 척추 또는 현기증이 있는 사람은 이 아사나를 수련하면 안된다.
효과 : 이 아사나는 저혈압인 경우에 도움이 된다. 신경계를 조화롭게 하며, 목과 머리 근육을 강화시키며 뇌 쪽으로 충분한 혈액공급을 한다. 머리서기자세(sirshasana)의 준비자세로서 뇌 쪽으로 증가된 혈액의 유입과 정수리로 체중을 지탱하는데 익숙하게 한다.

무르다아사나 MOORDHASANA

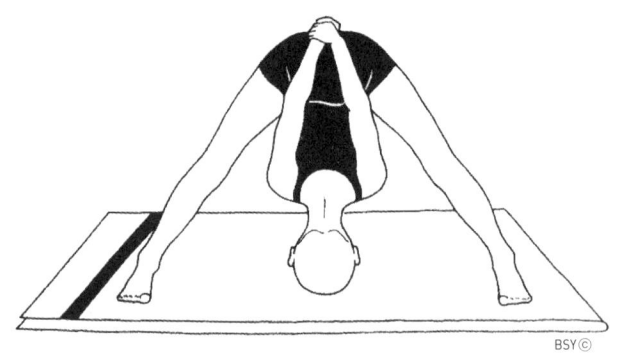

머리정수리 바닥대기 자세(Moordhasana)
   1. 1m 정도 발을 벌리고 바르게 선다.
   2. 고관절에서부터 앞으로 숙여서 발 앞에 손을 짚는다.
   3. 체중은 팔다리로 균등하게 나누어서 지탱하도록 한다.
1단계 : 손 사이 바닥에 머리 정수리를 댄다.
       팔을 들어 올려 등 뒤에서 다른 한 손목을 잡는다.
2단계 : 발뒤꿈치를 들어 올려 머리와 발가락으로 균형을 잡는다.

이것이 최종자세이다.
편안한 한 오랫동안 자세를 유지한다.
손을 바닥에 다시 짚고 나서 바르게 선 자세로 돌아온다.
몸이 평정을 되찾을 때까지 선 자세로 이완한다.

호흡 : 선 자세에서 들이쉰다.
앞으로 숙이면서 내쉰다.
자세를 유지하는 동안 자연스럽게 호흡한다.
시작자세로 돌아오면서 들이쉰다.

횟수 : 3회까지 수련한다. 처음 이 아사나를 행할 때 단지 몇 초 동안만 자세를 유지한다. 그리고 나서 몇 주에 걸쳐서 점차 시간을 1분씩 늘려나간다.

의식 : 육체 – 호흡과 균형에.
정신 – 사하스라라 차끄라.

순서 : 아사나 프로그램 마지막에, 머리서기자세(sirshasana) 이전과 야자나무자세(tadasana)에 이은 대응자세로서 권장된다.

금기 : 반 머리서기 자세(bhumi pada mastakasana)처럼.

효과 : 반 머리서기 자세(bhumi pada mastakasana)처럼.

비빠리따 까라니 아사나 VIPAREETA KARANI ASANA

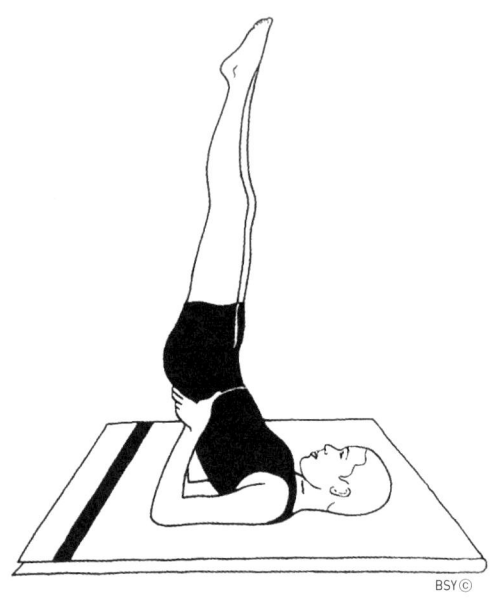

비빠리따 까라니 자세(Vipareeta Karani Asana)
1. 다리와 발을 붙인 채 등을 바닥에 대고 일직선으로 눕는다. 손바닥을 아래로 한 채 손과 팔을 몸 가까이 둔다.
2. 전신을 이완한다.
3. 두 다리를 붙이고 곧게 펴서 들어올린다.
4. 머리를 향해 몸통 위로 다리를 이동한다.
5. 손과 팔로 바닥을 밀고 엉덩이를 들어올린다.
6. 바닥에서 척추를 굴려, 다리를 머리 위로 더 가져간다.
7. 손바닥을 위로 돌려, 팔꿈치를 구부리고 손목근처인 손바닥의 근저부를 엉덩이 상부에 댄다.
8. 팔꿈치를 가능한 한 서로 가까이 둔다.
9. 두 다리를 수직자세로 들어 올려 발을 이완한다.
10. 최종자세에서, 몸무게는 어깨·목·팔꿈치로 지탱하고, 몸통은 바닥

에서 45° 각도로 하며 다리는 수직으로 한다. 턱이 가슴을 압박하지 않도록 한다.

11. 눈을 감고 편안한 한 오랫동안 최종자세로 이완한다.
12. 시작자세로 돌아오기 위해, 머리위로 다리를 내리고 손바닥을 아래로 해서 팔과 손을 몸 가까이 짚는다.
13. 바닥을 따라 척추 뼈 마디마디를 서서히 내린다.
14. 머리를 들지 않는다.
15. 엉덩이가 바닥에 닿았을 때, 다리를 곧게 편 채 내린다.
16. 송장자세(shavasana)로 몸을 이완한다.

호흡 : 누운 자세에서 숨을 들이쉰다.
최종자세를 취하는 동안 숨 마신 상태를 유지한다.
일단 몸이 최종자세로 안정되면, 자연스런 호흡이나 웃자이(ujjayi) 호흡을 수련한다.
바닥으로 몸을 내리는 동안 숨 마신 상태를 유지한다.

지속 시간 : 초보자는 단지 몇 초 동안만 수련하고, 일반적 건강 목적이라면 최적 3~5분을 몇 주에 걸쳐서 점차 증가시킨다.

다른 세부사항 : 어깨서기 자세(sarvangasana)처럼.

수련 참고 : 이 아사나는 어깨서기 자세(sarvangasana)의 준비수련이다. 이 자세는 어깨서기 자세를 실행할 수 없는 초보자나 목이 굳은 사람에게 추천된다. 수련하는 동안 팔꿈치에 불편감이 있다면, 그 아래에 특별히 깔개를 대놓아도 된다; 수련을 시작할 때 그것을 가까이 두면 도움이 된다. 무엇보다도, 다리를 올리고 내릴 때 무릎을 구부릴 때 깔개가 필요할 수 있다.

참고 : 이 자세는 *끄리야* 요가에서 활용되는 비빠리따 까라니 무드라 vipareeta karani mudra*의 기초를 제공한다.*

사르방가아사나 SARVANGASANA

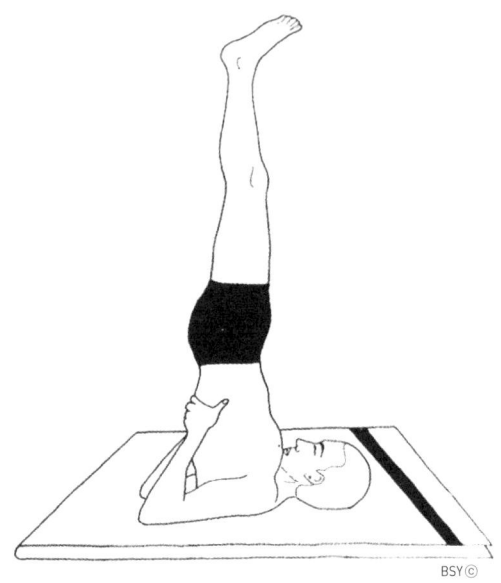

어깨서기 자세(Sarvangasana)
1. 접은 담요 위에 등을 대고 눕는다.
2. 발을 붙여 다리를 곧게 펴고 머리와 척추가 일직선이 되었는지 점검한다.
3. 손바닥을 아래로 한 채 손을 몸 옆에 둔다.
4. 몸과 마음을 완전히 이완한다.
5. 팔의 도움을 받아 복부 근육을 수축해서, 다리를 곧게 편 채 수직이 되게 서서히 들어올린다.
6. 다리가 수직이 되었을 때, 팔과 손으로 바닥을 누른다. 서서히 그리고 부드럽게 엉덩이와 척추를 바닥에서 굴려, 몸통을 수직이 되게 들어올린다.
7. 손바닥이 위를 향하게 돌려, 팔꿈치를 구부리고 등을 떠받치기 위해 척추 흉곽 뒤에 손을 갖다대고 팔꿈치는 어깨보다 약간 넓게 벌린다.

8. 가슴을 가볍게 앞쪽으로 밀어서 턱을 단단히 압박한다.
9. 최종자세에서, 다리는 붙여서 수직이고 몸통과 일직선이 되게 한다. 몸은 어깨·목덜미·뒷머리로 지탱한다. 팔은 안정성을 제공하고, 가슴은 턱 쪽으로 향하며 발은 이완한다.
10. 눈을 감는다.
11. 최종자세에서 편안한 한 오랫동안 전신을 이완한다.
12. 시작자세로 돌아오기 위해, 발을 머리 위 뒤쪽으로 이동한다. 다리는 곧게 편다.
13. 손을 서서히 풀고 손바닥을 아래로 한 채 몸통 옆 바닥에 팔을 짚는다. 점차 척추 뼈 마디마디를 바닥으로 내리고, 엉덩이를 내려서 다리를 처음의 수직자세로 회복한다.
14. 무릎을 곧게 편 채 다리를 바닥으로 서서히 내려놓는다.
15. 팔의 도움 없이 이 움직임을 행한다.
16. 전체적인 움직임은 균형과 억제를 겸비하도록 하고 몸이 바닥에 서서히 그리고 부드럽게 닿게 한다.
17. 호흡작용과 심장박동이 정상적으로 돌아올 때까지 송장자세(shavasana)로 이완한다.

호흡 : 시작자세에서 숨을 들이쉰다.
최종자세를 취하는 동안 숨 마신 상태를 유지한다.
몸이 안정될 때 최종자세에서 깊고 서서히 복식 호흡을 한다.
몸을 바닥으로 내리는 동안 숨 마신 상태를 유지한다.

횟수 : 초보자는 최종자세에서 단지 몇 초만 유지해야 하고, 일반적 건강 측면에서 최적 3~5분을 몇 주에 걸쳐서 점진적으로 증가시킨다. 이 수련은 아사나 프로그램시에 오직 한 번만 실행해야 한다.

의식 : 육체 – 동작의 조절에, 호흡과 갑상선에.
정신 – 비슏디 차끄라.

순서 : 사르방가아사나는 쟁기 자세(halasana) 직전에 수련하는 것이 이상적이다. 쟁기 자세 이후, 물고기자세(matsyasana), 낙타자세(ushtrasana)이거나 잠자는 번개자세(supta vajrasana)를 역 자세로써 어깨서기자세(sarvangasana)와 쟁기 자세의 지속시간의 1/2시간 동안 수련해야 한다.

금기 : 이 아사나는 갑상선·간·비장의 비대증, 경부척추염, 추간판 탈출증,

고혈압, 심장질환, 눈의 약한 혈관, 혈전증, 탁한 혈액 등이 있는 사람은 수련해서는 안된다. 월경중이거나 임신이 진척된 단계에서는 수련을 피해야 한다.

효과 : 턱을 향해 가슴을 압박하는 이 자세는 갑상선을 자극하고, 순환계 · 소화계 · 생식기계 · 신경계 · 내분비계의 균형을 잡아준다.

뇌의 혈류를 증가시킴과 더불어, 그것은 또한 마음을 진정시키고, 정신적 · 감정적인 스트레스와 두려움과 두통을 덜어주며, 심리적인 불안을 제거하는데 도움이 된다. 흉선은 또한 자극되고, 면역기능이 증가된다. 그것의 부갑상선에 대한 영향은, 뼈의 정상적인 발달과 재생을 보장하고, 너무 이른 석회화를 예방한다.

복식호흡이 유발되고 몸의 공기순환이 좋아지며, 스트레스를 덜어주고 복부기관을 마사지 해준다. 사르방가아사나는 항문근육의 정상적인 중력의 압력을 풀어주고 치질을 완화시킨다. 그것은 다리 · 복부 · 생식기관을 정상화하고 정체된 혈액과 분비액을 배출시키며, 이 부위의 순환을 증가시킨다.

목뼈의 유연성은 개선되고 목에서 뇌로 통하는 신경통로는 정상화된다. 귀 · 눈 · 편도선의 생기를 회복시키고, 일반적으로 이 부위의 순환이 증가되며, 목과 코의 다양한 질병이 완화되고 예방된다.

사르방가아사나는 천식, 당뇨병, 대장염, 갑상선 질환, 발기부전증, 음낭수종, 탈수(脫垂)증, 갱년기 장애, 월경불순, 백대하(白帶下)를 치료하는 요가 테라피에서 활용된다. 규칙적인 수련은 기침, 감기, 독감을 예방하는데 도움이 된다.

변형 1 : 1. 어깨서기 자세(sarvangasana)를 취한다.

2. 숨 내쉬며 한 다리를 바닥과 수평이 될 때까지 몸 위쪽으로 내린다. 다른 다리는 수직으로 세운다.

3. 몇 초 동안 자세를 유지한다.

4. 숨 마시고, 다리를 수직자세로 되돌리고 어깨서기 자세를 취한다.

5. 다른 쪽도 반복한다.

변형 2 : 1. 어깨서기 자세를 취한다.

2. 숨 내쉬며, 고관절을 앞으로 구부려, 두 다리를 곧게 펴서 바닥과 수평이 될 때까지 머리 위쪽으로 내린다.

3. 몇 초 동안 유지한다.
4. 숨 마시고 다리를 수직으로 들어올린다.

변형 3 : 1. 어깨서기 자세를 취한다.

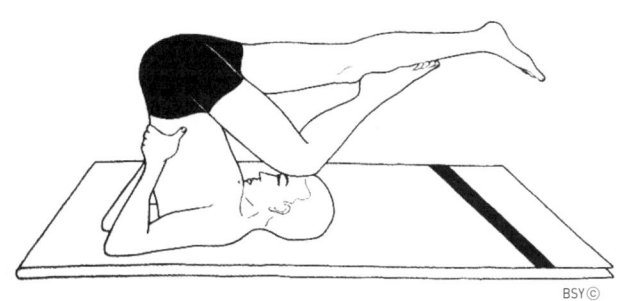

2. 숨 마시고 왼 무릎을 구부린다. 왼발을 오른 무릎 위에 올려놓는다.
3. 숨 내쉬며 고관절을 앞으로 구부려 왼 무릎을 이마에 올려놓는다. 오른 다리는 바닥과 수평이 되게 한다.
4. 이 자세를 유지하는 동안 숨을 참는다.
4. 어깨서기 자세로 돌아온다.
5. 다른 쪽도 반복한다.

빠드마 사르방가아사나 PADMA SARVANGASANA

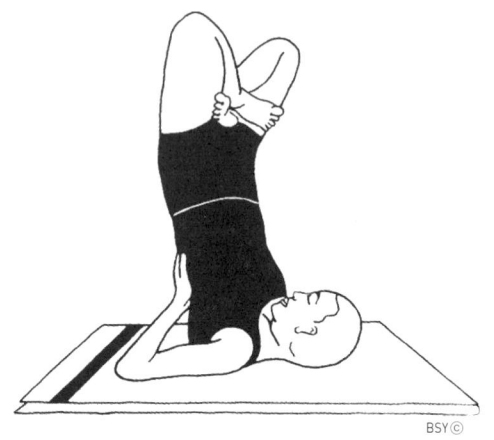

연꽃 어깨서기 자세(Padma Sarvangasana)
    어깨서기 자세(sarvangasana)를 취한다.
    최종자세에서 연꽃자세(padmasana)로 다리를 접는다.
변형 : 1. 척추를 곧게 세우고 몸 앞에 다리를 펴고 앉는다.
      2. 연꽃자세(padmasana)를 취한다.
      3. 뒤로 기울여서 등을 대고 바닥에 눕는다.
      4. 접은 다리를 수직으로 올리고 어깨서기 자세를 취한다.
      5. 편안한 한 오랫동안 최종자세를 취한다.
      6. 역순으로 시작자세로 돌아온다.
효과 : 이 아사나는 골반부위와 내장기관을 부가적으로 늘여주고 마사지한다. 다리로 자유롭게 혈액이 흐르는 것을 막는 것을 제외하고는 어깨서기 자세와 효과가 같다. 따라서 치질이나 하지정맥류의 치료에는 효과적이지 않다.
다른 세부사항 : 어깨서기 자세(sarvangasana)처럼.

뿌르와 할라아사나 POORWA HALASANA

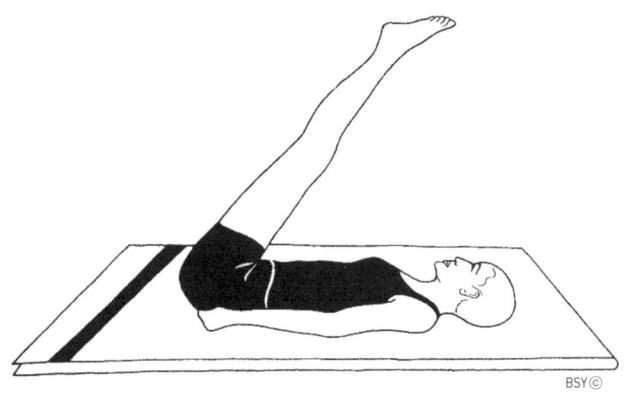

쟁기 준비 자세(Poorwa Halasana)
1. 다리와 발을 붙이고 등을 대고 바닥에 눕는다.
2. 손바닥을 아래로 하거나 손을 주먹을 쥐고 엉덩이 아래에 놓고 팔을 몸통 가까이 놓는다.
3. 이것이 시작자세이다.
4. 수직자세로 두 다리를 들어 올린나.
5. 엉덩이는 바닥 또는 주먹위에 놓여 있어야 한다.
6. 두 다리를 머리 쪽으로 이동한다. 다리를 가능한 한 넓게 벌리고 다시 모은다.
7. 다리와 몸통 사이는 45°를 유지한다.
8. 다리를 곧게 편 채 서서히 바닥으로 내린다.

호흡 : 시작자세에서 들이쉰다.
다리를 올리고, 벌리고, 다시 내리는 동안 숨을 내부에 참는다.
시작자세로 돌아온 이후 내쉰다.

횟수 : 5~10회를 수련한다.

의식 : 육체 – 통제된 호흡과 동작에 또는 갑상선에.
정신 – 마니뿌라 또는 비슷디 차끄라.

순서 : 이 자세는 코브라자세(bhujangasana), 메뚜기자세(shalabhasana)와 같은 후굴자세에 이어서 행한다.
금기 : 이 아사나는 늙고 노쇠하며, 좌골신경통, 추간판 탈출증이 있는 사람은 수련해서는 안된다.
효과 : 골반을 펴주고, 신장을 정상화하며, 내장을 활성화하고, 과체중을 없애준다.
수련 참고 : 초보자에게 추천되고 쟁기자세를 하기 전에 숙달되어야 한다.

할라아사나 HALASANA

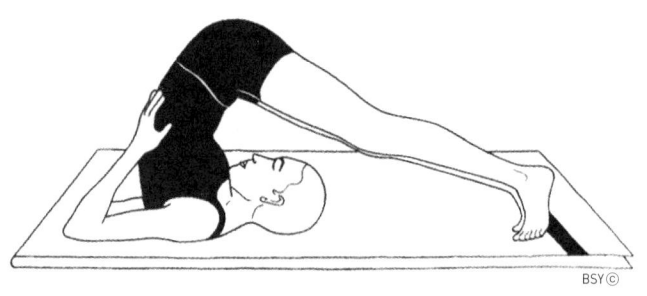

쟁기 자세(Halasana)

1. 다리와 발을 붙이고 등을 대고 바닥에 눕는다. 손바닥을 아래로 하고 팔을 몸통 옆에 둔다.
2. 전신을 이완한다.
3. 오직 복부근육을 활용하여, 두 다리를 붙이고 곧게 편 채, 수직으로 들어올린다.
4. 팔로 바닥을 눌러서 등을 바닥에서 떼어 구르면서 엉덩이를 들어올린다. 머리 위로 다리를 내린다.
5. 머리 뒤쪽 바닥에 발가락이 닿도록 노력한다.

6. 바닥에 닿으려고 발가락에 힘을 가해서는 안된다.
7. 손바닥을 위로 돌리고, 팔꿈치를 구부려 어깨서기 자세처럼 손은 등을 지탱하기 위해 흉곽 뒤쪽에 대놓는다.
8. 이완하고 편안한 한 오랫동안 최종자세를 유지한다.
9. 시작자세로 돌아오기 위해 손바닥을 아래로 하면서 팔을 내리고, 서서히 등과 엉덩이를 바닥으로 내린다.
10. 다리를 수직으로 올린다. 복부근육을 활용하여, 무릎을 곧게 편 채 시작자세로 다리를 내린다.

호흡 : 누운 자세에서 숨을 들이쉰다.
최종 자세를 취하는 동안 숨을 내부에 참는다.
최종 자세에서 깊고 서서히 호흡한다.
시작자세로 돌아오는 동안 숨을 내부에 참는다.

지속 시간 : 초보자는 15초 동안 자세를 유지하고, 1분 동안 할 수 있을 때까지 1주일에 몇 초를 점차적으로 추가한다.
숙련자는 최종 자세를 10분이나 더 오랫동안 유지해도 된다.

의식 : 육체 – 복부, 척추근육의 이완, 호흡 또는 갑상선에.
정신 – 마니뿌라 또는 비슷디 차끄라.

순서 : 만약 가능하다면, 이 자세를 어깨서기 자세 직후에 실행한다. 어깨서기 자세(sarvangasana)에서 쟁기 자세(halasana)로 이동하기 위해, 균형을 잡으면서 발을 머리 위로 약간 내리고, 팔을 등 뒤에서 서서히 풀어, 손바닥이 아래로 가도록 시작자세로 바닥에 내려놓는다. 몸을 이완하고 발가락이 바닥에 닿을 때까지 다리를 붙이고 곧게 편 채, 머리 위로 다리를 서서히 내린다. 다리를 곧게 편 채 위에 설명된 것처럼 계속한다.
할라아사나에 이어서 역자세로서 물고기 자세(matsyasana), 낙타 자세(ushtrasana)나, 잠자는 번개 자세(supta vajrasana)를 어깨서기 자세와 쟁기 자세의 지속시간의 1/2시간 동안 행한다. 할라아사나는 등 펴기 자세(paschimottanasana)의 준비수련으로 좋다.

금기 : 이 아사나는 탈장, 추간판 탈출증, 좌골신경통, 고혈압 또는 어떤 심각한 척추질환 특히 목에 관절염이 있는 사람은 수련해서는 안 된다.

효과 : 쟁기자세를 수련하는 동안 발생하는 횡격막의 움직임은 모든 내장을 마사지하여, 소화를 활성화하고 변비와 소화불량을 완화시키며, 비장과 부

신의 생기를 회복시키고, 췌장의 인슐린의 생산을 증진하며, 간과 신장의 기능을 개선한다. 이 자세는 복부근육을 강화하고, 등근육의 경련을 덜어주며, 척추신경을 정상화하고, 교감신경계의 작용을 개선하며, 전신의 혈액순환을 증가시킨다. 몸의 신진대사율의 균형을 잡는 갑상선의 활동을 조절하고, 흉선을 자극하며, 면역능력을 높인다.

천식, 기관지염, 변비, 간염, 비뇨기관 질환과 월경불순을 치료하는 요가 테라피에서 활용된다.

변형 1 : 최종자세에서, 몸이 완전히 신전되고 턱이 가슴을 강하게 압박할 때까지 발을 머리에서 멀리 보낸다. 최종자세에서 가능한 한 깊고 서서히 호흡한다.

이 자세는 목을 포함한 척추 위쪽을 늘여주고, 척추 위쪽의 유연성을 더해준다.

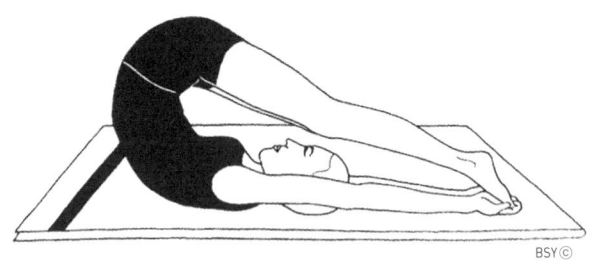

변형 2 : 최종자세에서, 다리를 붙여 곧게 편 채 머리 뒤쪽으로 발가락을 이동한다.

팔을 곧게 편 채 발가락을 잡는다. 최종자세에서 편안한 한 오랫동안 자연스럽게 호흡한다.

이 자세는 요추-천골 부위를 늘여주고 유연성을 증대시킨다.

이 변형을 수련한 이후에, 쟁기자세로 돌아오고 그리고 나서 시작자세로 돌아온다.

드루따 할라아사나 DRUTA HALASANA

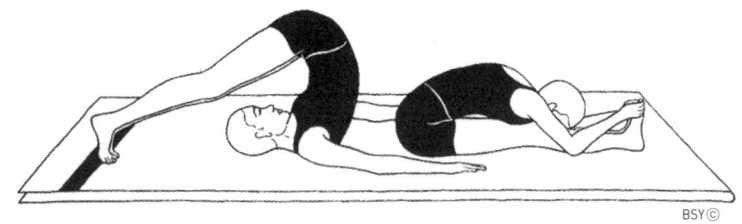

역동적 쟁기 자세(Druta Halasana)
1. 다리와 발을 붙이고 등을 대고 눕는다.
2. 손바닥을 아래로 하고 몸 가까이 팔을 짚는다. 전신을 이완한다.
3. 팔로 바닥을 압박한다. 신속하게 다리를 편 채, 머리 위로 다리를 굴리고 발가락이 머리 위 바닥에 닿게 한다.
4. 1, 2초 동안 자세를 유지한다.
5. 시작자세로 다시 신속하게 몸을 굴린다.
6. 즉시 앉아서 등펴기자세(paschimottanasana)로 앞으로 숙인다. 다리를 곧게 펴고 이마를 무릎에 대려고 노력한다.
7. 앉은 자세를 취한다.
8. 이것이 완전한 1회이다.
9. 수련은 잔잔하게 물 흐르듯이 행해야 한다.

호흡 : 시작 전에 누워있는 자세에서 깊게 마시고 내쉰다.
쟁기자세로 구르고, 등 펴기 자세로 숙이고, 앉은 자세로 돌아오는 동안 숨 내쉰 상태를 유지한다.
앉은 자세에서 마시고 내쉰다.

횟수 : 10회까지 수련한다.

의식 : 육체 - 호흡과 함께 동작의 흐름에 또는 등이 늘어나는 데에.
정신 - 마니뿌라 차끄라.

순서 : 이어지는 것은 물고기자세(matsyasana)나 잠자는 번개자세(supta vajrasana)처럼 후굴자세의 역자세로 행한다.

금기 : 드루따 할라아사나는 좌골신경통, 등이나 목의 질환, 고혈압이 있는 사람은 수련해서는 안 된다.

효과 : 이 수련은 쟁기자세와 등펴기자세 모두의 효과를 갖는다. 내장의 연동운동을 활성화하고, 소화를 증진시키며 변비를 해소하고, 간과 담낭의 활성화로 지방의 분해를 촉진하며, 골반부위를 신전시킨다.

수련 참고 : 쟁기자세나 등펴기자세로 움직이기 전에 누운 자세에서 몸을 완전히 신전시킨다. 이러한 측면은 타성에 젖어 쉽게 간과된다.

아르다 빠드마 할라아사나 ARDHA PADMA HALASANA

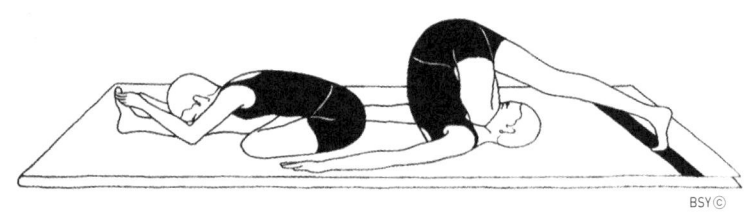

반 연꽃 쟁기 자세(Ardha Padma Halasana)

1. 발을 붙이고 다리를 펴고 앉는다.
2. 왼다리를 구부려 반 연꽃자세로 오른 대퇴부 위에 발을 얹어놓는다. 손바닥을 아래로 하고 몸 가까이 팔을 짚는다.
3. 손으로 바닥을 압박해서 뒤로 구른다.
4. 편 다리를 머리 위로 움직여서 발가락이 바닥에 닿게 한다.
5. 앉은 자세로 다시 굴려서, 멈추지 않고 앞으로 숙여 편 다리 발가락을 잡는다.
6. 이마를 편 다리 무릎으로 가져간다.
7. 앉은 자세를 취한다.
8. 반 연꽃자세로 오른 다리를 구부려서 반복한다.

- **호흡** : 구르기 전에 충분히 마시고 내쉰다.
  구르는 동안 숨 내쉰 상태를 유지한다.
- **횟수** : 각 다리를 구부려서 5회까지 수련한다.
- **의식** : 역동적 쟁기자세(druta halasana)처럼.
- **순서** : 잠자는 번개자세(supta vajrasana), 물고기자세(matsyasana)처럼 목과 복부의 압박을 덜기 위해 후굴자세의 역자세가 이어진다.
- **다른 세부사항** : 역동적 쟁기자세(druta halasana)처럼.
- **수련 참고** : 등이나 다리의 근육에 무리가지 않도록 주의한다. 후두부를 바닥에 부딪치지 않도록 한다.

스땀브한 아사나 STAMBHAN ASANA

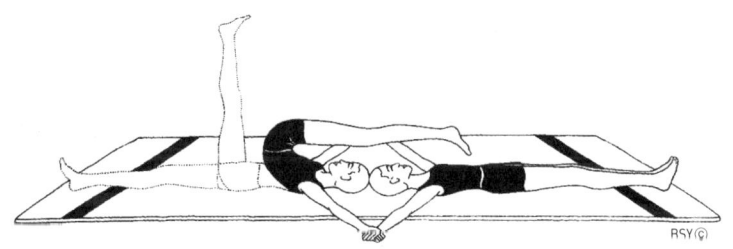

유지 자세(Stambhan Asana)

1. 이 아사나는 비슷한 키와 체격을 가진 두 사람의 협조가 필요하다. 머리 정수리를 다른 사람과 맞댄 상태에서 등을 대고 눕는다.
2. 다리와 발을 붙이고 몸 옆에 팔을 놓는다.
3. 두 몸이 일직선으로, 하나처럼 되어야 한다.
4. 어깨 높이로 팔을 옆으로 펴고 서로의 손을 잡는다.
5. 팔을 곧게 펴서 팽팽하게 하고 수련 내내 팔꿈치를 바닥에 댄다.
6. 머리는 서로 압박해야 한다.
7. 이것이 시작자세이다.

8. 한사람은 두 다리를 모두 바닥과 수직이 될 때까지 들어올린다.
9. 몇 초 동안 이 자세를 유지한다.
10. 다리를 바닥으로 내린다.
11. 다시 같은 사람이 두 다리와 엉덩이를 바닥에서 들어 올려, 발가락이 다른 사람의 배꼽위로 가도록 수평으로 내린다.
12. 몇 초 동안 자세를 유지하고, 서서히 엉덩이와 다리를 바닥으로 내려서, 시작자세를 취한다.
13. 같은 방법으로 다른 사람이 실행한다.

호흡 : 시작자세에서 들이쉰다.
다리를 올리고, 유지하고, 내리는 동안 숨을 내부에 참는다.
시작자세로 돌아온 이후에 내쉰다.

횟수 : 각각 5회까지 수련한다.

의식 : 육체 – 다른 짝과 동시에 움직이는 데에, 호흡 또는 복부에.
정신 – 마니뿌라 차끄라.

순서 : 이 아사나는 악어자세(makarasana)로 이완하는 자세나 다리자세(setu asana)처럼 후굴하는 자세의 반대방향으로 복부와 골반을 신전시키기 위해 역자세로서 이어서 행한다.

시르샤아사나 SIRSHASANA

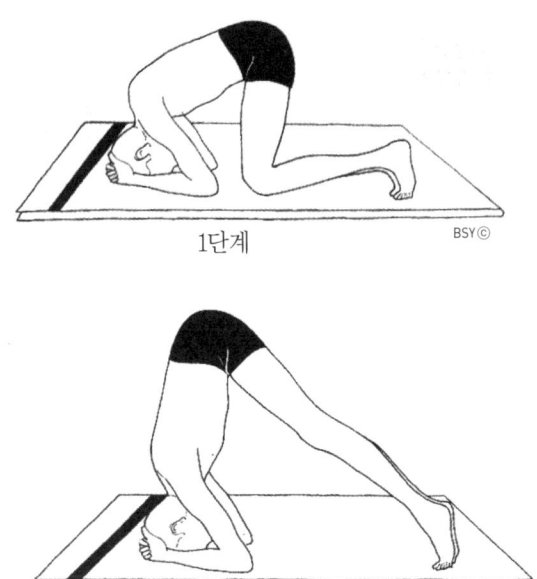

머리서기 자세(Sirshasana)

1단계 : 번개자세(vajrasana)로 앉는다.

눈을 감고 전신을 이완한다.

잠시 후에, 눈을 뜨고, 앞으로 구부려서 손가락을 깍지 껴 접힌 담요위에 팔을 놓고 무릎 앞쪽에 팔꿈치를 짚는다.

팔꿈치 사이의 간격은 정삼각형 모양으로 깍지 낀 손가락에서 각 팔꿈치의 거리처럼 같아야 한다.

머리 정수리를 담요 위의 깍지 낀 손가락 사이에 놓는다. 손으로 머리를 감싸 견고하게 지탱하도록 해서 압력을 가할 때 뒤로 구르지 않게 한다.

2단계 : 무릎과 엉덩이를 바닥에서 들고 다리를 편다.

3단계 : 발로 서서히 걸어서 몸통과 머리 쪽으로 가능한 가깝게 하고, 수직자세

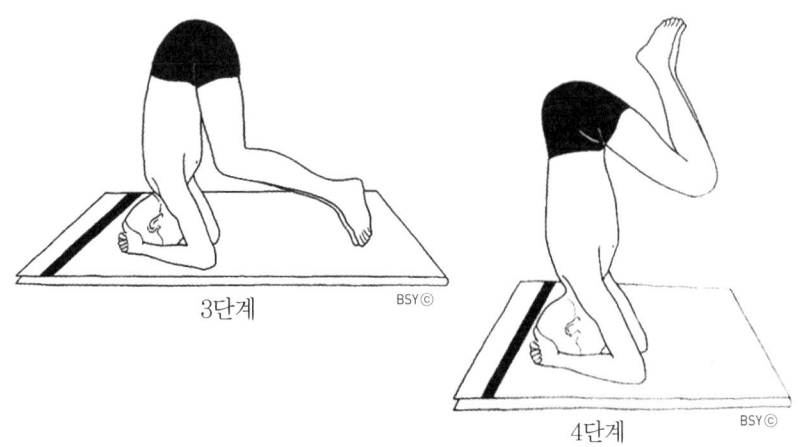

가 되게 등을 점차 움직인다.
무릎을 약간 구부려서 복부와 가슴하부를 향하여 허벅지로 압박한다.
몸무게를 발가락에서 머리와 팔로 서서히 이동하고 견고하게 균형을 유지한다.
한발을 바닥에서 20cm 들어서, 조심스럽게 균형을 잡고, 다른 발을 들어서 머리와 팔로 균형을 잡는다.

4단계 : 무릎을 구부리고, 통제된 움직임 하에서 점차로 종아리를 들어올린다.
다리의 무게로 몸통을 약간 조정하여 균형을 맞춘다.
다리를 뒤로 구부려서 발뒤꿈치가 엉덩이 쪽으로 가게 움직인다.
이 동작의 완성을 위해 허리의 근육을 수축한다. 무릎은 다리와 함께 아래로 뾰족하게 한다.
몇 초 동안 그 자세를 유지하고, 진행하기 전에 균형 잡히도록 완전히 깨어 있는다.

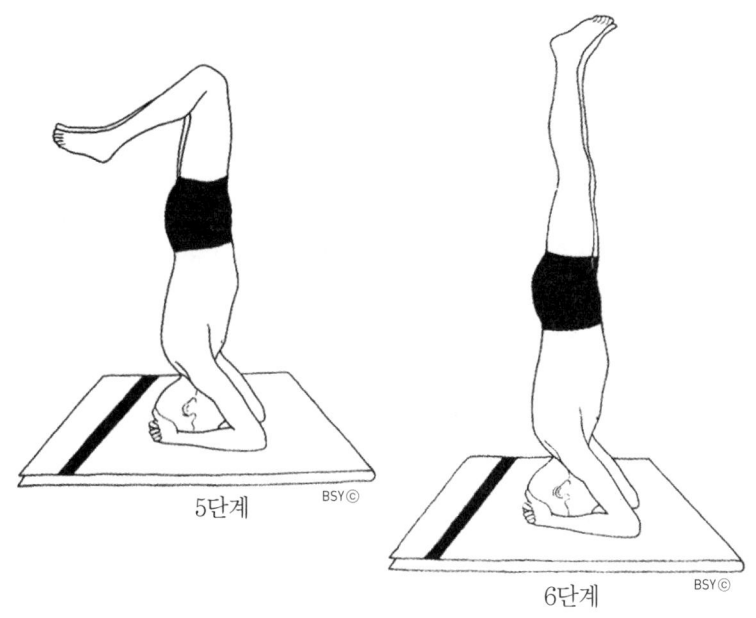

5단계 : 수직자세로 무릎을 들어올린다. 발뒤꿈치가 엉덩이 근처에 있도록 하면서, 서서히 고관절을 펴고 대퇴부를 들어 올려 몸통에서 멀어지게 한다. 무릎이 똑바로 위로 향한 지점까지 들어 올리고 대퇴부는 몸통과 일직선이 되도록 한다. 몸의 균형을 잡는다.

6단계 : 무릎을 서서히 펴고 종아리를 들어올린다.
발에 힘을 뺀 채로 몸 전체를 일직선이 되도록 한다.
이것이 최종자세이다.
눈을 감고 몸 전체의 균형을 잡으면서, 편안한 한 오랫동안 최종자세로 이완한다.

7단계 : 시작자세로 돌아온다.
무릎을 서서히 구부려서 하체가 통제된 상태로 발가락이 바닥에 닿을 때까지 순서대로 되돌아온다. 잠시 동안 무릎을 꿇은 상태로 이마를 바닥에 대고 있다가, 서서히 바른자세로 돌아온다.

호흡 : 1단계의 끝에서 들이쉰다.

최종자세로 몸을 들어 올리는 동안 숨은 들이쉰 상태에서 참는다. 초보자는 자세를 취하면서 자연스럽게 호흡해도 된다.

최종자세에서 자연스럽게 호흡한다. 자세가 익숙해짐에 따라 이 자세에서 호흡을 점차 치밀하게 한다.

지속 시간 : 초보자는 30초 동안 자세를 유지하는 것으로 시작해서 원하는 시간이 달성될 때까지 1주일에 1분 정도 점진적으로 추가해야 한다.

최종자세로 3~5분 보내는 것은 일반적 건강측면에서는 충분하다.

그러나 숙련된 경우 30분 이상 머리서기 자세를 수련해도 된다.

의식 : 육체 - 초보자는 균형을 잡는 데에.

숙련자는 머리 중앙의 뇌에 또는 호흡에.

정신 - 사하스라라 차끄라.

순서 : 초보자들은 아사나 프로그램 끝에 시르샤아사나를 수련해야만 한다.

숙련자들은 처음이나 끝에 모두 좋다. 따다아사나에 이어서 수련하고 그 후에는 샤바아사나를 한다.

금기 : 시르샤아사나는 고혈압, 심장병, 혈전증, 동맥경화, 만성감기, 만성변비, 신장병, 탁한 혈액, 중증근시, 약한 눈 혈관, 결막염, 만성녹내장, 귀의 염증이나 어떤 형태이든 머리의 출혈이 있는 사람은 수련해서는 안된다. 임신 중이거나 월경 중에는 수련해서는 안된다. 비록 두통이나 편두통의 예방책으로 추천될지라도 그 기간 동안에 수련해서는 안된다.

효과 : 이 아사나는 사하스라라 차끄라(sahasrara chakra)를 일깨우는데 매우 강력하다. 그래서 모든 아사나 가운데 최고로 존중된다. 시르샤아사나는 뇌와 뇌하수체에 혈류를 증가시키고, 몸과 마음 전체에 생기를 회복시킨다. 수많은 질병의 근본원인의 형태인 불안과 다른 정신적인 혼란을 덜어준다. 그래서 천식, 건초열, 당뇨병, 갱년기의 불균형을 예방하는데 추천된다. 또한 신경과 호르몬 샘의 부조화의 많은 형태를 고치는데 도움이 되고, 특별히 생식기계와 관련이 있다. 이 자세는 뼈에 대한 중력의 영향을 바꾸어 놓는다. 등의 피로는 덜어지고 다리의 혈류는 역전되며 내장부위의 조직 재생을 돕는다. 횡격막부위의 복부기관의 하중은 깊게 내쉬는 숨을 도와서 CO_2, 독소, 박테리아의 많은 양을 폐에서 제거한다.

수련 참고 : 최종자세에서, 몸의 대부분의 하중은 머리 정수리가 떠받치고 팔은

오직 균형을 유지하는데 사용된다. 그러나 초보자는, 목이 몸 전체의 하중을 충분히 견딜 정도로 강해질 때까지 팔의 도움을 받아도 된다. 만약 수련자가 실행 중에 넘어져야 한다면, 몸은 가능한 한 이완되어야 한다. 그렇게해서 만약 앞으로 넘어진다면, 무릎을 가슴 쪽으로 구부려서 바닥의 충격을 발이 지탱하도록 한다. 만약 뒤로 넘어진다면, 다시 등을 아치를 만들어 발이 충격을 견디게 한다.

살람바 시르샤아사나 SALAMBA SIRSHASANA

지탱된 머리서기 자세(Salamba Sirshasana)

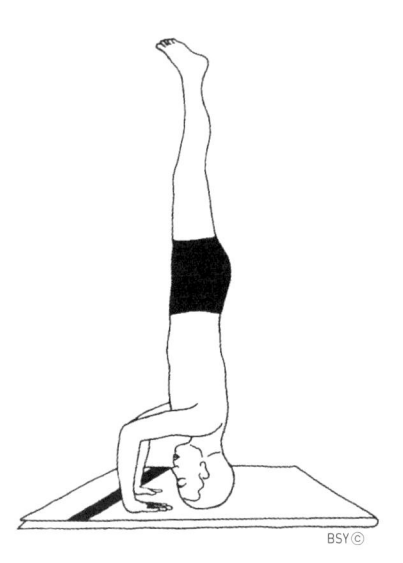

1. 고양이 기지개 자세를 취한다.
2. 손 사이 담요에 머리 정수리를 댄다.
3. 손을 무릎 쪽으로 이동해서 머리와 정삼각형이 되도록 조정한다. 팔꿈치는 구부려지고 아래팔은 수직이 되어야 한다.
4. 다리를 펴면서 바닥에서 무릎을 들고, 엉덩이를 들어올린다.
5. 대퇴부가 가슴 가까이 갈 때까지 발을 앞으로 이동하면, 등은 거의 수직이 된다.
6. 서서히 바닥에서 한 다리를 들어 올려 균형을 잡고, 다시 다른 다리를 들어올린다.
7. 팔은 지탱하는데 활용해서, 다리를 들고 무릎을 곧게 펴서 몸이 완전히 펴진다.(머리서기 자세의 4, 5, 6단계를 보라)
8. 척추와 다리를 하나의 수직선이 되게 유지한다.
9. 이것이 최종자세이다.
10. 편안한 한 오랫동안 자세를 유지한다.
11. 서서히 다리를 구부리고 발가락이 바닥에 닿을 때까지, 역순으로 통제된 상태에서 몸을 내려 시작자세로 돌아온다.
12. 잠시 동안 머리를 바닥에 대고 무릎 꿇은 자세를 유지한다.
13. 서서히 바른 자세로 돌아온다.

호흡 : 최종자세를 취하는 동안 숨을 들이쉰 상태에서 지식 호흡을 한다. 최종자세에서 자연스럽게 호흡한다.

몸을 내리는 동안 숨을 들이쉰 상태에서 지식호흡을 한다.
다른 세부사항 : 머리서기 자세(sirshasana)처럼.
변형(초보자) : 1. 지탱된 머리서기 자세처럼 똑같이 기본자세를 취한다.
　　　　　2. 두 다리를 곧게 펴고 대퇴부가 가슴 가까이 갈 때까지 발을 앞으로 이동한다.
　　　　　3. 오른 발을 들어, 오른 무릎을 오른쪽 위팔에 놓고 균형을 잡는다.
　　　　　왼 발을 들어, 왼 무릎을 왼쪽 위팔에 놓는다.
　　　　　4. 균형을 잡고, 몇 초 동안 자세를 유지한다.

니랄람바 시르샤아사나 NIRALAMBA SIRSHASANA

지탱하지 않은 머리서기 자세
(Niralamba Sirshasana)

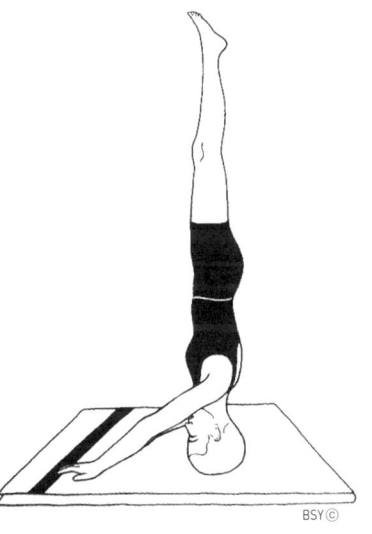

1단계 : 1. 고양이 기지개 자세를 취한다.
　　　　2. 손 사이 담요에 머리 정수리를 댄다.
　　　　3. 가슴 앞에서 팔을 곧게 펴고 어깨넓이로 벌려 바닥에 손을 놓는다.
　　　　4. 몸의 하중이 손, 발, 머리에 실리게 하면서 다리를 곧게 편다.
2단계 : 1. 다리를 편 채 몸통이 수직이 될 때까지, 발을 머리 쪽으로 서서히 이동한다.
　　　　2. 손을 압박해서, 서서히 다리를 구부려 발을 바닥에서 들어올리고, 무릎을 가슴 쪽으로 가져간다.
3단계 : 1. 무릎이 위를 향할 때까지 서서히 들어올린다.
　　　　2. 잠시 동안 이 자세로 균형을 잡는다.
　　　　3. 이완된 자세로 발이 위를 향할 때까지 서서히 무릎을 편다.

4. 최종자세에서 전신은 수직이고, 이상적으로 몸의 모든 하중은 머리가 지탱한다. 손은 오직 균형을 잡는다.
5. 편안한 한 오랫동안 최종자세를 유지한다.

4단계 : 1. 시작자세로 돌아온다.
2. 발이 바닥에 닿을 때까지 역순으로 몸을 내린다.
3. 머리 옆에 손을 놓고 바닥으로 무릎을 구부린다.
4. 잠시 동안 바닥에 머리를 대고 이완한다.

지속 시간 : 이 자세는 최종자세가 머리서기 자세처럼 안정적이지 않다. 따라서 장시간동안 실행하는 것은 적합하지 않다.

다른 세부사항 : 머리서기 자세(sirshasana)처럼.

수련 참고 : 숙련자는 무릎을 먼저 구부리지 않고 곧바로 수직 자세를 취해도 된다.

우르드와 빠드마아사나 OORDHWA PADMASANA

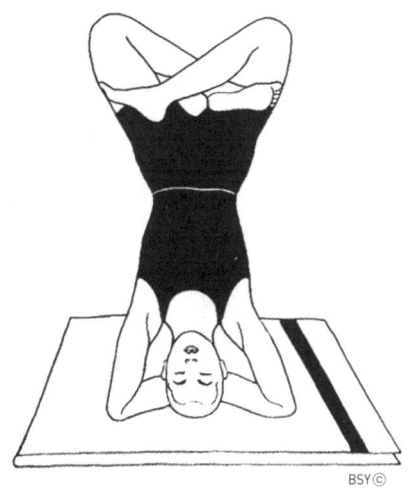

연꽃 머리서기 자세(Oordhwa Padmasana)
    1. 머리서기자세(sirshasana)를 행한다.
    2. 균형이 잡아졌을 때, 연꽃자세로 서서히 다리를 접는다.
    3. 편안한 한 오랫동안 최종자세를 유지한다.
    4. 다리를 곧게 펴서 머리서기 자세로 다시 균형을 잡는다.
    5. 머리서기자세에서 설명한 것처럼 시작자세로 돌아온다.
효과 : 이 아사나는 가슴과 등을 완전히 확장시킨다. 골반부위의 순환을 증가시키고, 생식기계의 질환을 바로잡는다.
다른 세부사항 : 머리서기자세(sirshasana)와 연꽃자세(padmasana)처럼.

까빨리 아사나 KAPALI ASANA

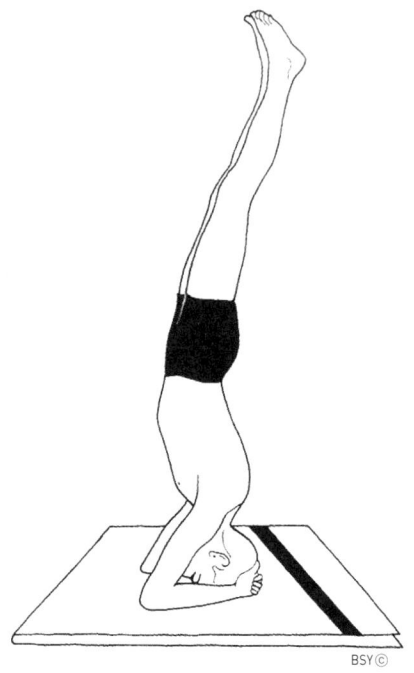

이마로 지탱된 자세(Kapali Asana)

1. 머리서기 자세를 취한다.
2. 잠시 동안 완전히 균형을 잡고, 서서히 머리에서 이마로 위치를 바꾼다.
3. 이것이 균형점이다.
4. 최종자세에서, 균형을 잡기 위해 척추와 다리가 약간 뒤로 기울어진다.
5. 편안한 한 오랫동안 최종자세를 유지한다.
6. 몸을 내리기 전에 머리서기자세(sirshasana)로 돌아온다.

변형 1 : 1. 이마로 지탱된 자세를 취한다.
2. 왼 무릎을 구부려서 왼발바닥을 오른 대퇴부 위에 얹어놓는다. 왼 무

릎은 앞을 향한다.
3. 오른 무릎을 구부려서 발은 몸 뒤쪽 바닥을 향한다.
4. 편안한 한 오랫동안 최종자세를 유지한다.
5. 이마로 지탱된 자세로 돌아오고 반대쪽 다리를 반복한다.

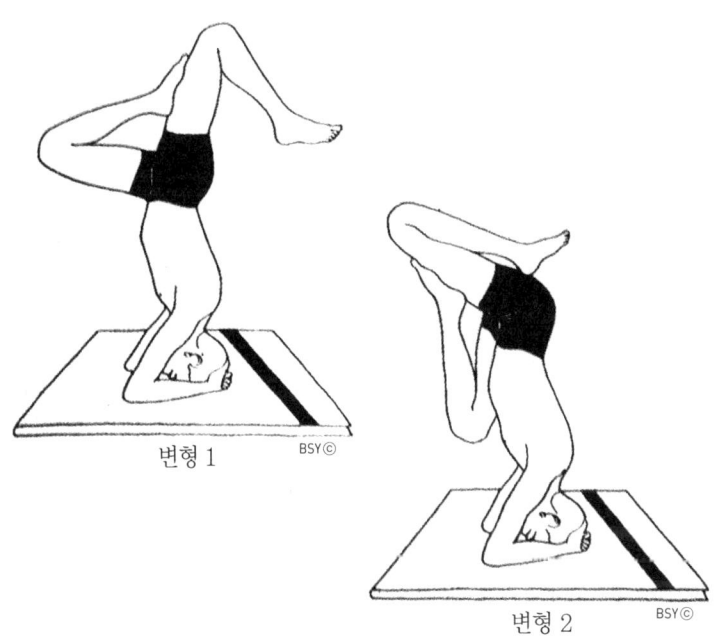

변형 2 : 1. 까빨리 아사나를 취한다.
2. 오른 무릎을 구부려 발뒤꿈치가 오른쪽 엉덩이에 닿게 한다.
3. 고관절을 앞으로 기울이고, 왼 다리를 구부려 왼 무릎을 가슴 쪽으로 가져간다.
4. 최종자세에서 오른 무릎은 앞을 향하고 왼 무릎은 아래를 향한다.
5. 편안한 한 오랫동안 최종자세를 유지한다.
6. 다리를 바꿔서 반복 수련한다.

다른 세부사항 : 머리서기자세(sirshasana)처럼.

균형 아사나

균형 아사나는 움직일 때 몸을 어떻게 조절할 것인가를 담당하는 소뇌를 발달시킨다. 대부분의 사람들은 그들의 움직임이 조정되지 않아서 균형의 결핍으로 추락하거나 부딪혀 넘어지지 않도록 하기 위해 그들의 몸을 항상 바르게 해야 한다. 이러한 비능률적인 행동방식은 몸에 적지 않은 부수적인 긴장을 발생시키면서, 조그마한 효과를 위해 최대의 노력과 에너지를 소비한다. 이러한 아사나들은 무의식적인 동작을 멈추게 하여 육체의 균형을 가져온다. 움직이는 몸이 균형을 잡아감에 따라, 그것을 촉구하고 지탱하기 위한 중력과 같은 다른 힘에 의지하는 것에서 점차 자유롭게 된다. 이러한 방식은 그 자체의 에너지를 보존하며 세련되고 물 흐르는 듯 한 동작이 이루어진다.

 이 그룹의 수련은 육체의 균형을 가져올 뿐만 아니라, 삶에 대한 성숙한 견해와 균형 잡힌 마음을 계발시킨다. 안정적으로 그들을 행하기 위해 집중이 요구되어서 감정과 마음, 심령차원에서 균형력과 집중력을 발달시킨다. 이러한 아사나들은 스트레스와 불안을 제거하고 신경계를 조화롭게 하는 것으로 특히 유명하다. 과도한 긴장을 제거하기 위해 이러한 수련은 가능한 한 오랫동안 행해야 한다.

 균형 아사나는 통상적인 삶에서 균형 감각이 발달해 있지 않으면 처음에는 행하기 어려울 수 있다. 그러나 신체는 규칙적인 수련으로 아주 쉽게 적응하고 발전되어서 몇 주 안에 빠르게 만들어진다. 이 아사나를 수련할 때 한 점에 집중해서 마음을 안정되게 하는 것이 가장 중요하다. 겉보기에 어려운 자세를 장시간 동안 유지하기 위해 몸을 균형 잡으면서 벽에 있는 한 표시나 검은 점을 응시한다.

에까 빠다 쁘라나마아사나 EKA PADA PRANAMASANA

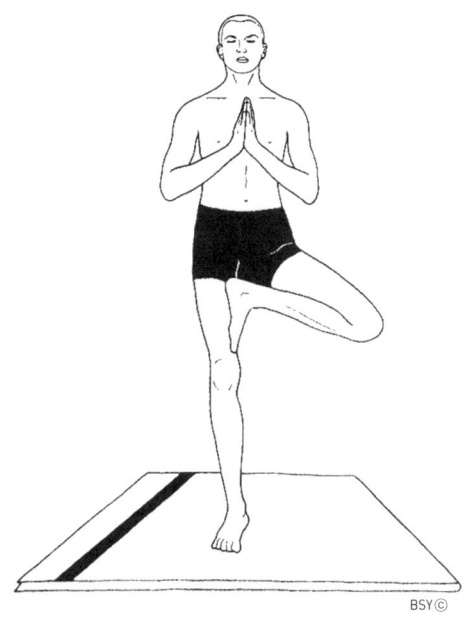

한 발 기도 자세(Eka Pada Pranamasana)

1. 발을 붙이고 팔을 옆에 두고 바르게 선다. 몸 앞쪽 눈높이의 고정된 한 점을 응시한다.
2. 왼 다리를 구부려 발목을 잡고 오른 허벅지 안쪽에 발바닥을 위치시킨다. 발뒤꿈치는 회음(會陰) 가까이 밀착시키고 왼 무릎은 바깥쪽을 향하게 한다.
3. 몸의 균형이 잡힐 때까지 발목을 잡고, 가슴 앞에 기도하는 자세로 손을 위치시켜 최종자세를 취한다.
4. 완전히 자세를 풀고 다른 쪽으로 바꾼다.

호흡 : 수련하는 동안 호흡은 자연스럽게 한다.
횟수 : 최종자세에서 2분까지 유지하고, 한 다리씩 각각 3회까지 수련한다.
의식 : 육체 – 눈높이의 고정된 한 점에.
　　　　정신 – 아갸, 아나하따 차끄라.

효과 : 이 아사나는 신경의 균형감각을 발달시킨다. 그것은 또한 다리, 발목, 발의 근육을 강하게 한다.

변형 : 에까 빠다 쁘라나마아사나의 최종자세를 취한다. 눈높이에 초점을 맞춘 채, 손을 합장하여 들이쉬고 팔을 머리 위로 들어올린다.
숨을 마신 상태에서 자세를 유지하고, 내쉬며 가슴 앞으로 손을 내린다. 다른 쪽을 반복한다.

나따바라아사나 NATAVARASANA

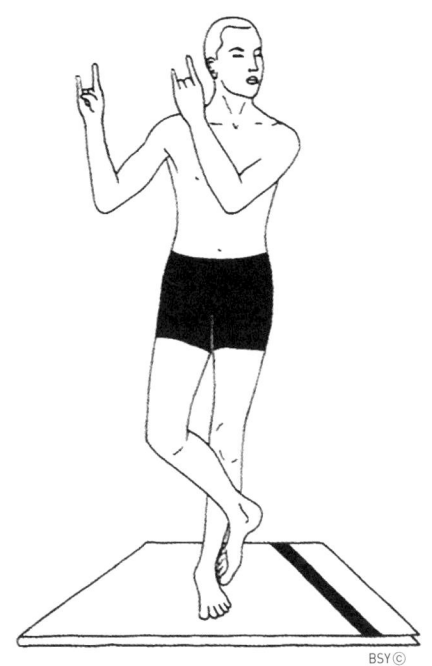

주 끄리슈나의 자세(Natavarasana)

1. 발을 붙이고 눈높이의 고정된 한 점을 응시하고 선다.
2. 오른 발을 왼쪽 종아리 바깥으로 가게해서 발가락이 바닥 위로 가게 하고 발바닥은 바닥에 거의 수직이 된다.

3. 왼쪽 정강이뼈에 오른쪽 종아리를 댄다.
4. 피리를 연주하듯이 오른쪽으로 손을 든다. 오른 손바닥은 정면을 향하고 왼 손바닥은 뒤를 향해야 한다. 검지와 새끼손가락은 펴고 나머지는 구부린다.
5. 머리는 왼쪽으로 약간 돌리고 바닥의 한 점에 시선을 고정한다.
6. 편안한 한 오랫동안 최종자세를 유지한다.
7. 팔을 옆으로 내리고 들어 올린 발을 바닥으로 내린다.
8. 다른 쪽을 반복한다.

호흡 : 수련 내내 자연스럽게 호흡한다.
횟수 : 최종자세를 2분까지 유지하면서, 각 다리를 3회까지 수련한다.
의식 : 육체 – 고정된 한 점에 초점을 맞추는 동안 균형유지에.
　　　　정신 – 아갸 차끄라.
순서 : 이 아사나는 명상을 위한 준비자세로 수련해도 된다.
효과 : 나따바라아사나는 신경을 조절하고 집중력을 발달시키는데 도움이 된다.

가루다아사나 GARUDASANA

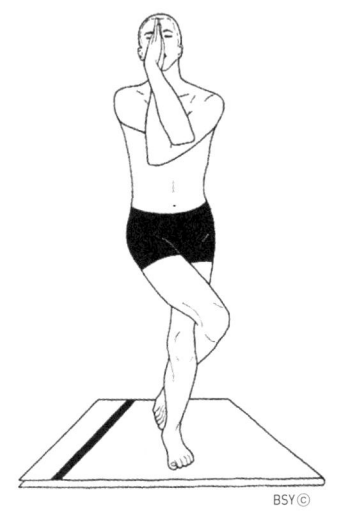

독수리 자세(Garudasana)

1. 선 자세를 취하고 몸 앞의 고정된 한 점을 응시한다.
2. 오른다리를 구부려 왼다리 주위로 비틀어 감싼다. 오른 대퇴부는 왼 대퇴부 앞쪽에 있고, 오른 발끝은 왼 다리의 종아리로 가져간다.
3. 팔꿈치를 구부려 가슴 앞에 가져다 놓는다. 오른 팔꿈치가 위로 가게 해서 팔뚝을 비틀어 서로 감싼다.
4. 독수리의 부리를 닮게 손바닥을 붙인다.
5. 서서히 왼 무릎을 구부려서 오른 엄지발가락이 바닥에 닿을 때까지 몸을 내린다. 고정된 한 점에 눈의 초점을 맞춘다.
6. 가능한 한 오랫동안 최종자세를 유지한다.
7. 몸을 들어 올리고 팔과 다리를 푼다.
8. 반대쪽 팔과 다리를 반복한다.

호흡 : 수련하는 동안 내내 호흡은 자연스럽게 한다.
횟수 : 각각 3회까지 수련한다.
의식 : 육체 – 고정된 한 점을 응시하는 동안 균형유지에.
정신 – 물라다라 차끄라.
효과 : 가루다아사나는 근육을 강화하고, 신경을 정상화하며 팔과 다리의 관절을 부드럽게 한다. 좌골신경통, 류머티즘, 음낭수종을 완화시킨다.

나따라자아사나 NATARAJASANA

주 쉬바의 춤(Natarajasana) - 춤 자세

1. 발을 약간 벌리고 바르게 선다.
2. 왼 무릎을 구부려 올려 대퇴부를 수평으로 하고, 발끝은 몸에서 멀어지고 오른다리 쪽으로 약간 비튼다. 오른 무릎을 약간 구부린다.
3. 왼팔은 손바닥과 손가락이 아래를 향하게 한 채, 왼쪽 대퇴부와 평행이 되게 해서 몸을 가로지른다.
4. 오른 팔꿈치를 구부려서 오른 손바닥이 정면을 향하고 아래팔이 수직이 되게 한다.
5. 오른 팔꿈치는 왼 손목 바로 뒤에 위치한다.
6. 오른손은 갸나 무드라를 취하고 지평선을 바라본다.

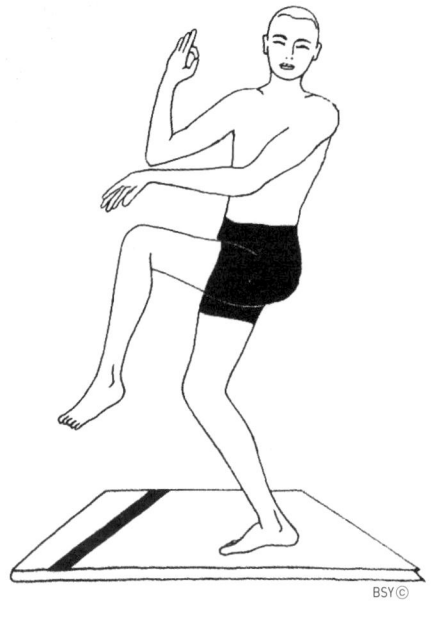

호흡 : 수련 내내 숨은 자연스럽게.
횟수 : 매번 가능한 한 오래 유지하고, 각각 3회까지 수련한다.
의식 : 육체 - 갸나 무드라를 취하는 동안 균형유지에.
　　　　정신 - 아갸 차끄라.
효과 : 이 아사나는 신경계의 균형을 잡아주고, 몸의 조절과 마음의 집중을 발달시키며, 다리를 유연하게 한다.

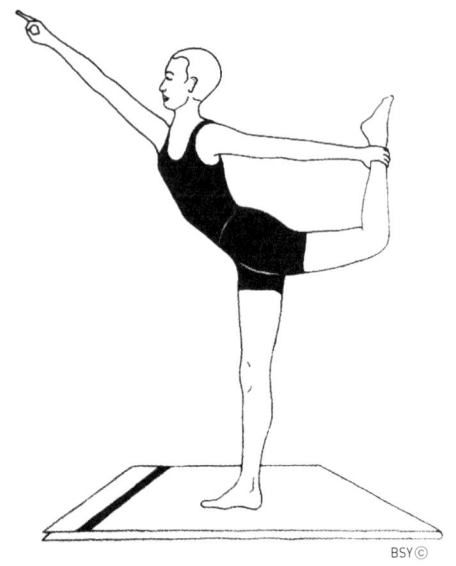

변형 1 : 주 쉬바의 자세((Natarajasana) - 준비 자세

1. 발을 붙이고 서서 눈높이의 고정된 한 점에 초점을 맞춘다. 왼 무릎을 구부려 몸 뒤에서 왼손으로 발목을 잡는다.
2. 두 무릎을 붙인 채 균형을 유지한다.
3. 서서히 들어 올려 가능한 한 높이 왼다리를 뒤로 늘인다.
4. 왼 엉덩이가 비틀리지 않도록 하고 다리를 몸 뒤에서 똑바로 들어올린다.
5. 위에 다다르면 오른팔을 앞으로 내밀어, 오른손의 엄지와 검지를 붙여서 갸나 무드라(jnana mudra)를 취한다. 오른손에 초점을 맞춘다.
6. 이것이 최종자세이다.
7. 가능한 한 오랫동안 자세를 유지한다.
8. 몸 옆으로 오른팔을 내린다. 왼다리를 내려 무릎을 붙인다. 왼 발목을 풀어서 바닥으로 발을 내린다. 왼팔을 몸 옆으로 내린다.
9. 이완하고 오른다리를 반복한다.

다른 세부사항 : 이 아사나의 춤 자세처럼.

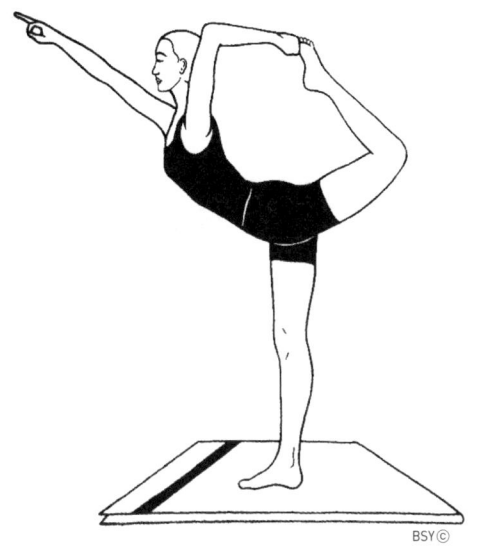

변형 2 : 주 쉬바의 자세((Natarajasana) - 완전한 자세

1. 이러한 나따라자아사나의 형태는 발목 대신에 왼 엄지발가락을 잡는 것을 제외하면 준비 자세와 비슷하다.
2. 엄지발가락을 잡은 팔꿈치는 위를 향한다. 이러한 손과 팔의 자세는 발이 후두부로 더 사이에 들어 올려 지도록 힌디.
3. 몸이 유연한 고급 수련자는 양손으로 발가락을 잡거나 후두부에 닿을 수 있다.

다른 세부사항 : 이 아사나의 춤 자세처럼.

수련 참고 : 나따라자아사나의 이러한 완전한 자세는 준비자세가 완벽해지기 전까지 수련해서는 안 된다.

에까 빠다아사나 EKA PADASANA

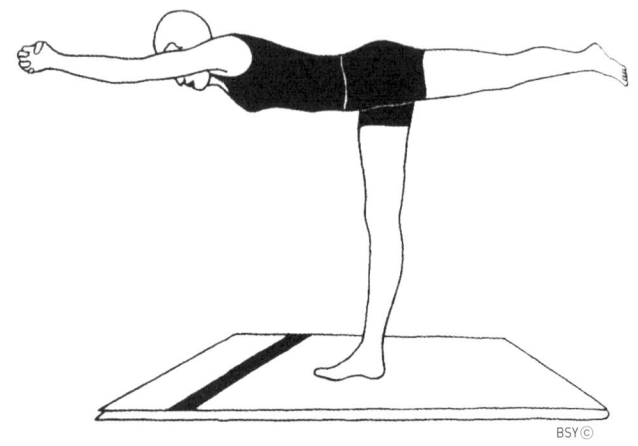

한 발 자세(Eka Padasana)
1. 발을 붙이고 선 자세에서 몸을 이완한다.
2. 팔을 머리위로 똑바로 들어 올려 손바닥이 아래를 향하게 손가락을 깍지 낀다.
3. 몸통, 머리, 팔이 일직선이 되게 한 채 고관절에서부터 서서히 앞으로 숙인다.
4. 동시에 왼다리가 몸통과 일직선이 되게 들어올린다.
5. 몸은 우측 고관절이 중심점이 되어야 한다.
6. 최종자세에서 왼다리, 몸통, 머리와 팔이 모두 수평으로 일직선이 되게 한다. 우측 다리는 똑바르게 수직이다.
7. 시선은 손을 응시한다.
8. 가능한 한 오래 최종자세를 유지하고 서서히 시작자세로 돌아온다.
9. 오른쪽 다리를 뒤로 들어올려서, 동작을 반복한다.

호흡 : 팔을 들어 올리면서 들이쉰다.
최종자세를 취하기 위해 구부리면서 내쉰다.

최종자세에서 자연스럽게 호흡한다.
바른자세로 돌아오면서 들이쉰다.
팔을 내리면서 내쉰다.

횟수 : 매회 가능한 한 오래 유지하면서 각각 3회까지 수련한다.
의식 : 육체 - 균형유지에.
정신 - 스와디스타나, 마니뿌라 차끄라.
금기 : 고혈압이 있는 사람은 이 아사나를 수련해서는 안된다.
효과 : 이 아사나는 팔, 손목, 엉덩이, 다리의 근육을 강화시킨다. 허리를 이완하고 신경조절의 발달을 돕는다.

바까아사나 BAKASANA

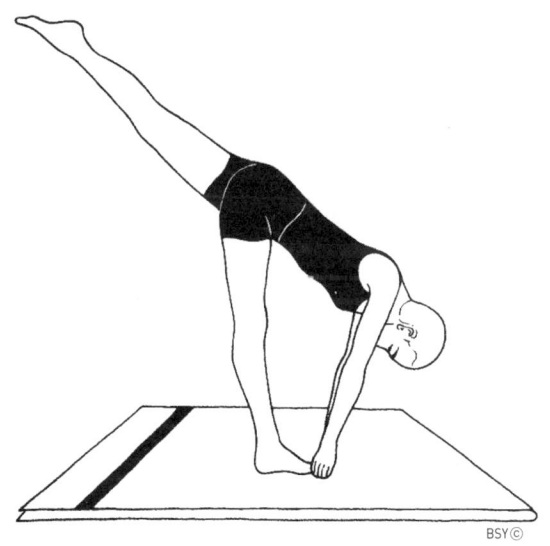

두루미 자세(Bakasana)

1. 발을 붙이고 선 자세로 이완한다.
2. 팔을 몸 앞으로 해서 머리 위로 들어올린다.
3. 고관절에서부터 앞으로 숙여 양손으로 오른발가락을 잡는다.

4. 왼 다리를 서서히 뒤로 펴면서 가능한 한 높이 들어 올리고 이마를 무릎 쪽으로 가져간다.
5. 두 다리를 곧게 편다.
6. 다리를 내리고 바르게 선 자세로 돌아온다.
7. 다리를 바꿔서 반복 수련한다.

호흡 : 팔을 들어 올리면서 들이쉰다.
앞으로 숙이면서 내쉰다.
최종자세에서 자연스럽게 호흡한다.
바르게 선 자세로 돌아오면서 들이쉰다.
팔을 내리면서 내쉰다.

횟수 : 매회 가능한 한 오래 유지하면서 각각 3회까지 수련한다.

효과 : 엉덩이와 다리 근육을 강화시키고, 뇌 쪽으로 혈액순환을 증가시키며 신경과민을 조절한다.

다른 세부사항 : 한 발 자세(eka padasana)처럼.

웃티따 하스따 빠당구쉬타아사나
UTTHITA HASTA PADANGUSHTHASANA

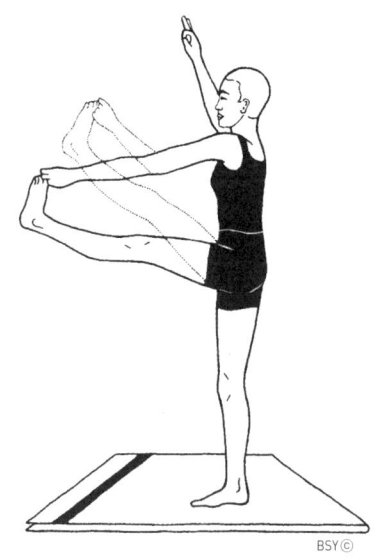

들어 올린 손 엄지발가락 자세
(Utthita Hasta Padangushthasana)

1. 발을 붙이고 바르게 서서 전신을 이완한다.
2. 눈높이의 고정된 한 점에 시선을 응시한다.
3. 왼 무릎을 구부려 대퇴부를 가능한 한 가슴 가까이 가져간다.
4. 왼 팔을 구부린 다리 바깥에 놓고 엄지발가락을 잡는다.
5. 왼 다리를 펴고 서서히 몸 가까이 들어 올린다.

6. 오른 팔을 옆으로 들어 올려 균형을 잡고 손을 친 또는 갸나 무드라를 취한다.
7. 가능한 한 오랫동안 최종자세를 유지한다.
8. 무릎을 구부리고, 발가락을 풀어 서서히 바닥으로 발을 내린다.
9. 팔을 이완한다.
10. 반대쪽 다리를 반복한다.

호흡 : 엄지발가락을 잡은 후에 들이쉰다.
들어 올린 다리를 펴면서 내쉰다. 그리고 들이쉰다.
다리를 높이 들어 올리면서 내쉰다.
최종자세에서 깊게 호흡한다.
다리를 내리면서 내쉰다.

횟수 : 60초까지 최종자세를 유지한다.
자세를 유지할 수 없는 사람은 한 다리씩 각각 5회까지 반복해도 된다.

의식 : 육체 – 눈높이의 고정된 한 점에 초점을 맞추면서 균형을 잡는 데에.
정신 – 물라다라 또는 스와디스타나 차끄라.

금기 : 다리 근육을 무리하지 않는다. 좌골신경통, 고관절 또는 무릎 관절에 질환이 있는 사람은 이 아사나를 수련해서는 안된다.

효과 : 집중력을 증진시키고 근육과 신경의 균형을 조화롭게 한다. 엉덩이와 다리 근육은 강화되고 정상화 된다.

변형 1 : 1. 기본자세를 반복하지만 양손으로 들어 올린 편 다리를 잡는다. 손가락으로 발뒤꿈치를 꽉 잡는다. 팔을 지렛대로 사용해서, 가능한 한 머리 가까이 서서히 다리를 들어올린다.
2. 숙련자는 들어 올린 다리를 턱에 댈 수 있다.

변형 2 : 1. 발을 붙이고 눈높이의 고정된 한 점에 초점을 맞추고 바르게 선다.
2. 오른 무릎을 구부려 가슴 쪽으로 가능한 한 높이 대퇴부를 들어올린다.
3. 오른 다리 안쪽을 따라 오른 팔을 위치시켜 손으로 엄지발가락을 잡는다.
4. 오른쪽으로 무릎을 돌려 서서히 측면으로 다리를 편다.
5. 균형을 잡기 위해 왼팔을 측면으로 들어 올려 갸나 무드라를 취한다.
6. 다리를 더 높이 들어 올리고 몸 가까이 가져간다.

7. 편안한 한 오랫동안 최종자세를 유지한다.
8. 오른 무릎을 구부리고 중앙으로 되돌린다.
9. 발가락을 풀고 다리를 바닥으로 내린다.
10. 반대쪽 다리를 반복한다.

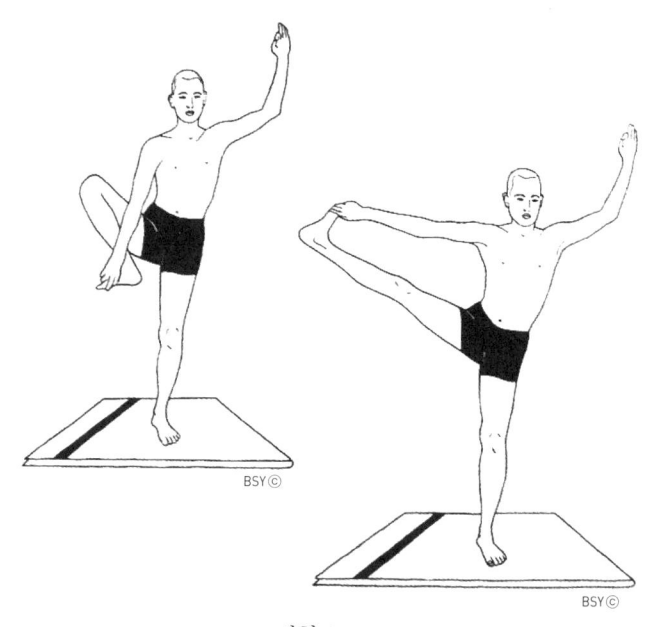

변형 2

메루단다아사나 MERUDANDASANA

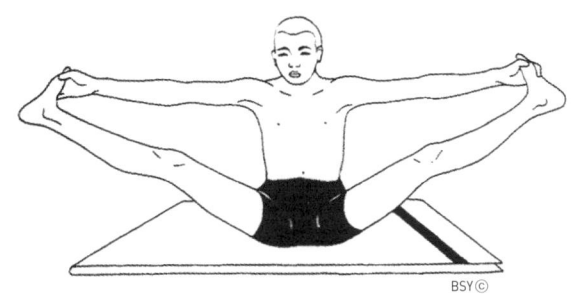

척주 자세(Merudandasana)
1. 다리를 펴고 앉는다.
2. 무릎을 구부려, 50cm 정도 발을 벌리고 엉덩이 앞 바닥에 발바닥을 놓는다. 엄지발가락을 잡고, 서서히 뒤로 기울여 꼬리뼈로 균형을 잡는다.
3. 다리와 팔을 펴고, 위로 들어올린다.
4. 척추를 곧게 편 채 몸을 안정시키고, 가능한 한 다리를 넓게 벌린다.
5. 눈높이의 고정된 한 짐에 초짐을 맞추고, 최종자세를 유지한다. 무리하지 않는다.
6. 두 다리를 중앙으로 가져와, 무릎을 구부리고 발을 바닥으로 내린다.

호흡 : 앉은 자세에서 들이쉰다.
다리를 펴면서 그리고 최종자세를 유지하는 동안 숨을 들이쉬고 참는다.
가끔 자세를 유지하기 어려우면, 자연스럽게 호흡한다.
발을 내린 이후에 내쉰다.

횟수 : 최종자세에서 편안한 한 오랫동안 숨을 참으면서, 5회까지 수련한다.

의식 : 육체 - 꼬리뼈, 고정된 한 점에 초점을 맞추면서 균형을 유지하는 데에.
정신 - 스와디스타나 차끄라.

금기 : 메루단다아사나는 고혈압, 심장병, 추간판 탈출증, 좌골신경통이 있는 사람은 수련해서는 안 된다.

효과 : 이 아사나는 복부기관 특히 간을 정상화하고, 복부근육을 강하게 한다. 장내 기생충을 제거하고 내장의 연동운동을 활성화하며, 변비를 완화하는데 도움이 된다. 교감신경계와 부교감신경계를 정상화하고, 등 근육을 강하게 하며 척추를 재조정하는데 도움이 된다.

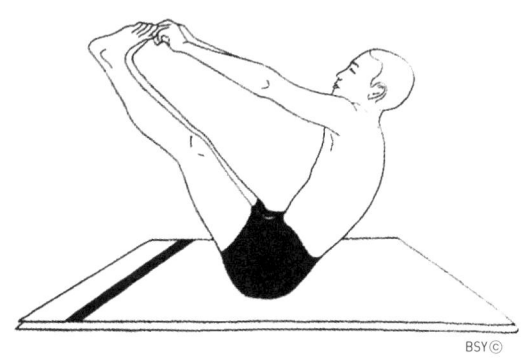

변형 1 : 손들어 올린 척추 자세(Utthita Hasta Merudandasana)

최종자세에서 다리를 벌리는 것 대신에, 붙이는 것을 제외하면 척주자세(merudandasana)와 같다.

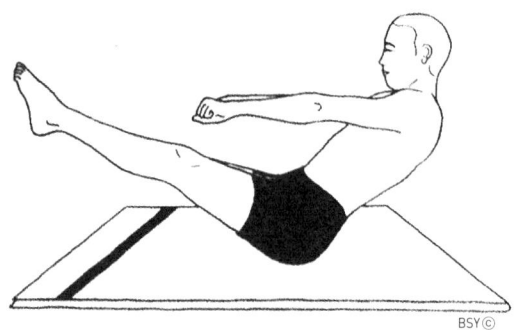

변형 2 : 흔들리는 목마 자세(Mukta Hasta Merudandasana)

1. 발을 붙여 다리를 펴고 앉는다.
2. 무릎을 구부려 발바닥을 바닥에 댄 채, 가슴 가까이 가져간다.

3. 팔을 구부려 무릎 바깥에서 주먹을 쥔다.
4. 눈높이의 고정된 한 점에 초점을 맞춘다.
5. 뒤로 기울이고, 동시에 팔과 다리를 들어 올려 곧게 편다.
6. 주먹은 무릎 위에 있고 척추를 곧게 편다.
7. 전신은 엉덩이로 균형을 잡는다.
8. 가능한 한 다리를 높게 들어 올린다.
9. 잠시 동안 최종자세를 유지하고 역순으로 시작자세로 돌아온다.
10. 이완하고 몇 차례 반복한다.

순서 : 이 아사나는 척주자세(merudandasana)나 지탱하지 않은 등펴기자세(niralamba paschimottanasana)의 준비수련으로 활용할 수 있다.

니랄람바 빠스치못따나아사나
NARALAMBA PASCHIMOTTANASANA

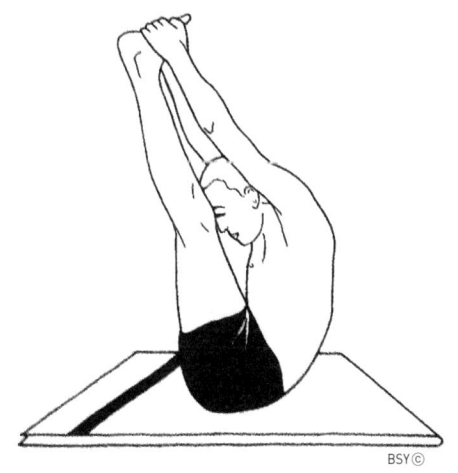

지탱하지 않은 등 펴기 자세(Niralamba Paschimottanasana)

1. 발을 붙이고 다리를 펴고 앉는다.
2. 무릎을 구부려 발바닥을 바닥에 댄 채, 가슴 가까이 가져간다. 팔을 다리 바깥쪽으로 가져가서 발바닥을 잡는다.

3. 전신을 이완하고 눈높이 앞의 고정된 한 점에 초점을 맞춘다.
4. 꼬리뼈에 의지해서 약간 뒤로 기울여, 발을 바닥에서 든다.
5. 서서히 발을 들어 올리고 무릎을 편다.
6. 엉덩이로 균형을 잡는다.
7. 팔을 뒤로 당겨서, 무릎을 머리에 밀착한다.
8. 최종자세에서 가능한 한 많이 등을 이완한다.
9. 무리하지 않는다.
10. 편안한 한 오랫동안 자세를 유지한다.
11. 서서히 무릎을 구부리고 발을 바닥으로 내린다.
12. 다리를 앞으로 편다.
13. 전신을 이완한다.

호흡 : 앉은 자세에서 들이쉰다.
다리를 올리고 내리며, 균형을 잡는 동안 숨을 들이쉬고 참는다.
만약 좀 더 긴 시간동안 자세를 유지한다면, 숨을 참거나 깊고 서서히 호흡한다.
발을 내린 이후에 내쉰다.

횟수 : 3회까지 수련하거나, 한번에 3분까지 유지한다.

의식 : 육체 – 고정된 한 점에 초점을 맞추는 동안 균형유지에.
정신 – 스와디스타나 차끄라.

순서 : 코브라자세(bhujangasana)나 악어자세(makarasana)에 이어서 행해도 된다.

금기 : 추간판 탈출증, 좌골신경통, 천골 감염, 고혈압, 심장병이 있는 사람은 이 아사나를 수련해서는 안된다.

효과 : 이 수련은 등펴기자세(paschimottanasana)와 효과가 비슷하다. 덧붙여서, 신경계의 균형에 도움이 된다.

아르다 빠드마 빠드못따나아사나
ARDHA PADMA PADMOTTANASANA

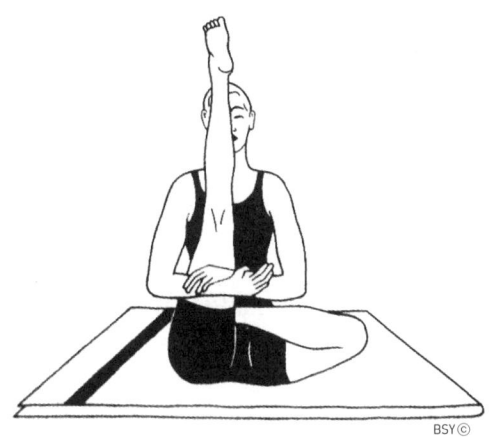

반 연꽃 다리 펴기 자세(Ardha Padma Padmottanasana)
1. 다리를 펴고 앉는다.
2. 왼 무릎을 구부려 반 연꽃자세로 왼발을 오른 대퇴부 위에 올려놓는다.
3. 오른 무릎을 구부려 발바닥을 바닥에 대놓는다.
4. 오른 대퇴부 아래를 아래팔로 감싼다.
5. 전방의 고정된 한 점에 초점을 맞춘다.
6. 꼬리뼈에 의지해서 뒤로 기울인다. 서서히 오른 다리를 들어 올리고 무릎을 곧게 편다.
7. 엉덩이 뒤쪽으로 균형을 잡고, 감싼 팔로 지탱해서, 들어 올린 다리를 몸 쪽으로 더 가까이 가져간다.
8. 편안한 한 오랫동안 최종자세를 유지한다.
9. 오른 무릎을 구부리고, 발을 바닥으로 내려서 다리를 앞으로 편다.
10. 다른 쪽도 반복한다.

호흡 : 앉아있는 동안 들이쉰다.

최종자세를 취하고 유지하는 동안 숨을 들이쉬고 참는다.
발을 바닥에 내린 이후에 내쉰다.
횟수 : 각각 5회까지 수련한다.
의식 : 육체 - 고정된 한 점에 초점을 맞추는 동안 균형유지에.
정신 - 스와디스타나 차끄라.
효과 : 연꽃자세를 위해 다리를 준비시킨다. 신경계를 조화롭게 하고 내장의 연동운동을 활성화하며, 변비를 완화시킨다.

아르다 밧다 빠드못따나아사나
ARDHA BADDHA PADMOTTANASANA

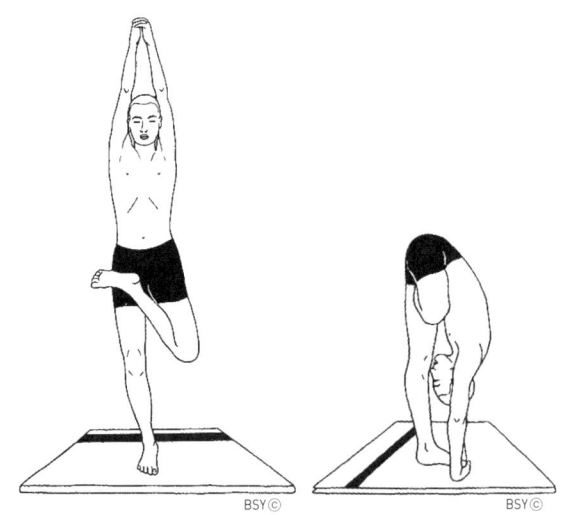

반 연꽃 전굴 자세(Ardha Baddha Padmottanasana)

1. 발을 붙이고 선다.
2. 눈높이의 고정된 한 점에 초점을 맞춘다.
3. 오른다리로 균형을 잡는 동안, 왼 무릎을 구부려 반 연꽃자세로, 가능한 한 높이 오른 대퇴부 위에 올려놓는다.

4. 머리 위로 팔을 들어 올리고 손바닥이 아래를 향하게 손가락을 깍지 낀다. 팔꿈치는 곧게 편다.

5. 전신을 이완하고 안정시킨다.

6. 이것이 시작자세이다.

7. 팔을 곧게 편 채, 서서히 앞으로 숙인다. 깍지 낀 손을 오른발 위에 놓거나 손바닥을 바닥에 짚는다. 이마를 오른 무릎에 댄다.

8. 편안한 한 오랫동안 최종자세를 유지한다.

9. 손을 머리 위로 하는 시작자세로 몸통과 팔을 서서히 들어올린다. 팔을 몸 옆으로 내리고 왼다리를 푼다.

10. 양발을 바닥으로 내리고 선자세로 이완한다.

11. 눈을 감는다.

12. 오른다리를 반복한다.

호흡 : 시작자세에서 들이쉰다.
앞으로 숙이면서 내쉰다.
최종자세에서 자연스럽게 호흡한다.
시작자세로 돌아오면서 들이쉰다.
팔을 내리면서 내쉰다.

횟수 : 한쪽 당 2분까지 자세를 유지하면서, 1회 수련한다.

의식 : 육체 - 균형유지에 또는 호흡에.
정신 - 스와디스타나 차끄라.

순서 : 이 아사나는 코브라자세(bhujangasana), 바퀴자세(chakrasana), 활자세(dhanurasana) 이전이나 이후에 행한다.

금기 : 좌골신경통, 추간판 탈출증, 탈장, 약한 다리, 고혈압이 있는 사람은 이 아사나를 수련해서는 안 된다.

효과 : 이 아사나는 소화촉진, 변비제거, 혈액순환 개선, 다리를 강화한다.

바따야나아사나 VATAYANASANA

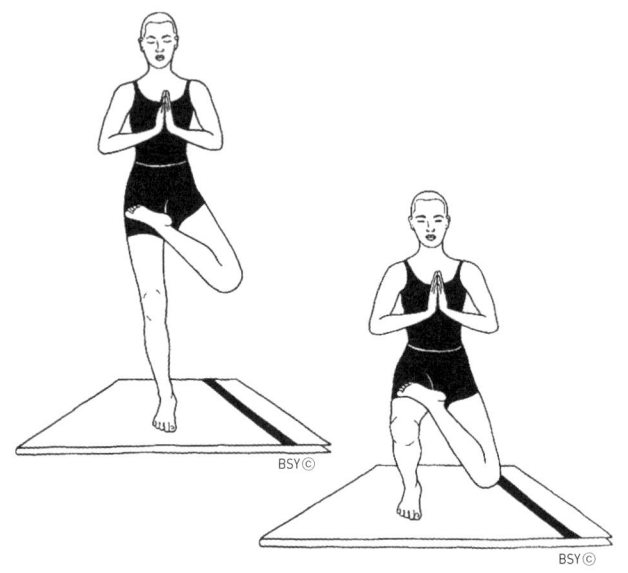

나는 말 자세(Vatayanasana)

1. 발을 붙이고 선다.
2. 눈높이의 고정된 한 점에 초점을 맞춘다.
3. 왼 무릎을 구부려 반 연꽃자세로 발을 오른 대퇴부 위에 올려놓는다.
4. 몸이 안정될 때까지 왼 발목을 잡고, 가슴 앞에서 손을 합장한다.
5. 서서히 오른 무릎을 구부려서 왼 무릎이 바닥에 닿을 때까지, 균형을 유지하면서 몸을 내린다.
6. 잠시 동안 최종자세를 유지한다.
7. 오른 무릎을 펴면서 서서히 몸을 들어 올리고, 시작자세로 돌아온다.
8. 왼다리를 풀고 바닥으로 내린다. 눈을 감은 채 선자세로 이완한다.
9. 반대쪽 다리를 반복 수련한다.

호흡 : 시작자세에서 한발로 서있는 동안 들이쉰다.
몸을 내리고 올리는 동안 숨을 참는다.
최종자세에서 자연스럽게 호흡한다.
다시 바르게 선자세가 되었을 때 내쉰다.

횟수 : 각각 3회까지.
의식 : 육체 - 균형유지에.
정신 - 스와디스타나 차끄라.
효과 : 이 아사나는 다리 근육과 무릎관절을 강하게 한다. 신장의 활동과다와 배뇨 과다증을 완화시킨다. 불사음(不邪淫, brahmacharya)을 지키기 위한 정액을 보유하는 능력을 발달시킨다.
변형 : 팔을 몸에서 45° 아래로 벌려서 행하거나 새의 날개처럼 옆으로 펴서 수련한다.

빠다 앙구쉬타아사나 PADA ANGUSHTHASANA

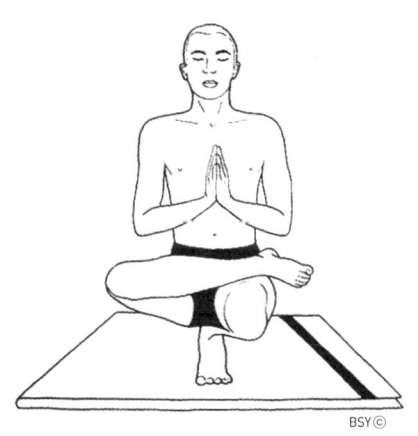

발끝 자세(Pada Angushthasana)
1. 웅크린 자세를 취하고 똑바로 전방의 고정된 한 점을 응시한다.
2. 뒤꿈치를 들고 발끝으로 균형을 잡는다.
3. 무릎이 약간 앞으로 나오게 해서 대퇴부가 수평이 되게 한다.
4. 왼발 뒤꿈치를 조정해서 회음(會陰)을 압박한다.

    5. 오른발을 왼 허벅지 위에 올려 발바닥이 위를 향하게 한다.
    6. 전신의 균형을 잡고 가슴 앞에서 합장한다.
    7. 균형을 유지하면서 가능한 한 오랫동안 최종자세를 유지한다.
    8. 오른발을 바닥에 다시 놓는다.
    9. 잠시 이완하고 오른 대퇴부 위에 왼발을 올려 수련을 반복한다.
호흡 : 수련하는 동안 자연스럽게 호흡한다.
횟수 : 각각 2~3회 수련한다.
의식 : 육체 – 고정된 한 점을 응시하면서 균형유지에.
 정신 – 물라다라 차끄라.
효과 : 이 아사나는 불사음(不邪淫, brahmacharya)을 유지하는데 도움이 된다. 생식기계를 조절하고 유정(遺精)을 예방한다. 또한 평발을 치료하고 발가락과 발목을 강하게 한다.

바까 디아나아사나 BAKA DHYANASANA

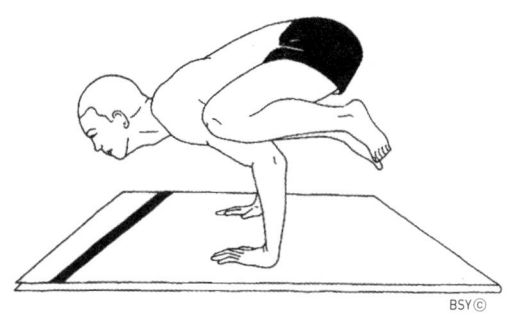

두루미 명상자세(Baka Dhyanasana)
1. 발을 벌리고 바닥에 웅크린다.
2. 발가락으로 균형을 잡고 손가락 끝이 앞을 향한 채, 손바닥을 발 앞쪽 바닥에 바로 짚는다. 팔꿈치는 약간 구부리도록 한다.
3. 앞으로 기울여 무릎을 조정해서 무릎의 안쪽이 가능한 한 겨드랑이 가까이 가서 위팔의 바깥에 닿게 한다.
4. 좀 더 앞으로 기울여 발을 바닥에서 들어올린다. 무릎을 위팔에 난난히 올려놓고 손으로 균형을 잡는다.
5. 두발을 모은다.
6. 코끝을 응시한다.
7. 편안한 한 오랫동안 최종자세를 유지한다.
8. 서서히 발을 바닥으로 내린다.

호흡 : 잠시 동안만 자세를 유지한다면 최종자세에서 숨을 들이쉬고 참는다.
긴 시간동안 유지한다면 자연스럽게 호흡한다.

지속 시간 : 2~3분간 자세를 유지하거나, 발을 몇 차례 들어올리기와 내리기를 반복한다.

의식 : 육체 – 균형유지에.
정신 – 나시까그라 드리슈띠(nasikagra drishti)처럼 코끝에.

순서 : 이 아사나 후에 엎드린 송장자세(advasana)로 이완한다.
금기 : 고혈압, 심장병, 뇌혈전증이 있는 사람은 이 수련을 해서는 안된다.
효과 : 이 아사나는 신경계의 균형을 잡아준다. 팔과 손목을 강하게 하고 육체의 균형감각을 발달시킨다.
수련 참고 : 이 아사나는 근육의 강화보다 조절력이 더 요구된다.

에까 빠다 바까 디아나아사나 BAKA DHYANASANA

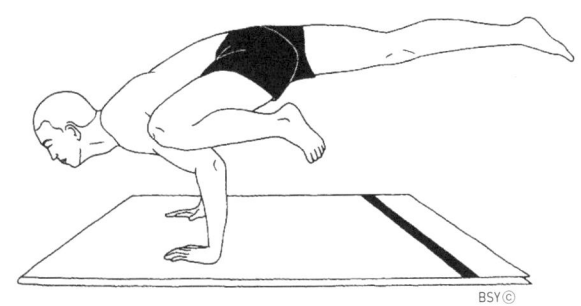

한 발 두루미 명상자세(Eka Pada Baka Dhyanasana)
1. 두루미 명상자세(baka dhyanasana)의 최종자세를 취한다.
2. 코끝에 초점을 맞춘다.
3. 균형을 유지하고, 오른다리가 일직선이 될 때까지 서서히 뒤로 편다.
4. 가능한 한 오랫동안 이 자세를 유지한다.
5. 오른 무릎을 오른 팔 위로 되돌려 놓는다.
6. 발을 바닥으로 내린다.

호흡 : 최종자세를 유지하는 동안 숨을 들이쉬고 참는다.
다른 세부사항 : 두루미 명상자세(baka dhyanasana)처럼.

드위 하스따 부장가아사나 DWI HASTA BHUJANGASANA

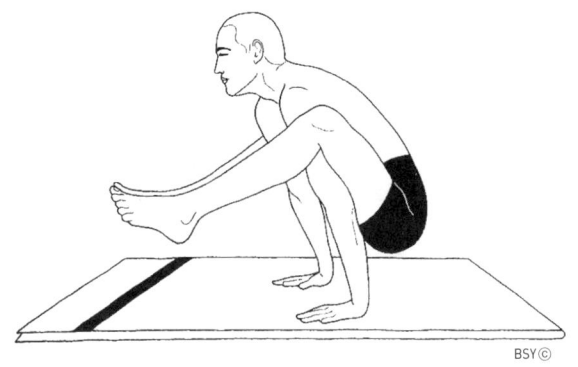

두 손 코브라 자세(Dwi Hasta Bhujangasana)

1. 발을 45cm 정도 벌리고 선다.
2. 무릎을 구부리고 쪼그려 앉는다.
3. 발 사이 바닥에 두 손바닥을 짚는다.
4. 눈높이의 고정된 한 점에 초점을 맞춘다.
5. 왼발을 바닥에서 들어, 왼팔의 바깥쪽을 왼다리로 감싸고, 위팔에 얹어놓는다.
6. 균형을 유지한다.
7. 몸의 무게를 팔로 옮기고, 오른발을 들어, 서서히 오른팔의 바깥쪽 팔꿈치 위에 오른다리를 얹어놓는다.
8. 균형을 잃지 않도록 조심해서 행한다.
9. 최종자세에서 전신은 팔과 손에 의해서 지탱된다.
10. 편안한 한 오랫동안 자세를 유지한다.
11. 서서히 역순으로 움직이고 시작자세를 취한다.

호흡 : 수련 내내 자연스럽게 호흡한다.
횟수 : 2~3회 수련한다.
의식 : 육체 – 균형유지에.
　　　　 정신 – 비슛디 차끄라.

효과 : 이 아사나는 팔 근육이 발달하고 어깨관절과 허리의 유연성이 증가한다. 복부와 내장기관을 마사지하고 정상화하며, 인슐린을 분비하는 췌장을 자극한다.

에까 하스따 부장가아사나 EKA HASTA BHUJANGASANA

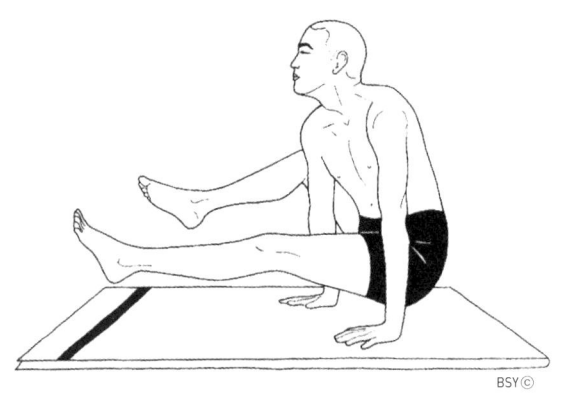

한 손 코브라 자세(Eka Hasta Bhujangasana)

1. 두 다리를 펴고 바닥에 앉는다.
2. 오른다리를 구부려 가능한 한 높이 오른 위팔 바깥쪽에 얹어놓는다.
3. 왼손바닥이 왼다리 바깥쪽에 오게 해서 두 손바닥을 바닥에 짚는다.
4. 눈높이의 고정된 한 점에 초점을 맞춘다.
5. 두 팔 사이에서 왼다리가 곧고 바닥과 평행이 되게 하면서, 전신을 바닥에서 든다.
6. 편안한 시간동안 최종자세를 유지한다.
7. 바닥으로 몸을 내리고 앉은 자세에서 완전히 이완한다.
8. 오른 다리를 곧게 펴서 수련을 반복한다.

다른 세부사항 : 두 손 코브라자세(dwi hasta bhujangasana)처럼.

함사아사나 HAMSASANA

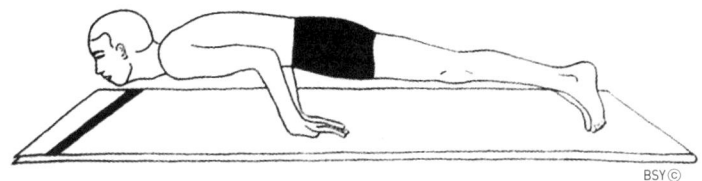

백조 자세(Hamsasana)
1. 발을 붙이고 무릎 꿇어 바닥에 앉아 무릎을 벌린다. 손끝이 발을 향하게 해서 손바닥을 바닥에 짚는다. 손목과 아래팔을 맞댄다.
2. 앞으로 기울여서 복부가 팔꿈치 위에 놓이고 가슴은 위팔에 놓인다.
3. 균형을 유지하고 다리가 일직선이 될 때까지 서서히 뒤로 편다.
4. 발을 붙이고 발가락 끝을 바닥에 댄다.
5. 머리를 약간 들고 눈높이 앞의 고정된 한 점에 초점을 맞춘다.
6. 최종자세에서, 전신의 무게는 손과 발가락 끝에 실려야 한다.
7. 편안한 한 오랫동안 자세를 유지한다.
8. 무리하지 않는다.
9. 바닥으로 무릎을 내리고 번개자세(vajrasana)로 앉는다.
10. 전신을 이완한다.

호흡 : 처음자세에서 움직이기 전에 완전히 내쉰다.
짧게 최종자세를 유지 할 때, 몸을 내릴 때는 숨을 내쉰 상태에서 지식호흡을 한다.
그 대신에, 만약 긴 시간동안 자세를 유지한다면 깊고 서서히 호흡한다. 앉은 자세로 돌아온 이후에 들이쉰다.

횟수 : 숙련자는 최종자세를 3분까지 유지해도 된다.
초보자는 몇 초 동안 자세를 유지하고, 몇 주에 걸쳐서 점차 증가시킨다. 3회까지 수련한다.

의식 : 육체 – 호흡이나 복부에.
정신 – 마니뿌라 차끄라.
순서 : 공작자세(mayurasana)의 준비 자세이고 그러한 수련이 요구하는 강한 근육을 가지지 못한 사람의 대체수련이 될 수 있다. 거꾸로 된 자세에 앞서서 해서는 안된다.
금기 : 위·십이지장 궤양, 위산과다, 탈장, 고혈압이 있는 사람은 이 아사나를 수련해서는 안된다. 임산부는 엄밀히 충고하는데 이 자세를 시도해서는 안된다.
효과 : 함사아사나는 모든 복부기관과 근육을 마사지하고 자극한다. 변비, 위장에 가스 참, 간과 신장의 기능저하를 제거하고, 위장과 내장의 기생충을 추방하는데 도움이 된다.
수련 참고 : 수련자가 균형을 잃은 경우에 손상을 예방하기 위해서 얼굴 아래에 방석이나 베개를 놓도록 한다.

산똘라나아사나 SANTOLANASANA

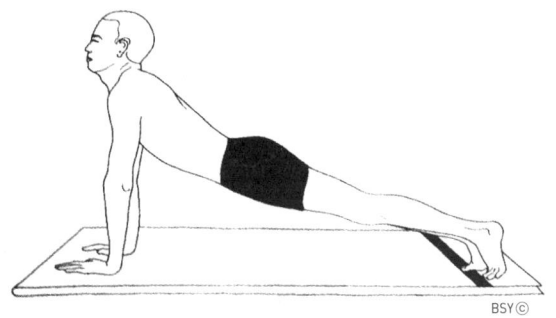

균형 자세(Santolanasana)

1. 번개자세(vajrasana)로 앉는다. 무릎으로 서고 어깨 아래 바닥에 손바닥을 짚는다.
2. 엉덩이를 들고 무릎을 곧게 편다.
3. 어깨를 앞으로 이동하고 몸이 일직선이 될 때까지 엉덩이를 내린다. 팔은 수직이 되게 한다.
4. 눈높이의 고정된 한 점에 초점을 맞춘다.
5. 잠시 동안 최종자세를 유지한다.
6. 무릎을 바닥으로 내린다.
7. 고양이 기지개자세(marjari asana) 또는 토끼자세(shashankasana)로 이완한다.

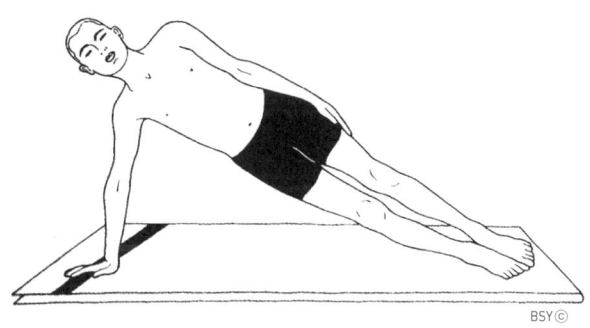

변형 1 : 1. 균형자세(santolanasana)의 최종자세를 취한다.

2. 몸을 일직선으로 한 채, 왼팔을 서서히 들고 오른쪽으로 돌려 가슴이 앞을 향한다.
3. 위팔과 손은 몸통과 대퇴부를 따라 놓는다.
4. 시작자세로 돌아오고 왼쪽 수련을 반복한다.

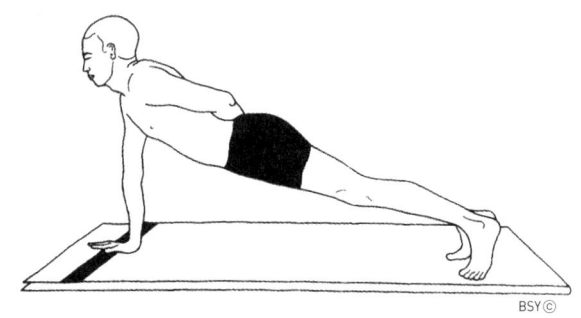

변형 2 : 1. 균형자세(santolanasana)의 최종자세를 취한다.
2. 몸 앞의 한 점에 시선을 고정한다.
3. 왼팔을 들어 등 뒤로 가져가서 아래팔이 허리를 가로질러 놓인다.
4. 팔을 내리고 반대쪽을 반복한다.

변형 3 : 1. 균형자세(santolanasana)의 최종자세를 취한다.
2. 몸 앞의 한 점에 시선을 고정한다.
3. 바닥에 두 손을 짚거나 변형 2처럼 팔을 들어 올린 자세를 취한다.
4. 오른다리를 들어, 뒤쪽과 위쪽으로 편다.
5. 잠시 동안 유지한다.
6. 다리와 팔을 내린다. 왼쪽을 반복한다.

호흡 : 기본자세에서 자연스럽게 호흡한다.
변형들을 수련할 때 숨을 들이쉬고 참는다.

횟수 : 각각 5회까지.

의식 : 육체 – 균형유지에.
정신 – 마니뿌라 차끄라.

효과 : 이 아사나는 신경의 균형을 개선하고 내면의 평정과 조화감을 발달시킨다. 팔과 어깨, 척추의 근육을 강하게 하고, 등과 배 근육 사이의 상호작용을 조화롭게 한다.

바쉬쉬타아사나 VASHISHTHASANA

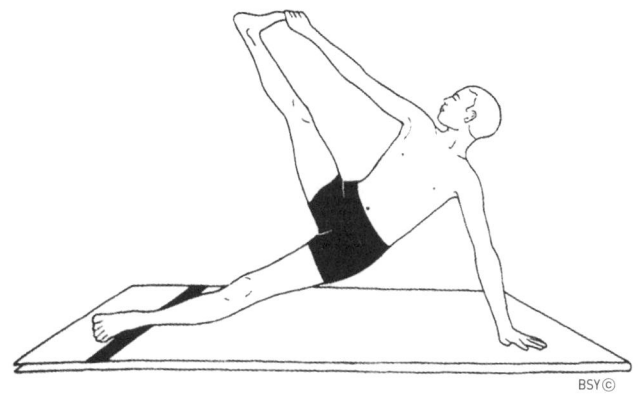

팔을 곧게 편 자세(Vashishthasana)

1. 균형 자세(santolanasana)를 취한다.
2. 오른팔을 들고 왼쪽으로 몸을 돌린다. 왼발의 바깥쪽은 오른발이 그 위에 얹어진 채 바닥에 밀착되어 있어야 한다.
3. 오른팔은 몸통의 오른쪽과 대퇴부를 따라 놓아둔다. 몸을 일직선으로 한 채, 이 자세에서 균형을 잡는다.
4. 오른 무릎을 구부리고 엄지발가락을 잡는다.
5. 무릎을 곧게 펴고 다리를 수직자세로 들어 올린다.
6. 머리를 돌려 오른 엄지발가락에 초점을 맞춘다. 다리와 팔을 곧게 편 채, 몸의 균형을 잡는다.
7. 잠시 동안 최종자세를 유지한다.
8. 무리하지 않는다.
9. 오른 무릎을 구부리고 발가락을 푼다. 다리를 내리고 균형자세(santolanasana)로 돌아온다.
10. 바닥으로 무릎을 내리고 고양이 기지개자세(marjari asana) 또는 토끼자세(shashankasana)로 이완한다.
11. 다른 쪽도 반복 수련한다.

호흡 : 균형 자세에서 자연스럽게 호흡한다.
　　　　최종자세를 취하는 동안과 다리를 내리는 동안 숨을 들이쉬고 참는다.
　　　　최종자세를 유지하는 동안 숨을 들이쉬고 참거나 자연스럽게 호흡한다.
　　　　균형자세로 돌아오면서 내쉰다.
횟수 : 각각 3회까지 수련한다.
의식 : 육체 - 균형을 유지하고 다리 근육을 이완하는 데에.
　　　　정신 - 마니뿌라 차끄라.
효과 : 이 아사나는 신경의 조화를 개선한다. 또한 다리 근육을 부드럽게 하고, 팔을 강하게 하며, 등 아래쪽을 정상화한다.

아사나
Asana
고급 그룹

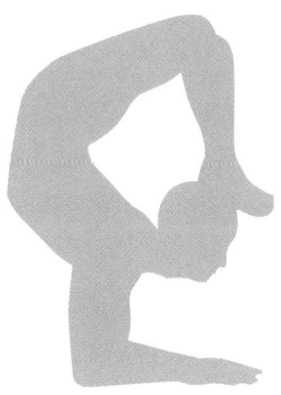

고급 아사나

고급 아사나 그룹은 몸이 아주 유연하지 않으면 시도해서는 안 된다. 이러한 자세들의 어떤 것이라도 실행하려고 하기 전에 초보자와 중급 그룹의 아사나를 숙달시켜야 한다. 고급 아사나를 수련하는 동안 몸에 어떤 식으로든 무리가 가면 반드시 피해야 한다. 이러한 수련은 팔다리와 관절을 익숙하지 않은 독특한 자세로 움직이도록 요구한다. 어떤 식으로든 무리하면 그들을 손상시킬 수 있다. 고급 아사나를 실행하기 위해 힘을 통해 빨리 결과를 달성하려고 노력하는 것보다, 긴 시간 동안 부드럽게 몸을 달래서 해야 한다.

뿌르나 마쯔엔드라아사나 POORNA MATSYENDRASANA

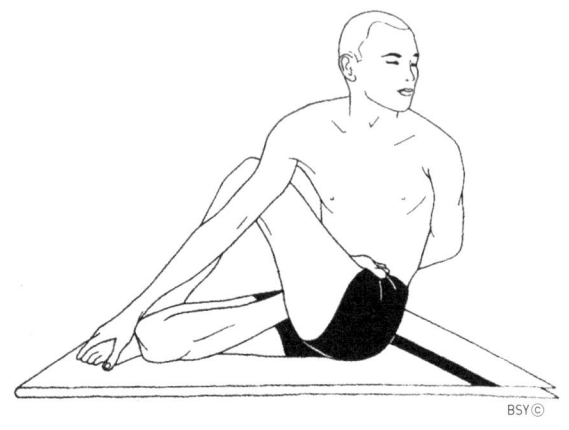

완전한 척추 비틀기 자세(Poorna Matsyendrasana)

1. 다리를 앞으로 펴고 바닥에 앉는다.
2. 전신을 이완한다.
3. 반 연꽃자세처럼, 오른발을 가능한 한 허리에 가깝게 왼쪽 허벅지 위에 올려놓는다.
4. 오른 무릎은 바닥에 밀착한 채, 오른발은 복부를 압박해야 한다.
5. 왼 무릎을 구부려서 발바닥이 바닥에 닿게 오른 무릎 바깥쪽에 발을 놓는다.
6. 몸을 왼쪽으로 비틀어서, 오른쪽 겨드랑이를 왼 무릎 바깥쪽으로 가져가 오른손으로 왼 발목이나 발가락을 잡도록 아래로 내린다.
7. 머리와 척추를 바르게 세우려고 노력한다.
8. 오른팔은 결국 곧게 펴지고 왼쪽 종아리와 일직선이 되어야한다.
9. 왼팔은 등 뒤로 보내서 손으로 오른 발뒤꿈치에 닿으려고 노력한다.
10. 무리하지 않는다.
11. 오른팔을 지렛대로 활용해서, 몸통을 왼쪽으로 더 비튼다.
12. 마지막으로, 머리를 왼쪽으로 비튼다.

13. 이것이 최종자세이다.
14. 편안한 한 오랫동안 자세를 유지한다.
15. 서서히 정면을 향한 자세로 돌아와, 팔다리를 풀고 이완한다.
16. 다리를 바꿔서 반대방향으로 비틀고 같은 과정을 반복한다.
17. 각 방향을 비튼 이후에, 다리를 앞으로 펴고 송장자세(shavasana)로 휴식한다.

호흡 : 몸을 비틀 때 내쉰다.
최종자세에서 자연스럽게 호흡한다.
정면을 향한 자세로 돌아오면서 들이쉰다.

지속 시간 : 각 방향 2분까지 자세를 유지한다.
장시간 동안 유지해서는 안된다.

의식 : 육체 – 척추를 비트는 데에 또는 자연스런 호흡에.
정신 – 아갸 차끄라.

금기 : 신체의 유연성 이상으로 몸통을 비틀거나 반 연꽃자세(ardha padmasana)에서 자연스러운 범위 이상으로 다리를 높이 들어 올림으로써, 어떤 식으로든 몸에 무리가지 않도록 주의한다.

효과 : 본질적으로 반 척추 비틀기 자세(ardha matsyendrasana)와 같으나 더욱 강화된 것이다. 등의 순환을 강화하고, 근육의 유연성을 높이며, 척추와 디스크를 펴주고, 긴장으로부터 신경을 자유롭게 한다. 뇌와 몸의 다른 부분과 연결시켜주는 목 신경을 정상화하고, 목과 머리 통증을 완화하는데 도움이 된다. 다리 근육을 더욱 유연하게 한다. 내장기관을 마사지하고 변비, 소화불량, 당뇨병과 같은 복부질환을 치료하는데 효과적이다. 아드레날린의 분비를 정상화하고, 생명력과 평온함이 증가된다.

참고 : 이 자세는 하타 비드야(hatha vidya)를 설립한 위대한 요기 마쯔엔드라나트(Matsyendranath)에게 봉헌된 것이다.

꾸르마아사나 KURMASANA

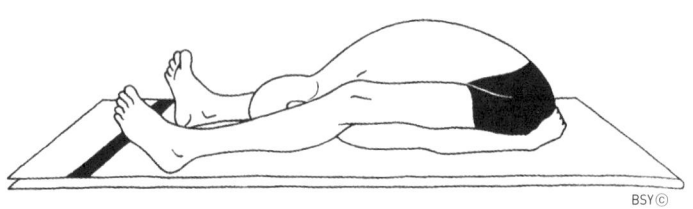

거북 자세(Koormasana)

1. 다리를 펴고 바닥에 앉는다.
2. 가능한 한 발을 넓게 벌린다.
3. 발뒤꿈치를 바닥에 댄 채, 무릎을 약간 구부린다.
4. 고관절에서부터 앞으로 숙여, 손을 무릎 아래에 두고 손바닥은 위 또는 아래로 향한다.
5. 좀 더 앞으로 숙이고 서서히 다리 아래로 팔이 미끄러진다.
6. 만약 필요하다면 무릎은 더 굽혀도 된다.
7. 팔꿈치가 무릎 뒤쪽에 놓일 때까지 팔을 옆과 뒤로 움직인다.
8. 등 근육은 긴장하지 않는다.
9. 서서히 발뒤꿈치를 앞으로 밀어서 가능한 한 멀리 다리를 편다. 동시에 손과 다리에 지레의 작용이 가해져 몸은 더 앞으로 숙여지게 된다.
10. 점차, 호흡과 이완을 자각하면서, 이마나 턱이 다리 사이 바닥에 닿을 때까지 몸을 앞으로 숙인다.
11. 어떤 식으로든 힘을 가하거나 무리하지 않는다.
12. 뒤에서 팔을 구부려 엉덩이 아래에서 손을 깍지 낀다.
13. 이것이 최종자세이다.
14. 전신을 이완하고, 눈을 감아 깊고 서서히 호흡한다.
15. 편안한 한 오랫동안 최종자세로 머문다.
16. 시작자세로 돌아온다.

17. 역 자세를 취하고 송장자세(shavasana)로 이완한다.

호흡 : 앞으로 숙이면서 내쉰다.

최종자세에서 자연스럽게 호흡한다.

지속 시간 : 3분까지 자세를 유지한다.

영적 목적으로는, 더 오랫동안 행해도 된다.

의식 : 육체 – 척추, 등 근육, 복부가 이완하는 데에, 그리고 최종자세에서 호흡에.

정신 – 스와디스타나 또는 마니뿌라 차끄라.

순서 : 코브라자세(bhujangasana), 물고기자세(matsyasana), 잠자는 번개자세(supta vajrasana)와 같은 후굴자세 전이나 이후에 한다.

완전한 활 자세(poorna dhanurasana)는 꾸르마아사나의 완벽한 역 자세이다.

금기 : 추간판 탈출증, 좌골신경통, 탈장, 만성 관절염이 있는 사람은 이 아사나를 해서는 안된다. 척추가 충분히 유연한 사람만 시도해야 한다.

효과 : 꾸르마아사나는 모든 복부기관을 정상화하고 당뇨병, 위장에 가스 참, 변비와 같은 질환을 치료하는데 도움이 된다. 척추의 순환을 증가시키고, 신경을 부드럽게 하며, 머리와 목통증을 완화한다. 내향성, 마음의 이완, 평정과 내면의 자신감과 양보심을 유발한다. 격정, 두려움, 화가 진정되고 몸과 마음은 상쾌해진다.

참고 : 이 아사나는 거북으로 상징되는, 요가적 수련의 5번째 단계인 제감(pratyahara)을 위한 영적인 수행자를 준비시킨다. 《바가바드 기따》(2:58)는 "거북이 외부의 위험으로부터 팔다리를 거두어들이듯이, 그(요가 수행자)가 외부 대상과 결합된 감각을 거두어들일 수 있을 때, 그는 지혜를 향한 길에 확고히 고정된다."라고 진술한다.

꾸르마아사나는 우주의 유지자인 비슈누신의 거북 화신인, 꾸르마 *Koorma*에 봉헌된 것이다.

다누라까르샤나아사나 DHANURAKARSHANASANA

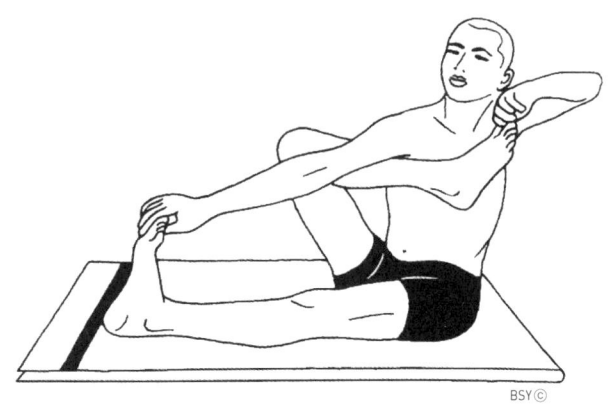

궁수 자세(Dhanurakarshanasana)

1. 다리를 붙여 몸 앞에 펴고 앉는다.
2. 팔을 곧게 펴고 오른팔이 위로 올라가게 교차한다.
3. 고관절에서부터 약간 앞으로 숙여, 왼손 검지를 엄지 가까이 해서 고리형태로 만들어, 오른 엄지발가락을 감싸 쥐면서 붙잡는다.
4. 오른손으로 왼 엄지발가락을 붙잡는다.
5. 오른발을 오른팔 아래로 당긴다.
6. 발은 왼 대퇴부 위에 놓인다.
7. 오른팔은 곧게 펴고 머리와 척추도 직립 상태를 유지한다.
8. 오른 엄지발가락을 왼쪽귀로 당긴다.
9. 오른 무릎은 오른 팔꿈치에 닿도록 한다.
10. 이것이 최종자세이다.
11. 숨을 편하게 유지할 수 있는 한 오랫동안 실시한다.
12. 머리를 앞으로 숙이지 않도록 한다.
13. 오른발을 왼 대퇴부로 내리고, 다리를 앞으로 펴면서 손을 푼다.
14. 다른 쪽도 반복한다.

호흡 : 엄지발가락을 귀로 당기기 전에 들이쉰다.
발을 귀로 당기는 동안, 최종자세를 유지하는 동안, 발을 대퇴부로 내리는 동안 숨을 들이쉬고 참는다.
매회가 끝났을 때 내쉰다.

횟수 : 각각 3회.

의식 : 육체 - 발이 최대한 당겨진 상태에, 대퇴부와 엉덩이 근육이 신전된 데에, 그리고 호흡에.
정신 - 스와디스타나 차끄라.

순서 : 이 아사나는 아사나 프로그램 중 어느 단계에 실행해도 된다.

금기 : 추간판 탈출증, 좌골신경통, 고관절 탈골이 있는 사람은 이 아사나를 수련해서는 안된다.

효과 : 고관절을 유연하게 하고 다리를 부드럽게 하는 뛰어난 자세이다. 팔을 강하게 하고 등과 목의 긴장을 푸는데 도움이 된다. 복부기관을 정상화하고 음낭수종(陰囊水腫)을 치료하는데 유익하다.

참고 : 다누dhanu는 '활'을 의미하고, 아까르샨akarshan은 '끌어당기기' 또는 '뒤로 당기기'를 의미한다. 이 자세는 매우 품위가 있다. 자세가 용이하도록 수련하고 숙달된 궁수가 그의 활에서 화살을 쏘듯이 풍모를 갖추어야 한다.

브리스치까아사나 VRISCHIKASANA

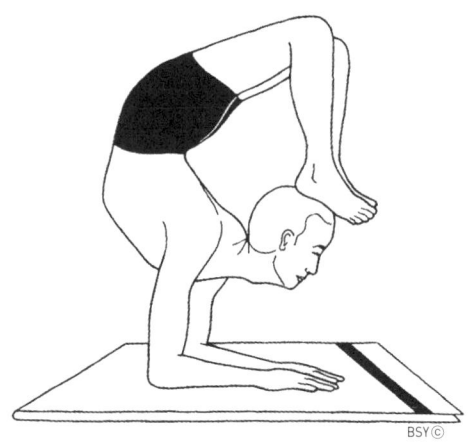

전갈 자세(Vrischikasana)

1. 머리 쪽 바닥에 접은 담요나 부드러운 방석을 놓는다. 머리서기 자세(sirshasana)의 최종자세를 취한다.
2. 전신을 이완하고, 무릎을 구부려 등을 아치를 만든다.
3. 균형을 잡은 이후에, 아래팔을 조심스럽게 움직여서 손바닥이 바닥으로 가고, 서로 나란하게 해서 머리 옆에 각각 짚는다.
4. 발은 머리를 향해서 가능한 한 멀리 내린다.
5. 서서히 머리를 뒤쪽과 위쪽으로 들어 올린다.
6. 위팔을 들어서 수직이 되게 한다.
7. 최종자세에서 발뒤꿈치는 머리정수리에 놓여야 한다.
8. 가능한 한 많이 전신을 이완하려고 노력한다.
9. 편안한 한 오랫동안 최종자세를 유지한다.
10. 서서히 머리서기 자세로 돌아오고 발을 바닥으로 내린다.
11. 직립자세를 취하기 전에 토끼자세(shashankasana)로 1~2분 동안 휴식한다.

호흡 : 머리서기 자세를 취하는 동안 그리고 최종자세로 가는 동안 숨을 들이쉬

고 참는다.

머리서기 자세에서 자연스럽게 호흡한다.

이 자세에서 목, 어깨, 척추 그리고 복부가 모두 늘어짐에 따라, 호흡이 빠르고 답답해질 수 있다. 그러나 최종자세에서 자연스럽게 호흡하려고 노력한다.

전갈자세 수련을 시작할 때 다리를 단계별로 내려도 된다. 즉, 마시면서 척추를 이완하고, 내쉬면서 매번 조금씩 내린다.

횟수 : 브리스치까아사나는 오랫동안 유지하기 어렵다.

숙련자가 5분까지 유지할 수 있을지라도, 시작단계에서는 30초까지 행한다.

의식 : 육체 – 균형을 유지하는 데에.

정신 – 아갸 차끄라.

순서 : 브리스치까아사나는 아사나 과정 끝에 수련한다. 전굴 자세에 이어서 같은 시간동안 행한다. 그 후에, 야자나무 자세(tadasana)를 30초 동안 행한다. 마지막으로 송장자세(shavasana)로 휴식한다.

금기 : 이 아사나는 고혈압, 현기증, 뇌혈전증, 만성 코감기, 심장병이 있는 사람은 수련해서는 안된다. 모든 거꾸로 된 자세를 조금의 어려움도 없이 행할 수 있는 사람만이 시도해야 한다.

효과 : 브리스치까아사나는 몸의 기(氣, prana)를 다시 일으켜서 육체의 노화과정을 억제한다. 뇌와 뇌하수체에 혈액순환을 촉진하고, 신체의 모든 시스템에 활력을 불어 넣으며, 신경과 분비샘의 질환을 고친다. 복부와 다리의 순환을 증가시키고, 치질과 정맥류를 완화하며, 생식기관을 정상화한다. 아치자세는 등을 펴주고 편하게 하며, 척추신경을 정상화한다. 팔을 강화시키고 균형감각을 발달시킨다.

수련 참고 : 이 자세가 완벽해질 때까지 벽 근처에서 수련한다. 만약 균형을 잃어 몸이 떨어질 것에 대비해, 가구나 다른 물건들이 근처에 없어야 한다.

참고 : 전갈이 먹잇감을 찌르기 위해, 뒤에서 꼬리를 아치를 이루어 머리 너머로 공격한다. 이 자세는 공격하는 전갈을 닮았다.

브리스치까아사나는 또한 심리학적인 의미가 있다. 머리는 지식의 자리이다. 또한 자만심, 화, 증오, 질투, 완고함, 원한의 자리이다. 이러한 감정들은 전갈이 찔러서 퍼트리는 독보다 더 치명적이다. 그의 발로 자신의 머리를 짓밟는 요기는, 이렇게 자신을 파괴하는 감정과 격정을 뿌리 뽑기 위해 노력한다. 따라서 그는 자아(ego)의 정복으로 조화와 행복으로 이끌고, 자아로부터 자유롭고자, 겸손과 침착, 관용의 발달을 구한다.

쁘리쉬타아사나 PRISHTHASANA

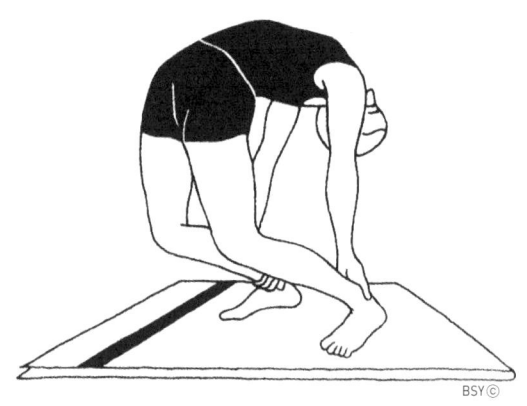

후굴 자세(Prishthasana)

1. 발을 어깨넓이로 벌려 바르게 서서, 발가락을 옆으로 벌린다.
2. 무릎을 구부려, 가능한 한 바닥 가까이 가져간다. 동시에, 허리에서부터 몸통을 뒤로 구부린다.
3. 팔을 뒤로 이동해서 발목을 잡는다.
4. 머리를 뒤로 젖힌다.
5. 머리와 등을 바닥에 더 가까이 내리려고 노력한다.
6. 편안한 한 오랫동안 최종자세를 유지한다.
7. 대신, 척추의 후굴을 지탱하기 위해 손을 허리에 대고 나서 대퇴부와 다리로 내려도 된다.

호흡 : 서있는 동안 들이쉰다.
    후굴 하는 동안 그리고 발목을 잡으면서 내쉰다.
    최종자세에서 자연스럽게 호흡한다.
    시작자세로 돌아오면서 숨을 들이쉬고 참는다.
    선 자세에서 내쉰다.
횟수 : 최대 3회를 수련한다. 점진적으로 자세 유지시간을 늘린다.
의식 : 육체 – 등을 이완하고 균형을 유지하는 데에.
    정신 – 마니뿌라 차끄라.
순서 : 서서하는 자세 그리고 서서 머리 무릎 사이 자세(utthita janu sirshasana)처럼 전굴 자세에 이어서 행한다.
금기 : 위궤양, 고혈압, 관상동맥 혈전증, 심각한 척추 질환이 있는 사람은 수련하지 않는다.
효과 : 이 아사나는 복부근육과 기관을 펴주고 정상화한다. 등의 순환을 증가시키고, 척추신경을 자극하고 정상화한다. 다리를 강화시키고 균형력을 높인다.
변형 : 1. 발을 어깨넓이로 벌려 바르게 서서, 발가락을 옆으로 벌린다.
    2. 머리 위로 팔을 올리고 서서히 허리에서부터 몸통을 후굴한다. 동시에 무릎을 구부리고 앞으로 가져간다.
    3. 팔을 옆으로 이동하고 발목을 잡도록 아래로 내린다.

참고 : *기본자세는 서서하는 자세로 활자세(dhanurasana)와 비교할 수 있고, 변형은 서서하는 자세로 완전한 활자세(poorna dhanurasana)와 비길 만하다.*

마유라아사나 MAYURASANA

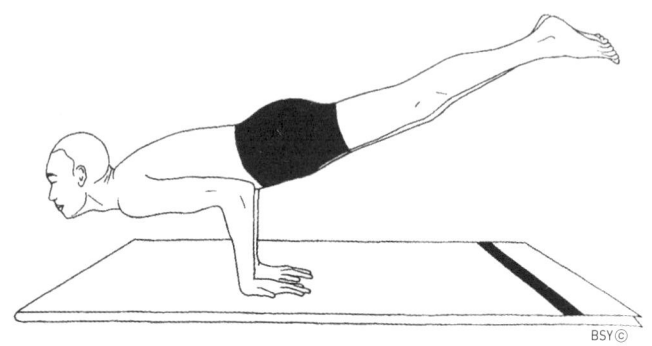

공작 자세(Mayurasana)

1. 바닥에 무릎 꿇고 앉는다.
2. 발은 붙이고 무릎은 벌려 놓는다.
3. 앞으로 기울여서 손끝이 발을 향하게 하고 무릎 사이 바닥에 손바닥을 짚는다. 손 자세는 편안함과 유연성에 따라 조정한다.
4. 팔꿈치와 아래팔을 붙인다.
5. 좀 더 앞으로 기울여서 복부는 팔꿈치 위에 가슴은 위팔에 얹어놓는다.
6. 다리를 뒤로 곧게 펴서 붙여놓는다.
7. 몸 근육을 팽팽하게 하고 서서히 몸통과 다리를 들어 올려서 바닥과 수평이 되게 한다.
8. 머리를 위쪽으로 향한다.
9. 전신은 오직 손바닥으로 균형을 잡는다.
10. 근육의 힘을 더 가하고 몸의 균형을 잡아서 다리와 발을 곧게 유지한 채, 더 높이 올리려고 노력한다.
11. 무리하지 않는다.
12. 최종자세에서 몸무게는 가슴이 아닌 복부근육에 의해 지탱되어야 한다.

13. 잠시 동안 자세를 유지하고, 서서히 기본자세로 돌아온다.
14. 이것이 1회이다.
15. 호흡이 정상적으로 돌아왔을 때 자세를 반복한다.

호흡 : 바닥에서 몸을 들어 올리면서 내쉰다.
바닥으로 몸을 다시 내리면서 들이쉰다.
무엇보다도, 최종자세에서 숨을 내쉰 상태에서 지식호흡한다.
숙련자는 완성자세에서 깊고 서서히 호흡해도 된다.
다음 회를 시도하기 전에 호흡을 자연스럽게 되돌린다.

횟수 : 3회까지 행한다. 시작단계에서는 이 자세를 몇 초 동안 하고, 수련과 함께 서서히 횟수를 증가시킨다. 숙련자는 몇 분간 최종자세를 유지해도 된다.

의식 : 육체 – 균형을 유지하는 데에.
정신 – 마니뿌라 차끄라.

순서 : 아사나 과정의 끝에 실행한다. 마유라아사나는 순환의 속도를 꽤 강하게 높이고, 정화과정의 한 부분으로서 혈액 내 독소의 양을 증가시키는 경향이 있다. 따라서, 과도한 독소가 뇌로 향할 수 있기 때문에 거꾸로 서기 자세 이전에 실행해서는 결코 안된다.

금기 : 마유라아사나는 고혈압, 심장병, 탈장, 위·십이지장 궤양이 있는 사람, 질병이나 신체적 허약함의 어떤 징후가 있는 경우에 시도해서는 안된다. 임산부는 충고하건데 수련해서는 안된다.

효과 : 이 아사나는 여러 기관에서 분비작용이 증가해 신진대사 과정을 자극한다. 혈액으로부터 독소의 제거를 촉진시켜서, 부스럼 같은 피부질환이 없어지도록 돕는다. 모든 소화기관은 마사지되고 내장의 연동운동이 원활해진다. 위장에 가스 참, 변비, 당뇨병, 간과 신장의 기능저하의 치료에 활용된다. 내분비 시스템을 조화롭게 하고, 육체와 정신의 균형을 발달시키며, 전신의 근육을 강하게 하고 근육의 조절력을 발달시킨다. 특히, 세 체질(dosha : 가스vata, 담즙pitta, 점액kapha)의 균형과 조화를 가져와 이미 축적된 몸 안의 독소를 태운다.
몸의 정화과정을 가속화하고 독소를 제거하도록 권고 받은 사람은 다음에 말하는 가르침을 준수해서 이 수련을 준비해야 한다.

1) 음식물에서 우유제품, 고기, 기름진 것, 양념류 그밖에 소화시키기 어려운 그 어떤 다른 음식도 삼간다.
2) 한 달 동안 과일, 야채, 쌀, 통밀 빵, 버터밀크와 소화가 잘되는 간단한 음식을 섭취한다.
3) 이러한 제한된 식이요법을 2주간 실시한 이후에, 공작자세(mayurasana)나 만약 공작자세가 너무 어려우면 백조자세(hamsasana)를 수련하기 시작한다.

한 달 안에 전체 시스템은 내부와 외부 모두 정화되어야 한다. 만약 그렇지 않다면, 식이요법과 공작자세 수련을 계속해야 한다.

수련 참고 : 여성은 복부와 가슴부위가 남성과 다른 근육체계로 되어 있기 때문에, 공작 자세를 실행하기 어려울 수 있다.

최종자세에서 몸을 앞쪽으로 내려 코를 바닥에 밀착하는 것은 아주 쉽다. 따라서 조심하고, 만약 필요하다면, 얼굴 아래 바닥에 작은 방석을 놓는다.

참고 : 공작이 독에 영향 받지 않고 뱀을 죽이고 소화시킬 수 있는 것처럼, 이 자세는 수련자의 몸에 남겨진 독소와 유해물질을 소화시키고 신진대사 시킬 수 있다.

하타요가 경전에 따르면, 마유라아사나는 소화의 열기를 가속화하고 이 자세를 정복한 숙련자는 가장 치명적인 독을 포함해서 어떤 것이라도 소화시킬 수 있다고 한다.

빠드마 마유라아사나 PADMA MAYURASANA

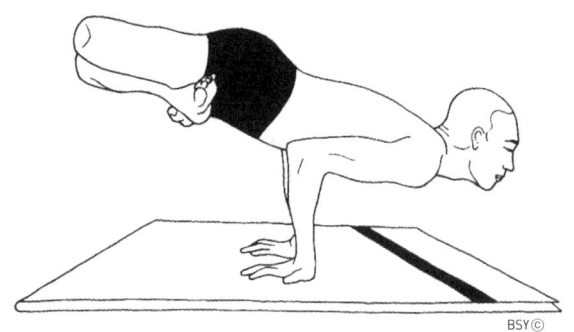

연꽃 공작 자세(Padma Mayurasana)

1. 연꽃자세로 앉고 마음속으로 전신을 이완한다.
2. 손을 이용해서, 몸을 들어 올려 체중이 무릎에 실리게 한다.
3. 손가락 끝이 무릎을 향하게 뒤로 해서 몸 앞 바닥에 손바닥을 짚는다.
4. 팔꿈치를 구부려 붙인다.
5. 앞으로 기울여 팔꿈치를 복부 양쪽에 댄다.
6. 더 앞으로 기울여 가슴이 위팔에 놓이게 한다. 몸의 균형점을 찾는다.
7. 좀 더 앞으로 기울여 바닥에서 접은 다리를 들어 올린다. 무리하지 않는다.
8. 몸통과 머리, 다리는 수평으로 일직선이 되어야 한다. 이것이 최종자세이다.
9. 편안한 시간동안 자세를 유지한다.
10. 서서히 무릎을 내리고 시작자세로 돌아온다.
11. 반대다리를 위쪽으로 해서 다리를 바꿔, 다음 회를 실행한다.

다른 세부사항 : 공작 자세처럼.
수련 참고 : 만약 수련자가 연꽃자세(padmasana)로 편안하게 앉을 수 있다면, 연꽃 공작 자세(padma mayurasana)는 특히 여성에게 있어서 기본 공작 자세보다 더 쉽게 행할 수 있다.

하누만아사나 HANUMANASANA

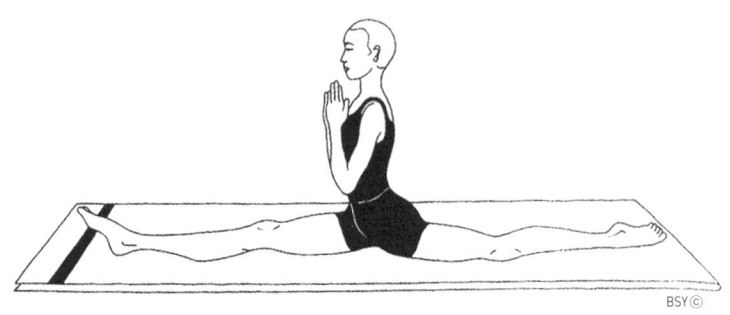

하누만 자세(Hanumanasana)
1. 왼 무릎으로 꿇고 앉아 오른발을 왼 무릎 앞에 30cm 정도 떼어 놓는다.
2. 오른발 양 옆 바닥에 손바닥을 짚는다.
3. 부드럽게 그리고 서서히 오른발을 앞으로 미끄러지게 한다.
4. 동시에, 손으로 체중을 지탱한다.
5. 무리하지 않고, 오른발을 앞쪽으로 멀리 그리고 왼발을 뒤쪽으로 멀리 이동해서, 두 다리를 곧게 편다.
6. 최종자세에서 엉덩이는 내려가 골반은 바닥에 있고, 두 다리는 일직선으로 바닥에 놓이게 된다.
7. 눈을 감아 몸을 이완하고 가슴 앞에서 합장한다.
8. 뒷무릎이 곧은지 점검한다.
9. 편안한 한 오랫동안 자세를 유지한다.
10. 시작자세로 돌아온다.
11. 반대다리를 앞으로 해서 자세를 반복한다.

호흡 : 수련 내내 자연스럽게 호흡한다.
횟수 : 각각 1회.
의식 : 육체 – 다리 근육이 펴지는 데에 그리고 호흡에.
　　　　정신 – 물라다라, 아갸, 아나하따 차끄라.

순서 : 이 자세를 완전히 한 이후에, 1~2분 동안 두 다리를 앞으로 펴고 앉는다.
금기 : 추간판 탈출증, 좌골신경통, 탈장, 고관절의 탈구와 같은 질환을 겪고 있는 사람은 엄중히 충고하는데 이 자세를 시도해서는 안된다.
효과 : 이 자세는 다리와 고관절의 유연성과 혈액순환을 촉진한다. 복부기관을 마사지하고, 생식기계를 정상화하며 출산을 위한 여성의 몸을 준비시킨다.
수련 참고 : 하누만아사나는 다리와 고관절의 유연성을 최종적으로 검사한다. 극소수의 사람만이 최종자세에서 바닥에 몸을 내릴 수 있다. 행할 수 없는 사람은 손상을 피하기 위해 골반바닥 아래에 방석이나 접은 담요를 놓아도 된다.

참고 : *하누만은 비범한 능력과 힘을 가진 라마Rama 신의 훌륭한 헌신자이다. 그와 관련된 육체와 의지의 경건함, 유연성, 강함의 결합은 이 자세에 의해 발생된다.*

브라흐마차리아아사나 BRAHMACHARYASANA

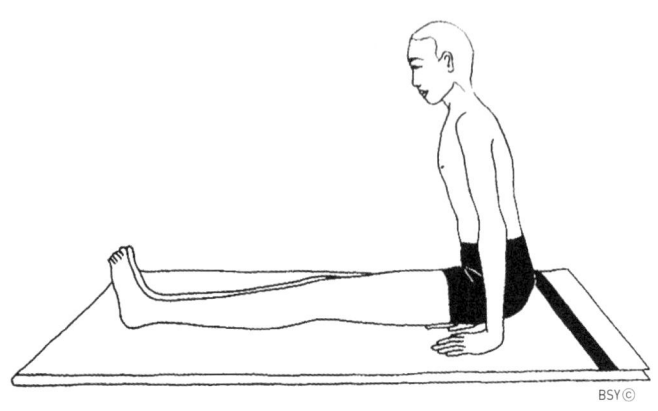

독신자 자세(Brahmacharyasana)

1. 다리를 붙여 몸 앞에 펴고 앉는다.
2. 머리와 척추를 수직으로 곧게 세운다.
3. 팔꿈치를 펴고 손가락 끝이 정면을 향하게 해서, 각각 엉덩이 옆 바닥에 손바닥을 짚는다.
4. 손 위치를 조정해서, 무게 중심을 잡을 때까지 앞으로 이동한다.
5. 복부근육을 이용해서, 엉덩이와 다리, 발을 바닥에서 들어올리기 위해 팔로 밀어 내린다.
6. 최종자세에서 오직 손바닥이 바닥에 놓여있다.
7. 오직 손으로 전신을 지탱하고 균형 잡는다.
8. 다리는 수평이고 곧게 펴야한다.
9. 머리와 척추를 가능한 한 곧게 편다.
10. 무리하지 않는다.
11. 편안한 한 오랫동안 자세를 유지한다.
12. 서서히 엉덩이와 다리를 바닥으로 내린다.
13. 다음 회를 시작하기 전에 다리를 펴고 잠시 동안 이완한다.

호흡 : 바닥에 앉아있는 동안 들이쉰다.

　　　몸을 들어 올리고 균형 잡는 동안 숨을 들이쉬고 참는다.

　　　바닥으로 내려오면서 내쉰다.

횟수 : 3회까지.

의식 : 육체 - 균형유지에 또는 복부, 엉덩이, 팔, 회음부위의 긴장에.

　　　정신 - 물라다라 또는 마니뿌라 차끄라.

순서 : 송장자세 또는 엎드린 송장자세에 이어서 한다.

효과 : 이 아사나는 복부기관과 근육뿐만 아니라, 팔을 강화시킨다. 이 아사나를 행하는 동안, 회음 근육이 강하게 수축되어서 자동적으로 바즈롤리 무드라(vajroli mudra), 아쉬위니 무드라(ashwini mudra), 물라 반다(moola bandha)를 유발한다. 따라서 영적인 목적을 위한 성 에너지 보존에 중요한 자세이다. 여성에 있어서 탈수증(脫垂症) 치료에 또한 활용된다. 이 자세가 너무 어려운 사람은 간소화 된 변형을 활용한다.

변형 : 1. 다리를 펴고 바닥에 앉는다.
2. 손가락 끝이 정면을 향하게 해서, 각각 엉덩이 옆 바닥에 손바닥을 짚는다.
3. 무게중심을 찾기 위해 손을 조정한다.
4. 수련 내내 가능한 한 척추를 곧게 편다.
5. 들이쉬고, 숨을 참는 동안 두 발뒤꿈치를 바닥에서 25cm 정도 들어 올린다. 손바닥에 힘을 줘서 움직임을 지탱한다.
6. 무릎을 곧게 편다.
7. 편안한 한 오랫동안 유지한다.
8. 머리와 몸통이 앞으로 굽어지지 않게 노력한다.
9. 서서히 내쉬고 바닥으로 발뒤꿈치를 내린다.
10. 2~3회 행하고 송장자세(shavasana)로 이완한다.

물라반다아사나 MOOLABANDHASANA

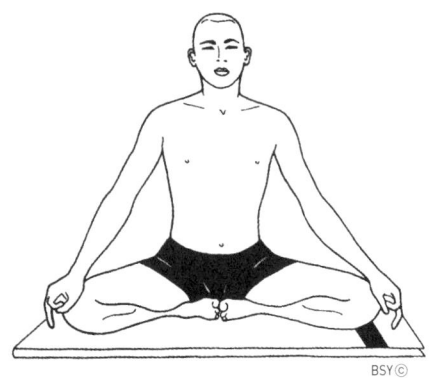

회음 수축 자세(Moolabandhasana)

1. 몸 앞에 다리를 펴고 앉는다.
2. 무릎을 구부리고 발바닥을 맞댄다.
3. 발뒤꿈치를 몸 쪽으로 끌어당긴다.
4. 발의 바깥쪽은 바닥에 남아 있어야 한다.
5. 손가락 끝이 뒤쪽을 향하게 해서 엉덩이 뒤에 손을 짚고, 엉덩이를 들어서 뒤꿈치에 얹고, 발뒤꿈치가 회음을 압박하게 한다.
6. 무릎은 바닥에 밀착한다. 발목에 무리가지 않게 한다.
7. 손은 무릎에 친 또는 갸나 무드라를 취한다.
8. 코끝을 응시(nasikagra drishti)한다.
9. 편안한 한 오랫동안 최종자세를 유지한다.
10. 다리를 풀고 앞으로 펴 놓는다.
11. 다리와 발에 모든 긴장이 사라졌을 때 반복 수련한다.

호흡 : 수련 내내 자연스럽게 호흡한다.
의식 : 육체 - 회음을 발뒤꿈치가 압박하는 데에.
　　　　정신 - 물라다라 차끄라 또는 코 끝에.
효과 : 이 아사나는 자동적으로 물라 반다(moola bandha)를 일으키고 주로 물라다라 차끄라(mooladhara chakra)를 일깨우는데 활용된다. 성 에너지를 보존하는 중요한 자세이고 생식기관과 배설기관을 정상화한다. 또한 다리와 발을 대단히 부드럽게 한다.

참고 : 바드라아사나bhadrasana 즉, 온화한 또는 우아한 자세는 회음 수축 자세의 변형이다.

고락샤아사나 GORAKSHASANA

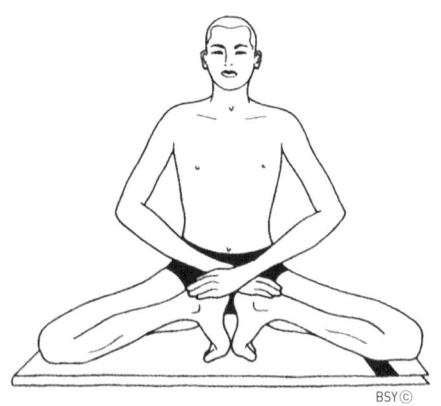

요기 고라크나트(Gorakhnath)의 자세(Gorakshasana)

1. 몸 앞에 다리를 펴고 앉는다.
2. 무릎을 구부리고, 발을 잡아 발바닥을 붙여 놓는다. 회음 쪽으로 뒤꿈치를 끌어당긴다.
3. 발을 바닥에 둥글게 한 채, 발뒤꿈치를 들어올린다.
4. 손가락 끝을 뒤로 해서 엉덩이 뒤에 손을 짚고, 발이 수직이 될 때까지 몸을 앞으로 움직인다. 무릎은 바닥에 밀착한다.
5. 무리하지 않는다.
6. 배꼽 앞에서 손목을 교차한다. 오른손으로 왼발뒤꿈치, 왼손으로 오른발뒤꿈치를 잡는다.
7. 척추를 곧게 펴고 얼굴은 정면을 향한다.
8. 코끝 응시(nasikagra drishti)를 한다.
9. 이것이 최종자세이다.
10. 편안한 한 오랫동안 유지한다.

호흡 : 수련 내내 자연스럽게 호흡한다.
의식 : 육체 – 균형을 유지하는 데에 또는 발과 무릎에.
　　　　정신 – 물라다라 차끄라.
효과 : 이 아사나는 아빠나(apana)의 흐름을 명상상태에서 활용하기 위해 더 높은 위쪽 센터로 되돌린다. 다리와 발을 대단히 부드럽게 한다.
수련 참고 : 이 아사나를 행하기 위해, 다리와 발 근육은 일정기간 이상 서서히 펴야한다.

참고 : 최종자세에서 편안하게 유지할 수 있는 사람은 명상으로 활용해도 된다. 이것은 위대한 요기 고라크나트(Gorakhnath)가 명상자세로 좋아했던 자세이다.

아쉬따바끄라아사나 ASHTAVAKRASANA

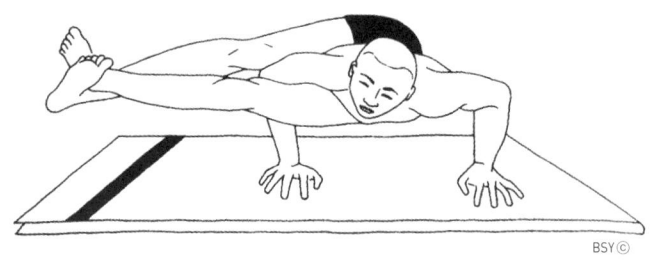

8곡 자세(Ashtavakrasana)

　　1. 50cm 정도 발을 벌리고 선다.
　　2. 무릎을 구부린다. 오른 손바닥은 발 사이 바닥에 짚고 왼손바닥은 왼발 약간 앞에 짚는다.
　　3. 대퇴부를 오른쪽 팔꿈치 바로 위 위팔 뒤에 얹은 채, 오른다리를 오른팔 위에 얹어놓는다.
　　4. 팔 사이 앞으로 왼발을 가져가서 오른발 가까이 놓는다.

5. 바닥에서 두 발을 들어올린다.
6. 왼발을 오른 발목에 얹은 채 다리를 포갠다.
7. 오른쪽으로 두 다리를 곧게 편다.
8. 오른팔이 대퇴부 사이에 있어야 한다.
9. 오른 팔꿈치는 대퇴부 아래에서 약간 굽혀진다.
10. 왼팔은 곧게 편다.
11. 팔로 균형을 잡는다.
12. 팔꿈치를 구부리고, 머리와 몸통을 내려서 바닥과 수평이 되게 한다.
13. 이것이 최종자세이다.
14. 편안한 한 오랫동안 자세를 유지한다.
15. 팔을 곧게 펴고 몸통을 들어올린다. 다리를 풀고 바닥으로 내린다.
16. 시작자세로 돌아온다.
17. 반대쪽을 반복한다.

호흡 : 다리를 바닥에서 들어 올리는 동안과 머리와 몸통을 최종자세로 내리는 동안 내쉰다. 최종자세에서 자연스럽게 호흡한다.
다리를 옆으로 펼 동안, 최종자세에서 몸통을 들어 올리는 동안 들이쉰다.

의식 : 육체 – 균형유지에.
정신 – 마니뿌라 차끄라.

순서 : 송장자세(shavasana)나 엎드린 송장자세(advasana)에 이어서 행한다.

효과 : 이 아사나는 몸과 마음 모두의 신경 조절력을 발달시킨다. 독신(brahmacharya, 不邪淫)을 유지하는데 도움이 되도록, 아빠나(apana) 에너지의 흐름을 마니뿌라 차끄라(manipura chakra)로 방향전환 시킨다. 손목과 팔, 다리의 근육과 복부근육을 강화시킨다.

참고 : 아쉬따바끄라아사나는 미틸라(Mithila)의 왕 자나까(Janaka)의 영적 스승인, 성자 아쉬따바끄라에게 헌정되었다. 그 성자가 어머니에게 잉태되었을 때, 그의 아버지 까골라(Kagola)는 베다(Veda)를 낭송하면서 몇 가지 실수를 했다. 이것을 듣고, 태내에 있던 성자는 비웃었다. 그의 아버지는 화가나서 아들이 불구로 태어나도록 저주를 하였다. 그래서 그는 8군데가 뒤틀려서 태어나게 되었고, 아쉬따바끄라(Ashtavakra)라고 이름 지어지게 되었다.

에까 빠다 시라아사나 EKA PADA SIRASANA

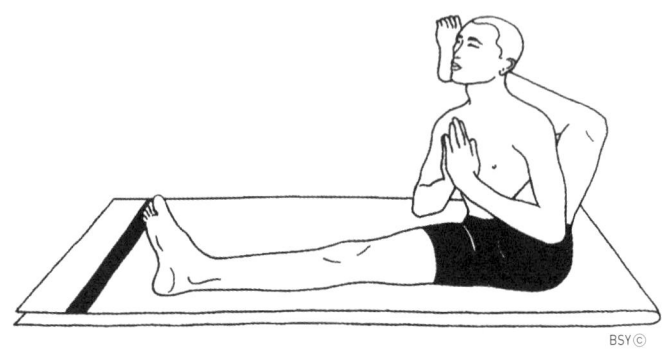

한발 머리 자세(Eka Pada Sirasana)

1. 몸 앞에 다리를 펴고 앉는다.
2. 왼 무릎을 구부리고, 옆으로 약간 돌린다.
3. 종아리 아래에 왼팔을 가져가고 발목 바로 위 다리 바깥쪽을 잡는다.
4. 오른팔을 들어 왼 발목의 바깥쪽을 잡는다.
5. 왼팔은 자세를 잡아서 팔꿈치는 대퇴부와 종아리 사이에 놓인다.
6. 손과 팔을 이용해 왼다리를 들어 올린다.
7. 다리가 올려졌을 때, 몸통을 앞으로 구부리고 왼쪽으로 약간 비튼다.
8. 왼 어깨 위에 다리를 얹어놓는다.
9. 무리하지 않는다.
10. 단단히 붙잡은 왼손을 풀어놓는다.
11. 오른팔을 이용하고 왼쪽 위팔을 이용해 대퇴부 뒤쪽을 밀어서 왼다리를 더 높게 올린다. 무리하지 않고, 왼발을 머리뒤쪽 목덜미에 얹어놓는다.
12. 이것은 종아리 아래의 어깨에 놓인 머리를 앞으로 숙이는 것으로 달성된다.

13. 마지막으로, 흉골 중앙의 가슴 앞에 손을 합장한다.
14. 척추를 곧게 펴려고 노력하고 머리를 바르게 유지한다.
15. 이것이 최종자세이다.
16. 눈을 감고 편안한 한 오랫동안 자세를 유지한다.
17. 서서히 다리를 풀고 시작자세로 돌아온다.
18. 다른 쪽도 반복한다.

호흡 : 자세를 취하면서 자연스럽게 호흡한다.
   최종자세에서 깊고 서서히 호흡한다.

횟수 : 각각 1 또는 2회.

의식 : 육체 - 균형유지에.
   정신 - 아나하따 차끄라.

순서 : 에까 빠다 시라아사나 이전이나 이후에 어떤 후굴자세라도 즉시 행해도 된다.

금기 : 이 자세는 추간판 탈출증, 좌골신경통, 탈장을 겪고 있는 사람은 수련해서는 안된다.

효과 : 이 아사나는 양 복부를 압박하고, 내장 전체를 마사지하며, 연동운동을 자극하고 변비를 해소한다. 생식기관을 정상화하고 질병과 관련된 치료를 돕는다. 다리의 혈액순환을 개선하고, 정맥류를 완화시키며, 척추에서 차끄라의 에너지 단계를 높인다. 혈액의 헤모글로빈 내용물을 개선하고, 몸과 마음에 생기를 불어넣는다.

수련 참고 : 자연스런 소화방향으로 내장기관을 마사지하기 위해 오른다리를 먼저 들어 올려야 한다.
   이 자세를 수련하기 위해, 고관절은 대단히 유연해야 한다.

웃탄 에까 빠다 시라아사나 UTTHAN EKA PADA SIRASANA

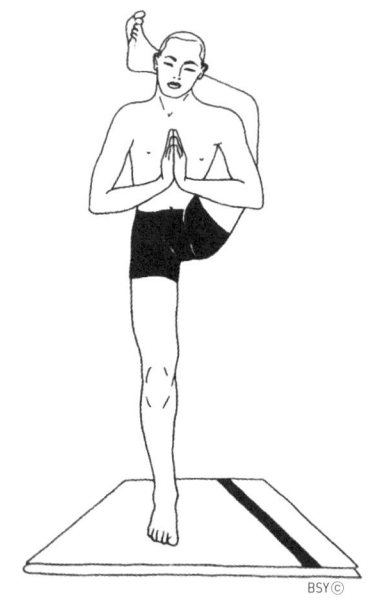

서서 한발 머리 자세
(Utthan Eka Pada Sirasana)

1. 다리를 펴고 바닥에 앉는다.
2. 오른 무릎을 구부려 오른 엉덩이 바깥쪽에 오른발뒤꿈치를 놓는다.
3. 왼다리를 뒤로하고 한발 머리 자세를 취한다.
4. 지탱하기 위해 손과 팔을 이용해 바닥에 두 손바닥을 짚는다.
5. 약간 뒤로 기울여서 오른다리로 쪼그려 앉는다.
6. 무릎을 곧게 펴고 직립자세로 선다.
7. 무리하지 않는다.
8. 서있는 자세로 안전하게 균형 잡힐 때, 가슴 앞에서 손을 합장한다.
9. 이것이 최종자세이다.
10. 편안한 한 오랫동안 서있는 자세에서 균형을 유지한다.
11. 조심스럽게 앉고 들어올린 다리를 푼다. 다리를 앞으로 펴 이완한다.
12. 다른 다리를 뒤로해서 반복한다.

호흡 : 몸을 들어 올리면서 들이쉰다.
최종자세에서 자연스럽게 호흡한다.
몸을 내리면서 내쉰다.

순서 : 이 아사나는 오직 한발 머리 자세를 숙달한 이후에 실행한다.

의식 : 육체 – 직립자세로 몸을 들어 올리는 데에, 최종자세에서 자연호흡과 균형유지에.
정신 – 아나하따 차끄라.

다른 세부사항 : 한발 머리 자세처럼.
수련 참고 : 이 자세에서 균형 잡기가 아주 어려우면, 친구에게 도움을 요청하거나 시작단계에서 벽을 활용할 필요가 있다.

드위 빠다 시라아사나 DWI PADA SIRASANA

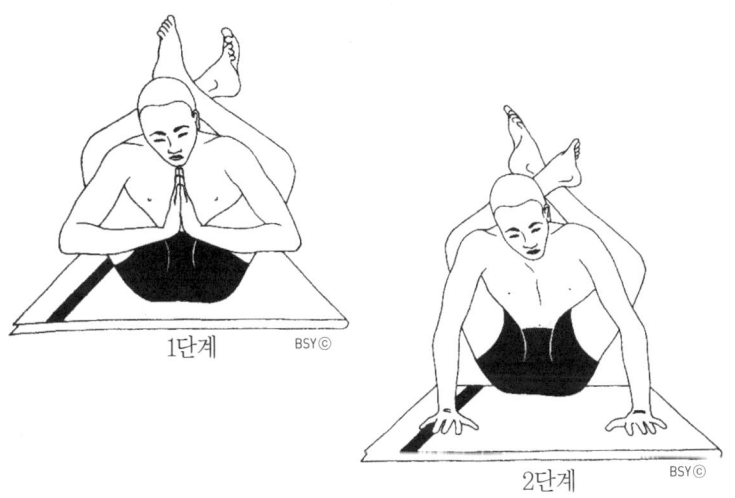

두발 머리 자세(Dwi Pada Sirasana)

1. 한발 머리 자세(eka pada sirasana)를 취하고 잠시 자연스럽게 호흡한다.
2. 내쉬고, 오른손으로 오른 발목을 잡아, 대퇴부를 위와 뒤로 밀어 한발 머리 자세에서 설명한 것처럼 오른 어깨위에 다리를 올려놓는다.
3. 발목을 교차시켜 목 뒤에서 발을 고정시킨다.
4. 무리하지 않는다.
5. 엉덩이 옆 바닥에 손을 짚고 꼬리뼈로 균형을 잡는다.
6. 한번 균형이 잡히면, 다음단계를 행한다.

1단계 : 가슴 앞에서 손을 합장하고 자연스럽게 호흡한다.
   이 자세를 10~30초 동안 유지하고, 다시 엉덩이 옆에 손바닥을 짚는다.
2단계 : 팔꿈치를 곧게 펴서 내쉬고, 전신을 바닥에서 들어 올려 손으로 균형을 잡는다.
   고정시킨 발목을 풀지 않는다.
   편안한 시간동안 이 자세를 유지하고 나서 부드럽게 바닥으로 몸을 내린다.
다른 세부사항 : 두발 어깨자세처럼(dwi pada kandharasana).

드위 빠다 깐다라아사나 DWI PADA KANDHARASANA

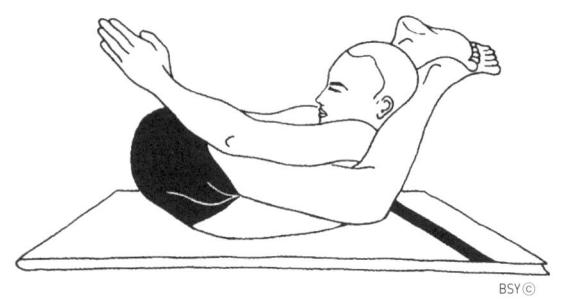

두발 어깨 자세(Dwi Pada Kandharasana)
1. 등을 대고 눕는다.
2. 다리를 몸과 일직선이 되게 하고 팔을 옆에 둔다.
3. 전신을 이완한다.
4. 한 다리를 구부려 머리 쪽으로 가져간다. 발은 머리 뒤로하고 다리는 팔 아래에 둔다.
5. 다른 다리도 과정을 반복해서 두 팔을 다리 위에 놓는다.

6. 팔로 부드럽게 다리를 아래로 누른다.
7. 발이 머리 뒤에서 교차하도록 노력한다.
8. 무리하지 않는다.
9. 최종자세에서, 팔은 앞을 향하고 손을 합장한다.
10. 전신을 이완한다.
11. 눈을 감고 편안한 한 오랫동안 자세를 유지한다.
12. 다리를 풀고 시작자세로 돌아온다.

호흡 : 최종자세를 취하면서 자연스럽게 호흡한다.
　　　최종자세에서 깊고 서서히 호흡한다.
횟수 : 아사나 프로그램에서 1회 실시한다.
의식 : 육체 – 호흡에.
　　　정신 – 스와디스타나 차끄라.
순서 : 드위 빠다 깐다라아사나는 한발 머리 자세(eka pada sirasana)가 숙달되기 전에는 시도하지 않는다. 아사나 프로그램 끝에 수련하고, 활자세(dhnurasana), 코브라자세(bhujangasana), 물고기자세(matsyasana) 같은 후굴자세에 이어서 한다.
금기 : 근육의 손상과 인대의 파열을 막기 위해, 몸이 아주 유연하지 않다면 이 자세를 취하지 말아야 한다. 등에 질환이 있는 사람은 피해야 한다.
효과 : 이 아사나는 신경계를 조절하는데 도움이 된다. 태양신경총과 부신선은 강하게 마사지되고, 활력이 증가된다. 모든 복부와 골반조직을 조율하고, 소화기관, 생식기관 그리고 배설기관의 능률을 향상시킨다.

빠리그하아사나 PARIGHASANA

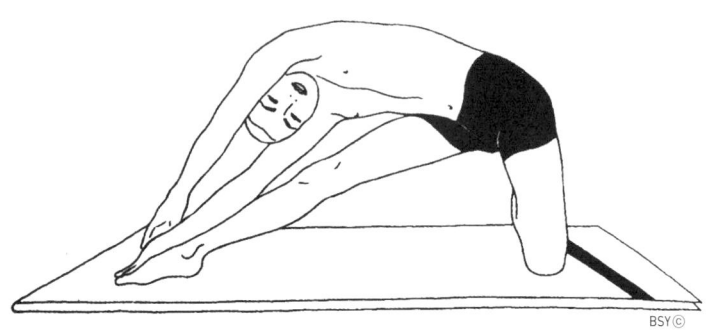

빗장 자세(Parighasana)

1. 발목을 붙이고 무릎 꿇고 앉아, 발가락을 바닥에 대고 몸통을 바르게 세운다.
2. 마음 속으로 전신을 이완한다.
3. 몸통과 왼 무릎을 일직선으로 한 채, 오른다리를 오른쪽 옆으로 곧게 편다.
4. 오른 발가락을 약간 돌려서 오른발바닥을 바닥에 놓는다.
5. 팔을 옆에서 어깨높이로 들어 올려 일직선이 되게 한다.
6. 몸통과 오른팔을 편 다리 쪽으로 이동한다.
7. 오른손바닥을 위로 한 채, 오른 아래팔과 손목을 오른 정강이뼈와 발목에 각각 올려놓는다. 오른쪽 귀가 오른쪽 위팔에 놓이게 된다.
8. 왼팔을 머리위로 올려 오른손바닥 위에 왼손바닥을 올려놓는다.
9. 왼쪽 귀는 왼쪽 위팔에 닿게 된다.
10. 머리와 몸통이 정면을 향하게 해서 몸의 앞면이 하나의 평면을 형성한다.
11. 이것이 최종자세이다.

12. 1분까지 편안한 한 오랫동안 이 자세를 유지한다.
13. 직립자세로 돌아온다.
14. 오른다리를 구부리고 발목을 붙인 채, 시작자세로 바닥에 무릎을 꿇는다.
15. 다른 쪽도 반복하고 같은 시간동안 최종자세를 유지한다.

호흡 : 팔을 수평으로 들어 올리면서 들이쉰다.
　　　옆으로 기울이면서 내쉰다.
　　　최종자세에서 자연스럽게 호흡한다.
횟수 : 자세를 1분까지 유지하면서, 각각 1회한다.
의식 : 육체 – 뒤쪽이 신전되는 곳 그리고 균형유지에.
　　　정신 – 아갸 차끄라.
효과 : 골반부위와 몸통의 뒤쪽을 펴주는 좋은 자세이다. 복부근육과 기관을 마사지하고 복부주위의 피부가 축 늘어지는 것을 막아준다.

참고 : 이 자세는, 몸이 입구를 닫는 데 사용되는 막대나 빗장(parigha)을 닮았다.

빠드마 빠르바따아사나 PADMA PARVATASANA

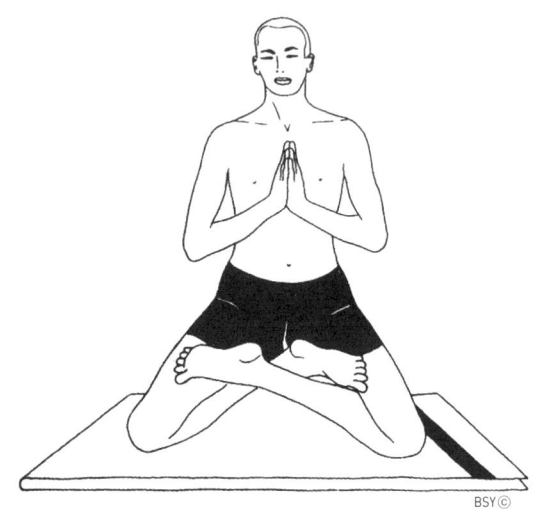

연꽃 산 자세(Padma Parvatasana)
1. 연꽃자세(padmasana)를 취한다.
2. 전신을 이완한다.
3. 손으로 몸무게를 지탱하면서, 서서히 앞으로 기울여서 엉덩이를 바닥에서 들어 올린다.
4. 편안함과 균형을 위해 손 자세를 조정한다.
5. 손으로 여전히 지탱하면서, 무릎으로 서서 몸통을 수직으로 세운다.
6. 한번 바닥에서 손을 떼서 점차 균형을 잡는다.
7. 균형을 잡기 위해 앞의 고정된 한 점에 초점을 맞춘다.
8. 균형이 잡아졌을 때, 기도하는 자세로 손을 가슴 앞에서 합장한다.
9. 무리하지 않고 가능한 한 오랫동안 최종자세를 유지한다.
10. 서서히 손과 엉덩이를 바닥으로 내리고 연꽃자세로 앉는다.
11. 다리를 풀고 자세를 바꿔서, 같은 시간동안 자세를 반복한다.

호흡 : 처음 엉덩이를 들어 올리면서 내쉰다.
　　　최종자세에서 자연스럽게 호흡한다.

몸을 바닥으로 내리면서 내쉰다.

의식 : 육체 – 균형유지에 그리고 호흡에.

　　　정신 – 스와디스타나 차끄라.

효과 : 연꽃자세의 효과에 덧붙여서, 균형감각을 발달시킨다.

변형 : 가슴 앞에서 손을 합장하는 것 대신에, 팔꿈치를 곧게 편 채, 한 번에 두 팔을 머리 위로 올린다.

까샤빠아사나 KASHYAPASANA

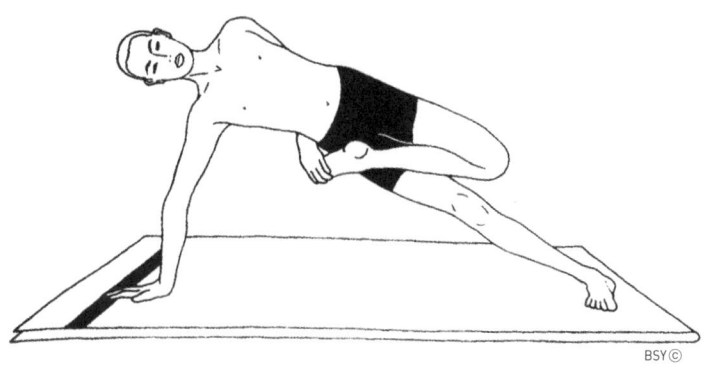

성자 까샤빠의 자세(Kashyapasana)

1. 균형자세(santolasana) 변형 1을 취한다.
2. 왼 무릎을 구부려 반 연꽃 자세(ardha padmasana)처럼 오른 대퇴부 위에 발을 얹어놓는다.
3. 왼팔을 등 뒤로 보내 왼손으로 왼 엄지발가락을 잡는다.
4. 가슴과 편 오른팔은 수직면을 형성한다.
5. 이것이 최종자세이다.
6. 무리하지 않고 편안한 한 오랫동안 유지한다.
7. 왼발을 풀고 균형자세로 돌아온다.
8. 왼쪽으로 몸을 돌려, 오직 왼손과 발로 균형을 잡는다.
9. 반 연꽃자세로 왼 대퇴부 위에 오른발을 얹어놓는다.

10. 오른팔을 등 뒤로 보내 오른손으로 오른 엄지발가락을 잡는다.
11. 오른쪽처럼 같은 시간동안 이 자세에서 균형을 잡는다.
12. 오른손바닥을 바닥으로 짚고, 균형자세로 돌아온다.
13. 토끼자세(shashankasana)로 이완한다.

호흡 : 수련 내내 자연스럽게.
횟수 : 각각 1회.
의식 : 육체 - 균형유지에.
　　　　정신 - 마니뿌라 차끄라.
효과 : 이 아사나는 복부근육을 깊게 마사지하고, 소화기관을 정상화하며, 대장의 질환을 완화시키고, 소화의 열기를 자극한다. 마니뿌라 차끄라(manipura chakra)와 사마나(samana)기는 활성화된다. 균형감각과 집중력이 발달된다.

참고 : 이 아사나는 브라흐마(Brahma)의 아들이라 불리는, 성자 마리치(Marichi)의 아들인, 성자 까샤빠(Kashyapa)에게 헌정되었다. 그는 또한 모든 살아있는 존재의 아버지라 불리고, 종종 선조(Prajapati)라 불린다.

비슈와미뜨라아사나 VISHWAMITRASANA

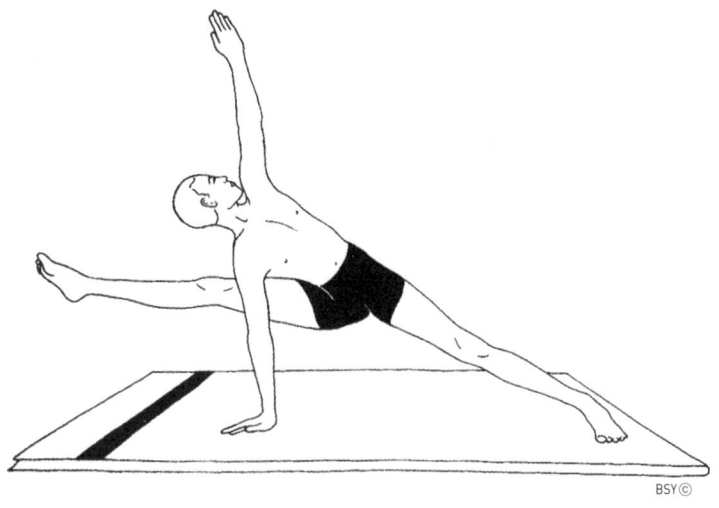

성자 비슈와미뜨라의 자세(Vishwamitrasana)
1. 발을 붙이고 팔을 몸 옆에 둔 채, 바르게 선다.
2. 눈을 감고 마음속으로 전신을 이완한다.
3. 눈을 뜨고, 서서히 고관절에서부터 앞으로 숙여서 손바닥을 발 옆 바닥에 짚는다.
4. 손을 움직이지 않고, 다리를 뒤로 120~150cm 정도 빼고 엉덩이를 들어 올려서 머리정수리를 바닥에 댄다.
5. 머리를 들고, 오른손 위로 오른다리를 휙 치켜 올려서 오른 위팔 뒤에 오른 대퇴부 뒤쪽을 올려놓는다.
6. 오른발이 바닥에 닿아서는 안된다.
7. 즉시, 몸을 왼쪽으로 돌리고, 왼팔을 왼 대퇴부를 따라 놓고 균형을 잡는다.
8. 왼발을 옆으로 돌리고 발뒤꿈치로 바닥을 압박한다. 오른다리를 곧게 편다.
9. 왼팔을 어깨에서부터 수직으로 펴 올리고, 쭉 펴진 왼손을 응시한다.
10. 이것이 최종자세이다.

11. 편안한 한 오랫동안 자세를 유지한다.
12. 오른다리를 풀고 시작자세로 돌아온다.
13. 다른 쪽도 같은 시간동안 반복한다.

호흡 : 팔을 들어 올릴 때 들이쉰다.
　　　팔을 아래로 내릴 때 내쉰다.

횟수 : 자세를 30초까지 유지하면서, 각각 1회를 행한다.

의식 : 육체 – 균형유지에.
　　　정신 – 물라다라 차끄라.

효과 : 이 아사나는 팔과 다리의 근육과 좌골신경을 펴주고 정상화한다. 내장기관을 강하게 하고, 집중력과 균형감각을 향상시킨다.

참고 : 성자 비슈와미뜨라(Vishwamitra)는 원래 끄샤뜨리야(kshatriya) 즉, 무사계급에 속해있었고, 깐야꿉자(Kanyakubja)의 왕이었다. 밖으로 사냥을 나간 어느 날, 성자 바쉬쉬타(Vashishtha)의 수행처를 지나가게 되었다. 풍요를 상징하는 소인, 까마데누(Kamadhenu)를 보고 그는 막대한 보물과 그것을 교환할 것을 성자에게 제안했다. 성자가 그것을 거절하자 그는 완력으로 그것을 취하고자 했다. 긴 논쟁 끝에 그가 실패로 돌아갔다.

대단히 짜증이 났지만, 왕은 브라만교의 고유의 힘에 크게 감명 받았다. 그는 라자리쉬(rajarishi, 고귀한 성자), 리쉬(rishi, 성자 또는 현인), 마하리쉬(maharishi, 위대한 성자 또는 인류의 조상), 그리고 마지막으로 브라흐마리쉬(brahmarishi, 브라흐마적인 성자)라는 칭호를 획득할 때까지 그 자신을 가장 엄격한 요가적 금욕생활에 헌신했다. 이 자세는 그에게 헌정되었다.

쁘라나야마
Pranayama

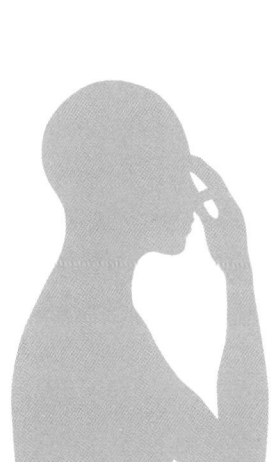

Athaasane dridhe yogee vashee hitamataashanaha.
Guroopadishtamaargena praanaayaamaansamabhyset.

따라서 아사나가 확립되고 (몸을) 조절하며, 균형 잡힌 음식을 섭취하여, 구루의 가르침에 따라 쁘라나야마를 수련해야 한다.

하타 요가 쁘라디삐까(2:1)

쁘라나야마의 소개

쁘라나야마(pranayama)는 일반적으로 호흡조절로 정의된다. 이러한 해석이 수련을 포함해서 정확한 관점인 것처럼 보일지라도, 그것은 용어의 완전한 의미를 전달하지 못한다. 쁘라나야마란 단어는 두 어근으로 구성된다. 즉 쁘라나*prana*와 아야마*ayama*이다. 쁘라나는 '생명에너지' 또는 '생명력'을 의미한다. 그것은 생물이든 무생물이든 모든 것들이 존재하는 힘이다. 우리가 숨 쉬는 공기와 밀접하게 관련되었을지라도, 그것은 공기나 산소보다 더 미묘한 것이다. 그래서 쁘라나야마는 폐 속에 특별한 산소를 끌어들이는 것을 목적으로 하는 단순한 숨쉬기 운동으로 간주되어서는 안 된다. 쁘라나야마는 에너지체(pranamaya kosha)의 나디(nadi 에너지 통로)에서 쁘라나(氣)의 흐름에 영향을 미치는 숨쉬기에 활용된다.

야마*yama*란 단어는 '통제'를 의미하고 다양한 규칙을 나타내거나 행위의 규약으로 사용된다. 그러나 이것은 쁘라나야마란 형태를 위해 쁘라나와 연결하는 단어는 아니다. 즉 정확한 단어는 야마(yama)란 단어보다 훨씬 더 함축하고 있는 것이 아야마*ayama*이다. 아야마(ayama)는 '확대' 또는 '팽창'으로 정의된다. 그래서 쁘라나야마란 단어는 '쁘라나 크기의 확대 또는 팽창'을 의미한다. 쁘라나야마의 행법은 정상적인 한계나 제한을 넘어서 진동하는 에너지의 더 높은 상태를 얻도록 하기 위해 생명력을 활성화하고 조절할 수 있는 방법을 제공한다.

쁘라나야마의 4가지 측면
쁘라나야마 수련에서 유용한 호흡의 4가지 중요한 측면이 있다. 그것은 :
1) 뿌라까*pooraka*(마심)
2) 레차까*rechaka*(내쉼)

3) 안따르 꿈바까antar kumbhaka(들숨 후 지식호흡)
4) 바히르 꿈바까bahir kumbhaka(날숨 후 지식호흡)

쁘라나야마의 다른 수련들은 이러한 호흡의 4가지 측면을 이용해서 다양한 행법들을 포함한다. 께발라 꿈바까kevala kumbhaka(자발적인 지식호흡)라고 부르는 쁘라나야마의 다른 방식이 있다. 이것은 고도의 명상상태에서 발생하는 쁘라나야마의 진보된 상태이다. 이 상태 동안에, 폐는 그들의 활동을 정지하고 호흡은 중지된다. 이때, 존재의 미묘한 측면을 보는 것을 막았던 장막은 벗겨지고 진실의 더 높은 통찰력은 획득된다.

쁘라나야마의 가장 중요한 부분은 사실 꿈바까(지식호흡)이다. 그러나 꿈바까를 성공적으로 실행하기 위해, 호흡기능의 조절을 점진적으로 발전시켜야한다. 따라서 꿈바까 수련의 준비단계로 폐를 강하게 하고, 신경계와 쁘라나(氣)적인 시스템의 균형을 위해 쁘라나야마의 수련에서 더욱 강조되는 것은 들이쉬기와 내쉬기에 있다. 이러한 수련은 나디에서 쁘라나의 흐름에 영향을 미쳐서 그들을 정화하고, 조절하며 활성화한다. 그 때문에 육체와 정신의 안정성이 발현된다(나디에 관한 더 많은 정보는 요가의 정신생리학 장을 참고하라).

쁘라나적인 몸

요가적인 생리학에 따르면, 인체 구조는 인간존재의 다양한 측면이나 특성을 설명하는 다섯 개의 체 또는 층으로 구성되어 있다. 이러한 다섯 개의 층은 아래와 같다.

1) 안나마야 꼬샤(Annamaya kosha) : 영양물체 또는 물질체
2) 마노마야 꼬샤(Manomaya kosha) : 마음체
3) 쁘라나마야 꼬샤(Pranamaya kosha) : 원형질체 또는 생명 에너지체
4) 위갸나마야 꼬샤(Vijnanamaya kosha) : 심령체 또는 고도의 정신체
5) 아난다마야 꼬샤(Anandamaya kosha) : 초월적인 체 또는 환희체

이러한 다섯 개의 층이 전체적인 형태로 함께 작용할지라도, 쁘라나야마의 수련은 주로 쁘라나마야 꼬샤에서 작용한다. 쁘라나마야 꼬샤는 빤차(pancha 5) 쁘라나로서 총체적으로 알려진 5개의 주된 쁘라나로 이루어져 있다. 즉, 쁘라나prana, 아빠나apana, 사마나samana, 우다나udana 그리고 비아나vyana이다.

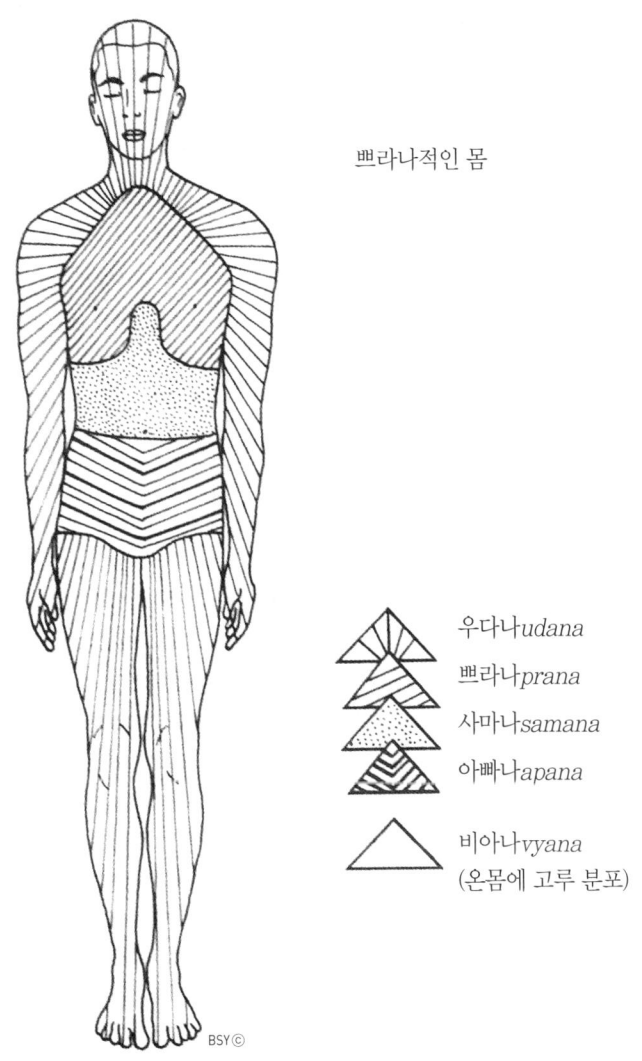

쁘라나적인 몸

우다나 udana
쁘라나 prana
사마나 samana
아빠나 apana
비아나 vyana
(온몸에 고루 분포)

쁘라나는 이 문맥상에서, 우주적인 쁘라나를 가리키는 것이 아니라 오히려 후두부와 횡경막의 윗부분 사이의 영역을 관장하는 쁘라나마야 꼬샤의 단지 한 부분을 가리키고 있다. 그것은 호흡과 말하는 기관 그리고 그것들을 활동하게 하는 근육과 신경을 포함한 목구멍과 관련되어 있다. 그것은 숨을 몸의 내부로 끌어당기는 힘이다.

아빠나는 배꼽부위 아래에 분포하고 대장, 신장, 항문 그리고 성기에 에너지를 공급한다. 그것은 몸에서 노폐물을 제거하는 것과 관련된다.

사마나는 심장과 배꼽사이에 분포한다. 그것은 소화기계 즉 간, 소·대장, 췌장, 위장과 그들의 분비를 활성화하고 조절한다. 사마나는 또한 심장과 순환기계를 활성화하고, 영양분의 흡수와 분배에 관련된다.

우다나는 신체의 목 윗부분을 조절하고, 눈과 코 그리고 귀와 같은 모든 감각기를 활성화한다. 외부세계에 대한 생각과 의식은 그것 없이는 불가능하다. 우다나는 또한 팔다리를 조화롭게 하고 활성화하며, 근육, 인대, 신경, 관절과 관련 있을 뿐만 아니라 몸을 직립자세로 유지할 수 있도록 한다.

비아나는 전신에 분포하고, 모든 움직임을 정상화하고 조절하며, 다른 쁘라나들을 조절한다. 다른 쁘라나들을 위한 여분의 힘으로 작용한다.

다섯 개의 주된 쁘라나와 함께 우빠-쁘라나 upa-prana로 알려진 다섯 개의 보조 쁘라나가 있다. 이러한 다섯 개의 보조 쁘라나는 나가 naga, 꾸르마 kurma, 끄리까라 krikara, 데바닷따 devadatta, 다난자야 dhananjaya이다. 그들의 기능은 다음에 묘사되어 있다. 나가는 트림과 딸꾹질과 관련된다. 꾸르마는 눈을 뜨고 깜빡거리게 한다. 끄리까라는 배고픔, 목마름, 재채기, 기침을 일으킨다. 데바닷따는 잠과 하품을 유발한다. 다난자야는 죽음 후에 즉시 사라지지 않게 하고 몸의 분해와 관련된다.

쁘라나적인 몸에 관한 더 많은 정보는 이 장의 준비행법과 호흡 수련에 설명되어 있다. 그리고 비하르 요가학교에서 출간된《쁘라나 쁘라나야마 쁘라나 비드야》와《요가 다르샨》을 참고하라.

쁘라나와 생활방식

생활방식은 쁘라나마야 꼬샤와 그것의 쁘라나에 깊은 영향을 준다. 운동, 일, 잠, 음식의 섭취 그리고 성행위와 같은 육체적 활동은 모두 몸의 쁘라나의 흐름과 분배에 영향을 미친다. 감정과 사색, 상상 같은 마음의 기능들은 쁘라나적인 마음에 더욱더 영향을 미친다. 무분별한 음식섭취와 스트레스 같은 불규칙한 생활방식은, 쁘라나적인 흐름을 감소시키고 방해한다. 이것은 사람이 '에너지의 고갈'로 경험하게 된다. 특별한 쁘라나에 있어서 에너지의 고갈은 그것이 지배하는 기관과 일부분의 활력을 약화시키고, 궁극적으로 질병이나 신진대사의 기능장애를 일으킨다. 쁘라나야마 행법은 이러한 과정을 되돌려서, 쁘라나마야 꼬샤에 속하는 다양한 쁘라나를 활기 있게 하고 조화롭게 한다. 쁘라나야마 수련은 조직화된 요가 프로그램에서 아사나 이후에 실행해야 한다.

호흡, 건강 그리고 쁘라나야마

호흡은 몸에서 가장 생기가 넘치는 과정이다. 그것은 모든 세포 활동에 영향을 미치고, 가장 중요한 것은 뇌의 성능과 밀접한 관련이 있다. 인간은 1분에 15회 그리고 하루에 21,600번 정도 호흡한다. 호흡작용은 산소와 포도당의 연소로 연료를 공급하고, 모든 근육수축과 호르몬 분비, 정신작용에 동력을 공급하기 위해 에너지를 생성한다. 호흡은 인간경험의 모든 측면과 밀접하게 연결되어 있다.

대부분의 사람은 그들의 폐 용량의 작은 부분만을 사용해서 부정확하게 호흡한다. 호흡은 그때 보통 얕고, 건강에 유익한 필수적인 산소와 쁘라나를 몸에서 빼앗는다. 이 장에 주어진 처음 5가지 수련은 올바른 호흡습관을 소개하는 준비행법이다. 게다가, 다른 경우라면 통상적으로는 무시되는 호흡과정을 자각(自覺)하는 데 도움이 된다. 수련자들은 호흡과정의 민감성을 발달시키고 폐강의 근육을 재훈련시키며, 생명의 용량을 증대시키고 쁘라나야마를 준비시킨다.

규칙적이고, 깊고 느린 호흡은 마음을 자극하고, 마음의 고요하고 만족한 상태에 의해 자극받는다. 불규칙한 호흡은 뇌파를 혼란에 빠뜨리고 육체와 감정, 정신에 장애를 일으킨다. 이러한 것들은 결국, 내면의 갈등, 불안정한 성격, 무질서한 생활방식과 질병으로 이끈다. 쁘라나야마는 규칙적인 호흡 형태를 확립하고, 이러한 부정적인 순환을 파괴하며 그 과정을 역으로 되돌린다. 호흡을 조절함에 따라 몸과 마음의 자연스럽고 이완된 리듬을 재확립하게 된다.

호흡이 주로 무의식적인 과정일지라도, 의식적인 조절이 언제라도 가능하다. 따라서 그것은 마음의 의식과 무의식 영역사이의 다리를 형성한다. 쁘라나야마 수련을 통해서, 에너지를 신경계로 끌어들이고, 무의식의 정신 형태는 더욱 창조적이고 즐거운 활동으로 사용하도록 발현된다.

호흡과 수명

삶의 질에 영향을 미칠 뿐만 아니라, 삶의 길이 또는 기간이 호흡작용의 리듬에 의해 영향을 받는다. 고대의 요기들과 성자(rishi)들은 자연에서 아주 세밀하게 조사했다. 그들은 거대한 구렁이, 코끼리, 거북과 같이 느린 호흡속도를 가진 동물들은 장수하고, 반면에 새, 개, 토끼처럼 빠른 호흡속도를 가진 동물들은 수명이 단지 몇 년이라는 것을 알아차렸다. 이러한 관찰로부터 그들은 인간 수명의 연장을 위해서 느린 호흡의 중요성을 알아차렸다. 짧고 빠르게 호흡하는 사람은 깊고 서서히 호흡하는 사람보다 수명이 더 짧을 것으로 이해한다. 육체적 차원에서, 이러한 호흡작용이 심장에 직접적으로 연관되기 때문이다. 느린 호흡속도는 심장을 더욱 강하게 하고 더욱 좋게 장려하며, 더 긴 생명을 준다. 깊은 호흡은 또한 쁘라나마야 꼬샤에 의해 에너지의 흡수를 증가시키고, 활력과 생명력, 일반적인 행복을 증대시킨다.

쁘라나야마와 영적인 수행자

쁘라나야마 수련은 쁘라나마야 꼬샤에 있는 장애물의 제거로 건강한 몸을 확립하고, 쁘라나의 흡수가 증가되도록 한다. 그러나 영적인 구도자는 또한 영적 수련을 위한 필수적인 예비행위로써 마음의 안정이 요구된다. 이것 때문에, 많은 쁘라나야마 행법들이 쁘라나의 흐름의 조절을 확립하고 마음의 평온과 생각의 작용을 조절하고자 꿈바까(kumbhaka, 지식호흡)를 활용한다.

한번 마음이 고요해지고 쁘라나가 나디와 차끄라를 자유롭게 흐르게 되면, 의식의 진화를 위한 출입구는 열려서, 영적인 경험의 더 높은 차원으로 수행자를 이끌게 된다.《호흡의 과학》에서 스와미 시바난다는, "호흡, 신경흐름과 내부의 쁘라나 또는 생명력의 조절사이에 밀접한 관계가 있다. 쁘라나는 움직임과 행동으로써 육체영역에서 볼 수 있고, 생각은 정신영역이다. 쁘라나야마는 한 요기가 그의 개인적인 신체내부에 전우주적인 본성이 있음을 깨닫도록 노력하는 것이고, 우주의 모든 능력을 획득해서 완벽해지도록 노력하는 것을 의미한다."라고 기술하고 있다.

수련자를 위한 일반적 참고사항

전통적인 문헌에서는 쁘라나야마를 위한 수많은 규칙과 규정이 붙어 다닌다. 알맞게 수련하기 위한 주된 포인트는, 들어오고 나가는 생각과 삶에 관련하여 균형 잡히고 상식적으로 하라는 것이다. 그러나 쁘라나야마의 진보된 수련을 하고자 진지하게 바라는 사람은, 구루(guru)나 경험 있는 교사의 안내를 받는 것이 필수적이다.

호흡 : 특별히 달리 지시를 받은 것을 제외하고 입이 아닌 코를 통해서 항상 호흡한다. 수련시간 전에 잘라 네띠로 코를 규칙적으로 깨끗이 해야 한다. 행법을 하는 내내 콧구멍을 자각한다. 마실 때, 콧구멍을 넓히거나 밖으로 확장시키도록 하고 내쉴 때, 그들을 정상적 상태로 되돌려 이완하도록 한다.

수련 시간 : 쁘라나야마 수련을 위한 최상의 시간은 몸이 상쾌하고 마음의 영향이 거의 없는 이른 아침이다. 만약 이것이 불가능하다면, 다른 좋은 시간은 일몰 직후이다. 진정시키는 호흡법은 잠들기 전 실행한다. 매일 같은 시간과 장소에서 규칙적으로 수련하도록 노력한다. 수련의 규칙성은 힘과 의지력을 증가시킬 뿐만 아니라 향상된 생명력에 몸과 마음이 적응된다. 서두르지 않는다. 즉 서서히, 꾸준한 과정이 필수적이다.

수련 장소 : 통풍이 잘 되지만 외풍이 없는, 조용하고 깨끗하며 상쾌한 방에서 수련한다. 일반적으로, 이른 아침 태양의 부드러운 햇살이 유익한 새벽을 제외하고는, 직접 해가 비치는 곳에서는 몸이 과열될 수 있기 때문에 수련을 피한다. 외풍이 심하거나 바람이 불고, 에어컨이나 선풍기 아래에서의 수련은 체온을 하강시키고 한기의 원인이 된다.

앉는 자세 : 편안하고 지속할 수 있는 명상자세는 수련하는 동안 호흡에 효과적이고 몸을 확고하게 할 수 있도록 필요하다. 싯다/싯다 요니 아나사는 쁘라나야마를 위한 최고의 자세 중 하나이다. 척추, 목, 머리는 바르게 한 채 수련하는 동안 내내 가능한 한 몸은 이완돼 있어야 한다. 수련하는 동안 최대 에너지 전도를 확보하기 위해 천연섬유의 접은 담요나 천 위에 앉는다.

순서 : 쁘라나야마는 아사나 이후와 명상수련 전에 실행하도록 한다. 쁘라나야마 수련이후에 몇 분간 송장자세(shavasana)로 누워 있어도 된다.

옷 : 수련하는 동안 천연섬유로 만든 느슨하고 편안한 옷으로 입어야 한다. 춥거나 벌레로부터 보호하고자 할 때는 몸을 천이나 담요로 덮어도 된다.

목욕 : 수련을 시작하기 전에 목욕이나 샤워를 하거나, 최소한 손, 얼굴, 발

을 씻도록 한다. 체온이 정상화되도록 하기 위해 수련 후 최소한 30분 동안 목욕하지 않는다.

텅 빈 위장 : 쁘라나야마를 시작하기 전에 식후 최소 3~4시간을 기다린다. 위장에 있는 음식은 횡격막과 폐를 압박해서 부풀게 하고, 깊은 호흡을 어렵게 한다.

소화 : 쁘라나야마 수련을 시작할 때, 변비와 소변양의 감소를 경험할 수 있다. 건조한 배설물인 경우, 소금과 매운 것의 섭취를 중지하고 충분한 양의 물을 마신다. 설사하는 배설물인 경우, 몇 일간 수련을 중지하고 쌀과 응유(凝乳)제품 또는 요구르트의 식이요법을 한다.

식이요법 : 단백질, 탄수화물, 지방, 비타민과 미네랄 등의 균형 잡힌 식사가 호흡 수련에 가장 적합하다. 곡류, 콩류, 신선한 과일과 야채를 결합해 만약 필요하다면 약간의 우유제품이 추천된다. 쁘라나야마의 더욱 고급 단계에서는 식이요법의 변화가 필요하고 여기에 대한 안내를 위해 구루(스승)로부터 상담을 받아야 한다.

무리하지 않기 : '무리하지 말라, 너무 빨리 당신의 용량을 증가시키려고 하지 말고 단지 아사나 수련을 하라' 는 등의 지시를 기억하는 것은 모든 쁘라나야마 수련에서 중요하다. 만약 특별한 길이의 시간동안 쁘라나야마 행법의 수련을 권고 받았다면, 더욱 고급 수련이나 비율로 이동하기 전에 지시를 따르는 것이 현명하다. 게다가, 지식호흡은 오랫동안 편안한 정도만 수련해야 한다. 폐는 아주 민감한 기관이어서 어떤 잘못된 사용으로 쉽게 손상되는 원인이 된다. 육체뿐만 아니라 사람의 마음과 감정측면에서도 조정하는데 시간이 필요하다. 어떤 식으로든 절대 무리하지 말라.

부작용 : 처음 수련할 때, 다양한 증상이 보통 건강한 사람에서도 나타날 수 있다. 이러한 것들은 정화과정이고 독소가 제거되기 때문이다. 가려움, 윙윙거림, 열기나 추위의 감각과 가벼움이나 무거움의 느낌이 발생할 수 있다. 그러한 경험들은 일반적으로 일시적이지만 만약 수련하는 동안 그들이 계속된다면, 요

가 선생님께 점검받는다.

금기 : 쁘라나야마는 호흡자각하기와 같은 간단한 행법일지라도 질병이 있는 동안에는 수련하지 말아야하고 샤바아사나로 복식호흡은 실행해도 된다. 치료목적으로 어떤 쁘라나야마를 활용하기 전에 항상 요가 치료사나 교사에게 상담하도록 한다.

금연 : 쁘라나야마 수련자에게 담배 피우기나 마약을 권할 수 없다.

자연호흡

이것은 수련자들 자신의 호흡기계와 호흡 패턴을 알고 있는 간단한 행법이다. 그것은 매우 이완되고 어느 때라도 수련해도 된다. 호흡과정의 자각은 호흡속도를 느리게 하는 것으로 충분하고 더욱 이완된 리듬이 되게 한다.

자연호흡

편안한 명상자세로 앉거나 샤바아사나로 누워서 전신을 이완한다.
자연스럽고 자발적인 호흡과정을 지켜본다.
리드미컬한 호흡의 흐름을 전체적으로 자각한다.
코로 숨이 들어오고 나가는 흐름을 느낀다.
어떤 식으로든 호흡을 조절하지 않는다.
숨이 코로 들어갈 때는 시원하고 밖으로 나올 때는 따뜻하다는 것을 알아차린다.
냉정한 목격자의 태도로 이것을 관찰한다.
목 윗부분 입의 뒤쪽에서 숨이 들어오고 나가는 것을 느낀다.
목 부위로 의식을 가져가 숨이 목으로 흐르는 것을 느낀다.
의식을 가슴부위로 가져가 숨이 호흡관과 기관지로 흐르는 것을 느낀다.
다음, 폐로 호흡이 흐르는 것을 느낀다.
폐가 확장되고 이완되는 것을 자각한다.
흉곽으로 주의를 옮겨서 이 부위가 확장되고 이완되는 것을 관찰한다.
의식을 복부로 가져간다. 마실 때 복부가 위로 올라오고 내쉴 때 아래로 내려가는 것을 느낀다.
마지막으로, 코끝에서 복부까지 전체적인 호흡과정을 자각하고 잠시 동안 관찰을 계속한다.
육체를 관찰하는 한 사람으로 의식을 되돌리고 눈을 뜬다.

복부호흡

복부 또는 횡격막호흡은 횡격막의 활동을 높이고 흉곽의 활동을 최소화한다. 횡격막은 복강으로부터 폐를 분리하는 반원형의 근육으로 되어있고, 올바르게 작용할 때 가장 효과적인 호흡의 형태를 촉진한다. 횡격막 자체보다도 횡격막의 효과는 위장의 팽창과 수축으로 경험된다. 그러나 근육자체의 감각은 수련과 함께 나타난다. 마시는 동안의 횡격막은 아래로 내려가고 복부의 내용물은 아래와 밖으로 밀어낸다. 내쉬는 동안의 횡격막은 위로 올라가고 복부의 내용물은 안으로 들어간다.

횡격막의 움직임은 폐의 하엽이 활용되는 것을 나타낸다. 횡격막의 적절한 사용은 폐의 기저부에 있는 림프액의 배수를 개선하고, 폐포의 균형팽창을 가져오며, 간, 위장, 내장과 그 바로 아래에 있는 다른 기관들을 마사지하고, 심장 기능과 관상동맥의 공급에 긍정적인 영향을 발휘하며, 혈액의 산소결합과 순환을 개선한다.

복부 호흡은 가장 자연스럽고 효율적인 방법의 호흡이다. 그러나 긴장, 불충분한 자세, 옷의 제한과 수련의 부족으로 그것을 종종 망각한다. 이 행법이 다시 일상생활의 한 부분이 되고 정확한 호흡으로 회복되면, 육체와 마음의 행복한 상태가 크게 개선될 것이다.

복부(또는 횡격막)호흡

송장자세(shavasana)로 눕고 전신을 이완한다.
어떤 식으로든 조절함이 없이 자발적인 호흡을 관찰한다. 온전히 자연스럽게 둔다.
잠시 동안 자연호흡을 계속 관찰한다.
오른손을 바로 배꼽 위 복부에 두고 왼손은 가슴 한가운데 둔다.
오른손은 마시면 올라오고 내쉬면 내려갈 것이다. 왼손은 호흡에 의해 움직이지 않도록 한다.
복부에 긴장이 없도록 한다. 어떤 식으로든 움직임에 힘을 가하지 않도록 한다.

가슴이 팽창하거나 어깨가 움직이지 않도록 노력한다.
복부가 팽창하고 수축하는 것을 느낀다.
깊고 서서히 계속 호흡한다.

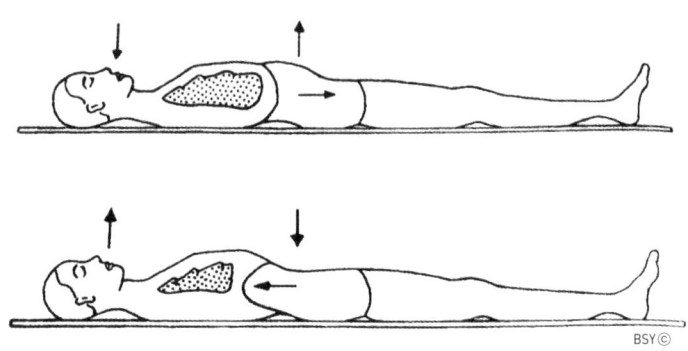

흉곽의 확장 없이, 복부를 팽창하는 동안 가능한 한 많이 들이쉰다.
마시기의 끝부분에 횡격막은 복부를 압박할 것이고 배꼽은 가장 높은 지점에 있을 것이다.
내쉴 때 횡격막은 위로 올라가고 복부는 아래로 내려간다.
내쉬기의 끝부분에 복부는 수축될 것이고 배꼽은 척추 쪽을 압박하게 된다.
몇 분간 계속한다.

흉부호흡

흉부호흡은 흉곽의 팽창과 수축에 의해 폐의 중엽을 활용한다. 그것은 같은 양의 공기를 교환하기 위해 복부 호흡보다 더 많은 에너지를 소모한다. 그것은 몸이 더욱 산소가 필요할 때인 육체운동과 힘든 노동뿐만 아니라, 스트레스와 긴장과도 종종 관련된다. 그러나 스트레스가 많은 상황이 지나간 이후에도 이러한 형태의 호흡을 오래 지속하려는 많은 사람들의 경향성은, 나쁜 호흡습관을 유발하고 긴장을 지속시킨다.

흉부호흡

명상자세로 앉거나 송장자세(shavasana)로 누워 전신을 이완한다.
잠시 동안 자연호흡에 의식을 연속적으로 유지하고, 가슴부위에 집중한다.
더 이상의 횡격막의 사용을 그만두고 서서히 흉곽이 팽창하도록 숨을 들이쉰다.
하나하나의 갈비뼈가 밖과 위로 움직이는 것을 느끼고, 폐 속으로 공기가 들어가는 이 팽창을 자각한다.
가슴을 가능한 한 많이 팽창한다.
가슴근육을 이완하면서 내쉰다. 흉곽이 수축되는 것을 느끼고 공기가 폐 밖으로 나오게 힘을 가한다.
온전한 의식을 가지고 가슴을 통해 깊고 서서히 호흡한다.
횡격막을 사용하지 않는다.
몇 분 동안 흉부호흡을 계속하고, 매번 마심과 내쉼 이후에 약간 정지한다.

쇄골호흡

쇄골호흡은 전체 흉곽팽창의 마지막 단계이다. 흉부호흡이 완전해진 이후에 발생한다. 공기를 폐 속으로 좀 더 빨아들이기 위해, 목과 인후 그리고 흉골의 근육에 의해 위쪽 갈비뼈와 쇄골이 밀어 올려 진다. 이것은 들숨에서 최대의 팽창이 요구되고 오직 폐의 상엽에만 산소가 공급된다. 일상생활에서, 쇄골호흡은 오직 극도의 육체적 노동과 천식과 같은 공기통로를 방해하는 질환이 있을 때 활용된다.

쇄골호흡
    샤바아사나로 누워 전신을 이완한다.
    몇 분 동안 흉부호흡을 한다.
    흉곽이 충분히 팽창하도록 들이쉰다.
    갈비뼈가 충분히 팽창되었을 때, 목 기저부위 근처 폐의 상부가 팽창하는 것이 느껴질 때까지 좀 더 들이쉰다. 어깨와 쇄골도 또한 약간 위로 올라가야한다.
    약간의 노력이 필요할 것이다.
    서서히 내쉬고, 먼저 목 아래를 이완하고 가슴 위, 그리고 시작자세로 돌아와 흉곽의 나머지를 이완한다.
    호흡을 약간 더 계속하고, 이러한 호흡의 효과를 관찰한다.

요가적 호흡

요가적 호흡은 앞의 세 행법을 결합한 것이다. 그것은 마시기와 내쉬기를 최대화하는데 활용된다. 그것의 목적은 호흡을 조절하고, 빈약한 호흡습관을 바로하며 산소의 유입을 증가시키는 데에 있다.

　그것은 어느 때라도 수련할 수 있고 신경을 안정시키기 위해 과도한 스트레스와 화가 난 상황에서 특히 효과적이다. 그렇지만, 매일의 요가 프로그램에 포함시킬 동안, 올바르고 깊은 자연호흡 패턴이 되게 할 것이며, 요가적 호흡 자체를 지속적으로 실행하지 않도록 한다.

요가적 호흡

명상자세로 앉거나 송장자세(shavasana)로 누워 전신을 이완한다.
깊고 서서히 들이쉬고, 복부가 충분히 확장하도록 한다.
호흡을 서서히 미세하게 해서 숨소리를 들을 수 없게 한다.
공기가 폐의 기저부에 도달하는 것을 느낀다.
복부의 팽창이 끝나면, 가슴이 바깥쪽과 위쪽으로 팽창하기 시작한다.
갈비뼈가 충분히 팽창되었을 때, 목 기저부위 근처 폐의 상부가 팽창하는 것이 느껴질 때까지 좀 더 들이쉰다. 어깨와 쇄골도 또한 약간 위로 올라가야한다. 목 근육에 약간의 긴장이 느껴질 것이다.
몸의 나머지는 이완되어야 한다.
공기가 폐의 윗부분에 채워져 있는 것을 느낀다.
이것이 온전한 한 번의 들숨이다.
전체과정은 하나의 연속적인 움직임이어야 하고, 호흡의 각 단계는 어떤 뚜렷한 변화점이 없이 다음으로 차츰 변하게 한다. 경련이나 불필요한 긴장이 없어야 한다. 호흡은 바다물(조수)이 밀려오는 것처럼 한다.
이제 내쉬기 시작한다.
먼저, 목 아래를 이완하고 가슴 위 그리고 가슴을 아래로 그리고 다시 안쪽으로 수축하도록 한다.
다음은 횡격막을 위쪽과 가슴 쪽으로 밀어 올리도록 한다.

무리하지 않고, 가능한 한 척추가까이 복부 벽을 밀거나 끌어당기기를 통해서 가능한 한 많이 폐를 비우도록 노력한다.
전체의 움직임은 조화롭고 물 흐르듯이 해야 한다.
날숨 끝에 몇 초간 호흡을 정지한다.
이것이 요가적 호흡의 완전한 1회이다.
처음엔 5~10회를 실행하고 매일 10분까지 서서히 증가시킨다.

수련 참고 : 요가적 호흡은 대부분 쁘라나야마로 활용된다. 그런데 주된 필요조건은 호흡이 편안하고 이완되어야 한다. 따라서 호흡과정을 자각하고 조절하는 것이 확립되면, 쇄골 행법은 저하되어 요가적 호흡이 복부와 흉부호흡의 결합으로 변경된다. 호흡은 자연스런 흐름이어야 하고 힘이 가해져서는 안 된다.

나디 쇼다나 쁘라나야마 NADI SHODHANA PRANAYAMA

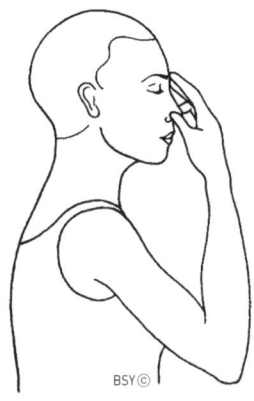

손 자세 : 나사그라 무드라(Nasagra Mudra : 코끝 자세)

얼굴 앞에 오른손의 손가락을 가져간다.

검지와 중지를 미간에 부드럽게 놓는다. 두 손가락 모두 이완되어야 한다.

엄지는 오른 콧구멍 위에 그리고 약지는 왼쪽 콧구멍 위에 놓는다. 이 두 손가락이 한쪽 콧구멍을 압박해 호흡흐름을 막고 다음엔 다른 쪽, 이렇게 교대로 콧구멍의 호흡 흐름을 조절한다.

새끼손가락은 편하게 구부린다. 긴 시간 동안 수련할 때, 가슴을 제한하는 것을 막기 위해 주의가 요망될지라도 왼손으로 팔꿈치를 지탱해도 된다.

나디 정화 호흡(Nadi Shodhana Pranayama)
행법 1 : 준비수련

1. 되도록이면 싯다/싯다 요니 아사나 또는 연꽃자세로서, 무엇이든 편한 명상자세로 앉는다(명상자세로 앉을 수 없는 사람은 다리를 펴고 벽에 기대앉거나 등을 펴고 의자에 앉는다). 머리와 척추를 똑바르게

세운다.
2. 전신을 이완하고 눈을 감는다.
3. 잠시 요가적 호흡을 실행한다.
4. 오른손으로 나사그라 무드라를 취하고, 왼손은 친 또는 갸나 무드라를 취하고 무릎에 놓는다.
5. 엄지로 오른쪽 콧구멍을 막는다.
6. 왼쪽 콧구멍으로 5회 마시기와 내쉬기를 한다.
7. 마시기/내쉬기의 비율은 자연스러워야 한다.
8. 각 호흡을 자각한다.
9. 다섯 호흡 후에 오른쪽 콧구멍의 엄지의 압박을 풀고 넷째 손가락으로 왼쪽 콧구멍을 압박해, 공기의 흐름을 차단한다.
10. 호흡속도를 정상적으로 하면서, 오른쪽 콧구멍으로 5번 마시기와 내쉬기를 한다.
11. 손을 내리고 양쪽 콧구멍으로 동시에 5번 호흡한다.
12. 이것이 1회이다.
13. 콧구멍으로 공기가 통과할 때 소리가 나지 않도록 하고, 5회나 3~5분간 수련한다.
14. 15일간 수련 후 행법 2로 넘어간다.

행법 2 : 콧구멍 교대호흡
1. 이 행법에서 마시기/내쉬기의 기간은 통제된다.
2. 엄지로 오른쪽 콧구멍을 막고 왼쪽 콧구멍을 통해 들이쉰다.
3. 동시에 편안히 마시기가 끝날 때까지 '하나 옴, 둘 옴, 셋 옴' 하고 마음속으로 헤아린다. 이것은 기본 세기이다.
4. 요가적 호흡으로 깊게 들이쉰다. 무리하지 않는다.
5. 넷째 손가락으로 왼쪽 콧구멍을 막고 오른쪽 콧구멍의 엄지의 압박을 풀면서 오른쪽 콧구멍으로 숨을 내쉬면서, '하나 옴, 둘 옴, 셋 옴' 하며 동시에 헤아린다. 마시기와 내쉬기의 시간이 같아야 한다.
6. 다음은, 같은 방법으로 같이 헤아리면서 오른쪽 콧구멍으로 들이쉰다.
7. 마시기의 끝에 오른쪽 콧구멍을 막고, 왼쪽 콧구멍을 열어 전과 같이 세면서 왼쪽 콧구멍을 통해 내쉰다.

8. 이것이 1회이다.
9. 10회를 수련한다.

비율과 시간 : 며칠 후에 어려움이 없다면, 마시기/내쉬기의 길이를 1번씩 증가시킨다. 이러한 방식으로 계속해서, 한번 씩 세는 것이 쉽게 이루어짐에 따라, 12번:12번에 이를 때까지 마시기/내쉬기를 증가시킨다.

어떤 방식으로든 호흡에 힘을 가하지 말며 호흡의 부족량을 보상하려고 내쉬는 동안 헤아리는 속도를 증가시키지 않도록 주의한다. 조금이라도 불편한 징후가 보이면 수를 줄인다.

위의 비율을 실행한 이후에, 1:2로 바꿀 수 있다.

예를 들면, 5를 세는 동안 들이쉬고 10을 세는 동안 내쉰다. 숨을 1을 들이쉬고 2를 내쉬는 식으로 첨가해 지속적으로 늘려서, 12번:24번이 되게 한다. 이러한 비율이 뇌와 심장에 고요한 리듬으로 정착되고, 특히 심혈관계와 신경계의 질환을 치료하는데 도움이 되며, 일반적으로 스트레스와 관련된 것을 알맞게 조절해준다.

이러한 행법을 완전히 쉽게 실행할 수 있을 때 행법 3으로 이동한다.

행법 3 : 들숨 후 지식호흡(Antar Kumbhaka)

1. 이 행법에서는 안따르 꿈바까(들숨 후 지식호흡)를 소개한다.
2. 오른쪽 콧구멍을 막고 5를 세면서 왼쪽 콧구멍을 통해 서서히 들이쉰다.
3. 마시기 끝에, 양쪽 콧구멍을 막고 5를 세는 동안 폐에 공기를 가둬둔다.
4. 공기를 폐에 가둬 두기 위해 성문(聲門)이 약간 수축될 수 있다.
5. 오른쪽 콧구멍을 열고, 오른 콧구멍을 통해 약간 숨을 들이쉬고나서 다시 5를 세는 동안 같은 콧구멍을 통해 서서히 내쉰다.
6. 이렇게 들숨 후 지식호흡 끝에 약간 마시는 것은 호흡근육이 다시 활동할 수 있게 되돌리는데 도움이 되고 성문(聲門)의 잠가진 상태를 풀어준다.
7. 내쉬기는 들이쉬기처럼 같은 길이이고 부드럽고 통제되어야한다.
8. 내쉬기의 끝에, 즉시 왼쪽 콧구멍을 막고 5를 세는 동안 오른쪽 콧구멍을 통해 들이쉰다.

9. 다시, 양쪽 콧구멍을 막고 5를 세는 동안 숨을 참는다.
10. 왼쪽 콧구멍을 열고, 왼쪽 콧구멍을 통해 약간 숨을 들이쉬고나서 다시 5를 세는 동안 같은 콧구멍을 통해 내쉰다.
11. 이것이 1회이다.
12. 수를 세는 것과 호흡에 의식을 확고하게 유지한다.
13. 10회를 수련한다.

비율과 시간 : 들이쉬기, 지식호흡 그리고 내쉬기 동안의 비율을 엄격히 지키는 것은 가장 중요하다. 숨을 참는 능력이 점진적으로 발달해 더 오랫동안 할 수 있음에 따라 비율은 바뀔 수 있다. 1:1:1의 비율을 숙달한 이후에, 1:1:2의 비율로 증가시킨다. 예를 들면, 5를 세는 동안 들이쉬고, 5를 세는 동안 들숨 후 지식호흡을 하고 10을 세는 동안 내쉰다. 몇 주간 수련한 후, 이 비율을 숙달했을 때, 1:2:2의 비율로 증가시킨다. 5를 세는 동안 들이쉬고, 10을 세는 동안 들숨 후 지식호흡를 하고 10을 세는 동안 내쉰다. 1:2:2의 비율을 숙달한 후에, 들이쉬기에 한 개(예를 들면 5가 6이 된다)를, 멈추기에 2개를 그리고 내쉬기에 2개를 덧붙여서 세는 것을 점진적으로 증가시킨다. 그러면 1회에 세는 것이 6:12:12가 될 것이다. 이것이 완벽해지고 절대적으로 불편감이 없을 때, 7:14:14를 세는 것으로 증가시킨다. 1년 또는 2년이 넘는 기간 동안에 24:48:48을 헤아리도록 점진적으로 증가시킨다. 그 후에, 1:3:2 그리고 1:4:2의 비율로 점진적으로 증가시킨다. 이것이 확립되면, 행법 4로 이동한다.

행법 4 : 들숨과 날숨 후 지식호흡(Antar & Bahir Kumbhaka)

1. 이 행법에서는 바히르 꿈바까(날숨 후 지식호흡)를 소개한다.
2. 날숨 참기가 쉬워보일지라도, 처음엔 너무 오랫동안 그것을 하지 않도록 한다.
3. 왼쪽 콧구멍을 통해 들이쉰다.
4. 행법 3에서 묘사된 것처럼 안따르 꿈바까로 들숨 후 참는다.
5. 오른쪽 콧구멍을 통해 내쉰다.
6. 내쉰 이후, 폐가 가능한 한 많이 공기가 빠졌을 때, 양쪽 콧구멍을 막고 선택한 숫자를 세는 동안에 숨 내쉰 상태를 유지한다.
7. 공기를 폐밖에 붙잡아두기 위해 성문(聲門)이 약간 수축될 수 있다.

8. 마시기 전에 즉시 오른쪽 콧구멍을 통해 약간 내쉰다. 이것은 폐와 성문의 잠금을 풀어주고 호흡기계가 부드럽게 작동할 수 있도록 되돌린다.
9. 오른쪽 콧구멍을 통해 서서히 들이쉰다.
10. 안따르 꿈바까로 숨을 들이쉬고 참는다.
11. 왼쪽 콧구멍을 통해 내쉰다.
12. 다시, 양쪽 콧구멍을 막고 수를 세면서 바히르 꿈바까로 숨을 내쉬고 참는다.
13. 이것이 1회이다.
14. 다음 회를 시작하려고 숨 마시기 전에 오른쪽 콧구멍을 통해 약간 내쉬는 것을 기억한다.
15. 5회를 수련한다.

비율과 시간 : 들이쉬기, 들숨 후 지식호흡, 내쉬기, 날숨 후 지식호흡을 1:4:2:2의 비율로서 시작해야한다. 마시는 기간은 5에서 6을 세는 것으로 서서히 증가시킨다. 그리고 나서 6에서 7 등등으로 하고 내쉬기와 멈추는 기간은 그에 상응해서 조절해야한다.

내쉬기와 숨 멈추기에 편안히 숫자를 셀 수 있는 관계가 될 때까지 들숨의 숫자를 증가시키지 않는다.

고급수련 : 나디 쇼다나 쁘라나야마는 잘란다라, 물라 그리고 웃디야나 반다와 결합해서 수련할 수 있다. 첫 잘란다라 반다 수련은 오직 들숨 후 지식호흡만 한다. 이 수련이 완벽해지면, 잘란다라 반다에 날숨후 지식호흡을 결합한다. 그리고 나서 들숨 후 지식호흡 동안에 잘란다라에 물라 반다를 행하고, 그리고 날숨 후 지식호흡를 한다. 이것이 숙달되었을 때, 오직 날숨 후 지식호흡에 웃디야나 반다를 적용한다.

개인적인 용량에 맞게 호흡의 비율을 조절하는 것이 필요할 것이다.

호흡 : 어떤 식으로든 힘을 가하거나 제한하지 않는다는 것을 확실히 하여, 나디 쇼다나의 모든 행법에서 호흡은 고요해야 한다. 비율과 기간이 늘어남에 따라 호흡은 매우 가볍고 미묘하게 한다. 비율과 호흡 기간의 증가로 이완, 리듬 그리고 자각의 손실이 발생하지 않도록 한다. 호흡의 흐름은 수련하는 동안 내내 급격한 동작 없이 부드러워야 한다. 항상 가슴과

횡격막 근육을 활용하고 요가적 호흡을 한다. 만약 한쪽 콧구멍이 막혀있으면, 시작하기 전에 잘라네띠나 호흡 균형을 수련한다.

의식 : 육체 - 호흡과 숫자 세는 데에.

마음 - 마음은 나디쇼다나를 하는 동안 방황하기 쉽다. 단지 이러한 마음의 방황하는 경향을 자각하고 수련과 숫자 헤아리기를 계속한다. 이것은 자동적으로 수련에 의식을 되돌리도록 용기를 북돋을 것이다.

정신 - 아갸 차끄라.

주의사항 : 일출과 일몰시간 동안에 두 콧구멍 중의 하나는 보통 우세해 지는데, 달의 모양에 달려있다. 이것은 강력하고 활동적인 스와라(swara 호흡)기간으로, 이때 흐름을 바꾸려고 하는 것은 바람직하지 않다. 그 상황이 아닌 하에서는 호흡에 힘을 가한다. 결코 입으로 호흡하지 않는다. 주의 깊게 계속하고 오직 전문가의 지도하에서만 한다. 조금이라도 불편한 징후가 있으면, 들이쉼/내쉼/멈춤의 기간을 줄이고 만약 필요하다면, 그 날의 수련은 그만둔다. 나디 쇼다나는 결코 서둘러서는 안된다.

순서 : 나디쇼다나는 아사나와 열호흡이나 냉호흡법 이후에, 그리고 브라마리와 웃자이 호흡법 이전에 수련해야 한다. 수련을 위한 최고의 시간은 오전 4시에서 6시이다. 그러나 식후를 제외하고는 하루 중 어느 때라도 실행해도 된다.

횟수 : 5~10회 또는 매일 10~15분.

효과 : 나디쇼다나는 전신의 특별한 산소공급을 강화하는 것을 보장한다.

이산화탄소는 효과적으로 배출되고 혈액의 독소가 정화된다.

뇌 부위는 일하기 쉽게 적합한 정도로 자극된다.

평정, 생각의 명료함과 집중을 가져오고 정신적 노동에 몰두하고 있는 사람에게 추천된다.

생명력이 증가하고 쁘라나의 조화에 의해 스트레스와 화가 줄어든다.

쁘라나의 정체(停滯)가 해소되고 이다와 삥갈라 나디가 조화로워진다.

수슘나 나디가 흐르게 되어 깊은 명상상태와 영적인 각성을 일깨운다.

수련 주의점 : 나디 쇼다나의 발전은 긴 시간에 걸쳐서 일어나도록 한다. 행법1이 2~4주 동안 수련해도 되는 것을 제외하고, 각 행법은 최소 6개월 동안 수련해야 한다. 각 행법에서 호흡의 비율과 시간의 진전은 몇 년이 걸릴 수 있다.

안따르와 바히르 꿈바까(들숨과 날숨 후 지식호흡)를 시행하는 행법3과 4를 위해 행법1과 2는 폐와 신경계를 준비시킨다. 확대된 지식호흡의 효과를 몸과 마음에 적응시킬 필요가 있기 때문에 나중 행법의 숙달을 자각하는데 시간이 걸릴 것이다. 이 수련의 완전한 효과는 고급 행법으로 조급하게 발버둥치는 것 보다는 각 단계를 체계적으로 완벽히 하는 것에 의해 성취될 것이다.

참고 : 나디nadi란 단어는 에너지의 '통로' 또는 '흐름'을 의미하고 쇼다나 shodhana는 '정화'를 의미한다. 그래서 나디쇼다나는 나디를 정화하는 수련을 의미한다.

24란 숫자는, 가야뜨리 만뜨라(Gayatri mantra)가 24개의 개별적인 만뜨라로 이루어져 있는데, 쁘라나야마의 길이를 측정하기 위한 척도로서 가야뜨리 만뜨라가 활용되는 고전 문헌에서 유래하여 호흡시간에서 활용된다.

쉬딸리 쁘라나야마 SHEETALI PRANAYAMA

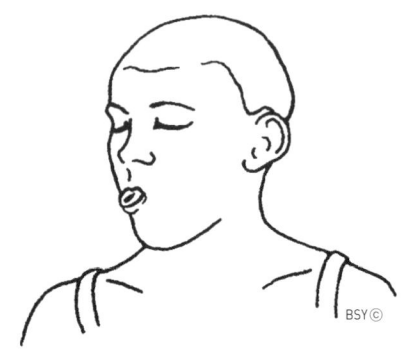

냉각 호흡(Sheetali Pranayama)

1. 손을 무릎에 친 또는 갸나 무드라를 취하고, 편안한 명상자세로 앉는다.
2. 눈을 감고 전신을 이완한다.
3. 혀를 무리하지 않고 가능한 한 멀리 입 밖으로 내민다.
4. 혀의 측면을 말아 올려서 관(管) 형태를 만든다.
5. 이 관을 통해서 숨을 들이쉬고 빨아들인다.
6. 마신 끝에 혀를 안으로 넣고, 입을 다물고 코로 내쉰다.
7. 줄곧 요가적 호흡을 한다.
8. 호흡은 격렬한 바람이 부는 것 같은 소리가 나게 한다.
9. 차가운 추위의 느낌이 혀와 입천장에 느껴질 것이다.
10. 이것이 1회이다.
11. 9회를 수련한다.

횟수 : 매 들이쉼과 내쉼의 횟수를 9회~15회로 점진적으로 수를 늘려간다. 일반적인 목적일 경우 15회면 충분하다. 그러나 아주 더운 날씨에서는 60회까지 실행해도 된다.

의식 : 혀와 숨의 시원한 느낌에.

순서 : 몸의 열기를 정상온도로 회복하기 위해 아사나와 다른 요가수련 이후에

한다.

주의사항 : 이 행법은 더럽게 오염된 환경이나 추운 날씨 동안에는 수련해서는 안된다. 들이마신 공기는 민감한 폐로 들어가기 전에 코가 가열하고 정화한다. 그러나 입을 통한 호흡은 이러한 공기조절을 무시해서 차갑고 더러운 공기가 곧바로 폐 속으로 들어가 손상의 원인이 될 수 있다.

금기 : 저혈압, 천식과 기관지염, 과도한 점액질 같은 호흡기질환을 겪고 있는 사람은 이 쁘라나야마를 수련해서는 안된다. 심장질환이 있는 사람은 지식호흡 없이 수련하도록 한다. 이 수련은 하부에너지 센터의 활동을 진정시킨다. 따라서 만성변비가 있는 사람은 피하도록 한다. 일반적으로, 이 쁘라나야마는 겨울이나 추운날씨에 수련하지 않도록 한다.

효과 : 이 수련은 몸과 마음을 진정시킨다. 그것은 생물학적인 작용과 체온조절에 연관된 뇌 부위에 중요한 영향을 미친다. 마음과 감정적인 흥분을 차분하게 하고 경감시키며, 전신을 통한 쁘라나의 자유로운 흐름을 촉진시킨다. 근육의 이완, 마음의 안정을 가져오고 잠자기 전 정신 안정제로 활용될 수 있다. 배고픔과 목마름을 극복하게 하고 만족감을 가져다준다. 혈압과 위산을 경감시키는데 도움이 된다.

고급 수련 : 이 쁘라나야마는 들숨 후 지식호흡의 잘란다라 반다와 결합해서 할 수 있다(이 수련의 세부사항은 반다Bandha를 참고한다). 꿈바까를 실행할 때 무리하지 말고, 처음엔 1, 2초면 충분하다. 행법을 숙달했을 때 기간을 점진적으로 증가시켜도 된다.

수련 주의점 : 인구의 1/3정도는 튜브처럼 혀의 측면을 말기에는 유전적인 불능을 가지고 있다.

시뜨까리(seetkari) 쁘라나야마는 비슷한 효과를 제공한다.

참고 : 산스끄리뜨 단어 쉬딸리sheetali는 '차가운'이란 의미의 어근 '쉬뜨 sheet'에서 유래했다. 쉬딸sheetal은 '고요한, 침착한, 진정시키는'을 의미한다.

시뜨까리 쁘라나야마 SEETKARI PRANAYAMA

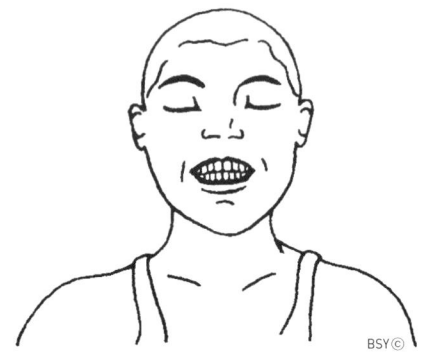

쉿 소리 호흡(Seetkari Pranayama)
1. 편안한 명상자세로 앉는다.
2. 눈을 감고 전신을 이완한다.
3. 치아를 단단히 함께 붙인다.
4. 입술을 떼서, 치아를 노출시킨다.
5. 혀는 평평하게 펴 놓거나 케차리 무드라(khechari mudra)처럼 부드러운 입천장에 구부려 놓는다.
6. 치아를 통해 깊고 서서히 들이쉰다.
7. 마시기의 끝에 입을 다물고, 혀를 펴거나 케차리 무드라를 유지한다.
8. 조절된 방법으로 코를 통해 서서히 숨을 내쉰다.
9. 이것이 1회이다.
10. 9회를 수련한다.

횟수 : 쉬딸리 쁘라나야마처럼.
의식 : 쉿 소리에.
순서 : 쉬딸리 쁘라나야마처럼.
금기 : 쉬딸리 쁘라나야마처럼. 민감하게 반응하는 이나 이가 빠진 경우, 틀니의 수련자들은 대신 쉬딸리 쁘라나야마를 해야 한다.
효과 : 이 수련은 몸과 마음을 진정시킨다. 그것은 생물학적인 작용과 체온조절에 연관된 뇌 부위에 중요한 영향을 미친다. 마음과 감정적인 흥분을 차

분하게 하고 경감시키며, 전신을 통한 쁘라나의 자유로운 흐름을 촉진시 킨다. 근육의 이완, 마음의 안정을 가져오고 잠자기 전 정신 안정제로 활용될 수 있다. 배고픔과 목마름을 극복하게 하고 만족감을 가져다준다. 혈압과 위산을 경감시키는데 도움이 된다.

쉬딸리 쁘라나야마의 효과에 덧붙여서 그것은 치아와 잇몸을 건강하게 한다.

고급 수련 : 쉬딸리 쁘라나야마처럼.

참고 : 이 수련의 완성을 통해, 숙련자는 까마데바(Kamadeva)신처럼 된다. 까마kama는 '욕망'을 데바deva는 '정복자'를 의미한다. 그래서 이 수련을 통해 욕망은 정복되고 균형 잡힌 정화의 상태가 성취된다.

브라마리 쁘라나야마 BHRAMARI PRANAYAMA

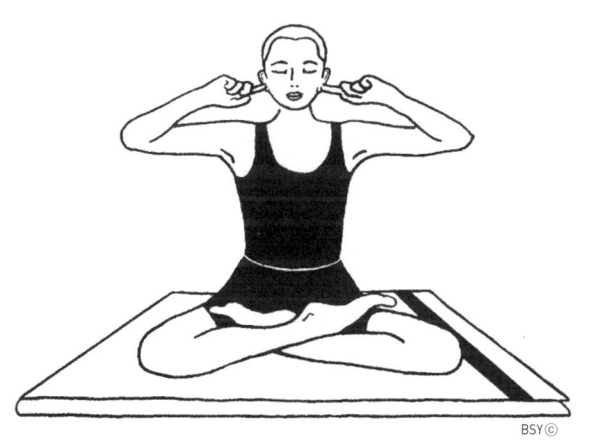

벌 소리 호흡(Bhramari Pranayama)

1. 편안한 명상자세로 앉는다. 척추와 머리를 바르게 세우고 손은 친 또는 갸나 무드라로 무릎에 놓는다.
2. 이 수련을 위한 이상적인 자세는 연꽃자세 또는 싯다/싯다 요니 아사나이다.

3. 나다 요가(nada yoga)에서 활용되는 나다누산다나 아사나(nadanu-sandhana asana)는 아래 설명처럼 활용될 수 있다. 발뒤꿈치를 엉덩이 쪽으로 끌어 올려 말린 담요위에 앉는다. 무릎을 들어 올리고 발바닥을 바닥에 놓고 팔꿈치를 무릎위에 놓는다(자세한 것은 비하르요가학교 출판물 요가와 끄리야yoga and kriya를 참조할 것).
4. 눈을 감고 잠시 동안 전신을 이완한다.
5. 치아는 수련 내내 약간 벌리고 입술은 부드럽게 닫도록 한다. 이것은 소리진동을 뇌에서 더욱 확실히 듣고 느끼게 한다. 턱은 확실히 이완한다.
6. 팔을 측면에서 들어 올리고 팔꿈치를 구부려, 손을 귀로 가져간다. 검지나 중지 손가락을 이용해 귀에 꼽는다. 손가락을 삽입하지 않고 귀의 늘어진 부분을 압박해도 된다.
7. 만약 나다누산다나 자세를 취했다면, 엄지손가락을 귀에 꼽고, 다른 네 손가락은 머리에 놓는다.
8. 아갸(ajna) 차끄라가 위치하는 머리 중심부에 의식을 두고, 몸을 완전히 고요히 한다.
9. 코로 숨을 들이쉰다. 검은 벌이 깊고 고르게 윙윙 소리를 내는 것처럼 서서히 그리고 조절된 방식으로 내쉰다.
10. 윙윙하는 소리는 내쉬는 기간 동안에 부드럽고 평온하며 지속적이어야 한다.
11. 소리는 부드럽고 고우며, 두개골 앞에서 울려 퍼지게 한다.
12. 이것이 1회이다.
13. 내쉰 끝에, 깊게 들이쉬고 과정을 반복한다.
14. 5회를 실행한다.

의식 : 육체 - 머리 내부의 윙윙하는 소리에 그리고 평온하고 고르게 숨 쉬는 데에.
정신 - 아갸 차끄라.

횟수 : 초보자는 5~10회면 충분하다. 그리고 나서 10~15분으로 서서히 증가시킨다. 과도한 정신의 긴장이나 불안인 경우 또는 치유과정을 돕는데 활용할 때, 30분까지 실행한다.

수련시간 : 수련을 위한 최고의 시간은 내부 지각력을 방해할 외부소음이 거의

없기 때문에 늦은 밤이나 이른 새벽이 좋다. 이 시간에 수련하는 것은 심령감각을 일깨운다. 그러나 브라마리는 주위환경이 평화롭다면, 마음의 긴장을 덜기위해 어느 때라도 수련해도 된다.

금기 : 브라마리는 누워 있는 동안 실행해서는 안된다. 심각한 귀 질환을 겪고 있는 사람은 그 감염이 나을 때까지 이 쁘라나야마를 수련해서는 안된다. 심장병이 있는 사람은 숨 참기 없이 수련해야 한다.

효과 : 브라마리는 스트레스와 뇌의 긴장을 덜어주고, 화·불안·불면증을 경감시키며, 혈압을 낮춰준다. 신체조직의 치유력을 높여줘서 수술 후에 실행해도 된다. 목소리를 강하고 좋게 하며 목의 질환을 제거한다.

고급 수련 : 브라마리의 기본형태가 숙달되면, 들숨 후 지식호흡을 결합해서 잘란다라와 물라 반다를 수련에 포함시켜도 된다(이 수련의 세부사항은 반다Bandha를 참고한다). 꿈바까를 실행할 때 무리하지 말고, 처음에는 1초 또는 2초면 충분하다. 행법을 숙달함에 따라 기간을 점진적으로 증가시킨다. 머리가 직립자세로 돌아왔을 때 귀는 막혀지고, 윙윙 소리를 내면서 서서히 숨을 내쉰다.

대체수련으로는, 웃자이 쁘라나야마로 마시는 동안에 단지 더 강하게 목을 수축한다. 이러한 방법은 윙윙하는 소리가 내쉬는 숨뿐만 아니라 마시는 숨에서도 발생할 수 있다.

수련 참고 : 브라마리 쁘라나야마는 마음을 조화롭게 하고 의식을 내부로 향하게 해서 명상상태를 유발한다. 소리의 진동은 마음과 신경계를 진정시키는 효과가 있다. 그것은 또한 수련자가 그들의 진정한 본성에 미묘한 소리의 진동을 조화시키는데 활용되는 나다 요가(nada yoga)의 중요한 측면이다.

참고 : 브라마리bhramari란 단어는 '벌'을 의미하고, 수련이 그렇게 불리는 것은 검은 벌을 모방해서 소리가 만들어지기 때문이다.

웃자이 쁘라나야마 UJJAYI PRANAYAMA

심령 호흡(Ujjayi Pranayama)
1. 되도록이면 명상자세로, 무엇이나 편한 자세로 앉는다.
2. 눈을 감고 전신을 이완한다.
3. 콧구멍으로 들어오는 숨에 의식을 두고 고요하고 규칙적으로 숨을 쉰다.
4. 잠시 후에, 의식을 목으로 이동한다.
5. 마치 목의 작은 구멍을 통해서 들이쉬기와 내쉬기가 이루어지는 것처럼, 숨이 콧구멍이 아닌 목을 통해서 들어오고 나가고 있다고 상상하거나 느끼도록 노력한다.
6. 숨이 더 깊고 느려짐에 따라, 성문(聲門)을 부드럽게 수축해서 잠자는 아기의 숨소리처럼 부드럽게 코를 고는 소리가 목에서 발생한다. 만약 이것이 정확히 실행된다면 동시에 복부가 수축될 것이다. 이것은 어떤 노력 없이 자발적으로 발생한다.
7. 들이쉬기와 내쉬기 둘 다 깊고 길게 조절되어야 한다.
8. 목 부위의 숨쉬기에 의해 발생하는 소리에 집중하는 동안 요가적 호흡을 실행한다.
9. 숨소리는 아주 크지 않게 해야 한다. 그것은 다른 사람이 가장 가까이 앉아 있는 경우를 제외하고 다른 사람은 들을 수 없고, 단지 수련자만 들을 수 있어야 한다.
10. 이 호흡이 숙달되었을 때, 혀를 뒤로 말아서 케차리 무드라를 취한다 (무드라를 참조할 것).
11. 웃자이 호흡을 계속하는 동안, 만약 혀가 피로해지면 그것을 이완한다. 혀가 휴식이 취해졌을 때, 그것을 다시 뒤로 만다.

횟수 : 10~20분 동안 수련한다.
금기 : 본성이 너무 내향적인 사람은 이 수련을 행하지 말아야한다. 심장병이 있는 사람은 웃자이에서 반다나 지식호흡을 결합하지 말아야한다.
효과 : 웃자이는 진정시키는 쁘라나야마로 분류되고 또한 몸을 덥게 하는 효과

가 있다. 이 수련은 신경계를 진정시키고 마음을 고요하게 하는 요가테라피에서 활용된다. 그것은 심령수준에서 깊이 이완시키는 효과가 있다. 그것은 불면증을 경감시키는데 도움이 되고 잠자기 직전 샤바아사나로 실행해도 된다. 지식호흡이나 반다가 없는 기본 형태는 심장박동을 느리게 하고 고혈압을 겪고 있는 사람에게 유익하다. 웃자이는 체액의 정체를 경감시킨다. 그것은 몸의 7개 구성요소인 다뚜dhatu(혈액, 뼈, 골수, 지방, 정액, 피부, 근육)의 부조화를 제거한다.

고급 수련 : 수련이 숙달된 이후에, 웃자이는 들숨과 날숨 후 지식호흡을 결합해서 잘란다라 반다와 물라 반다를 실행해도 된다(이 수련의 세부사항은 반다Bandha를 참고). 꿈바까를 실행할 때 무리하지 말고, 처음에는 1~2초면 충분하다. 기간은 수련이 숙련됨에 따라 점진적으로 증가시킨다.

수련 참고 : 웃자이는 서기, 앉기, 눕기 어떤 자세로도 실행할 수 있다. 추간판 탈출증이나 척추염을 겪고 있는 사람은 번개자세(vajrasana) 또는 악어자세(makarasana)로 웃자이를 수련해도 된다.

많은 사람들이 웃자이를 행할 때 얼굴근육을 일그러지게 한다. 이것은 불필요하다. 얼굴을 가능한 한 많이 이완하려고 노력한다. 목을 너무 강하게 수축하지 말라. 수축은 수련하는 동안 내내 가볍고 지속적이어야 한다.

참고 : 산스끄리뜨 단어 웃자이ujjayi는 '승리를 거둔'을 의미한다. 그것은 '정복하다' 또는 '정복해서 얻다'를 의미하는 어근 지ji와, '속박'을 의미하는 접두어 우드ud에서 유래한다. 웃자이는 그래서 속박으로부터 자유롭게 하는 쁘라나야마이다. 그것은 또한 만뜨라 자빠(mantra japa), 아자빠 자빠(ajapa japa), 끄리야 요가(kriya yoga), 쁘라나 비드야(prana vidya)와 같은 딴뜨라 명상 행법에서 혀를 잠그는 케차리 무드라와 함께 활용되고 마음을 미묘한 상태로 이끌기 때문에 심령호흡으로 알려져 있다.

바스뜨리까 쁘라나야마 BHASTRIKA PRANAYAMA

준비수련
1. 손을 친 또는 갸나 무드라를 취하고 무릎에 얹은 채로, 되도록이면 연꽃자세, 반 연꽃 자세 또는 싯다/싯다 요니 아사나 등 무엇이나 편한 자세로 앉는다.
2. 머리와 척추를 곧게 세우고, 눈을 감아 전신을 이완한다.
3. 코를 통해 힘차게 깊이 들이쉬고 내쉬기를 한다. 무리하지 않는다.
4. 같은 힘으로 숨 마신 이후에 즉시 행한다.
5. 숨을 마시는 동안 횡격막은 아래로 내려가고 복부는 밖으로 나온다.
6. 숨을 내쉬는 동안 횡격막은 위로 올라가고 복부는 안으로 들어간다.
7. 이상의 움직임은 약간 과장되어야 한다.
8. 이와 같은 방법으로 계속해서 10호흡을 센다.
9. 10호흡 끝에, 깊게 들이쉬고 서서히 내쉰다.
10. 이것이 1회이다.
11. 5회 이상 수련한다.
12. 눈을 감은 채로 호흡과 숫자 헤아림에 집중한다.

수련 참고 : 이러한 호흡에 익숙해졌을 때, 항상 규칙적인 호흡을 유지하면서, 속도를 점진적으로 증가시킨다.
들이쉬기와 내쉬기가 같아야 한다.

풀무 호흡(Bhastrika Pranayama)
1. 손을 친 또는 갸나 무드라를 취하고 무릎에 얹은 채로, 되도록이면 연꽃자세, 반 연꽃 자세 또는 싯다/싯다 요니 아사나 등 무엇이나 편한 자세로 앉는다.
2. 머리와 척추를 곧게 세우고, 눈을 감아 전신을 이완한다.
3. 오른손을 들어 올리고 나사그라 무드라(nasagra mudra)를 취한다.

왼쪽 콧구멍 : 1. 엄지로 오른쪽 콧구멍을 막는다.
2. 무리하지 않고 왼쪽 콧구멍을 통해, 10회 힘차게 숨 들이쉬기와 내쉬

기를 한다. 마음속으로 각 숨을 센다. 복부는 호흡과 함께 리드미컬하게 팽창과 수축을 한다.
3. 펌핑하는 행위는 복부에서만 이루어져야 한다. 가슴을 확장하거나 어깨를 들어 올리지 않는다. 몸은 급격한 동작을 하지 말아야 한다.
4. 목이나 가슴에서는 아무 소리가 나지 않고 코에서 쿵쿵 소리가 나야 한다.
5. 10회 호흡 이후에, 오른쪽 콧구멍을 막고 왼쪽 콧구멍으로 깊게 들이쉰다.
6. 가슴과 복부 모두를 팽창하면서 가능한 한 많이 폐를 채운다.
7. 양쪽 콧구멍을 닫고 들숨 후 지식호흡한다.
8. 숨을 몇 초 동안 참는다.
9. 왼쪽 콧구멍을 통해 내쉰다.

오른쪽 콧구멍 : 1. 왼쪽 콧구멍을 닫고 매번 세면서, 오른쪽 콧구멍을 통해 힘차게 10회 숨 들이쉬기와 내쉬기를 한다.
2. 오른쪽 콧구멍을 통해 깊고 서서히 들이쉰다.
3. 양쪽 콧구멍을 닫고 들숨 후 참는다.
4. 숨을 몇 초 동안 참는다.
5. 오른쪽 콧구멍을 통해 서서히 내쉰다.

양쪽 콧구멍 : 1. 양쪽 콧구멍을 연다.
2. 마음속으로 매번 세면서, 양쪽 콧구멍을 통해 10회 힘차게 숨 들이쉬기와 내쉬기를 한다.
3. 양쪽 콧구멍을 통해 깊고 서서히 들이쉰다.
4. 양쪽 콧구멍을 닫고 몇 초 동안 숨을 참는다.
5. 양쪽 콧구멍으로 함께 서서히 숨을 내쉰다.
6. 위에서처럼, 왼쪽 오른쪽 양쪽 콧구멍을 통한 호흡이 완전한 1회이다.

호흡 : 바스뜨리까는 3가지 다른 호흡속도로 수련할 수 있다 : 느리게, 중간 그리고 빨리, 수련자의 용량에 달려 있겠지만.

느린 바스뜨리까는 숨 마시기나 내쉬기에 불필요한 힘을 가하지 않고, 대략 매 2초당 한 호흡을 한다. 그것은 정상호흡을 확대한 것 같다. 그것은 특히 초보자에게 유익하고, 모든 단계에서 수련할 수 있을지라도 치유목적으로 활용된다.

중간 바스뜨리까는 대략 매 초마다 한 호흡의 호흡속도로 증가시킨다.
빠른 바스뜨리까는 대략 1초당 2호흡의 호흡속도를 의미한다. 중간과 빠른 두 호흡은 중급과 고급 수련자에게 적합하다.

복부근육은 규칙적인 수련으로 더 강해질 것이다. 그렇게 행함에 따라, 왼쪽, 오른쪽 그리고 양쪽 콧구멍을 통해서 처음엔 10에서 시작하여 최대 40~50까지 한 달에 5정도씩 호흡의 횟수를 증가시킬 수 있다.

횟수 : 5회까지. 왼쪽, 오른쪽 그리고 양쪽콧구멍을 통한 호흡 이후에 30초까지 숨 참는 시간을 서서히 증가시킨다. 무리하지 않는다.

의식 : 육체 – 호흡과정, 복부의 움직임 그리고 마음속으로 세는 데에.
정신 – 마니뿌라 차끄라.

주의사항 : 기절, 과도한 땀, 구토의 느낌이 나타나면 수련이 부정확하게 실행되고 있는 것이다. 격렬한 호흡, 몸의 표면적 뒤틀림과 과도한 흔들림은 피한다. 만약 어떤 이런 징후가 나타난다면, 요가교사의 상담을 받아야 한다.

이 수련은 혈액을 정화하고 나쁜 살결을 뿌리 뽑는데 이상적이다. 그러나 만약 수련단계를 서두르면, 상태를 악화시키는 모든 불순물들이 서둘러서 몸 밖으로 배출될 것이다. 그래서 이 수련은 서서히, 세심한 접근이 권장된다.

바스뜨리까는 육체에너지의 많은 소모가 요구되는 역동적 수련이다. 초보자는 매회 이후에 짧은 휴식을 하도록 권장된다.

금기 : 바스뜨리까는 고혈압, 심장병, 탈장, 위궤양, 뇌졸중, 간질, 현기증을 겪고 있는 사람은 수련해서는 안된다. 천식, 만성 기관지염 같은 폐질환을 겪고 있거나 폐결핵의 회복기에 있는 사람은 오직 전문가의 지도하에서만 수련하도록 권장된다.

효과 : 이 수련은 독소를 태워버리고 도샤dosha(체질, 까파kapha: 점액, 삣따pitta:담즙, 바따vata:가스)의 질환을 제거한다. 폐에서 빠른 공기의 교환이 이루어지기 때문에, 혈류에 산소유입과 이산화탄소 배출이 증가한다. 이것은 신진 대사율을 자극하고 열을 발생시키며 찌꺼기와 독소를 씻어낸다. 횡격막의 빠르고 역동적인 움직임은 또한 내장기관을 마사지하고 자극하며, 소화기계를 정상화한다.

그것은 몇 달의 적절한 준비 후에 산고를 겪을 여성들에게 유익한 수련이다. 바스뜨리까는 폐 속의 이산화탄소의 양을 덜어준다. 그것은 천식 환자와 다른 폐질환을 겪고 있는 사람에게 탁월한 수련이다. 그것은 목의 염증과 가래의 축적을 경감시킨다. 그것은 신경계를 조화롭고 강하게 하며, 평화와 평정을 가져오며, 명상을 위한 준비로 마음을 일심 집중시킨다.

고급 수련 : 이 수련이 숙달되면, 매 들숨 후 지식호흡 또는 매회 이후 동안에 잘란다라와 물라 반다를 결합해도 된다.

수련 참고 : 양쪽 콧구멍은 깨끗하고 자유롭게 통해야 한다. 점액 장애물은 네띠(neti)수련을 통해 제거된다(샤뜨까르마Shatkarma를 참고한다). 만약 콧구멍의 호흡 흐름이 균등하지 않으면, 호흡 균형 행법인 빠다디라아사나(padadhirasana)의 수련으로 조화롭게 할 수 있다.

초보자는 바스뜨리까를 실행하기 전에 복식호흡을 익숙하게 해야 한다.

참고 : 산스끄리뜨 단어 바스뜨리까bhastrika는 '풀무'를 의미한다. 그래서 바스뜨리까 쁘라나야마는 대장장이 마을의 풀무처럼 공기를 폐로 힘차게 들어오고 나가게 하기 때문에, 풀무호흡으로 알려져 있다. 풀무는 불속으로 공기의 흐름을 증가시켜서, 열을 더욱 발생시킨다. 마찬가지로, 바스뜨리까 쁘라나야마는 몸과 마음의 내면의 불에 일격을 가하고, 육체와 미묘한 차원 모두에 내부 열을 발생시키기 위해 몸속으로 공기의 흐름을 증가시킨다.

까빨바띠 쁘라나야마 KAPALBHATI PRANAYAMA

앞 뇌 정화 호흡(Kapalbhati Pranayama)
1. 머리와 척추는 바르게 세우고 손은 무릎에 친 또는 갸나 무드라를 취하고서 연꽃자세, 싯다/싯다 요니 아사나 등 무엇이든 편한 명상자세로 앉는다.
2. 눈을 감고 전신을 이완한다.
3. 복부를 팽창하면서 양쪽 콧구멍으로 깊게 들이쉰다. 그리고 복부근육을 강하게 수축하면서 내쉰다. 무리하지 않는다.
4. 다음 마시기는 반사작용으로 복부근육이 팽창하게 한다. 들이쉬기는 노력하지 않고, 자연스럽거나 반작용으로 되돌아오게 해야 한다.
5. 처음에는 10회를 실행한다. 마음속으로 각 호흡을 헤아린다.
6. 연속적으로 10회의 빠른 호흡을 마친 이후에, 깊게 들이쉬고 내쉰다.
7. 이것이 1회이다.
8. 3~5회를 수련한다.
9. 수련을 마친 이후에, 미간 부위의 텅 빈 상태를 자각하고 공허함과 고요가 고루 퍼지는 것을 느낀다.

호흡 : 빠른 호흡이 가슴이 아닌 복부에서 이 행법이 이루어지는 것이 중요하다.
호흡의 수는 복부근육이 강해짐에 따라, 처음 10에서 세기 시작해 20까지 늘려도 된다.

횟수 : 10~20호흡을 5회까지.
고급 수련자는 10회나 그 이상으로 횟수를 늘려도 된다. 이것보다 더 긴 시간은 오직 전문가의 지도하에서만 수련해야 한다.

의식 : 육체 – 리드미컬한 호흡과 호흡 헤아리는 데에.
정신 – 치다까샤 또는 미간의 공간에.

순서 : 까빨바띠는 아사나 또는 네띠 이후에 수련하고 제감과 응념·명상행법 직전에 행해야한다. 하루 중 어느 때라도 실행할 수 있으나, 식후 3~4시간이 지나 위장이 비었을 때 수련해야한다.

주의사항 : 만약 통증이나 현기증이 느껴지면, 수련을 멈추고 잠시 동안 고요히 앉아 있는다. 그 느낌이 지나갔을 때, 더욱 자각하고 강도는 약하게 해서 수련을 다시 시작한다. 만약 문제가 계속되면, 요가교사와 상담한다.

금기 : 까빨바띠는 심장병, 고혈압, 현기증, 간질, 뇌졸중, 탈장, 위궤양을 겪고 있는 사람은 수련해서는 안된다.

효과 : 까빨바띠는 이다와 삥갈라를 정화하고, 또한 마음으로부터 심란한 감각을 제거한다. 그것은 정신노동을 위해 마음을 활기 있게 하고, 졸음을 제거하며 명상을 위한 마음의 준비에 활용된다.
그것은 바스뜨리까가 폐를 정화시키는 효과와 비슷하다. 그래서 천식환자들과 폐기종(肺氣腫), 기관지염, 폐결핵을 겪고 있는 사람들에게 좋다. 몇 달간의 적절한 준비 후에, 분만하는 여성에게 유효하게 활용될 수 있다.
그것은 신경계를 강하고 조화롭게 하며 소화기계를 정상화한다.
영적인 수행자에게 이 수련은 사고력과 통찰력을 불러일으킨다.

수련 참고 : 비록 까빨바띠가 바스뜨리까와 비슷할지라도 중요한 다른 점이 있다. 바스뜨리까는 폐가 쉬고 있거나 기본 용량이거나 폐의 아래와 위 팽창과 수축, 숨 들이쉬기와 내쉬기에 힘을 활용한다. 반면, 까빨바띠는 이러한 정도의 힘찬 내쉬기를 통해 폐 아래의 공기의 양을 적극적으로 경감시킨다. 이 수련에서 폐 속의 공기의 양을 단지 기본 크기로 되돌리기 위해 숨 들이쉬기는 반사적인 과정으로 남아있다. 이러한 방식의 내쉬기는 역동적 들이쉬기와 수동적 내쉬기를 포함하는 정상적 호흡과정의 반대이다.

참고 : 까빨바띠는 또한 6가지 정화행법중의 하나이다. 산스끄리뜨 단어 까빨kapal은 '두개골' 또는 '이마'를 의미하고, 바띠bhati는 '빛' 또는 '광채' 그리고 '직관'이나 '지식'을 의미한다. 따라서 까빨바띠는 뇌의 앞 부분에 빛이나 청명한 상태를 가져오는 수련이다. 이 수련의 다른 이름은 까빨쇼다나(kapalshodhana)이다. 쇼다나shodhana란 단어는 '정화하다'를 의미한다.

무르차 쁘라나야마 MOORCHHA PRANAYAMA

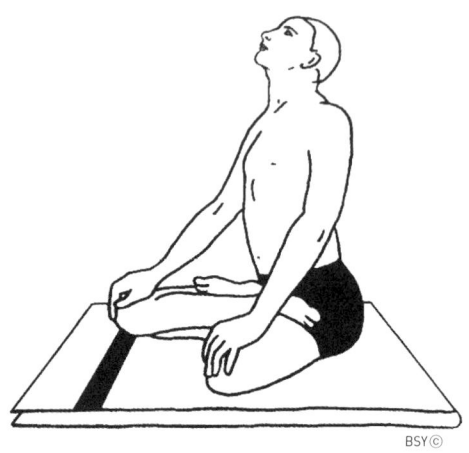

황홀 또는 자아상실 호흡(Moorchha Pranayama)

1. 되도록이면 연꽃자세나 싯다/싯다 요니 아사나인 편안한 명상자세로 앉는다.
2. 머리와 척추를 곧게 세운다. 전신을 이완한다.
3. 호흡이 깊고 느리게 될 때까지 관찰한다.
4. 케차리 무드라(khechari mudra)를 취하고, 서서히 부드럽게 머리가 뒤로 약간 젖혀지게 하면서 웃자이(ujjayi) 호흡법으로 서서히 양쪽 콧구멍으로 들이쉰다.
5. 샴바비 무드라(shambhavi mudra)를 취한다.
6. 팔꿈치를 고정해서 팔을 곧게 펴고 손으로 무릎을 압박한다.
7. 편안한 상태로 오래 숨을 들숨 후 지식호흡을 하고 샴바비 무드라를 유지한다.
8. 팔을 이완하면서 숨을 내쉰다. 눈을 감고 서서히 머리를 바른 자세로 되돌린다.
9. 몇 초간 전신을 이완하고, 눈을 감는다. 몸과 마음의 가벼움과 고요함을 경험한다.

10. 이것이 1회이다.

횟수 : 아찔한 감각이 느껴질 때까지 수련한다.

의식 : 육체 – 호흡, 머리의 움직임, 미간센터에.

정신 – 치다까샤(chidakasha : 머리부위에 경험되는 의식의 공간) 또는 미간센터 뒤쪽 공간에.

순서 : 아사나와 다른 호흡법 이후에 그리고 명상 전에. 잠자기 전이 또한 유익하다.

주의사항 : 이 행법은 현기증이나 아찔한 감각을 일으키기 때문에 전문가 지도 하에서만 수련해야 한다.

금기 : 심장병, 고혈압, 간질, 뇌질환, 두개기부(頭蓋基部)의 동맥이나 경동맥의 아테롬성 동맥경화증을 겪고 있는 사람은 수련해서는 안된다. 아찔한 감각이 느껴지자마자 수련을 그만둔다. 완전한 무의식이 아닌, 절반의 의식이 희미한 상태를 일으키는 데 목적이 있다.

효과 : 무르차 쁘라나야마는 마음을 내부로 향하게 해서 심령상태를 경험할 수 있기 때문에 명상을 위한 준비로 탁월하다. 외부세계에 대한 심란함을 제거하고, 육체와의 동일시를 억제해서 마음의 평정을 가져온다. 긴장, 불안, 화, 신경질과 마음의 문제를 완화시키고 쁘라나(氣)의 수준을 끌어 올린다.

수련 참고 : 무르차 쁘라나야마의 본질은 들숨 후 지식호흡에 있다. 즉 더 길게 할 수 있고, 더 강하게 수련할 수 있다. 주어진 올바른 환경과 지시로, 강렬한 자기 정화와 주의 깊게 선택된 식품은 오랜 시간동안 숨을 저장할 수 있는 용량을 서서히 발달시키게 된다. 그러나 올바른 준비 없이는 장기간의 꿈바까(kumbhaka, 止息)는 위험한 것으로 증명된다. 숨 참기는 공허(空虛)한 상태를 일으키기 위해 생기체(pranic body)를 경유해 마음에 직접적으로 작용한다.

자아상실과 현기증은 두 가지 이유로 발생된다. 첫째, 목 부위 혈관의 압박은 두개강(頭蓋腔) 내부의 혈압 변화의 원인이 된다. 그리고 둘째, 신체 순환의 자율조절을 유지하는 중요한 부분인 경동맥동은, 지속적으로 압박되어 자율신경계의 정상상태가 변화되고 아찔한 감각을 유발한다. 꿈바까 수련을 특히 더 긴 시간 동안 실행한다면, 뇌 쪽으로의 산소공급이 더욱 줄어든다.

수리아 브헤다 쁘라나야마 SURYA BHEDA PRANAYAMA

활력 자극 호흡(Surya Bheda Pranayama)
1. 머리와 척추를 바르게 하고 편안한 명상자세를 취한다.
2. 친 또는 갸나 무드라로 손을 무릎에 놓는다.
3. 눈을 감고 전신을 이완한다.
4. 몸이 편안하고 고요하며 이완되었을 때, 호흡이 자연스럽게 깊고 서서히 될 때까지 몇 분간 호흡을 바라본다.
5. 나사그라 무드라를 취한다(나디 쇼다나 쁘라나야마를 참고한다).
6. 약지로 왼쪽 콧구멍을 막고 오른쪽 콧구멍으로 깊고 서서히 들이쉰다.
7. 마시기의 끝에 양 콧구멍을 막고, 숨을 참으며 잘란다라와 물라반다를 취한다.
8. 이 쁘라나야마를 처음 실행할 때는 단지 몇 초 동안만 유지한다.
9. 물라반다 그리고 잘란다라 반다를 푼다.
10. 머리가 다시 바르게 되었을 때, 약지로 왼쪽 콧구멍을 막은 채로 오른쪽 콧구멍을 통해 서서히 내쉰다.
11. 이것이 1회이다.

의식 : 호흡과 수련과정에.

횟수 : 처음 수리아 브헤다 쁘라나야마를 수련할 때, 10회면 충분하다. 그러나 시간이 지남에 따라 수련이 편안하고 쉽게 되면, 시간을 10~15분으로 증가시켜도 된다. 몇 달에 걸쳐서 숨 참기의 시간을 서서히 증가시킨다. 안내된 대로 1:1:1의 비율로 하고 다시 1:2:2로 증가시키며 나중에 1:4:2로 한다.

주의사항 : 소화와 관련하여 에너지의 자연스런 흐름을 방해할 수 있기 때문에, 식후에 수리아 브헤다 쁘라나야마를 결코 실행하지 않는다.

만약 30분 이상 이 쁘라나야마를 실행한다면 호흡 주기에 부조화를 초래할 수 있다.

수리아 브헤다는 매우 강력한 쁘라나야마이기 때문에 오직 전문가의 지도하에서만 실행되어야 한다.

금기 : 심장병, 고혈압, 간질을 겪고 있는 사람은 이 쁘라나야마를 수련해서는 안 된다.

효과 : 이 수련은 몸에 열을 발생시키고 바람원소vata dosha의 부조화를 중화시킨다. 삥갈라 나디의 활성화에 의해 생명에너지를 일깨우고 자극한다. 외향성과 활력이 증가함에 따라, 육체적 활동이 더욱 효과적으로 실행될 수 있게 되고 우울증을 경감시키는데 도움이 된다. 권태롭고 무기력하거나 외부세계와 교류하기 힘들어하는 사람에게 특히 추천된다. 마음을 더욱 민감하고 예민하게 해서 명상 전 호흡법으로 탁월하다. 그것은 또한 저혈압, 불임, 기생충병을 치료하는 데 효과적이다.

참고 : 산스끄리뜨 단어 수리아surya의 의미는 '태양'으로 삥갈라 나디와 관련되며, 브헤다bheda는 '관통하다', '통과하다', '일깨우다'를 의미한다. 그래서 수리아 브헤다는 삥갈라 나디를 관통하거나 정화한다는 의미이다.

반다

Bandha

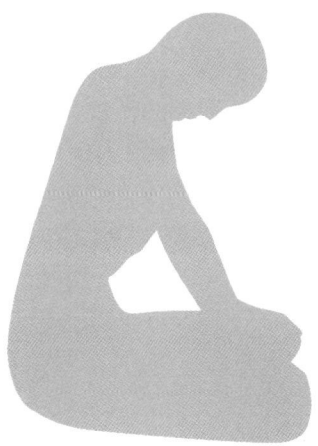

Jaalandharoddyaananamoolabandha
njalpanti kanthodarapaayumoolan.
Bandhatrayesminparicheeyamaane
bandhaha kuto daarunakaalapaashaat.

잘란다라 반다, 웃디야나 반다 그리고 물라 반다는 각각 목, 복부 그리고 회음에 위치한다. 만약 그들의 지속시간을 증가시킬 수 있다면 죽음에 대한 두려움이 있을까?

요가따라발리 (경 5 : 스리 아디 샹까라차리아)

반다(Bandha)의 소개

전통적으로 반다는 무드라의 부분으로 분류된다. 그리고 스승(guru)에서 제자로 입으로 전수되어졌다. 《하타요가 쁘라디삐까Hatha Yoga Pradipika》에서는 반다와 무드라를 함께 다루고 있고 고대 딴뜨라 문헌에서도 둘 사이의 구별을 하지 않고 있다. 반다는 무드라 뿐만 아니라 호흡행법과 광범위하게 혼합한다. 그러나 그들의 잠그는 행위는 그들 자체의 가치에 있어서 근본적으로 수련의 중요한 그룹으로서 나타내진다.

산스끄리뜨 단어로 반다bandha는 '붙들다', '꽉 죄다', '잠그다'를 의미한다. 이러한 정의는 반다수련에 있어서 육체적 행위를 포함하여 정확히 묘사되고 그들은 쁘라나(生氣)체에서 효과가 나타난다. 반다의 목적은 특별한 부위의 쁘라나를 잠가서 영적 깨달음을 목적으로 수슘나 나디 속으로 방향 전환하여 그들을 흘러들어가게 하는 것이다.

반다는 개별적으로 또는 무드라와 쁘라나야마 수련과 결합해서 수련할 수 있다. 이런 식으로 결합할 때, 그들은 심령능력을 일깨우고 더 높은 요가적 수련을 위한 부가물을 형성하게 된다.

반다와 그란티스(granthis, 심령적 결절들)

네 개의 반다가 있다. 즉 잘란다라jalandhara, 물라moola, 웃디야나 uddiyana 그리고 마하maha. 마지막은 처음의 세 개를 결합한 것이다. 이들 세 개의 반다는 직접적으로 세 개의 그란티granthis(심령적 결절)에 작용한다. 물라반다는 브라흐마 그란티brahma granthi, 웃디야나 반다는 비슈누 그란티 vishnu granthi, 잘란다라 반다는 루드라 그란티rudra granthi와 관련이 있다. 심령적 결절들(granthis)은 수슘나 나디를 따라 흐르는 에너지의 자유로운 흐름을 방해해서 차끄라의 각성과 꾼달리니의 상승을 방해한다.

브라흐마 그란티는 첫 번째 결절로 물라다라 그리고 스와디스타나 차끄라와 관계가 있다. 직관적 지식, 자각과 욕망, 깊은 곳에서 만들어지는 충동 즉, 생존본능과 연결되어 있다. 브라흐마 그란티가 초월될 때, 꾼달리니(원초적 에너지)는 존재의 본능적인 모양과 인력(引力)에 의해 아래로 끌어내려짐 없이 물라다라와 스와디스타나를 넘어서 상승할 수 있다.

두 번째 결절은 비슈누 그란티로, 마니뿌라 그리고 아나하따 차끄라와 관계가 있다. 이 두 차끄라는 인간존재의 육체, 감정 그리고 마음 측면의 유지와 관계가 있다. 마니뿌라는 육체(annamaya kosha)를 유지하고, 음식의 소화와 대사 작용을 지배한다. 아나하따는 마음체(manomaya kosha)와 생명 에너지체(pranamaya kosha)를 유지한다. 비슈누 그란티가 초월되면, 에너지는 우주로부터 끌어내려져서 인체 안의 센터에 배치되지 않는다.

마지막 결절은 루드라 그란티로 비슛디 그리고 아갸 차끄라와 관계가 있다. 비슛디와 아갸는 직관이나 고도의 정신체(vijnanamaya kosha)를 유지하고, 존재형태 생각 또는 보편적인 측면의 개념의 변형을 나타낸다. 루드라 그란티가 관통될 때, 개성이 떨어져 나가고, 오래된 자아의식은 뒤로 물러나며, 발현이 안 된 의식의 경험이 아갸 차끄라를 넘어 사하스라라에서 발현된다.

반다에 관한 더 많은 정보는 비하르 요가학교에서 출간한 《요가 다르샨》과 《하타요가 쁘라디삐까》를 참고하라.

잘란다라 반다 JALANDHARA BANDHA

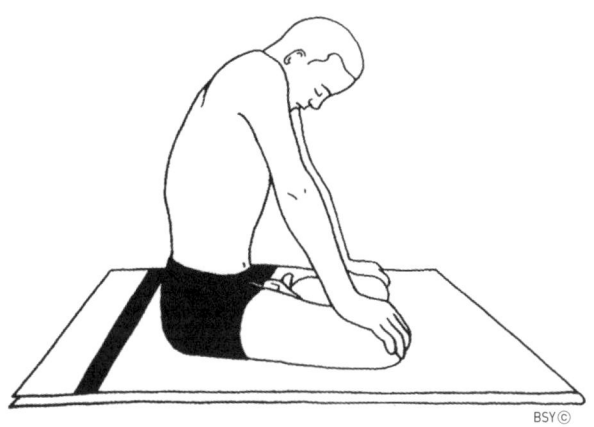

목 잠금(Jalandhara Bandha)

1. 머리와 척추를 바르게 하고 연꽃자세나 싯다/싯다 요니 아사나로 앉는다. 무릎은 바닥에 밀착되어야 한다. 이렇게 할 수 없는 사람은 선자세로 잘란다라 반다를 실행해도 된다.
2. 손바닥을 무릎에 놓는다.
3. 눈을 감고 전신을 이완한다.
4. 깊고 서서히 들이쉬고, 숨을 들숨 후 지식호흡한다.
5. 숨을 참으면서, 머리를 앞으로 구부려 턱으로 가슴을 단단히 압박한다.
6. 팔을 곧게 펴서 자세를 확고히 하고, 손으로 무릎을 압박한다.
7. 동시에, 어깨를 위쪽과 앞쪽으로 웅크린다. 이것은 팔이 잠가지도록 할 것이나. 그래서 목에 전해지는 압력이 한층 강해진다.
8. 숨을 편하게 참을 수 있는 한 오래 최종자세를 유지한다.
9. 무리하지 않는다.
10. 어깨를 이완하고, 팔을 구부리며, 서서히 잠금을 풀고, 머리를 든 다음에 내쉰다.
11. 호흡이 정상으로 돌아오면 반복한다.

변형 : 끄리야 요가(kriya yoga)에서 잘란다라 반다를 좀 더 미묘한 형태로 수련하는데, 머리를 다만 앞으로 구부려서 턱이 목을 압박하게 해서, 의식을 비슛디 차끄라에 집중한다. 이 끄리야 변형은 아사나 수련과 관련하여 가장 일반적으로 활용되는 것 중 하나이다.

호흡 : 수련은 숨을 내쉬고 멈춰서 실행해도 된다.

횟수 : 잘란다라 반다는 수련자가 숨을 편하게 참을 수 있는 한 오래 유지해야 한다. 호흡을 참고 숫자를 하나씩 증가시키는 동안 숫자세기를 유지하면서 기간을 점차 증가시킨다. 이 수련은 5회까지 반복 할 수 있다.

의식 : 육체 – 목구멍에.
정신 – 비슛디 차끄라.

순서 : 이 반다는 호흡법과 무드라와 함께 결합하는 것이 이상적인 수련이다. 만약 그것만 수련한다면 아사나와 쁘라나야마 이후에, 그리고 명상 전에 실행해야 한다.

금기 : 경부 척추염, 높은 뇌 내압, 현기증, 고혈압 또는 심장병이 있는 사람은 잘란다라 반다를 수련해서는 안된다. 처음에 혈압이 낮아졌을지라도, 숨을 길게 참으면 심장에 무리를 가져온다.

효과 : 잘란다라 반다는 목의 주동맥인 경동맥에 위치하는 경동맥동을 압박한다. 이러한 공동(空洞)들은 순환기계와 호흡기계를 정상화 하는데 도움이 된다. 일반적으로, 신체에서 산소의 감소와 이산화탄소의 증가는 심장 박동 수의 증가와 호흡이 더 강렬해진다. 이러한 과정은 경동맥동에 의해 시작된다. 이러한 공동(空洞)에 인위적으로 압력을 가하는 것에 의해, 심장 박동 수가 감소하고 호흡 정체가 증가하는 경향성을 막아준다. 이런 수련은 마음의 이완을 가져오고 스트레스와 불안, 화를 덜어준다. 명상적인 내향성과 한 점 집중을 발달시킨다. 목 부위의 자극은 갑상선의 기능을 조화롭게 하는데 도움이 되고 신진대사를 정상화한다.

수련 참고 : 턱이 잠가지고 팔 잠금이 풀어지고 머리가 완전히 바르게 될 때까지 마시거나 내쉬어서는 안된다. 만약 질식하는 느낌이 들면, 즉시 멈추고 휴식한다. 한번 그 감각이 지나가면, 수련을 다시 시작한다.

참고 : 산스끄리뜨 단어로 잘란jalan은 '그물'을 의미하고 다라dhara는 '흐름' 또는 '흐르는 것'을 의미한다. 잘란다라 반다에 대한 해석의 하나는 목

부위에 있는 나디의 망상조직을 조절해서 잠그는 것이다. 이러한 나디들의 육체적 출현은 목 부위의 혈관과 신경들이다.

새로운 정의는 잘jal은 '목', 잘란jalan은 '물'을 의미하고 다라dhara는 인체에서 관(管)모양의 그릇과 관련이 된다. 잘란다라 반다는 그래서 빈두(bindu)로부터 비슷디로 흘러내리는 분비액이나 감로(甘露)를 붙들게 되고 소화의 불로 떨어지는 것을 막는 목 잠금이다. 이런 식으로 쁘라나는 보존된다.

여기에 세 번째 의미가 있다. 아다라adhara는 '토대' 또는 '근본'이라는 의미이다. 주된 차끄라 그리고 보조 차끄라와 관련되어 인체에서 아다라(adhara)라고 불리는 *16개의 특별한 센터*가 있다. 잘란다라 반다는 목 부위의 쁘라나적인 망상조직을 잠그고 미묘한 에너지의 흐름을 이 '아다라' 에서 척추의 수슘나 나디 속으로 방향전환 하도록 하는 수련으로 또한 정의될 수 있다.

물라 반다 MOOLA BANDHA

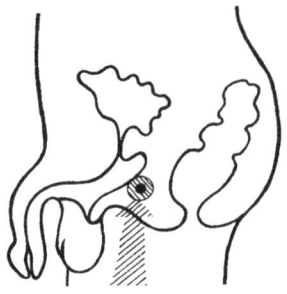 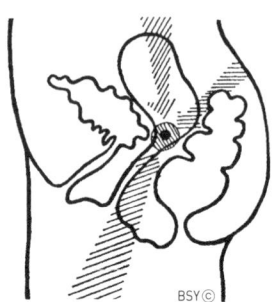

행법 1 : 회음 수축(Moola Bandha)

1단계 : 1. 싯다/싯다 요니 아사나로 앉아서 회음/질 부위를 압박하도록 한다.
2. 눈을 감고 전신을 이완한다.
3. 잠시 동안 자연호흡을 자각한다.
4. 그리고 의식의 초점을 회음/질 부위에 둔다.
5. 골반바닥의 근육을 끌어올려서 이 부위를 압박하고 다시 이완한다.
6. 가능한 한 리드미컬하고 침착하게 회음/질 부위의 수축과 이완을 잠시 동안 계속한다.

2단계 : 1. 서서히 이 부위를 수축하고 수축을 유지한다.
2. 숨쉬기를 정상적으로 계속한다. 즉 숨을 멈추지 않는다.
3. 육체의 감각을 전체적으로 자각한다.
4. 좀 더 꽉 수축한다. 그러나 신체의 이완상태를 유지한다.
5. 오직 물라다라(mooladhara) 부위와 관련된 근육만을 수축한다.
6. 처음에는 항문과 비뇨기의 괄약근도 수축된다. 그러나 자각이 더 강해짐에 따라 조절이 잘되고, 최소화될 것이며 궁극적으로 중지될 것이다. 결국, 수련자는 발뒤꿈치에 닿은 한 점의 움직임을 느낄 것이다.

7. 서서히 그리고 침착하게 근육을 이완한다.
8. 척추의 긴장을 조절해서 집중 점에 초점을 맞추도록 한다.
9. 최대의 집중과 전체적인 이완으로 10회를 반복한다.

행법 2 : 물라 반다(들숨 후 지식호흡)

1. 무릎이 바닥에 단단히 닿도록 해서 명상자세로 앉는다. 최고의 아사나는 싯다/싯다 요니 아사나 또는 회음부를 발뒤꿈치로 압박하고 반다의 실행을 개선하도록 돕는 물라 반다아사나(moola bandhasana)이다.
2. 손바닥은 무릎에 놓는다.
3. 눈을 감고 몇 분간 전신을 이완한다.
4. 깊이 들이쉬고, 들숨 후 지식호흡하고 잘란다라 반다를 실행한다.
5. 잘란다라를 유지하면서, 회음/질 부위를 서서히 수축하면서 물라 반다를 실행하고 가능한 한 단단히 수축을 유지한다. 무리하지 않는다.
6. 이것이 최종 잠금이다.
7. 숨을 편하게 참을 수 있는 한 오래 유지한다.
8. 서서히 물라 반다를 풀고, 머리를 똑바른 자세로 세우고, 내쉰다.
9. 10회까지 수련한다.

호흡 : 위의 수련을 숨을 내쉬고 멈춰서 실행해도 된다.

의식 : 육체 − 최종자세를 취하고 잘란다라 반다를 실행하는 동안에는 의식을 직접적으로 호흡에 둔다. 최종자세에서 의식은 회음수축 부위에 고정되어 있어야 한다.

정신 − 호흡과 수축하는 동안 물라다라 차끄라.

금기 : 이 수련은 오직 경험 있는 요가 교사의 지도하에서만 실행해야 한다. 물라 반다는 에너지를 매우 빨리 끌어올려서, 만약 잘못 처방되거나 사전 준비가 철저하지 않는다면, 행동과다의 증상을 촉진할 수 있다.

효과 : 물라 반다는 육체, 마음 그리고 영적인 많은 효과를 준다. 골반신경을 자극하고 비뇨생식기계와 배설기계를 정상화한다. 내장의 연동운동을 또한 자극해서, 변비와 치질을 경감시킨다. 열항(항문의 열창裂創), 궤양, 전립선염, 전립선 비대증과 만성 골반염인 경우에도 또한 유효하다. 이 수련은 에너지를 자유롭게 하기 때문에, 심신증 환자와 퇴행성 질환의

치료에도 또한 효과적이다. 그것의 효과는 뇌를 거쳐 전신에 퍼지게 되고 천식, 기관지염, 관절염과 같은 내분비계에 매우 유효하게 된다. 그것은 또한 우울증을 덜어준다. 이 수련의 완성은 영적 깨달음을 위한 준비에 있어서 육체, 마음체 그리고 심령체의 자연스러운 재조정을 이끌어낸다.

물라 반다는 성욕의 조절력을 얻는 것(brahmacharya)과 많은 생식기 질환을 경감시키는 두 가지 의미가 있다. 그것은 성 에너지를 영적 발달을 위해 위로 올리거나, 육체적 관계를 강화하기 위해 아래로 끌어내도록 통제할 수 있다. 성 욕구불만, 성 에너지의 억압 그리고 성 죄의식의 느낌을 경감시키는 데 도움이 된다.

수련 참고 : 물라 반다는 골반 기저부에 있는 근육을 확실히 수축하도록 한다. 회음부 전체를 수축하지 말아야 한다. 남성 신체에 있어서 수축부위는 항문과 고환 사이에 있게 된다. 여성의 신체에서 수축 점은, 질속의 자궁에 투영된 경부 뒤쪽이다. 미묘한 차원에서는 물라다라 차끄라를 활기 있게 한다. 서혜부의 많은 근육의 수렴(收斂)점인 회음(會陰)체는, 물라다라 차끄라의 위치 자극점으로 작용한다. 처음에는 이 부위를 분리하기 어려워서, 물라 반다를 위한 준비로 처음엔 아쉬위니(ashwini)와 바즈롤리(vajroli) 무드라를 숙달시키도록 하는 것이 권장된다.

참고 : *산스끄리뜨 단어 물라moola는 '뿌리', '단단히 고정된', '근원' 또는 '원인'을 의미한다. 이 문맥에서는 그것을 척추의 뿌리나 물라다라 차끄라가 있는 회음부, 꾼달리니의 자리, 근본적인 에너지 등이 위치하는 곳으로 해석한다.*

웃디야나 반다 UDDHIYANA BANDHA

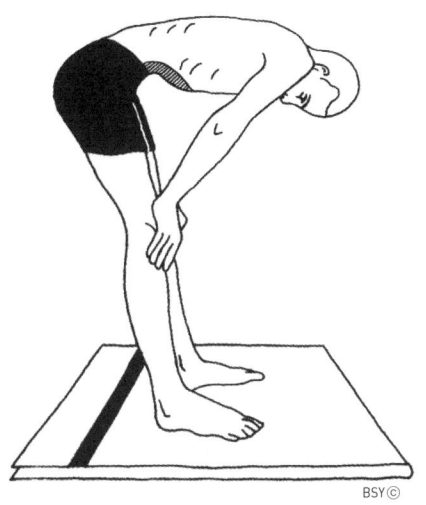

예비수련 : 서서 복부 수축

1. 50cm정도 발을 벌리고 똑바로 선다.
2. 코를 통해 숨을 깊게 들이쉰다.
3. 허리에서부터 앞으로 숙여 입을 통해 모든 공기를 내쉰다.
4. 가능한 한 많이 폐가 텅 비도록 노력한다.
5. 척추를 곧게 유지하고 무릎을 약간 구부린다.
6. 손바닥은 무릎 바로 위 대퇴부에 위치시켜서, 무릎이 상체의 무게를 지탱하도록 한다.
   손가락은 아래쪽을 향하거나 서로 보도록 해도 된다.
7. 팔은 곧게 펴도록 한다.
8. 이 자세는 복부부위의 자동적인 수축이 되게 한다.
9. 머리를 앞으로 숙이지만 턱이 가슴을 압박하지 않는다.
10. 거짓으로 숨을 마셔서, 숨을 들이쉴지라도 실제로 공기가 들어오지 않게 해서, 성문(聲門)을 닫고 가슴을 확장시킨다.

11. 다리를 약간 곧게 편다.
12. 이 움직임은 웃디야나 반다의 형태를 위해 복부를 척추 쪽을 향해 위쪽과 안쪽으로 자동적으로 끌어당길 것이다.
13. 편안한 시간만큼 이 자세를 유지한다.
14. 무리하지 않는다.
15. 복부 잠금을 풀고 가슴을 이완한다.
16. 무릎을 펴고 머리를 든다.
17. 폐의 잠금을 풀기 위해 약간 내쉬고 마지막으로 코를 통해 서서히 들이쉰다.
18. 다음 회를 시작하기 전에 호흡이 정상적으로 돌아올 때까지 선 자세를 유지한다.

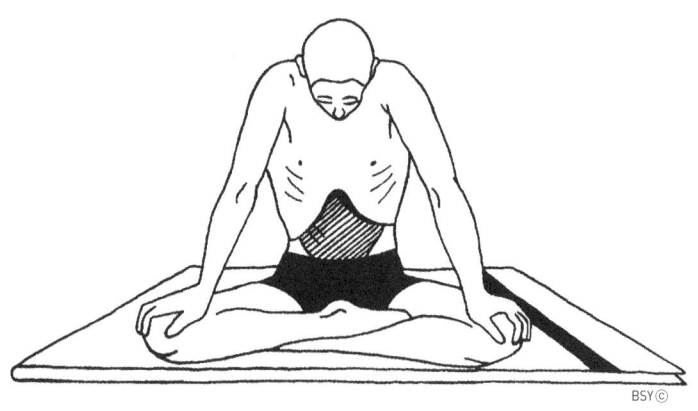

복부 수축(Uddiyana Bandha)

1. 척추를 곧게 세우고 무릎이 바닥에 닿게 해서 싯다/싯다 요니 아사나 또는 연꽃자세로 앉는다.
2. 방석을 사용해도 되기 때문에 무릎은 내려가고 엉덩이는 올라간다.
3. 손바닥은 무릎 위에 놓는다.
4. 눈을 감고 전신을 이완한다.

5. 코를 통해 숨을 깊게 들이쉰다.
6. 휙 소리를 내며 입을 통해 내쉬어서 가능한 한 많이 폐가 비도록 한다.
7. 내쉰 상태를 유지한다.
8. 손바닥으로 무릎을 압박해서 앞으로 기댄다. 팔꿈치를 곧게 펴고 척추가 더욱 늘어나게 하면서 어깨를 들어올린다.
9. 자연스럽게 잘란다라 반다를 하고 턱으로 가슴을 압박한다.
10. 복부근육을 안쪽과 위쪽으로 수축한다.
11. 복부잠금과 무리하지 않게 할 수 있는 한 오랫동안 숨 내쉰 상태를 유지한다.
12. 복부잠금을 풀고, 팔꿈치를 구부리며 어깨를 내린다.
13. 머리를 들어 올리고 그 다음에 서서히 숨을 들이쉰다.
14. 호흡이 정상적으로 돌아올 때까지 이 자세를 유지하고, 그 뒤에 다음 회를 시작한다.

호흡 : 웃디야나 반다는 오직 숨을 내쉬고 멈춰서 실행한다.

횟수 : 시작단계에서는 3회를 수련하고 시스템이 수련에 익숙해짐에 따라 몇 달에 걸쳐서 점진적으로 10회로 늘려나간다.

의식 : 육체 - 복부에 그리고 각 단계를 조정하면서 동시에 일어나는 호흡에.
정신 - 마니뿌라 차끄라.

순서 : 웃디야나 반다는 거꾸로 된 자세 이전에 실행하면 더 쉽다.

주의사항 : 웃디야나 반다는 고급 행법이어서 숨 참기의 숙달뿐만 아니라, 잘란다라 반다와 물라 반다를 숙련한 이후에, 오직 전문가의 지도하에서 시도되어야 한다.

금기 : 대장염, 위장이나 내장 궤양, 횡격막 탈장, 고혈압, 심장병, 녹내장을 겪고 있고 두개골 내압이 올라간 사람은 이 수련을 해서는 안 된다. 임신한 여성은 또한 피해야 한다.

효과 : 웃디야나 반다는 만성화 되지 않았다는 조건으로 변비, 소화불량, 기생충병 그리고 당뇨병을 포함하는 많은 복부의 위장질환의 만병통치약이다. 소화의 열기는 자극되고 복부기관은 모두 마사지되고 정상화된다. 부신샘은 조화로워지고 무기력은 제거되며 불안과 긴장은 진정된다. 몸통부위 전체의 혈액순환을 촉진하고 내장기관 전체를 강화시킨다.

웃디야나 반다는 몸 전체의 에너지 분배에 많은 미묘한 영향을 미치는 태양신경총을 자극한다. 보조 쁘라나(sub-prana)의 흐름을 되돌려서 흡입관의 압력을 창조해내고, 아빠나(apana)와 쁘라나(prana), 그들을 사마나(samana)에서 결합해 마니뿌라 차끄라를 자극한다. 그 다음에 수슘나 나디를 통해 위로 여행하는 미묘한 힘의 폭발이 있게 된다.

수련 참고 : 웃디야나 반다는 항상 위장이 비어있고 또한 장이 비어있을 때 수련해야 한다. 아그니사르 끄리야(agnisar kriya)는 훌륭한 준비수련이다.

참고 : 산스끄리뜨 단어로 웃디야나uddiyana는 '끌어 올리다', '위로 날다' 란 의미이다. 이 수련에서는 육체의 잠금이 몸의 횡격막을 가슴 쪽으로 끌어올리는 결과를 가져오기 때문에 그렇게 불린다. 웃디야나는 그래서 종종 '위장 들어올리기'로 번역된다. 다른 의미로는 육체 잠금이 쁘라나를 수슘나 나디로 향하게 도와서 사하스라라 차끄라를 향해 위로 흐르게 한다.

마하 반다 MAHA BANDHA

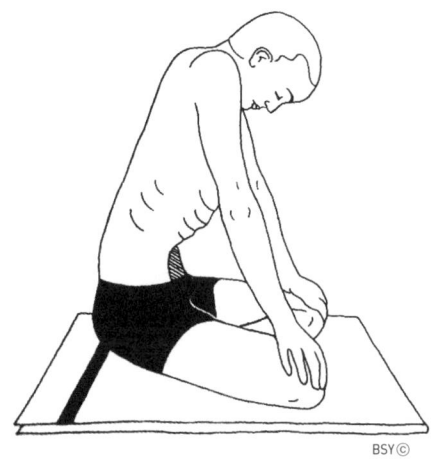

위대한 잠금(Maha Bandha)
1. 무릎에 손을 놓고 싯다/싯다 요니 아사나 또는 연꽃자세로 앉는다. 척추와 머리를 곧게 세운다. 눈을 감고 전신을 이완한다.
2. 코를 통해 숨을 깊고 서서히 들이쉰다.
3. 입을 통해 강력하게 그리고 완전히 내쉰다.
4. 숨 내쉰 상태를 유지한다.
5. 연속해서 잘란다라, 웃디야나 그리고 물라반다를 이 순서로 실행한다.
6. 무리하지 않고 편안한 한 오랫동안 숨 멈추기와 반다를 유지한다.
7. 그리고 나서 물라, 웃디야나 그리고 잘란다라 반다 순서로 풀어 놓는다.
8. 머리가 반듯이 되었을 때 숨을 서서히 들이쉰다.
9. 이것이 1회이다.
10. 눈을 감은채로, 몸을 이완하고 다른 횟수를 시작하기 전에 호흡이 정상적으로 돌아오도록 한다.

의식 : 육체 - 반다를 실행한 이후에 의식을 회음, 복부 그리고 목 부위로 방향

을 바꾸어 순환한다. 몇 초간 각 부위를 자각하고 그리고 나서 다음으로 이동한다.

정신 – 반다를 실행한 이후에 의식을 물라다라, 마니뿌라 그리고 비슛디 차끄라로 방향을 바꾸어 순환한다. 몇 초간 각 차끄라를 자각하고 그리고 나서 다음으로 이동한다.

횟수 : 오직 숙달된 이후에, 9회를 실행할 수 있을 때까지 시간을 두고 1회씩 증가시킨다.

주의사항 : 다른 3개의 반다가 숙달되기 전까지 마하 반다(maha bandha)를 시도하지 않는다.

금기 : 고혈압 또는 저혈압, 심장병, 뇌졸중, 탈장, 위장 또는 내장의 궤양을 겪고 있는 사람과 어떤 내장질환의 회복기에 있는 사람은 이 수련을 피해야 한다. 임산부 또한 이 수련을 시도해서는 안 된다.

효과 : 마하 반다는 모든 세 반다의 효과를 가져다준다. 송과체의 호르몬 분비에 영향을 미치고 호르몬계 전체를 정상화한다. 쇠약해짐, 퇴행성과 노화의 과정이 억제되고 전신의 모든 세포는 다시 젊어지게 된다. 화를 진정시키고 명상에 앞서서 마음을 내향적으로 해준다. 그것이 완전해질 때 주된 차끄라에서 쁘라나가 온전히 깨어난다. 그것은 모든 쁘라나야마의 완성인 아그니 만달라(agni mandala)에서 쁘라나, 아빠나 그리고 사마나의 융합을 이끌어낸다.

수련 참고 : 마하 반다는 편 다리 자세(utthanpadasana)에서도 또한 실행할 수 있다.

참고 : *산스끄리뜨 단어 마하maha는 '위대한'을 의미한다. 마하 반다는 모든 3개의 반다를 하나의 수련으로 결합시키기 때문에 위대한 잠금이라 불린다. 전통적인 하타요가 행법을 위해서는 비하르 요가학교에서 출간한 《하타요가 쁘라디삐까》를 참고한다.*

무드라

Mudra

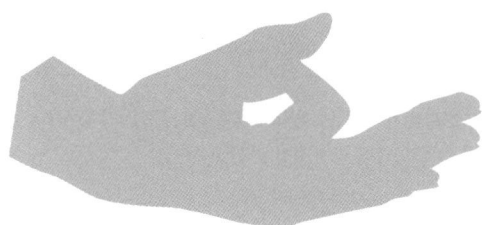

Tasmaatsarvaprayatnena prabodhayitumeeshvareem.
Brahmadvaaramukhe suptaam mudraabhyaasam samaacharet.

그러므로 브라흐마의 문 입구에 잠자고 있는 여신은 철저한 무드라의 수행에 의해, 모든 노력으로 끊임없이 자극되어야 한다.

하타 요가 쁘라디삐까(3:5)

무드라(Mudra)의 소개

산스끄리뜨 단어로 무드라mudra는 '몸짓' 또는 '태도'로 번역된다. 무드라는 심령의, 감성적인, 신앙심의 그리고 심미적인 몸짓이나 태도로써 묘사될 수 있다. 요기(yogi)들은 개인적인 생명력과 보편적인 또는 우주적인 힘을 연결시키려고 하는, 에너지 흐름의 태도로써 무드라를 경험했다. 꿀라르나바 딴뜨라(Kularnava Tantra)는 어근 무드mud가 '환희' 또는 '즐거움'을 의미하고 드라바이dravay 즉, '앞쪽으로 끌어당기다'란 의미인 드루dru의 원인 형태로 판독한다. 무드라는 또한 '봉인', '간단히 하다' 또는 '통과회로'로 정의된다.

무드라는 심리상태, 태도, 지각력과 깊은 의식과 집중을 바꾸는 미묘한 육체적 움직임과 결합한다. 무드라는 아사나, 쁘라나야마, 반다 그리고 시각화 행법을 결합한 전신을 포함한 것이거나 단순한 손자세일 수도 있다. 《하타요가 쁘라디삐까Hatha Yoga Pradipika》와 다른 요가문헌에서는 매우 미묘한 자각이 요구되는 요강가yoganga(요가의 독립된 부문)로 생각한다. 무드라는 아사나, 쁘라나야마 그리고 반다가 숙달되고 거친 장애물이 제거된 이후에 소개된다.

무드라는 후세를 위해 그들을 보존하고자 고대로부터 현재까지 다양한 문헌에 묘사되어졌다. 그러나 그런 참고문헌들은 이런 행법들을 책에서 배우게 하고자 하지 않았기 때문에 결코 자세하거나 분명하게 서술되어 있지 않았다. 그들을 시도하기 전에 필요한 필수조건은 스승(guru)으로부터 실제적인 교육을 받아야 한다고 여겨졌다. 무드라는 쁘라나, 차끄라, 꾼달리니를 일깨우고, 진보된 수행자에게 뛰어난 싯디siddhi(심령능력)를 선사하는 고도의 수행법이다.

무드라와 쁘라나

무드라를 수련하는 동안 태도와 자세를 몸에 익혀서 육체(annamaya

kosha), 마음체(manomaya kosha), 생기체(pranamaya kosha)와 직접 연결되어 있음을 입증하게 된다. 처음에, 이것은 수련자에게 인체의 생명력 흐름의 자각을 발달시킨다. 궁극적으로, 그것은 체(kosha) 내부에 생명력의 균형을 확립하고, 고도의 의식 상태를 유발하도록 미묘한 에너지를 위쪽의 차끄라로 방향전환 시킬 수 있게 한다.

에너지가 빛이나 소리파장의 형태로 거울이나 벽면에 의해 전환되는 것과 아주 똑같은 방법으로 무드라는 쁘라나를 조종한다. 나디와 차끄라는 일반적인 육체를 벗어나서 외부세계로 흩어지는 끊임없는 쁘라나를 방사한다. 무드라 수련을 통한 인체 내의 방어벽 설치로 에너지는 내부로 방향전환하게 된다. 예를 들면, 샨무키 무드라(shanmukhi mudra)에서 손가락으로 눈을 덮는 것에 의해, 눈을 통해 방사되던 쁘라나가 역으로 비추어 지는 것이다. 같은 방법으로, 바즈라 나디(vajra nadi)를 통해 발현되는 성 에너지는 바즈롤리 무드라(vajroli mudra) 수련을 통해 뇌로 방향전환하게 된다.

딴뜨라 문헌에서는 무드라 수련으로 한번 억제된 쁘라나의 분산은, 마음이 내부로 향하게 되어 감각회수 *pratyahara*나 집중 *dharana*의 상태를 유발한다고 밝힌다. 쁘라나를 방향전환 시키는 그들의 능력 때문에, 무드라는 꾼달리니를 일깨우는 중요한 행법이 된다. 이러한 이유로 그들은 끄리야(kriya)와 꾼달리니 요가 수련에서 광범위하게 결합된다.

무드라에 대한 과학적 관점
과학적 용어로 무드라는 뇌간(腦幹) 주위의 뇌의 원시적인 부위에서 시작되는 무의식의 반사작용과 최초의 본능적인 습관형태에 접근하고 영향을 준다는 의미가 있다. 그들은 이 부위와 미묘하고, 비지성적인 관계를 확립한다. 각 무드라는 몸 마음 그리고 쁘라나(prana)에 대응해서 여러 가지를 연결시키고 많은 효과를 나타낸다. 수행자가 본능적인 습관의 형태를 벗어나 활기 있게 하고 더욱 순화된 의식을 확립하는 반복적인 자세와 몸짓이 정착되도록 만들어 내는 것이 목적이다.

요가 무드라의 5 그룹
요가 무드라는 아래에 묘사된 것처럼 대략 5 그룹으로 분류될 수 있다.
1. **하스따**hasta, 손 무드라 : 이 책에서 소개된 손 무드라는 명상적인 무드

라이다. 그들은 손에서 몸으로 방향을 바꿔서 쁘라나를 내뿜게 된다. 엄지와 검지가 붙은 무드라는 아주 미묘한 수준에서 운동신경 피질과 맞물려서, 뇌에서 손으로 내려가고 다시 되돌아가는 에너지의 고리모양을 발생시킨다. 이러한 과정을 자각하는 것은 신속히 내면화(內面化)로 이끈다. 아래의 행법들은 이러한 범주에 속한다.

 1) 갸나 무드라(Jnana mudra)
 2) 친 무드라(Chin mudra)
 3) 요니 무드라(Yoni mudra)
 4) 브하이라바 무드라(Bhairava mudra)
 5) 흐리다야 무드라(Hridaya mudra)

2. **마나mana**, 머리 무드라 : 이러한 수련형태는 꾼달리니 요가의 통합된 부분이고 그들의 많은 부분이 그 자체가 명상수련이다. 그들은 눈, 귀, 코, 혀 그리고 입술을 활용한다. 아래의 행법들은 이러한 범주에 속한다.

 1) 샴바비 무드라(Shambhavi mudra)
 2) 나시까그라 드리슈띠(Nasikagra drishti)
 3) 케차리 무드라(Khechari mudra)
 4) 까끼 무드라(Kaki mudra)
 5) 부장기니 무드라(Bhujangini mudra)
 6) 부차리 무드라(Bhoochari mudra)
 7) 아까쉬 무드라(Akashi mudra)
 8) 샨무키 무드라(Shanmukhi mudra)
 9) 운마니 무드라(Unmani mudra)

3. **까야kaya**, 자세 무드라 : 이러한 수련은 육체적 자세와 호흡과 집중이 결합해서 활용된다. 아래의 행법들은 이러한 범주에 속한다.

 1) 쁘라나 무드라(Prana mudra)
 2) 비빠리따 까라니 무드라(Vipareeta karani mudra)
 3) 요가 무드라(Yoga mudra)
 4) 빠쉬니 무드라(Pashinee mudra)
 5) 만두끼 무드라(Manduki mudra)

6) 따다기 무드라(Tadagi mudra)

4. **반다bandha**, 잠금 무드라 : 이러한 수련들은 무드라와 반다가 결합된다. 그들은 쁘라나(氣)로 시스템을 가득 채우고 꾼달리니가 일깨워지도록 준비시킨다. 아래의 행법들은 이러한 범주에 속한다.
    1) 마하 무드라(Maha mudra)
    2) 마하 브헤다 무드라(Maha bheda mudra)
    3) 마하 베드하 무드라(Maha vedha mudra)

5. **아다라adhara**, 회음 무드라 : 이러한 행법들은 쁘라나를 낮은 센터에서 뇌로 방향전환 시킨다. 성 에너지를 승화시키는 것과 관련된 무드라는 이 그룹이다. 아래의 행법들은 이러한 범주에 속한다.
    1) 아쉬위니 무드라(Ashwini mudra)
    2) 바즈롤리/사하졸리 무드라(Vajroli/Sahajoli mudra)

이러한 그룹과 대뇌피질의 상당한 부위가 서로 접촉을 유지하고 있다. 머리와 손 무드라의 비교적 많은 숫자는 이 두 부분으로부터 들어오는 정보의 효능과 해석이 피질의 약 50%를 차지한다는 사실을 나타낸다.

무드라는 아사나와 쁘라나야마 어떤 것과 결합해서 하거나 그 이후에 행한다. 이 책에 소개된 무드라는 요가적 문헌에서 밝혀 놓은 것의 작은 발췌에 불과하다. 무드라에 관한 더 많은 정보는 비하르 요가학교에서 출간한《요가와 끄리야》,《요가 다르샨》그리고《하타 요가 쁘라디삐까》를 참고하라.

갸나 친 무드라 JNANA CHIN MUDRA

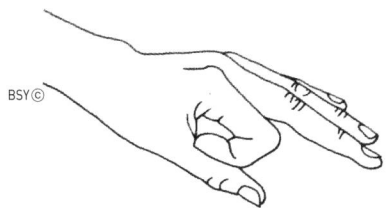

지혜 무드라(Jnana Mudra)
1. 편안한 명상자세를 취한다.
2. 검지를 구부려서 엄지 안쪽 뿌리부위에 닿게 한다. 양손의 나머지 세 손가락은 곧게 펴서 이완하고 약간 벌려 놓는다.
3. 손바닥이 아래를 향하게 한 채 손을 무릎에 놓는다.
4. 손과 팔을 이완한다.

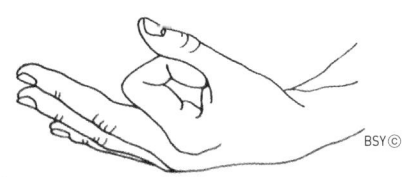

의식 무드라(Chin Mudra)
1. 친 무드라는 손등을 무릎에 놓고, 양 손바닥이 위를 향하는 것을 제외하면, 갸나 무드라와 같은 방식으로 행한다.
2. 손과 팔을 이완한다.

순서 : 달리 특별한 경우가 아니라면, 이 두 무드라 중 하나는 명상 수련할 때마다 취해야 한다.

효과 : 갸나 무드라와 친 무드라는 간단하지만 명상자세를 더욱 강력하게 하는 정신 신경의 손가락 안전장치이다. 손바닥과 손가락은 끊임없이 에너지를 내뿜는 많은 신경근 말단을 가지고 있다. 손가락이 엄지에 닿을 때, 보통은 자연환경 속으로 흩어져버리는 에너지를 몸과 뇌 쪽으로 되돌아가도록 하는 회로가 생성된다.

손가락과 손이 무릎에 놓일 때, 무릎이 민감해져서, 몸속으로 쁘라나를 방향전환 시키고 유지하도록 하는 또 다른 쁘라나적 회로를 만들어낸다. 게다가, 무릎에 놓여있는 손은, 무릎에서 나와 대퇴부 안쪽으로 상승해서 회음으로 들어가는 나디를 자극한다. 이 나디는 굽따gupta(숨은)나디로 알려져 있다. 이 통로가 민감해지면 물라다라 차끄라의 에너지를 자극하는데 도움이 된다.

친 무드라로 손바닥을 위로 향할 때, 가슴부위가 활짝 열린다. 수련자는 갸나 무드라에서는 결여된 밝음과 수용성(受容性)의 느낌을 경험할 수 있다.

변형 : 갸나와 친 무드라는 종종 엄지와 검지 끝을 맞대고 원을 만들어서 한다. 초보자는 이러한 변형이 장시간 동안의 명상으로 몸의 자각을 잃어버렸을 때 엄지와 검지가 더 쉽게 분리되어서, 덜 안전하다는 것을 알게 될 것이다. 다른 점에서는, 이 변형은 기본적인 자세로서 효과적이다.

수련 참고 : 친 또는 갸나 무드라의 효과는 매우 미묘하고, 확립된 의식의 변화를 지각하기 위한 수련자의 한 부분에서 대단한 감수성이 요구된다. 그러나 수련으로 마음이 무드라에 조절되고 명상상태로 들어가기 위한 징후가 나타났을 때 전해진다.

참고 : 갸나jnana란 단어는 '지혜' 또는 '지식'을 의미한다. 그래서 갸나 무드라는 직관적인 지혜의 무드라이다. 반면에, 친chin은 '의식'을 뜻하는 단어 치뜨chit 또는 칫따chitta에서 유래한다. 그래서 친 무드라는 의식의 무드라이다.

상징적으로, 소지, 약지 그리고 중지는 세 구나guna(본성)를 의미한다. 즉 따마스tamas(불활동), 라자스rajas(활력과 창조력), 삿뜨와sattwa(광명과 조화). 의식이 무지에서 지식으로 나아가기 위해서 이러한 세 가지 상태는 초월되어야 한다. 검지는 지바뜨마jivatma(개별적인 의식)를 의미하고, 엄지는 지고(至高)의 의식을 상징한다. 갸나와 친 무드라는 비길 데 없는 힘을 인정하고, 개별의식(검지)이 지고(至高)의 의식(엄지)에 머리를 숙이고 있다. 그러나 궁극적으로 두 능력의 합일과 요가의 완성을 상징하면서, 검지는 엄지에 맞닿아 있다.

요니 무드라 YONI MUDRA

자궁 또는 근원 무드라(Yoni Mudra)
1. 머리와 척추를 바르게 펴고 편한 명상자세를 취한다.
2. 손을 합장하고 엄지를 펴서 끝이 몸에서 멀어지게 한다.
3. 검지의 지문부위를 붙여놓은 채, 소지, 약지 그리고 중지를 안으로 구부려서 손가락 뒤가 닿게 한다.
4. 소지, 약지 그리고 중지를 깍지 낀다.
5. 엄지를 몸 쪽으로 가져가서 요니 또는 자궁 모양으로 지문부위를 맞댄다.

효과 : 이 수련에서 손가락을 깍지 끼는 것은 오른손에서 왼손으로 그리고 반대로도 에너지가 완전히 교차하여 결합되는 것을 만들어낸다. 몸에서 에너지가 조화로울 뿐만 아니라, 뇌의 우반구와 좌반구의 활동을 조화롭게 하는데 도움이 된다. 검지와 엄지 끝을 맞붙여놓는 것은 쁘라나의 흐름을 더욱 강하게 한다.

이 무드라는 명상에서 몸과 마음을 더욱 안정시키고 집중력, 자각 그리고 내부의 육체 이완을 더욱더 발달시킨다.

다른 경우라면 흩어져버릴 쁘라나를 몸속으로 방향전환 시킨다. 가슴부위를 펴는데 도움이 되도록 이 무드라를 행할 때 팔꿈치는 자연스럽게 옆을 향하게 한다.

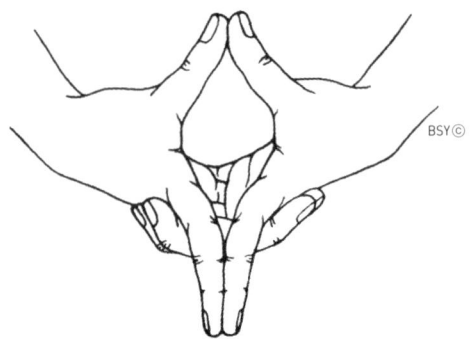

변형 : 요니 무드라는 소지, 약지 그리고 중지를 안으로 넣지 않고 깍지 껴서 행해도 된다. 엄지는 펴진 검지 앞에서 교차하거나, 지문부위를 맞대서 몸쪽으로 펴도 된다.

참고 : 요니yoni란 단어는 '자궁' 또는 '근원'을 의미한다. 요니 무드라는 창조의 자궁 또는 근원에 본래부터 있는 근본적인 에너지를 구한다.

브하이라바 무드라 BHAIRAVA MUDRA

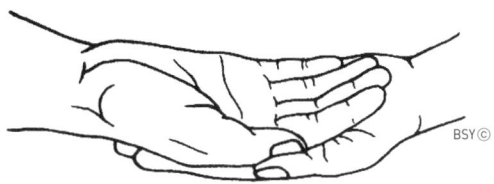

사나운 또는 무서운 무드라(Bhairava Mudra)
1. 머리와 척추를 바르게 펴고 편한 명상자세를 취한다.
2. 왼손 위에 오른손을 얹어서, 양 손바닥이 위를 향하게 한다.
   양손을 포갠 다리위에 놓는다.
3. 몸을 움직이지 않은 채, 눈을 감고 전신을 이완한다.

변형 : 왼손을 오른손 위에 올려놓고 수련할 때 브하이라비 무드라(Bhairavi mudra)라고 부른다. 브하이라비는 브하이라바와 한 쌍을 이루는 여성을 위한 것이다.

참고 : 브하이라바는 우주의 해체와 관련된 측면인, 쉬바Shiva신의 사나운 또는 무서운 모습이다. 두 손은 이다와 삥갈라 나디를 의미하고, 개인의식과 지고(至高)의 의식의 합일을 상징한다.
브하이라바 무드라는 쁘라나 무드라에서 사용된다. 그것은 또한 호흡과 명상을 수련하는 동안 활용될 수 있다.

흐리다야 무드라 HRIDAYA MUDRA

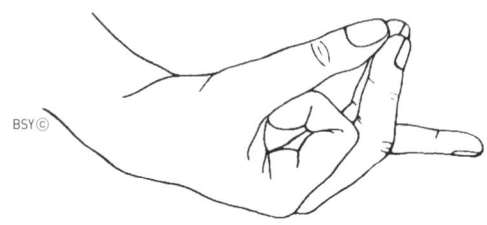

심장 무드라(Hridaya Mudra)
1. 머리와 척추를 곧게 펴고 편한 명상자세로 앉는다.
2. 친 그리고 갸나 무드라에서처럼 검지 끝을 엄지 뿌리에 놓고, 중지와 약지 끝을 엄지 끝에 맞대서 나란히 놓는다. 소지는 곧게 펴 놓는다.
3. 손바닥을 위로 한 채 손을 무릎 위에 놓는다.
4. 몸을 움직이지 않고, 눈을 감아 전신을 이완한다.

지속시간 : 이 수련은 30분까지 행해도 된다.
의식 : 육체 - 가슴 부위의 호흡에.
정신 - 아나하따 차끄라.
효과 : 이 무드라는 쁘라나의 흐름을 손에서 심장부위로 전환하고, 심장의 생명력을 증진시킨다. 중지와 약지는 심장과 연결된 나디와 직접적으로 관련이 있고, 엄지는 손으로부터 이러한 나디로 쁘라나의 흐름을 전환하는, 쁘라나적인 회로와 밀접하고 활력제로서 작용한다. 따라서 흐리다야 무드라는 심장병 특히, 허혈성심질환(虛血性心疾患)에 유익하다. 그것은 아주 간단해서 심각한 상황에서 안전하고 쉽게 사용될 수 있다. 심장은 감정의 장소이다. 흐리다야 무드라는 억눌린 감정을 풀고 마음의 짐을 더는데 도움이 된다.

샴바비 무드라 SHAMBHAVI MUDRA

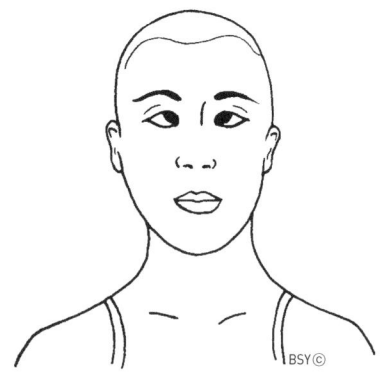

미간응시 무드라(Shambhavi Mudra)

1. 편한 명상자세로 앉는다.
2. 머리와 척추를 바르게 세우고 손을 무릎에 친 또는 갸나 무드라로 놓는다.
3. 눈을 감고 전신을 이완한다.
4. 이마, 눈 그리고 눈 뒤쪽을 포함하여 얼굴 근육 전체를 이완한다.
5. 서서히 눈을 뜨고 머리아 전신을 완전히 고요히 한 채, 앞쪽이 고정된 한 점을 바라본다.
6. 눈을 미간센터에 초점을 맞춘 채, 위쪽과 안쪽을 바라본다.
7. 머리는 움직여서는 안된다.
8. 두개의 곡선모양의 눈썹이 바르게 실행될 때 코의 근저부에서 V자 모양을 형성하게 된다. 이 점은 눈썹 중앙에 위치한다. 만약 V자 모양을 볼 수 없다면, 눈이 한 점에 집중되지 않은 것이다.
9. 처음엔 단지 몇 초 동안만 응시한다.
10. 가장 약한 느낌으로 긴장을 풀어놓는다.
11. 눈을 감고 이완한다.
12. 치다까샤chidakasha(감은 눈앞의 어두운 공간)에서 고요하게 명상하고 생각의 흐름들을 일시 정지하도록 한다.

호흡 : 눈의 움직임을 숙달한 이후에, 호흡과 맞춘다.

　　　　눈을 위로 치켜 뜰 때 서서히 들이쉰다.

　　　　무드라를 유지하는 동안 숨을 참는다.

　　　　눈을 내릴 때 서서히 내쉰다.

횟수 : 5회로 시작해서 몇 달에 걸쳐 10회까지 점진적으로 증가시킨다.

주의사항 : 눈은 아주 민감하다. 따라서 최종자세를 너무 오랫동안 행하지 말아야 한다. 만약 신경이 약하거나 어떤 손상이라도 있다면, 망막분리가 발생할 수 있다. 어떤 무리함이 느껴지면 자세를 푼다.

금기 : 녹내장, 당뇨병성 망막증, 백내장 수술을 바로 받은 사람, 렌즈를 끼우거나 눈에 다른 수술을 받은 경우는 전문가의 지도 없이 수련해서는 안된다.

효과 : 육체적으로, 샴바비 무드라는 눈 근육을 강화하고 눈에 쌓인 긴장을 해소한다.

　　　　정신적으로, 마음을 고요하게 하고, 감정적 스트레스와 화를 제거한다. 집중력, 마음의 안정, 무념의 상태를 발달시킨다. 샴바비 무드라의 규칙적인 수련은 송과선의 퇴화를 지연시키고 따라서 감성발달의 균형을 위해 8살 아이부터 추천된다.

고급 수련 : (내부 샴바비 무드라)

　　　　눈을 뜬 채 샴바비 무드라가 숙달되면, 눈을 감고 행해도 된다. 이것은 의식이 더욱 내면화되기 때문에 더욱 강력한 수련이다. 눈을 풀지 않도록 주의하고 그것을 자각할 수 없다면 수련을 중지한다. 눈을 감고 있을 지라도, 눈은 여전히 내부의 위쪽을 항상 확실히 응시한다.

수련 참고 : 샴바비 무드라는 끄리야 요가의 통합된 부분이다. 아갸 차끄라를 일깨우는 강력한 행법이고 그 자체로 명상수련이다. 오랜 기간 동안의 수련으로 심원한 경험을 할 수 있다. 그러나 오직 구루의 지도하에서 행해야 한다. 샴바비 무드라는 사자자세처럼 아사나와 결합해서 할 수 있다.

참고 : 샴바비Shambhavi는 샴부Shambhu의 아내 또는 배우자이고 샥띠와 쉬바신의 두 측면이다. 전통에 따르면, 샴부는 샴바비에게 고도의 의식을 획득하는 수단으로써 샴바비 무드라 수련을 가르쳤다. 이 무드라의 수련으로 수련자의 내부에 고도의 의식을 유발할 것이라는 의미로, 샴

부를 자극해서 그가 나타나게 된다고 말한다. 이 수련은 또한 브루마디아 드리슈띠bhrumadhya drishti로서 알려져 있다. 즉 브루bhru는 '미간', 드리슈띠drishti는 '응시'를 의미한다. 따라서 이것은 미간 응시 수련이다.

나시까그라 드리슈띠 NASIKAGRA DRISHTI

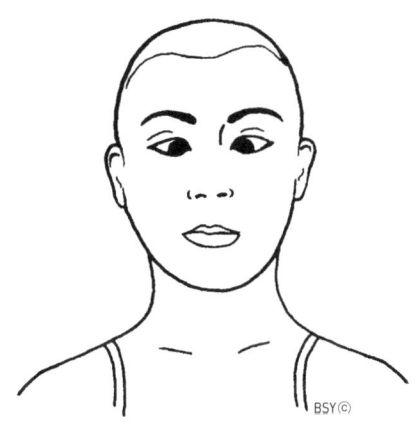

코끝 응시(Nasikagra Drishti)
준비수련 : 처음에는 코끝에 초점을 맞추는 것이 어려울 수 있다.
　이것의 극복을 위해, 검지를 들어서 눈에서 팔길이만큼 떨어진 곳에 초점을 맞춘다.
　그곳에 지속적으로 초점을 맞춘 채, 서서히 코로 손가락을 가져간다.
　손가락이 코끝에 닿을 때, 눈은 여전히 손끝에 초점이 맞추어져 있어야 한다.
　눈의 초점을 코끝으로 옮긴다.
　결국 이 방법이 필요 없게 되고 눈은 즉시 코끝에 의지대로 고정된다.
본 수련 : 1. 머리와 척추를 곧게 세우고 편한 명상자세로 앉는다.

2. 친 또는 갸나 무드라로 손을 무릎에 놓는다.
3. 눈을 감고 전신을 이완한다.
4. 눈을 뜨고 코끝에 초점을 맞춘다.
5. 어떻게든 눈을 무리하지 않는다.
6. 눈이 올바르게 초점 맞춰졌을 때 두개의 콧등선이 보인다. 코끝에서 이 두개의 선이 모아지면 역전된 V자 모양이 형성된다.
7. V자의 정점에 집중한다.
8. 다른 모든 생각을 제거하기 위해 수련에 완전히 열중하려고 노력한다.
9. 몇 초 후에, 눈을 감고 수련을 반복하기 전에 그들을 이완한다.
10. 5분까지 계속한다.

호흡 : 눈이 아래쪽으로 초점이 맞춰질 때까지 시작단계에서는 자연스럽게 호흡해야 한다.

나중에 날숨 후 지식호흡 없이 들숨 후 지식호흡(antar kumbhaka)을 겸하여 수련할 수 있다.

들숨 후 지식호흡을 겸해서 수련할 때, 눈은 마시기와 내쉬기를 하는 동안 감는다.

의식 : 눈을 뜨고 있을지라도, 이 수련의 목적은 자기성찰을 하기 위함이다. 뜬 눈은 외부세계를 자각해서는 안된다. 눈은 코끝에 초점을 맞추고 마음에 집중한다.

수련 시간 : 코끝 응시는 이른 아침이나 잠들기 전 늦은 밤이 이상적일지라도, 하루 중 어느 때라도 수련해도 된다.

금기 : 샴바비 무드라와 같다.

우울증을 겪고 있는 사람은 이러한 내향적인 수련은 피한다.

효과 : 코끝 응시의 효과는 뜨라따까trataka와 비슷하다(샤뜨까르마를 참고). 화와 혼란된 마음상태를 진정시키는 탁월한 행법이다. 집중력을 발달시킨다. 만약 장시간 동안 자각한 상태로 실행하면, 물라다라 차끄라를 일깨우는데 도움이 되고 명상상태를 유발한다. 수행자의 의식을 심령적, 정신적인 영역으로 이끈다.

참고 : 나시nasi는 '코', 까그라kagra는 '끝', 그리고 드리슈띠drishti는 '응시'를 의미한다. 이 수련의 다른 이름은 아고차리 무드라agochari mudra인데, '감각 인식 너머의', '미지의', '눈에 보이지 않는'을 의미하는 산스끄리뜨 단어 아고차람agocharam에서 유래한다. 따라서 이 무드라는 수련자의 통상적인 의식을 초월하게 한다.

상징적으로, 코끝 응시에서 콧등은 척수와 관련된다. 정상은 눈썹 중앙인 아갸 차끄라이고, 바닥은 코끝인 물라다라 차끄라이다. 샴바비 무드라가 미간센터의 응시로 아갸 차끄라를 활성화하는 것이 목적인 것처럼, 나시까그라 드리슈띠는 코끝 응시로 물라다라 차끄라를 활성화하는 것이 목적이다.

케차리 무드라 KHECHARI MUDRA

혀 잠금 무드라(Khechari Mudra)
　1. 머리와 척추를 곧게 펴고 편한 명상자세, 되도록이면 연꽃자세 또는 싯다/싯다 요니 아사나로 앉고 손을 친 또는 갸나 무드라를 취한다.
　2. 전신을 이완하고 눈을 감는다.
　3. 혀를 위쪽과 뒤쪽으로 구부려서 아래 표면이 입천장 위쪽에 닿도록 한다.
　4. 편안한 상태에서 혀끝을 멀리 뒤쪽으로 늘인다.
　5. 무리하지 않는다.
　6. 웃자이 쁘라나야마를 실행한다.
　7. 깊고 서서히 호흡한다.
　8. 가능하면 오랫동안 유지한다.
　9. 처음에는 약간의 불편감이 있고 웃자이 쁘라나야마는 목을 자극할 수 있다. 그러나 수련으로 그것은 더욱 익숙해질 것이다.
　10. 혀가 피로해지면 이완하고 수련을 반복한다.

호흡 : 호흡수가 1분에 5, 6회가 될 때까지 몇 달에 걸쳐서 호흡수를 점차 줄인다.

지속 시간 : 5~10분 동안 수련한다. 케차리 무드라는 다른 요가수련과 함께해도 된다.

의식 : 육체 - 목.
　　　　정신 - 비슛디 차끄라. 명상수련의 진행에 따라서 의식할 곳은 바뀔 수 있다.

주의사항 : 쓴 분비액이 느껴지면 그만둔다. 그러한 분비는 시스템의 독소의 신호이다.

금기 : 혀 궤양과 다른 일반적인 입의 질환은 이 수련을 일시적으로 방해한다.

효과 : 입과 비강의 뒤쪽에 위치하는 수많은 압력 점들을 자극한다. 이러한 점들은 전신에 영향을 미친다. 수많은 분비샘이 마사지되고 호르몬과 침의 분비가 자극된다. 배고품과 목마름의 느낌을 줄여주고, 내면의 안정과

고요함을 일으킨다. 몸의 생명력을 보존하고 내면치료에 특히 유익하다. 케차리는 웃자이 호흡법과 결합해서 진통사이에 수련할 때 출산하는 여성에게 효과적이다. 그러나 이런 방식으로 사용하기 전에, 여성은 수련에 철저히 숙련되어야 한다. 웃자이와 케차리는 척추 쪽과 앞쪽 심령통로의 자각을 발달시키기 위해 결합해서 사용된다. 궁극적으로, 이 무드라는 쁘라나를 자극하고 꾼달리니 샥띠를 일깨울 잠재력이 있다.

수련 참고 : 이 수련의 숙련된 하타 요가의 형태는 혀 아래의 소대(小帶)를 조심스럽게 잘라서 비강(鼻腔)으로 바로 들어갈 수 있게 하고, 거기에 있는 중요한 심령센터를 자극하는 것을 의미한다. 그러나 여기서 케차리 무드라의 이러한 형태는 외부세계와의 상호작용에 부적당한 영향을 미치기 때문에 권장되지 않는다.

참고 : 케차리khechari란 단어는 케khe는 '하늘', 차리아charya는 '움직이는 사람'을 의미하는 산스끄리뜨의 두 어근에서 유래한다. 케차리 무드라는 빈두bindu 즉 정문(頂門) 뒤쪽에 위치하는 점에서 분비되고, 비슛디 차끄라에서 모아지는 감로 또는 불로장생의 영약인 암리따amrita와 관련된다(이 과정에 대한 더 자세한 정보는 요가의 정신생리학 장을 보라). 요기는 이 수련의 완성으로 비슛디에서 떨어지는 암리따를 끌어들일 수 있고, 배고픔과 목마름을 극복하며, 전신이 다시 젊어지게 된다.
케차리에 관한 부가적인 정보는 비하르 요가학교 출판물인 《요가 다르샨》과 《하타요가 쁘라디삐까》를 참고하라.

까끼 무드라 KAKI MUDRA

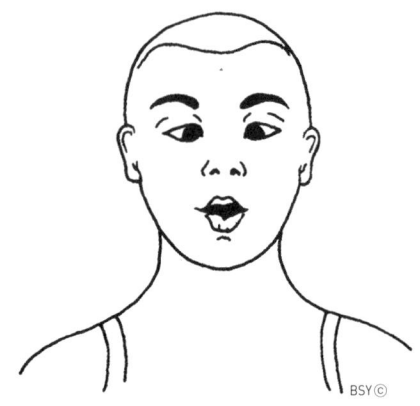

까마귀의 부리 무드라(Kaki Mudra)
1. 머리와 척추를 곧게 세우고 편한 명상자세로 앉아 손을 친 또는 갸나무드라로 무릎에 놓는다.
2. 눈을 감고 몇 분간 전신을 이완한다.
3. 눈을 뜨고 코끝에 두 눈을 응시해서 나시까그라 드리슈띠를 실행한다.
4. 수련하는 동안 내내 눈을 깜박거리지 않도록 노력한다.
5. 공기가 들어올 것처럼 새의 부리모양으로 입술을 오므린다.
6. 혀는 이완되어 있어야 한다.
7. 오므린 입술을 통해서 숨을 깊고 서서히 들이쉰다.
8. 숨 마시고 나서 입술을 닫고 코를 통해 서서히 내쉰다.
9. 3~5분간 이 과정을 반복한다.

지속 시간 : 이 수련은 장시간 동안 지속해도 된다. 그러나 눈에 무리가 가지 않도록 주의한다.
의식 : 호흡의 흐름과 소리에 자각하고, 코끝에.
순서 : 이 무드라는 몸의 열평형을 회복하고 뜨겁게 하는 호흡법 이후에 행한다.
수련 시간 : 이른 아침이나 늦은 밤에 행하는 것이 최상일지라도, 하루 중 어느

때라도 행해도 된다. 추운 날씨에 행해서는 안 된다.

주의사항 : 까끼 무드라는 코의 정상적인 여과작용과 공기조절 기능이 무시되기 때문에 오염된 환경이나 극도로 추운 날씨에서의 수련은 피한다.

금기 : 우울증, 저혈압, 만성 변비를 겪고 있는 사람.

효과 : 몸과 마음을 상쾌하게 하고, 마음의 긴장을 가라앉히며, 고혈압을 완화시킨다. 나시까그라 드리슈띠의 효과에 덧붙여서, 이 수련에서 입술을 오므리는 행위는 입술 표피와 들이마신 공기를 함께 접촉하게 해서, 보통 소화과정을 돕는 소화액 분비를 자극한다. 또한 혈액을 정화한다.

수련 참고 : 수련자는 이 행법을 실행하기 전에 나시까그라 드리슈띠에 완전히 숙달돼 있어야 한다. 눈은 수련 내내 뜨고 있어야 하고 나시까그라 드리슈띠를 계속해야 한다. 만약 눈이 피로해지면, 다시 수련하기 전에 필요한 만큼 오랫동안 눈을 휴식한다.

참고 : 까끼kaki란 단어는 '까마귀'를 의미한다. 까끼 무드라는 마시는 동안의 입모양이 까마귀의 부리를 닮아서 그렇게 불린다. 까마귀와 관련지어 생각할 때, 오래 살고 질병으로부터 자유롭고자 한다면 이 무드라를 규칙적으로 수련해야 한다.

이 무드라는 또한 쉬딸리, 시뜨까리 호흡법과 아주 비슷해서 호흡 수련으로 간주된다.

부장기니 무드라 BHUJANGINI MUDRA

코브라 호흡 무드라(Bhujangini Mudra)
1. 편한 명상자세로 앉는다.
2. 눈을 감고 전신, 특히 복부를 이완한다.
3. 턱을 약간 앞쪽과 위쪽으로 밀어낸다.
4. 입을 통해 공기를 빨아들이려고 노력하고, 물을 마시는 것처럼 연속적으로 벌컥벌컥 마셔 그것을 폐가 아닌 위장으로 밀어 넣는다.
5. 가능한 한 많이 위장을 팽창한다.
6. 편안한 한 오랫동안 내부에 보유하고, 트림으로 그것을 배출한다.

횟수 : 보통의 목적인 경우 3~5회면 충분하다. 특별한 질환인 경우 더 많이 반복해도 된다.

순서 : 이 무드라는 언제든지 수련해도 되지만, 장세척(shankhaprakshalana) 행법 이후에 실행할 때 특히 강력하다.

효과 : 식도 벽과 소화액을 분비하는 샘을 활기 있게 한다. 위장 전체를 정상화하고, 정체된 공기를 제거하며, 복부질환을 완화하는데 도움이 된다. 위장에 공기를 함유하고 있으면 수련자를 얼마간은 물에 떠있게 할 수 있다.

부차리 무드라 BHOOCHARI MUDRA

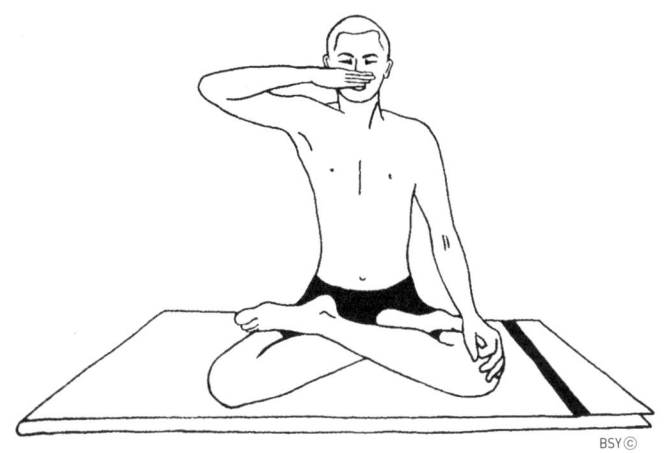

허공 응시 무드라(Bhoochari Mudra)

1. 머리와 척추를 곧게 하고 왼손을 친 또는 갸나 무드라를 한 채 편한 명상자세로 앉는다.
2. 눈을 감고 전신을 이완한다.
3. 눈을 뜨고 얼굴 앞쪽으로 오른손을 들어올린다.
4. 팔꿈치는 몸의 측면에 위치하도록 한다.
5. 모든 손가락을 붙이고 손바닥을 아래로 한 채, 손을 수평으로 유지한다.
6. 엄지손가락의 측면이 윗입술의 끝에 닿도록 한다.
7. 새끼손가락의 끝에 눈의 초점을 맞추고 눈의 깜박거림 없이 1분 정도 열심히 응시한다.
8. 손가락 끝에 의식을 지속적으로 유지하려고 노력한다.
9. 1분 정도 후에 손을 제거한다. 그러나 얼굴 앞에 새끼손가락이 있었던 장소의 허공에 응시하기를 계속한다.
10. 깜박거리지 않도록 노력한다.
11. 허공의 이 점에 완전히 열중하도록 한다.

12. 동시에 어떤 생각의 흐름을 자각한다.
13. 의식지각 영역에서 밖의 사건을 인식하지 않도록 하고, 오직 허공만을 자각한다.
14. 5~10분간 수련을 지속한다.

금기 : 샴바비 무드라처럼.

효과 : 나시까그라 드리슈띠 그리고 샴바비 무드라와 같다. 집중력과 기억력을 발달시킨다. 마음을 가라앉히고 내부로 향하게 하며, 화를 많이 내는 사람에게 특히 유익하다.

수련 참고 : 부차리 무드라는 거의 어떤 자세나 장소에서도 행해도 된다. 그러나 뚫린 벽이나 하늘 또는 잔잔한 수면처럼 열린 공간을 마주하고 수련하는 것이 가장 좋다. 주의를 어지럽히는 눈에 보이는 방해물이 없어야 한다.

참고 : *부차리 무드라는 명상의 준비로서 그리고 그 자체를 명상행법으로서 활용해도 된다. 그것은 다라나dharana 즉 이완된 집중의 명상 상태를 달성하는 방법으로써 외부에 초점을 맞추는 행법을 특징으로 하는 그룹에 속한다. 그것은 나시까그라 드리슈띠 그리고 샴바비 무드라와 같은 종류로, 셋 모두 뜨라따까trataka의 형태들이다.*

아까쉬 무드라 AKASHI MUDRA

내부 공간 자각 무드라(Akashi Mudra)
1. 편안한 명상자세로 앉는다.
2. 눈을 감고 몇 분간 전신을 이완한다.
3. 케차리 무드라처럼 혀를 입천장에 대고 뒤로 구부린다.
4. 웃자이 호흡법과 샴바비 무드라를 행한다.
5. 동시에 머리를 뒤로 45° 기울인다.
6. 팔을 곧게 펴고 팔꿈치를 고정해, 손으로 무릎을 압박한다.
7. 웃자이로 깊고 서서히 숨을 들이쉰다.
8. 편안함을 느낄 수 있는 한 오래 계속한다.
9. 팔꿈치를 구부리고 케차리와 샴바비 무드라를 풀어놓는다.
10. 웃자이를 멈추고 머리를 바른 자세로 돌아온다.
11. 몇 초 동안 자연스럽게 호흡하고 다음 회를 시작하기 전에 내부 공간을 자각한다.

횟수 : 1~3회에서 시작해 5회까지 점진적으로 증가시킨다. 무드라의 시간을 아주 서서히 증가시키면서, 가능한 한 최종자세를 오랫동안 유지한다.

의식 : 아갸 차끄라.

주의사항 : 현기증이 느껴지면 수련을 멈춘다. 이 행법은 전문가의 지도하에서 서서히 배워야 한다.

금기 : 고혈압, 현기증, 뇌질환, 간질이 있는 사람.

효과 : 이 수련은 꿈바까, 웃자이, 샴바비, 케차리 그리고 나시까그라 드리슈띠의 효과를 포함한다. 고요함과 평정을 유발하고, 감각조절을 발달시킨다. 그것이 완전해질 때, 생각의 흐름을 억제하고 더 높은 의식 상태를 초래한다.

변형 : 아까쉬 무드라는 또한 지식호흡와 함께 수련해도 된다. 위에 묘사한 것처럼 실행한다. 머리를 뒤로 젖히면서 들이쉰다. 최종자세에서 들숨 후 지식호흡을 한다. 머리를 서서히 시작자세로 들어 올리면서 내쉰다.

수련 참고 : 수련자는 아까쉬 무드라를 행하기 전에 웃자이, 케차리 그리고 샴

바비 수련에 완전히 정통할 것을 권장한다. 머리를 뒤로 젖혀서 처음 웃자이 호흡법을 행할 때 목이 자극될 수 있다. 그러나 수련으로 더 편안해진다.

참고 : 부차리처럼, 아까쉬 무드라는 다라나dharana 즉 이완된 집중의 명상 상태를 달성하는 방법으로써 외부에 초점을 맞추는 행법을 특징으로 하는 그룹에 속한다.
해설은 무르차 호흡법을 참고하라.

샨무키 무드라 SHANMUKHI MUDRA

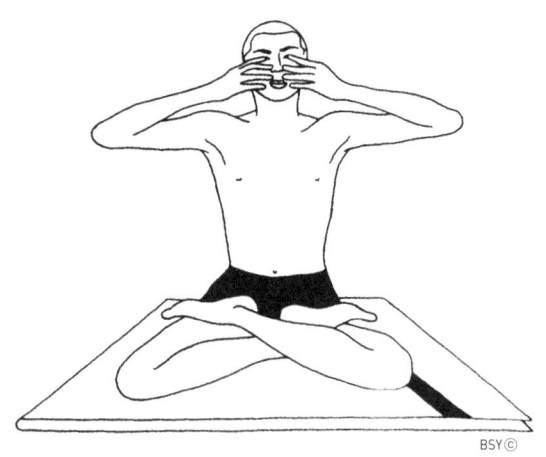

7문 닫기 무드라(Shanmukhi Mudra)
1. 만약 가능하다면 싯다/싯다 요니 아사나로 앉는다. 그렇지 않다면 편안한 명상자세로 앉고 회음부위를 압박하기 위해 회음 아래에 작은 방석을 놓는다.
2. 머리와 척추를 곧게 유지한다.
3. 눈을 감고 손을 무릎에 놓는다.

4. 전신을 이완한다.
5. 팔꿈치를 측면으로 해서 얼굴 앞으로 팔을 들어올린다.
6. 엄지로 귀를 막고, 검지로 눈을, 중지로 콧구멍을, 약지와 소지로 입술의 위와 아래에 놓는다.
7. 가운데 손가락으로 압박을 풀어 콧구멍을 연다. 완전한 요가적 호흡법을 활용해서 깊고 서서히 들이쉰다.
8. 마시기의 끝에 가운데 손가락으로 콧구멍을 닫는다.
9. 편안한 한 오랫동안 들숨 후 지식호흡을 한다.
10. 빈두(bindu), 아갸, 또는 아나하따 차끄라 부위에서 어떤 소리의 출현이 있는지 들으려고 노력한다.
11. 많은 소리가 있거나 전혀 없을 것이다. 단지 들으라.
12. 잠시 후에, 가운데 손가락의 압박을 풀고 서서히 숨을 내쉰다.
13. 이것이 1회이다.
14. 다음 회를 시작하기 위해 즉시 숨을 다시 들이쉰다.
15. 수련하는 동안 내내 이러한 방식으로 계속한다.
16. 수련을 마치기 위해, 눈을 감은 채로 손을 무릎으로 내리고 외부 소리와 육체의 자각에 의해 서서히 마음을 외부로 향하기 시작한다.

호흡 : 이 행법은 수련자가 긴 시간 동안 숨을 참을 수 있을 때 더 강력한 효과가 있다. 나디 쇼다나 쁘라나야마를 규칙적으로 수련했던 사람은 이 수련이 더 쉬울 것이다.

지속 시간 : 처음엔 5~10분 동안 수련하고, 몇 달에 걸쳐서 30분까지 점차 증가시킨다.

의식 : 빈두, 아갸 또는 아나하따 차끄라는 집중에 활용해도 된다. 중요한 점은 점진적으로 더욱 미묘한 소리를 자각하라는 것이다.

수련 시간 : 샨무키 무드라는 가장 고요할 때인 이른 아침이나 늦은 밤에 수련하는 것이 가장 좋다.

금기 : 우울증이 있는 사람은 이 수련을 피한다.

효과 : 육체적으로, 손과 손가락으로부터의 에너지와 열기는 얼굴의 신경과 근육을 자극하고 이완한다. 이 수련은 눈, 코, 목이 감염된 치료에 도움이 되고 현기증을 완화한다. 정신적으로, 내부와 외부의 자각을 조화롭게 한다. 영적으로, 제감(pratyahara) 상태를 유발한다.

수련 참고 : 미묘한 소리를 당장 들으려고 기대하지 않는다. 수련이 필요하다. 처음엔 아무 소리도 없거나 뒤범벅된 난잡한 소리만 있을지 모른다. 분명한 소리가 하나 들리면, 거기에 의식을 완전히 집중한다. 이 수련은 몇 주가 걸릴 수 있다. 감수성이 발달함에 따라, 더 어렴풋한 소리가 그 너머에서 들릴 것이다. 처음 소리를 벗어나서 더 어렴풋한 소리로 의식을 옮긴다. 다시 세 번째 소리가 두 번째 소리 뒤에서 나타나기 시작할 것이다. 이런 식으로, 더 거친 소리는 버리고 더 미묘한 소리로 옮아간다. 아름다운 소리를 따라 길을 잃어버리는 것이 목적이 아니라, 소리의 근원을 찾는 것이다.

참고 : *샨무키란 단어는 두 어근으로 이루어진다. 샨shan은 '일곱', 무키 mukhi는 '문 또는 얼굴'을 의미한다. 샨무키 무드라는 외부 지각의 일곱 문(두 눈, 귀, 콧구멍, 입)을 닫아서 내부로 의식을 방향 전환하는 것을 의미한다. 이 수련은 또한 잠긴 근원 자세baddha yoni asana, 위대한 여신 무드라devi mudra, 내부 집중 무드라parangmukhi mudra, 평형 무드라sambhava mudra로 알려져 있다.*

운마니 무드라 UNMANI MUDRA

무의식 무드라(Unmani Mudra)

1. 편한 명상자세로 앉는데, 되도록이면 싯다/싯다 요니 아사나 또는 연꽃자세로 앉는다.
2. 무리하지 않고 눈을 완전히 뜬다.
3. 숨을 깊게 들이쉬고 들숨 후 지식호흡을 하고, 몇 초 동안 머리의 뒤쪽인 빈두에 의식을 집중한다.
4. 숨을 내쉬며 척추의 차끄라를 통해 호흡과 함께 빈두에서부터 의식을 아래로 내려온다. 즉 아갸, 비슏디, 아나하따, 마니뿌라, 스와디스타나, 물라다라.
5. 눈을 서서히 감아서 의식이 물라다라에 다다랐을 때 완전히 감는다.
6. 눈을 뜨고 있을 때 조차도 의식은 내부를 바라본다. 너무 힘들게 하지 말고 그 과정이 자연스럽게 일어나도록 한다.
7. 깊이 들이쉬고 다음 회를 시작한다.
8. 5~10분간 계속한다.

금기 : 샴바비 무드라처럼.

효과 : 운마니 무드라는 명상상태를 유발하는 간단한 행법이다. 일반적인 스트레스와 흥분을 진정시킨다.

수련 참고 : 육체적으로, 이 수련은 행하기 아주 쉽다. 그러나 중요한 점은 정신적 작용에서 이루어져야 한다. 눈을 뜨고 있을 때 밖의 어떤 것이라도 인식해서는 안 된다.

참고 : 운마니unmani란 단어는 문자 그대로 '마음 없음' 또는 '생각 없음'을 의미한다. 그것은 또한 '무의식의 무드라' 또는 '명상'으로 번역될 수 있다. 운마니는 생각 너머의 상태, 대상세계에 대한 모든 애착을 떨쳐버리는 것을 뜻한다. 이 상태에서, 생각과 분석이 충돌하는 방해물 없이 마음의 기능과 작용은 일어난다. 이것은 무념의 상태unmani awastha로 알려져 있다.

쁘라나 무드라 PRANA MUDRA

에너지 기원 무드라(Prana Mudra)
1. 편한 명상자세로 앉는데, 되도록이면 손은 브하이라바 무드라를 취하고 연꽃자세 또는 싯다/싯다 요니 아사나로 앉는다.
2. 눈을 감고 전신 특히 복부와 팔, 손을 이완한다.

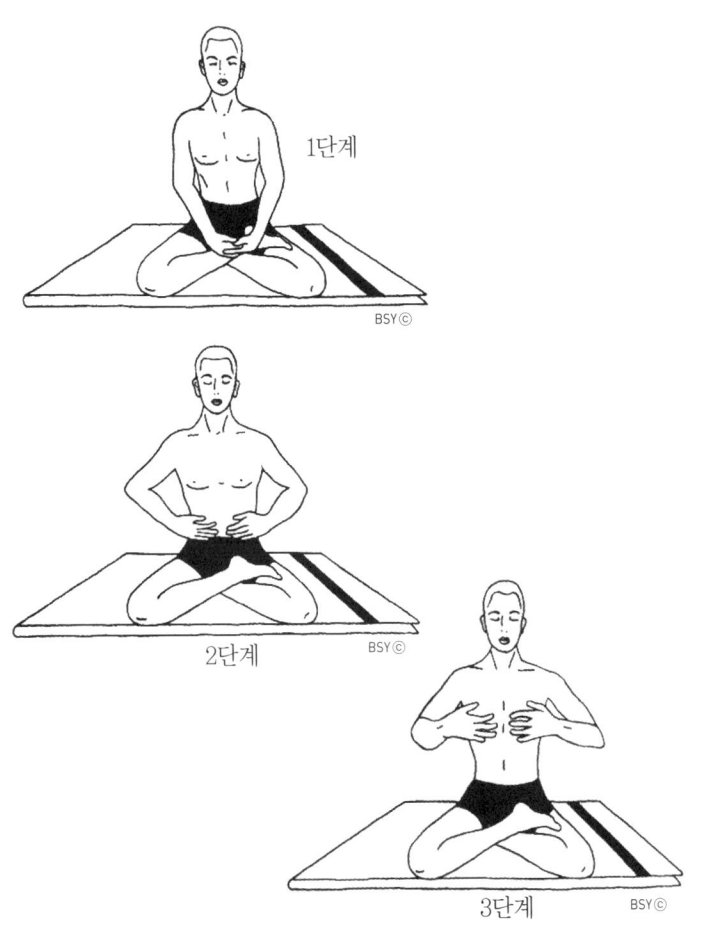

1 단계 : 1. 눈을 감은 채, 폐에서 최대의 공기량을 배출하기 위해 복부근육을 수축하면서, 가능한 한 깊게 들이쉬고 내쉰다.
2. 숨을 내쉰 채, 회음부의 물라다라 차끄라에 집중하면서 물라반다를 행한다.
3. 편안한 한 오랫동안 내쉰 숨을 유지한다.

2 단계 : 1. 물라 반다를 푼다.
2. 가능한 한 많은 공기를 폐 속으로 끌어들이기 위해 복부를 완전히 팽창하면서, 깊고 서서히 들이쉰다.
3. 동시에, 손을 배꼽 앞까지 들어올린다. 손가락을 마주향하되 닿지 않게 손을 벌리고, 손바닥은 몸통을 향한다.
4. 손의 움직임은 복부의 팽창과 함께 맞춰야한다.
5. 팔과 손은 이완한다.
6. 복부에서부터 들이쉬면서, 물라다라 차끄라로부터 척추의 마니뿌라 차끄라로 쁘라나 즉 생명에너지가 끌어올려짐을 느끼려고 노력한다.

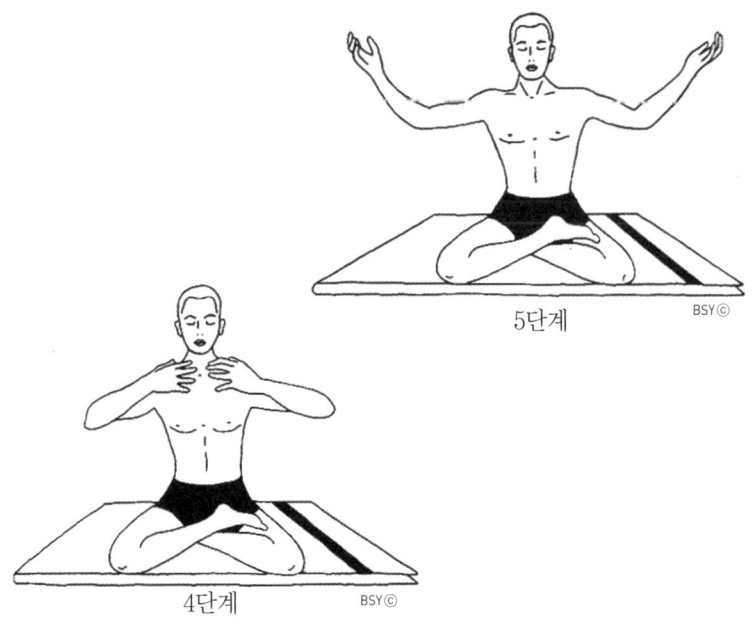

5단계

4단계

3 단계 : 1. 손을 곧바로 가슴센터 앞까지 들어 올리고 가슴을 팽창하면서 계속 들이쉰다.
2. 마시는 동안 마니뿌라에서 아나하따 차끄라로 생명에너지가 끌어올려짐을 느끼려고 노력한다.

4 단계 : 1. 어깨를 약간 들어 올려서 폐 속으로 공기를 더 빨아들여, 쁘라나가 비슛디로 끌어올려짐을 느낀다.
2. 호흡에 맞춰서 목 앞으로 손을 들어올린다.

5 단계 : 1. 팔을 옆으로 펴는 동안 숨을 내부에 참는다.
2. 최종자세에서 손은 귀와 같은 높이고, 팔은 펴되 쭉펴지 않고, 손바닥은 위를 향한다.
3. 쁘라나가 아갸, 빈두 그리고 사하스라라 차끄라로 물결처럼 퍼져나가는 것을 느낀다. 사하스라라 차끄라에 집중하고 머리에서 발산되는 순수한 빛의 오라를 시각화하려고 노력한다.
4. 전 존재가 모든 존재에게 평화의 진동을 사방으로 방사하는 것을 느낀다.
5. 어떤 식으로든 폐에 무리가지 않게 가능한 한 오랫동안 이 자세를 유지한다.
6. 내쉬면서 4, 3, 2, 1단계를 반복하면서 서서히 시작자세로 돌아온다.
7. 내쉬면서, 쁘라나가 각 차끄라에서 물라다라 차끄라에 이를 때까지 점차 하강하는 것을 느낀다. 내쉬기의 끝에 물라 반다를 행하고 물라다라 차끄라에 집중한다.
8. 그리고 나서 전신을 이완하고 자연스럽게 호흡한다.
9. 수련이 완벽해졌을 때, 수슘나 나디 속에서 흰 빛의 흐름이 오르고 내리는 것으로서 호흡을 시각화한다.

호흡 : 들이쉬기, 멈추기 그리고 내쉬기의 기간을 서서히 증가시킨다. 폐에 무리가지 않게 주의한다.

의식 : 의식은 호흡과 손의 올리기와 내리기를 일치시키면서, 물라다라에서 사하스라라로 다시 물라다라로 부드럽고 끊임없는 흐름으로 이동해야 한다.

순서 : 쁘라나 무드라는 자세와 호흡 이후 그리고 명상 전에 수련하는 것이 가장 좋지만, 언제든지 행해도 된다.

수련 시간 : 쁘라나 무드라는 떠오르는 태양을 마주보고 행하는 것이 이상적이다.

효과 : 쁘라나 무드라는 잠자는 생명에너지(prana shakti)를 일깨우고, 그것을 전신에 분배해서 강인함, 건강 그리고 자신감을 증진시킨다. 그것은 생명에너지 시스템, 나디와 차끄라 그리고 몸에서 미묘한 생명에너지의 흐름을 자각하도록 발달시킨다. 우주적인 근원으로부터 제공받은 에너지는 외적인 자세를 취함으로써 평화와 침착함의 내적 태도로 서서히 주입된다. 쁘라나 무드라는 또한 올바른 호흡을 촉진해서 쁘라나를 끌어올리므로 호흡 수련으로 간주된다.

수련 참고 : 수련의 끝에 쁘라나를 물라다라로 되돌리는 것을 기억하라.

참고 : *이 수련은 또한 평화 무드라shanti mudra로 알려져 있다.*

비빠리따 까라니 무드라 VIPAREETA KARANI MUDRA

거꾸로 된 무드라(Vipareeta Karani Mudra)
1. 비빠리따 까라니 아사나의 거꾸로 된 자세를 취한다.
2. 다리를 붙여 곧게 펴고, 머리 위로 약간 기울게 해서 눈이 곧바로 발을 보게 한다.
3. 눈을 감고 전신을 이완한다.
4. 배꼽 바로 뒤쪽인 척추상의 마니뿌라 차끄라에 의식을 고정한다.
5. 이것이 시작자세이다.
6. 웃자이 쁘라나야마로 숨을 깊고 서서히 들이쉰다.
7. 호흡을 느끼며 의식을 마니뿌라에서 목의 뒤쪽 척추에 위치하는 비슛디 차끄라로 이동한다.
8. 내쉬는 동안, 의식을 비슛디에 둔다.
9. 내쉬기의 끝에, 즉시 의식을 마니뿌라로 가져가고 같은 과정을 반복한다.
10. 자세를 편안하게 유지할 수 있는 한 오랫동안 계속한다.

횟수 : 5~7회 또는 불편감이 유발될 때까지 수련한다. 만약 머리에 압박감이 형성되면 수련을 그만둔다. 몇 달에 걸쳐서 21회까지 점진적으로 증가시킨다.
들이쉬기와 내쉬기의 길이는 수련이 더욱 편안해짐에 따라 자연스럽게 연장될 것이다.

의식 : 마니뿌라, 비슛디 그리고 호흡의 움직임에.

순서 : 일상 수련 프로그램의 끝과 명상 전에. 강력한 운동 이후나 식후 최소한 3시간 동안은 행하지 않는다. 수련의 완성을 위해 물고기자세, 코브라자세, 낙타자세 같은 후굴자세를 하는 것이 바람직하다.

수련시간 : 비빠리따 까라니 무드라는 되도록 이른 아침에, 같은 시간에 매일 수련한다.

금기 : 만약 몸이 건강하지 않다면 이러한 거꾸로 된 자세는 행하지 않는다. 고혈압, 심장질환, 갑상선 비대증, 몸에 과도한 독소가 있는 사람은 이 수

련을 해서는 안 된다.

효과 : 이 수련은 비빠리따 까라니 아사나의 모든 효과를 제공한다. 갑상선기능 저하증을 조화롭게 하고 기침, 감기, 목통증과 기관지질환의 예방약으로 작용한다. 식욕과 소화를 자극하고, 변비를 완화하는 데 도움이 된다. 규칙적인 수련은 혈관의 적응성과 정상적인 회복력에 의해 아테롬성 동맥경화증을 예방한다. 중력으로 밀어내려져서 악화된 모든 것들인 탈수(脫垂), 치질, 정맥류와 탈장을 완화시킨다. 뇌 특히 대뇌피질과 뇌하수체, 송과선의 혈액순환이 증대된다. 대뇌의 기능부전과 노인성 치매는 호전되고 마음의 민첩함은 증가된다.

역전된 자세는 이 무드라로 지탱되어서 에너지의 움직임을 아래와 밖으로 되돌리는 데 사용되고 뇌 쪽으로 다시 방향전환 시킨다. 이것이 전신에서 발생할 때 생기를 회복시키고 의식이 확장된다. 수련이 완벽해짐에 따라, 이다와 삥갈라 나디에서 쁘라나의 흐름이 조화롭게 된다. 이러한 상태는 콧구멍에서 호흡의 흐름이 같아지는 것으로 나타난다. 균형을 잡는 수련의 효과는 또한 육체와 정신 영역에 나타나는 질병을 예방하는 데 도움이 된다.

수련 참고 : 30분이나 그 이상 이 무드라를 수련할 때 신진대사속도는 증가할 수 있다. 만약 이렇게 되면, 음식섭취는 그에 맞게 조정되어야 한다.

참고 : *산스끄리뜨 단어 비빠리따viapreeta는 '거꾸로 된'이고 까라니karani는 '하는 사람'을 의미한다. 비빠리따 까라니 무드라는 또한 끄리야로서 수련된다.*

요가 무드라 YOGA MUDRA

결합 무드라(Yoga Mudra)

1. 연꽃자세로 앉는다.
2. 등 뒤에서 한 손목을 잡는다.
3. 물라다라 차끄라에 의식을 둔다(가볍게 물라 반다를 실행해도 된다).
4. 서서히 숨을 들이쉬고 호흡을 느끼며 물라다라에서 아갸 차끄라로 점진적으로 끌어올린다. 몇 초 동안 숨을 참고 아갸 차끄라에 집중한다.
5. 앞으로 숙이면서 서서히 내쉬고, 호흡과 함께 동작이 동시에 일어나도록 해서 폐에서 공기가 완전히 배출됨에 따라 이마가 바로 바닥에 닿도록 한다.
6. 최종자세가 요가무드라 자세이다(아사나의 연꽃자세 그룹을 참고한다).
7. 동시에, 아갸에서 물라다라 차끄라로 점차 아래로 이동하는 호흡을 느낀다.
8. 물라다라 차끄라에 집중하는 동안 몇 초간 숨을 내쉰다.
9. 마시고, 몸을 수직으로 세우며 물라다라에서 아갸 차끄라로 호흡이 상승하는 것을 자각한다.
10. 이런 모든 움직임은 조화롭고 부드러우며 동시에 행해져야 한다.
11. 똑바른 자세를 유지하고, 아갸 차끄라에 집중하는 동안 몇 초간 숨을 참는다.
12. 서서히 내쉬고, 의식을 호흡과 함께 물라다라 차끄라로 척추를 타고 아래로 이동한다.
13. 이것이 1회이다.
14. 숨을 참은 채 가볍게 물라 반다를 행하고 의식을 물라다라 차끄라에 두면서 즉시 다음 회를 시작한다.
15. 초보자는 다음 회를 시작하기 전에 몇 차례 자연호흡을 하고 휴식을 취해도 된다.
16. 3~10회를 행한다.

호흡 : 호흡은 가장 미세한 긴장도 없이 가능한 한 서서히 한다.
연속성 : 이 수련은 코브라자세, 낙타자세처럼 후굴자세에 이어서 한다.
의식 : 호흡과 동시에 일어나는 움직임에 그리고 등과 복부의 이완에.
금기 : 좌골신경통, 고혈압, 골반 염증성질환, 그 밖에 심각한 복부질환을 겪고 있는 사람은 이 수련을 피한다.
효과 : 이 수련은 요가무드라아사나의 모든 효과를 제공한다. 게다가 명상을 준비하는 탁월한 수련이다. 다리와 뒤꿈치에 의해 복부와 가슴이 압박되어서 부신시스템을 진정시키고, 이완감을 일으킨다. 화와 긴장을 완화하고, 평안을 가져오며, 의식을 발달시키고 심령적 에너지를 조절한다.
변형 : 손의 위치는 또한 :
  1) 팔꿈치를 옆으로 한 채, 발뒤꿈치에 놓는다.
  2) 발바닥에 손바닥을 놓는다.
  3) 등 중간에서 손끝을 위로 한 채 손바닥을 맞댄다(이것은 백조hamsa 무드라이다).
수련 참고 : 등이 굳어있고 연꽃자세로 편하게 앉을 수 없는 사람은 편한 자세(sukhasana) 또는 번개자세(vajrasana)로 수련해도 된다. 만약 후자를 취한다면, 손을 등 뒤에서 잡고 토끼자세(shashankasana)로 전굴 한다. 만약 번개자세가 여전히 불편하다면, 가슴이 바닥에 더 가까이 가도록 무릎을 약간 벌려도 된다.

참고 : 요가 무드라는 개인의식과 지고(至高)의 의식 또는 외부의 기질과 내면의 본질을 결합하기 때문에 그렇게 불린다.

빠쉬니 무드라 PASHINEE MUDRA

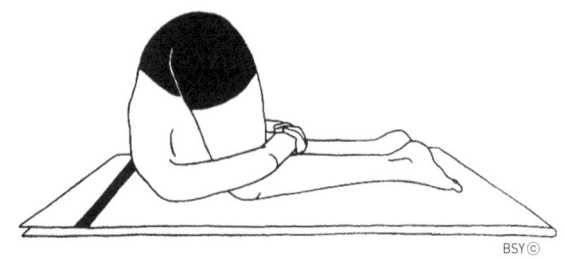

올가미 무드라(Pashinee Mudra)

1. 쟁기자세를 취한다. 50cm 정도 발을 벌린다.
2. 무릎을 구부리고 무릎이 귀, 어깨 그리고 바닥에 닿을 때까지 대퇴부를 가슴 쪽으로 가져간다.
3. 다리 뒤쪽을 팔로 꽉 감싼다.
4. 이 자세에서 전신을 이완하고 눈을 감는다.
5. 깊고 서서히 호흡한다.
6. 편안한 한 오랫동안 이 자세를 유지한다.
7. 서서히 팔을 풀고 쟁기자세로 돌아온다.
8. 다리를 내리고 샤바아사나로 이완한다.

의식 : 육체 - 목이 늘어나는 데에.
   정신 - 물라다라 또는 비슛디 차끄라.
순서 : 이 무드라는 후굴자세가 이어진다.
금기 : 어깨서기자세와 쟁기자세처럼. 척추질환이 있는 사람은 이 수련을 피한다.
효과 : 빠쉬니 무드라는 신경계의 균형과 평정을 가져오고, 제감(制感)을 유발한다. 척추와 등 근육을 늘여주고 척추 주위의 모든 척추신경을 자극한다. 모든 복부기관을 마사지한다.

참고 : 빠쉬pash란 단어는 '올가미'를 의미한다. 그래서 빠쉬니pashinee는 '올가미에 묶인'을 의미한다.

만두끼 무드라 MANDUKI MUDRA

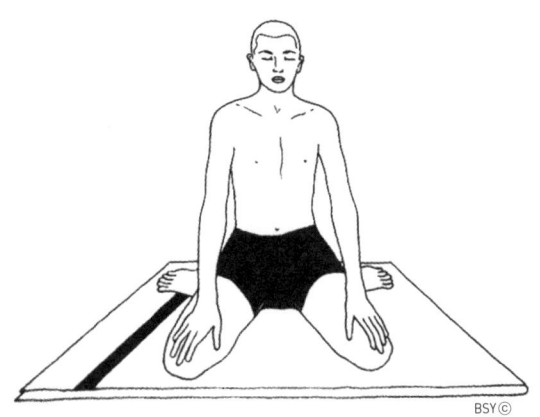

개구리 무드라(Manduki Mudra)

1. 발가락을 밖으로 한 채 바드라아사나(bhadrasana)로 앉는다(번개자세 그룹을 참고).
2. 만약 발가락을 밖을 향하고 앉기가 불편하면, 발가락을 안쪽으로 향하는 바드라아사나로 앉는다.
3. 엉덩이는 바닥에 놓여야 한다. 만약 이것이 여전히 너무 어려우면, 물라다라 차끄라 부위를 자극하는 회음부위를 단단히 압박하도록 엉덩이 아래에 접은 담요를 놓는다.
4. 손은 무릎에 놓고, 척추와 머리는 곧게 유지한다. 눈을 감고 전신을 이완한다.
5. 이것이 만두끼 자세이다.
6. 잠시 후에 눈을 뜨고, 코끝 응시(nasikagra drishti)를 행한다.
7. 만약 눈이 피로해지면 1분 정도 이완한다.
8. 마음과 감각이 내부로 향할 때까지 5분간 수련을 계속한다.

호흡 : 호흡은 느리고 규칙적으로 한다.
의식 : 코끝에.
금기 : 샴바비 무드라처럼.

효과 : 코는 후각을 통해 물라다라 차끄라와 관련된다. 이 수련은 인간의 가장 깊이 뿌리박힌 본능과 충동에 관련된 뇌 부위에 영향을 미친다. 마음의 혼란과 동요를 진정시키고, 이다와 삥갈라 나디를 조화롭게 한다. 이 수련의 완성은 곧바로 명상으로 이끈다.

수련 참고 : 만두끼 무드라는 코끝 응시(nasikagra drishti)의 숙련된 변형이다. 물라다라 차끄라를 일깨운다. 코끝을 볼 수 있게 부드러운 불빛에서 행한다.

참고 : 만두끼manduki란 단어는 '개구리'를 의미한다. 이 무드라는 앉은 자세가 개구리가 쉬고 있는 것을 닮아서 그렇게 불린다. 만두끼 무드라는 또한 끄리야로서 수련된다.

따다기 무드라 TADAGI MUDRA

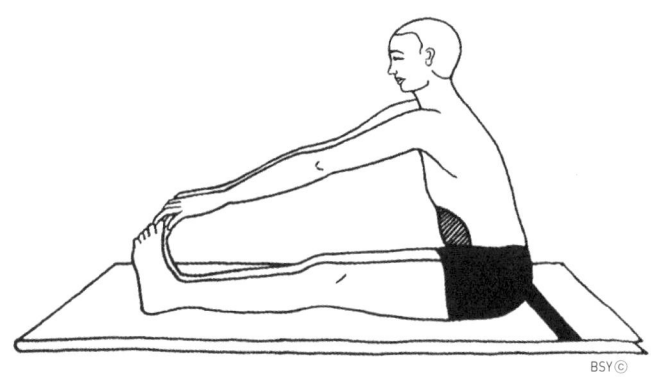

통모양의 복부 무드라(Tadagi Mudra)

1. 다리를 몸 앞쪽에 펴고 앉아 발을 약간 벌린다. 다리는 수련 내내 곧게 펴져 있어야 한다. 손을 무릎에 놓고 머리와 척추를 곧게 한다.
2. 눈을 감고 전신, 특히 복부부위를 이완한다.

3. 앞으로 기울이며 머리는 앞을 향한 채 엄지, 검지 그리고 중지로 엄지 발가락을 감싸 잡는다.
4. 깊고 서서히 들이쉬며, 복부가 최대로 가득 차 확장될 수 있도록 복부 근육을 팽창시킨다.
5. 어떤 식으로든 폐에 무리가 가지 않게 편안한 시간동안 들숨 후 지식 호흡을 한다.
6. 복부를 이완하면서 깊고 서서히 내쉰다.
7. 발가락은 계속 잡는다.
8. 10회 이상 호흡을 반복한다.
9. 그리고 나서 발가락을 풀고 시작자세로 돌아온다.
10. 이것이 1회이다.

횟수 : 3~5회 수련한다.
의식 : 육체 – 복부에.
　　　　정신 – 마니뿌라 차끄라.
금기 : 임산부와 탈장, 탈수(脫垂)가 있는 사람은 이 수련을 피한다.
효과 : 따다기 무드라는 횡격막과 골반기저부에 축적된 긴장을 완화하고, 복부 기관을 정상화하며, 이 부위의 혈액순환을 촉진한다. 소화를 개선하고, 이 부위의 질병을 완화하는 데 도움이 된다. 내장부위의 신경망은 자극되고 정상화된다.
　　　　앞으로 숙이고 위장이 팽창하는 것은 횡격막과 골반기저부를 늘여주고, 몸통 전체에 압력을 일으킨다. 이것은 에너지 분배 장소인 마니뿌라 차끄라를 자극하고, 일반적으로 쁘라나의 수준을 높인다.
수련 참고 : 호흡하는 사이에 만약 자세가 불편하면 붙잡은 발가락을 푼다.

참고 : 따다기tadagi란 단어는 문자 그대로 '물병'을 의미한다. 팽창된 복부의 모양이 그것을 닮았기 때문이다.

마하 무드라 MAHA MUDRA

기본자세 : 편 다리 자세(Utthanpadasana)
1. 다리를 펴고 앉는다.
2. 왼 무릎을 구부려서 물라다라 차끄라가 위치하는 부위인, 회음 또는 음문(陰門)에 왼 발뒤꿈치를 단단히 압박한다. 오른 다리는 펴놓는다.
3. 두 손은 무릎에 놓는다.
4. 자세를 조정해서 편안히 한다.
5. 양손으로 오른 엄지발가락을 잡을 수 있을 정도로 앞으로 숙인다.
6. 편안한 시간동안 자세를 유지한다.
7. 양손을 오른 무릎에 놓으면서 바른 자세로 돌아온다.
8. 이것이 1회이다.
9. 왼다리 구부리고 3회, 오른다리 구부리고 3회, 그리고 양 다리를 펴놓고 다시 3회를 수련한다.

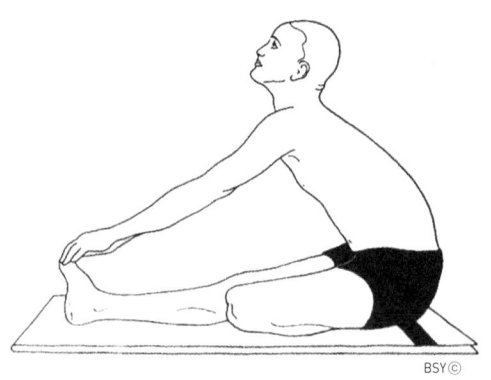

위대한 무드라(Maha Mudra)
1. 오른 다리를 펴고 웃탄 빠다아사나(utthan padasana)로 앉는다.
2. 등을 곧게 편다.

3. 전신을 이완한다.
4. 케차리 무드라를 행한다.
5. 숨을 깊게 들이쉰다.
6. 내쉬면서 앞으로 숙여 오른 엄지발가락을 양손으로 잡는다.
7. 머리를 곧게 세우고 등을 가능하면 곧게 편다. 그리고 서서히 들이쉬며 머리를 약간 뒤로 젖힌다.
8. 샴바비 무드라를 실행하고 나서 물라 반다를 한다.
9. 들숨 후 지식호흡을 하고서 의식을 미간 중앙에서 목, 회음부로 순환하며 마음속으로 '아갸, 비슛디, 물라다라'를 반복한다. 집중은 각 차끄라에서 단지 1~2초 동안 머물러야 한다.
10. 무리하지 않고 호흡을 편하게 할 수 있는 한 오랫동안 순환을 계속한다.
11. 샴바비 무드라와 물라 반다를 푼다.
12. 서서히 내쉬고 바른 자세로 돌아온다.
13. 이것이 1회이다.
14. 왼다리를 접고 3회, 오른다리를 접고 3회, 그리고 두 다리를 펴고 다시 3회를 수련한다.

호흡 : 1회는 한번 완전히 들이쉬기와 내쉬기에 상응한다. 숨을 더 오래 참을 수 있으면 더 좋지만 폐에 무리가지 않게 한다. 숨 길이는 여러 달 그리고 여러 해에 걸쳐서 점진적으로 늘려가도록 한다.

횟수 : 초보자는 각 다리를 3회 수련하고 양다리를 3회 수련한다. 이것은 각각 최대 12회까지 서서히 증가시켜도 된다. 수련 끝부분에 물라다라로 의식을 되돌렸을 때 마음속으로 매회 수를 센다.

순서 : 이 수련은 마하 브헤다 무드라(maha bheda mudra) 또는 따단 끄리야(tadan kriya)에 이어서 하는 것이 이상적이다.

수련 시간 : 마하 무드라는 위장이 완전히 비어 있는 이른 아침에 수련하는 것이 가장 좋고 특히 명상수련 전에 추천된다.

금기 : 고혈압, 심장질환이 있는 사람은 이 수련을 해서는 안된다. 마하 무드라는 미리 몸의 정화 없이는 행해서는 안 된다. 불결함은 피부발진처럼 독소가 축적된 증상으로 나타난다. 마하 무드라를 수련함에 따라 많은 열이 발생하므로 뜨거운 여름에는 피해야 한다.

효과 : 마하 무드라 수련은 샴바비 무드라, 물라 반다, 꿈바까의 효과를 포함한다. 소화와 흡수는 촉진되고 복부질환은 제거된다. 마하 무드라는 물라다라와 아갸 차끄라를 연결해 에너지 순환을 촉진한다. 전 시스템은 쁘라나로 채워져서 의식을 강화시키고 자연스럽게 명상상태를 유발한다. 이 수련으로 에너지 장애물이 제거됨에 따라 심적인 우울함은 빠르게 제거된다.

변형 : 웃탄 빠다아사나를 대신해서 싯다/싯다 요니 아사나로 채택해도 된다. 손은 무릎에 갸나 또는 친 무드라를 취해서 앞으로 숙이지 않고 같은 방법으로 수련한다.

수련 참고 : 마하 무드라를 행하기 전에, 수련자는 샴바비, 케차리, 물라 반다 그리고 꿈바까 행법에 완전한 전문가가 되어야하고, 당분간 그들을 수련해야 한다.

이 수련은 전문가의 지도 없이 시도해서는 안 된다.

참고 : *이 무드라의 기본자세는 웃탄 빠다아사나의 라자 요가(raja yoga) 변형이다.*

마하 브헤다 무드라 MAHA BHEDA MUDRA

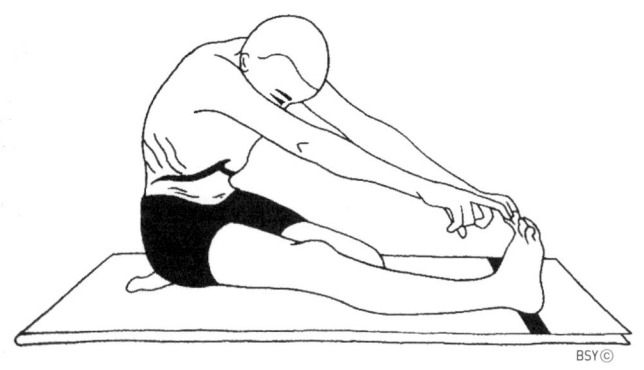

위대한 분리 무드라(Maha Bheda Mudra)
1. 다리를 펴고 앉는다.
2. 마하 무드라에서 묘사한 것처럼 웃탄 빠다아사나를 취한다.
3. 등을 곧게 편다.
4. 전신을 이완한다.
5. 케차리 무드라를 행한다.
6. 숨을 깊게 들이쉰다.
7. 내쉬면서, 앞으로 숙이고 양손으로 엄지발가락을 잡는다.
8. 숨을 내쉰 상태에서 잘란다라, 웃디야나 그리고 물라 반다를 행한다.
9. 의식을 연속적으로 목에서 배, 회음으로 순환하면서 마음속으로 '비슛디, 마니뿌라, 물라다라'를 반복한다. 의식은 각 차끄라에 단지 1~2초 동안 머물고 나서 부드러운 흐름으로 다음으로 이동한다.
10. 숨을 내쉰 상태에서, 편안한 한 오랫동안 이러한 방식으로 의식을 순환한다.
11. 물라, 웃디야나 그리고 잘란다라 반다를 푼다.
12. 머리가 충분히 올라왔을 때, 숨을 마시고 바른 자세로 돌아온다.
13. 이것이 1회이다.
14. 즉시 내쉬고 다음 회를 실행한다.

15. 왼 다리를 접고 3회, 오른 다리를 접고 3회, 그리고 두 다리를 펴고 3회를 실행한다.

횟수 : 마하 무드라처럼. 폐에 무리가지 않게 한다. 여러 달과 여러 해에 걸쳐서 점진적으로 폐의 용량을 증가시킨다.

수련 시간 : 마하 브헤다 무드라는 위장이 완전히 비어있는 이른 아침에 수련하는 것이 가장 좋고 특히 명상수련 전에 추천된다.

금기 : 물라, 웃디야나, 잘란다라 반다처럼.

효과 : 마하 무드라처럼.

마하 브헤다 무드라는 쁘라나적인 차원에 깊은 영향을 미친다. 특히 물라다라, 마니뿌라, 비숫디 차끄라에 영향을 줘서 마음의 집중과 명상이 유발되도록 그들 내부로 에너지를 조절하고 활용한다. 마하 브헤다는 마하 무드라의 보충분이고 추가분이다. 그들은 함께 몸과 마음 모두에 굉장한 에너지 충전을 한다.

수련 참고 : 이 수련을 행하기 전에, 수련자는 잘라다라, 웃디야나 그리고 물라반다와 바히르 꿈바까(날숨 후 지식호흡) 행법에 숙달돼 있어야한다.

이 수련은 전문가의 지도 없이 시도해서는 안된다.

마하 베드하 무드라 MAHA VEDHA MUDRA

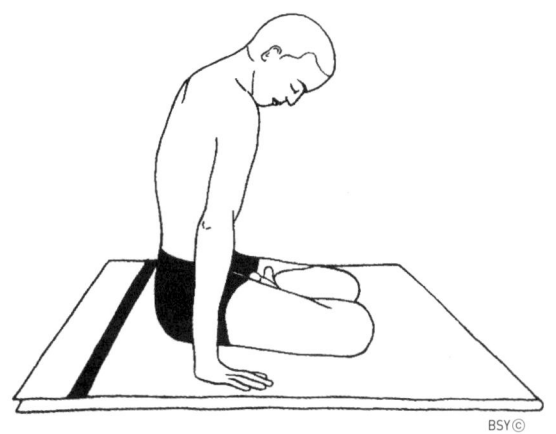

위대한 관통 무드라(Maha vedha mudra)
1. 연꽃자세로 앉는다. 몸을 이완하고 눈을 감는다.
2. 손가락 관절이 아래를 향하게 해서 주먹을 쥐거나 손끝이 앞을 향하게 하여 손바닥을 바닥에 대고 대퇴부 옆에 놓는다.
3. 팔은 곧게 펴지만 이완되어야 한다.
4. 코를 통해 깊고 서서히 들이쉰다.
5. 들숨 후 지식호흡을 하고 잘란다라 반다의 끄리야 변형을 실행한다.
6. 모든 무게를 손에 싣고 몸을 들어 올려 팔을 곧게 편다.
7. 물라다라 차끄라에 의식을 둔 채, 엉덩이를 바닥에 부드럽게 3번 두드린다. 척추는 곧게 펴고 잘란다라 반다는 유지되어야 한다.
8. 엉덩이와 대퇴부 뒤쪽은 동시에 바닥에 닿아야 한다.
9. 바닥에 엉덩이를 놓고, 잘란다라 반다를 풀며 깊고 서서히 내쉰다.
10. 이것이 1회이다.
11. 호흡이 정상적으로 돌아왔을 때, 숨을 들이쉬고 그 과정을 반복한다.

호흡: 잘란다라 반다를 행하기 전 시작자세에서 들이쉰다.
엉덩이를 들어 올리고 내리는 동안 숨을 들이쉬고 지식호흡을 한다.
오직 몸을 최종적으로 바닥으로 내리고, 잘라다라 반다를 푼 이후에 내쉰다.
- **횟수** : 처음에는 3회 수련한다. 여러 달이 지남에 따라, 최대 11회까지 점진적으로 증가시킨다.
- **의식** : 육체 – 척추를 곧게 펴는 데에 그리고 엉덩이와 대퇴부가 함께 바닥에 닿는 데에.

  정신 – 물라다라 차끄라.
- **순서** : 마하 베드하는 마하 무드라와 마하 브헤다 무드라 이후에 수련해야 한다.
- **주의사항** : 너무 강하게 엉덩이를 두드리지 않도록 매우 조심한다. 손상을 피하기 위해 두꺼운 매트를 사용하는 것이 중요하다. 꼬리뼈가 직접 바닥에 닿지 않게 한다. 엉덩이와 다리 뒤쪽을 동시에 바닥에 두드릴 때, 담요와 넓은 부위에 충돌을 분배하고 충격을 완화시킨다.
- **금기** : 염증성 질환, 골반부위 내부와 주위에 감염이나 일반적인 질환이 있는 사람은 이 수련을 피한다.
- **효과** : 마음을 내부로 향하게 하고, 심령적 능력과 물라다라 차끄라에 거주하고 있다고 말하는 잠자는 꾼달리니를 일깨우는 강력한 수련이다. 내분비계는 송과선의 활성화로 자극된다. 뇌하수체는 통제되고, 호르몬 분비는 정상화되며 이화작용은 억제되고, 노화를 지연시킨다.
- **수련 참고** : 만약 연꽃자세가 숙달되지 않았으면 적절히 수련할 수 없다. 그러나 이 방법이 효과는 줄어들지라도 다리를 펴고 행할 수 있다.

참고 : 산스끄리뜨 단어 마하maha는 '위대한', 베드하vedha는 '관통하는'을 의미한다. 마하 베드하 무드라의 목적은 마하 무드라와 마하 반다를 통해 쁘라나를 에너지 통로에 축적하는 것이다. 이 행법은 하타 요가에 속하고 따단 끄리야(tadan kriya)의 끄리야 요가 수련과 아주 비슷하다 해서 혼동해서는 안 된다.

아쉬위니 무드라 ASHWINI MUDRA

말 무드라(Ashwini mudra)
행법 1 : 빠른 수축
   1. 편한 명상자세로 앉는다.
   2. 눈을 감고 전신을 이완한다.
   3. 몇 분간 자연호흡의 흐름을 자각하고, 의식을 항문에 둔다.
   4. 무리하지 않고 몇 초 동안 항문의 괄약근을 수축하고, 몇 초 동안 그들을 이완한다.
   5. 활동이 항문부위에 제한되도록 노력한다.
   6. 가능한 한 오랫동안 수련을 반복한다.
   7. 수축과 이완은 부드럽고 규칙적으로 행해져야 한다.
   8. 점진적으로 수축을 더 빠르게 한다.

행법 2 : 안따르 꿈바까(들숨 후 지식호흡)로 수축
   1. 편한 명상자세로 앉는다.
   2. 눈을 감고 전신을 이완한다.
   3. 항문의 괄약근을 수축하면서 동시에 숨을 깊고 서서히 들이쉰다.
   4. 괄약근을 수축하고 있는 동안 안따르 꿈바까(들숨 후 지식호흡)를 행한다.
   5. 수축은 무리하지 않고 가능한 한 강해야 한다.
   6. 항문의 수축을 풀면서 내쉰다.
   7. 이것이 1회이다.
   8. 편하게 가능한 한 많은 횟수를 행한다.

횟수 : 수련 횟수의 제한은 없다. 그러나 초보자는 근육에 무리가지 않게 주의해야 한다. 항문근육이 더 강해지고 더 조절할 수 있음에 따라 횟수를 증가시킨다.
의식 : 육체 – 항문에.
       정신 – 물라다라 차끄라.
금기 : 치루(痔瘻)를 앓고 있는 사람은 이 수련을 피한다.

효과 : 이 수련은 항문 근육을 강화하고, 자궁이나 직장의 탈수(脫垂)와 치질, 변비와 같은 직장질환을 완화한다. 이 무드라는 어깨서기처럼 거꾸로 된 자세와 함께 수련하면 가장 효과적이다.

이 무드라의 숙달은 몸에서 쁘라나적인 에너지가 새나가는 것을 막아서, 그것을 영적인 목적을 위해 위로 방향전환 시킨다.

수련 참고 : 아쉬위니 무드라는 물라 반다의 준비수련이다. 처음에는 근육수축을 항문부위에 제한하기가 어렵지만, 수련으로 극복된다. 아쉬위니 무드라는 어떤 자세와 융합해도 된다. 행법 2는 숨을 참는 동안 항문수축을 해서, 나디 쇼다나 쁘라나야마와 융합해도 된다.

참고 : 아쉬위니 ashwini란 단어는 '말(馬)'을 의미한다. 항문수축이 장의 내용물을 배설한 이후에 즉시 괄약근을 조이는 말의 움직임을 닮아서 그렇게 불린다.

바즈롤리/사하졸리 무드라 VAJROLI/SAHAJOLI MUDRA

번개(남성)/자발적(여성)인 무드라(Vajroli/Sahajoli Mudra)
1. 머리와 척추를 바르게 하고 싯다/싯다 요니 아사나 또는 편한 명상자세로 앉는다.
2. 친 또는 갸나 무드라로 손을 무릎에 놓는다.
3. 눈을 감고 전신을 이완한다.
4. 요도(尿道)에 의식을 둔다.
5. 들이쉬고, 숨을 참고 요도를 위쪽으로 끌어당기려고 노력한다. 이 근육의 작용은 소변을 보도록 강하게 자극하는 것을 억제하는 것과 비슷하다.
6. 이곳을 수축하기 위해 남성은 고환 그리고 여성은 음순(陰脣)을 약간 움직여야 한다.
7. 요도에 초점을 맞추고 수축하는 힘을 제한하도록 노력한다. 수축하는 동안 약간 앞으로 구부리는 것이 이 수축의 점이 분리되는데 도움이 된다.
8. 편안한 한 오랫동안 수축한다.
9. 내쉬고, 수축을 풀고 이완한다.
10. 두 번 더 수련한다.

횟수 : 편안한 한 오랫동안 수축하고, 몇 초에서 시작해 점차 늘린다. 3회 수축에서 시작해 10~15회까지 서서히 늘려나간다.

의식 : 육체 – 자발적으로 일어나는 골반의 기저부 수축을 피하면서 생식기와 연관된 수축점의 분리에.

정신 – 스와디스타나 차끄라.

수련 시간 : 이 무드라는 언제라도 행해도 되는데, 되도록 위장이 비었을 때 한다.

금기 : 염증과 통증이 증가될 수 있기 때문에 요도염(요도의 감염과 염증)이 있는 사람은 바즈롤리/사하졸리 무드라를 수련해서는 안된다.

효과 : 바즈롤리/사하졸리 무드라는 비뇨생식기계 전체를 조절하고 정상화하

며, 요실금과 빈발하는 요도 감염을 치료한다. 또한 성 심리적 갈등과 필요 없는 성적인 생각을 극복하는데 도움이 된다. 사하졸리는 자궁탈수를 바로잡는다. 바즈롤리는 테스토스테론의 양과 정자 수를 조화롭게 하고, 조루(早漏)를 극복하게 한다. 내분비계와 국소 에너지 구조의 정상화로 발기부전을 치료하는데 또한 도움이 된다. 남성의 80%가 인생의 후반부에 고통당하는 질환인 양성의 전립선 비대증이 예방된다.

수련 참고 : 요도 근육의 분리는 수련과 인내가 필요하다.

참고 : 바즈롤리vajroli란 단어는 '벼락', '번갯불', '위대한 어떤 것'을 의미하는 산스끄리뜨 어근 바즈라vajra에서 유래한다. 그리고 사하졸리 sahajoli는 '자발적인'을 의미하는 사하즈sahaj와 '던져 올리다', '날아오르다'를 의미하는 올리oli에서 유래한다. 그래서 바즈롤리는 번갯불의 원동력으로 상승하는 힘이고 사하졸리는 자동적으로 일깨워지는 무드라이다. 바즈라는 뇌와 생식기관이 연결된 나디 이름이다.

샤뜨까르마
Shatkarma

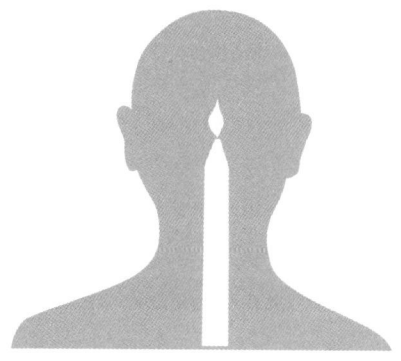

Medashleshmaadhikaha poorvam shatkarmaani samaacharet.
Anyastu naacharettaani doshaanaam samabhaavataha.

지방이나 점액질이 과도할 때, 샤뜨까르마 즉 6가지 정화행법을
(쁘라나야마) 전에 수련해야한다.
도샤dosha(즉 가스, 담즙, 점액)가 균형 잡힌 다른 사람들은,
그들을 행할 필요는 없다.

하타 요가 쁘라디삐까 (2:21)

샤뜨까르마(Shatkarma)의 소개

초기 요가 우빠니샤드에서 설명된 것처럼, 하타 요가는 샤뜨까르마로 구성되었고 바로 그 정밀하고 체계적인 과학이다. 샤뜨shat는 '6'을, 까르마karma는 '행위'를 의미한다. 즉 샤뜨까르마는 정화행법의 6개 그룹으로 구성된다. 그래서 하타 요가와 샤뜨까르마의 목적은 두 개의 주된 쁘라나적인 흐름인 이다와 삥갈라 사이의 조화를 불러일으켜서, 그것에 의해 육체와 정신의 정화와 균형을 획득하는 것이다.

샤뜨까르마는 또한 몸에서 세 도샤dosha(기질, 바따vata:가스, 삣따pitta:담즙, 까파kapha:점액)의 균형을 위해 사용된다. 아유르베다와 하타 요가 모두에 따르면, 도샤의 부조화는 질병을 초래한다. 이러한 수련은 또한 몸의 독소를 정화하고 영적인 길을 따라 성공적인 향상과 안전을 확보하기 위해 호흡과 다른 고도의 요가 수련 전에 활용된다.

이러한 강력한 행법은 결코 책이나 경험이 없는 사람의 가르침으로부터 배워서는 안된다. 전통에 따르면 다른 사람을 가르쳐도 되는 구루에 의해 오직 교육받도록 되어있다. 개별적인 필요에 따라 그들을 언제 실행하고 어떻게 할 것인가를 개인적으로 가르침을 받는 것이 필수적이다.

6개의 정화행법은 아래와 같다.

1) **네띠**Neti : 코의 통로를 깨끗하게 하고 정화하는 과정이다. 수련은 잘라 네띠와 수뜨라 네띠가 이 범주에 속한다.
2) **다우띠**Dhauti : 3개의 주요 그룹으로 나누어지는 깨끗하게 하는 행법 시리즈로, 안따르 다우띠antar dhauti(내부정화), 시르샤 다우띠sirsha dhauti(머리정화, 전통적으로 단따 다우띠danta dhauti로 불린다), 흐리드 다우띠hrid dhauti(가슴정화)이다. 내부정화 행법은 입에서 항문까지 소화관을 완전히 깨끗하게 한다. 그들은 4가지 수련으로 분류된다.

a) 내장을 정화하는 샹카쁘락샬라나 shankhaprakshalana(바리사라 다우띠 varisara dhauti)와 락후 샹카쁘락샬라나 laghoo shankhaprakshalana.
b) 소화열기를 활성화하는 아그니사르 끄리야 agnisar kriya(바흐니사라 다우띠 vahnisara dhauti).
c) 물로 위장을 정화하는 꾼잘 kunjal(바만 다우띠 vaman dhauti).
d) 공기로 내장을 정화하는 바뜨사라 다우띠 vatsara dhauti.
이러한 수련의 대부분은 전문가의 지도가 필요하다.
3) **나울리** Nauli : 복부기관을 마사지하고 강하게 하는 행법.
4) **바스띠** Basti : 대장을 세척하고 정상화하는 행법.
5) **까빨바띠** Kapalbhati : 뇌의 앞부분을 정화하는 호흡행법.
6) **뜨라따까** Trataka : 집중력을 발달시키기 위해 한 점이나 대상을 강렬하게 응시하는 수련.

단지 6개의 샤뜨까르마일지라도, 각각 다양한 수련으로 구성된다. 이 장에서는 단지 가장 일반적으로 사용되는 수련을 자세하게 설명했다. 조언과 금기는 각 수련별로 주어졌다.

잘라 네띠 JALA NETI

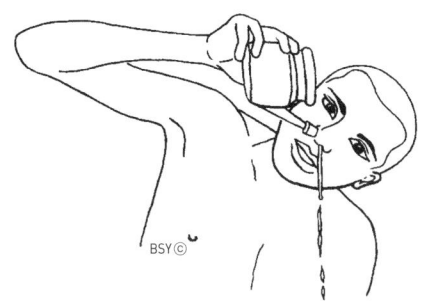

물로 하는 코 정화(Jala Neti)

준비 : 특별한 네띠 로따neti lota 즉 '네띠 단지' 가 사용된다. 단지는 물에 악영향을 미치지 않는 플라스틱, 도자기, 놋쇠 또는 어떤 다른 금속으로도 만들 수 있다. 관 끝의 주둥이는 콧구멍에 편안하게 잘 맞아서 물이 밖으로 새나오지 않아야 한다. 주둥이 끝이 너무 크거나 날카롭지 않다면 찻주전자도 사용할 수 있다. 물은 체온에 맞게 500cc의 물에 찻숟가락 하나 가득한 비율로 소금을 완전히 섞는다. 소금의 첨가는 체액과 물의 삼투압을 같게 해서, 점액질 막의 어떤 자극도 최소화한다. 만약 아프거나 타는 듯한 감각이 느껴지면 그 증상은 물에 소금이 너무 많거나 너무 적다는 것이다.

1 단계 : 콧구멍 세척

1. 네띠 단지에 준비된 소금물을 채운다.
2. 체중을 두 발에 균등하게 나누어서 다리를 벌려 바르게 서고 앞으로 기울인다.
3. 눈을 1분 정도 감고 전신을 이완한다.
4. 머리를 한쪽으로 기울여서 약간 뒤로한다.
5. 입을 통해 호흡하기 시작한다.
6. 콧구멍의 가장 위쪽에 주둥이를 부드럽게 삽입한다. 힘이 가해져서는 안된다.
7. 주둥이는 콧구멍의 측면을 단단히 압박해서 물이 새지 않게 한다.

8. 네띠 단지를 그런 식으로 기울여서 얼굴이 아닌 콧구멍 속으로 흘러 들어가게 한다. 몸자세를 조정해서 다른 콧구멍으로 물이 흘러나오게 한다.
9. 콧구멍을 통해 물의 절반이 빠져나왔을 때, 콧구멍에서 주둥이를 떼서 머리를 바로하고 물이 코로 흘러나오게 한다.
10. 부드럽게 코를 뿜어서 코에서 점액질을 제거한다.
11. 다른 콧구멍에 단지의 주둥이를 넣고, 머리를 반대쪽으로 기울여서 그 과정을 반복한다.
12. 이 과정을 마친 이후에 콧구멍을 완전히 건조시킨다.

2 단계 : 콧구멍 건조

변형 1 : 1. 바르게 선다.
2. 오른 엄지로 오른 콧구멍을 막고 왼 콧구멍으로, 내쉬는 숨에 강세를 두는 까빨바띠 쁘라나야마처럼 연속적으로 빠르게 5~10회 마시기와 내쉬기를 한다.
3. 왼 콧구멍을 막고 오른 콧구멍을 통해 반복한다.
4. 양쪽 콧구멍을 통해 한 번 더 반복한다.

변형 2 : 1. 허리에서부터 앞으로 숙여서 몸통을 수평으로 한다.
2. 위에 묘사된 같은 과정을 반복하지만, 오른 콧구멍을 막고 오른쪽으로 머리를 기울인다.
3. 왼쪽 콧구멍을 막고 머리를 왼쪽으로 기울여서 다시 반복한다.
4. 마지막으로, 머리를 바르게 하고 양쪽 콧구멍으로 호흡하기를 반복한다.

수련 참고 : 이 변형은 공동(空洞)에서 물을 제거하는데 도움이 된다.

변형 3 : 1. 발을 벌리고 바르게 선다. 오른 콧구멍을 막고 허리에서부터 급속히 앞으로 숙이면서 강하게 내쉰다. 바르게 선 자세로 돌아오면서 자연스럽게 들이쉰다. 5~10회를 반복한다.
2. 오른 콧구멍을 열고 반복하고 다시 양 콧구멍을 열고 반복한다.

횟수 : 이 수련은 5분 정도 걸린다.
네띠는 매일 한 번 수련하거나 요가교사나 치료사에 의해 추천된대로 한다. 심각한 감기, 콧물감기 또는 다른 질환을 완화시키기 위해 매일 3회까지 행해도 된다.

의식 : 육체 – 이완하고 자세를 취하는 몸에, 단지의 주둥이에서 물이 흘러나오지 않게 하는 데에, 그리고 특히 초보자는 입을 통한 이완된 호흡에.
정신 – 아갸 차끄라.

순서 : 잘라 네띠는 이상적으로 아사나와 쁘라나야마 이전의 아침에 수련한다. 그러나 만약 필요하다면, 식사 바로 이후를 제외하고는 언제라도 행해도 된다.

주의사항 : 물은 코를 통해서만 흘러나와야 한다. 만약 물이 목이나 입으로 들어가면 머리 자세를 조정할 필요가 있다는 표시이다. 코는 수련 이후에 알맞게 건조되어야 하는데, 그렇지 않으면 염증을 일으키게 되고 감기증상이 나타난다. 남아있는 물이 귀로 들어갈 수 있기 때문에 코를 너무 강하게 풀지 않는다. 만약 필요하다면, 몇 분 동안 샤샹까아사나를 행한다.

금기 : 코에 만성 출혈이 있는 사람은 전문가의 지도 없이 잘라 네띠를 해서는 안된다. 항상 코를 통해서 물을 통과시키기가 대단히 어려운 사람은 구조적인 장애가 있을 수 있으므로 전문가의 조언을 받는다.

효과 : 잘라 네띠는 코 통로와 비강으로부터 점액과 오염을 제거해서, 방해물 없이 공기가 소통되게 한다. 천식, 폐렴, 기관지염 그리고 폐결핵과 같은 호흡기계 질환을 예방하고 조절하는데 도움이 된다. 중이염, 편도선염, 선증식 비대증과 점막의 염증과 같은 귀 막힘이 확실한 경우와, 근시, 알레르기성비염, 건초열을 포함해서, 눈, 귀, 목의 다양한 질환과 함께, 알레르기, 감기 그리고 부비강염(副鼻腔炎)을 완화시키는 데 도움이 된다. 아이들의 입을 통한 호흡은 잘라 네띠 수련으로 완화될 수 있다.

잘라 네띠는 안면의 근육긴장, 신경성 경련, 벨 마비(제7뇌신경의 마비)를 완화시키고, 수련자가 젊고 발랄한 외모를 유지하도록 돕는다. 뇌를 맑게 하고 진정시키며, 간질과 편두통의 치료에 유익하다. 불안, 화, 우울증을 완화시키고 졸음을 제거하며 머리를 가볍고 상쾌하게 한다.

잘라 네띠는 코의 여러 가지 신경말단을 자극하고, 뇌의 활동과 개인의 전체적인 건강을 개선한다. 뇌의 좌반구와 우반구에 해당하는 오른쪽과 왼쪽 콧구멍 사이의 균형은 순환과 소화를 지배하는 몸과 시스템 전체의 균형과 조화의 상태를 유발한다. 그러나 가장 중요한 것이, 네띠는 아갸 차끄라를 일깨우는데 도움이 된다.

수련 참고 : 잘라네띠는 쪼그리고 앉거나 어깨와 머리를 앞으로 숙이고 서서 수

련할 수 있다. 후자는 세면대 위에서 네띠를 하고 반면에 전자는 밖에서 하는 것이 가장 적합하다. 가득 찬 네띠 로따를 몇 가지 수련한 후에 각 콧구멍을 사용해도 된다.

변형 : 고급 수련자는 유리잔이나 주발에서 직접 코로 물을 흡입해도 된다. 이것은 이 수련의 본래의 형태이고 글자그대로 '새벽의 물'을 의미하는 우샤 빤usha paan이라 부른다.

네띠 수련에서 하타 요기들은 물 대신에 다른 액체를 또한 사용한다. 여기에 포함되는 것은 따뜻한 우유-두그드 네띠dugdh neti, 따뜻하고 맑은 버터나 기(ghee : 액체 버터)-그리따 네띠ghrita neti 또는 요구르트 조차 사용된다. 만약 기 대신에 오일을 사용한다면 화학첨가물 없이 자연 그대로여야 한다. 그러나 네띠의 가장 강력한 형태는 오줌amaroli으로 수련하고 이는 스와무뜨라 네띠swamootra neti로 알려져 있다. 이러한 형태는 코 통로의 염증, 부비강염, 편두통을 완화시키는데 특히 유익하다. 각 액체는 다양한 효과를 가져다준다. 그러나 구루나 교사의 특별한 가르침이 없다면 이러한 변형들을 시도해서는 안 된다.

수뜨라 네띠 SUTRA NETI

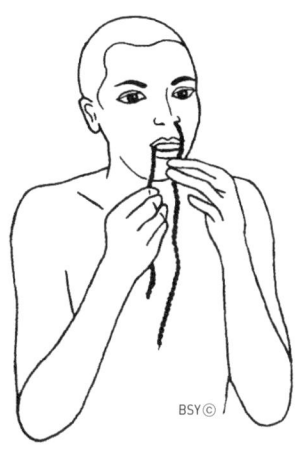

실로 하는 코 정화(Sutra Neti)

준비 : 이 수련은 일정한 길이의 무명실로 코를 통과시키는 것을 의미한다. 전통적으로, 특별히 준비된 무명실을 사용했다. 몇 가닥을 함께 단단히 꽈서 녹인 밀랍에 담근다. 폭은 대략 4mm이고 길이는 36~45cm이다.

그러나 오늘날에는, 버터나 침으로 매끄럽게 한 가는 고무관의 사용에 의해 콧구멍으로 쉽게 삽입되기 때문에 수련이 더욱 편리하다. 관의 크기는 개인의 콧구멍의 크기에 달려 있지만 일반적으로 4, 5 또는 6 사이즈면 적합하다.

행법 1 : 기본 수련

1. 서거나 앉기 또는 쪼그려 앉은 자세 중 편한 것을 취한다.
2. 전신을 이완한다.
3. 머리를 약간 뒤로 기울인다. 어느 콧구멍이든 더 자유롭게 들어가도록 밀랍을 입힌 실의 끝 또는 관의 좁은 끝을 부드럽게 서서히 삽입한다.
4. 실을 비틀면서 삽입하면 콧구멍에 쉽게 들어간다.
5. 실 끝점이 항상 코의 바닥 아래쪽을 향하게 한다. 결코 곧게 펴서 밀어 올리지 않는다.

6. 실이 목 뒤쪽에 다다랐을 때, 엄지와 검지 또는 검지와 중지를 입에 넣는다. 몇 인치의 실이 코 밖에 걸려있도록 남겨두고, 관이나 실을 입을 통해 부드럽고 서서히 잡아당긴다.
7. 이러한 행위는 처음에는 구역질나지만 수련으로 더 쉬워진다.
8. 손가락으로 실이나 관 끝을 각각 잡는다.
9. 처음 행할 때는 단지 15번을 아주 서서히 그리고 부드럽게 앞뒤로 당긴다.
10. 코를 통해 서서히 제거하고 반대쪽 콧구멍도 이 과정을 반복한다.

행법 2 : 고급 수련

1. 행법 1을 완료한 후에, 실을 한쪽 끝은 입을 통해 그리고 다른 한쪽은 콧구멍을 통해 여전히 통과되도록 둔다.
2. 밀랍을 바른 끝을 한쪽 콧구멍에서 다른 콧구멍으로 나오도록 부드럽게 삽입해서 입을 통해서 끝을 잡아당긴다.
3. 최종자세에서 밀랍을 바른 양 끝이 입을 통해서 나온다.
4. 단단한 밀랍의 끝부분을 풀어서 개별적인 가닥들로 다시 분리한다.
5. 양 끝을 함께 밀어서 서로 융합하고 실을 비틀어서 양 끝을 연결한다. 만약 연결점이 너무 두꺼우면 약간의 실을 잘라내서 콧구멍을 통해 쉽게 통과하도록 한다.
6. 실은 이제 하나의 원이다.
7. 연결점을 서서히 입안으로 밀어 넣어서, 점진적으로 실이 콧구멍으로 미끄러져 들어가게 한다.
8. 궁극적으로 연결점이 양 콧구멍의 입구에 위치하도록 한다.
9. 연결점을 끊는다.
10. 실은 이제 한쪽 콧구멍으로 들어가고 다른 쪽으로 나온다. 더 이상 입을 통과하지 않는다.
11. 처음에는 몇 번만 실을 부드럽게 이쪽저쪽으로 당긴다. 만약 조금이라도 불쾌감이 있으면, 수련을 즉시 그만둔다.
12. 실의 한쪽 끝을 당겨서 코에서 서서히 빼낸다.

호흡 : 입을 통해 호흡한다.
지속시간 : 고무관으로 하는 수련은 5분보다 적게 걸린다. 실은 10분 정도 걸린다.

며칠에 한 번 또는 일주일에 한번이면 충분하다.

의식 : 육체 – 몸의 이완에 그리고 고무관이나 실이 부드럽고 서서히 움직이는 데에.

정신 – 아갸 차끄라.

순서 : 잘라 네티 전에 수뜨라 네띠를 행해야 한다. 수뜨라 네띠로 제거되었던 모든 불순물과 미립자들을 나중에 코에서 씻어낼 수 있도록 한다.

주의사항 : 어떤 상황에서도 힘을 가하지 않는다. 코의 내부는 아주 섬세해서 손상될 수 있기 때문에 어떤 지나친 힘도 가해서는 안된다. 끊임없는 노력 후에도, 실이나 고무관이 코를 통과하지 않으면, 경험이 있는 요가교사와 상담한다. 콧구멍 속으로 실을 삽입하기 전에 완전히 깨끗하게 해야 한다. 잘라 네띠가 완전해지기 전까지 수뜨라 네띠는 하지 않는 것이 좋다.

금기 : 코에 만성 출혈이 있는 사람은 수뜨라 네띠를 해서는 안된다. 코 궤양, 폴립(점막에 발생하는 종양; 비용(鼻茸) 따위), 코 격막이나 비개골(鼻介骨)의 심한 기형이 있는 사람은 요가적 또는 아유르베다적 의사의 진찰을 먼저 받아야 한다.

효과 : 잘라 네띠와 효과는 같다. 그러나 덧붙여서, 수뜨라 네띠는 치우친 코 격막의 문제를 교정할 수 있다. 만약 한쪽 또는 양쪽 콧구멍이 모두 자유롭게 흐르지 않는다면 변형된 뼈나 살과 같은 혹 때문이므로, 수뜨라 네띠의 규칙적인 마찰력으로 몇 달 안에 이러한 방해물을 사라지게 한다.

수련 참고 : 고무관이 더 쉽고 더 빠를지라도 무명실만큼 효과적으로 콧구멍을 깨끗하게 하지 못한다. 또한, 수뜨라 네띠의 고급 단계에서 만약 고무관을 사용한다면 사실상 불가능하다.

샹카쁘락샬라나 SHANKHAPRAKSHALANA

행법 1 : 내장 정화(Shankhaprakshalana 또는 Varisara Dhauti)
준비 : 이 수련을 행하기 전날 밤에 가볍게 죽으로 된 식사를 하는 것이 바람직하다.

사용하기 충분한 양의 깨끗하고 미지근한 물과 또한 물의 온도가 체온보다 아래로 떨어졌을 경우에 사용할 여분의 뜨거운 물을 준비한다. 1리터의 물에 2찻숟가락의 소금을 첨가해서 중간정도 짭짤한 맛이 나게 한다. 질 좋은 흰쌀과 콩, 되도록 맑은 버터인 기ghee로 요리한 뭉달(moong dal)의 특별한 음식 준비가 필요하다. 이러한 준비를 키체리khicheri라 부른다. 쌀과 콩은 물과 함께 부드러워질 때까지 요리한다. 약간의 할디haldi(심황, 인도산 생강의 일종)는 첨가해도 되지만, 소금은 안된다. 마지막으로, 맑은 버터를 넉넉하게 섞어서 죽을 최종적으로 준비한다.

45분의 휴식시간 이후와 다시 다음날에 먹을 키체리는 수련을 하지 않는 친구나 후원자가 준비하는 것이 좋다.

이것을 행하기 전에 아사나나 육체적 노동을 해서는 안되고 음식이나 음료를 마셔서도 안된다. 만약 수련 전에 장을 비우지 않으면 연동운동의 자극을 유발하게 된다.

가볍고 편안한 옷을 입어야 한다.

완전한 내장 정화
1. 가능한 한 빨리 따뜻한 소금물 2잔을 마신다.
2. 아래의 5개 아사나를 각각 8번씩 올바른 순서로 역동적으로 행한다 (아사나 장을 참고).
   1) 따다아사나(Tadasana)
   2) 띠르야까 따다아사나(Tiryaka tadasana)
   3) 까띠 차끄라아사나(Kati chakrasana)
   4) 띠르야까 부장가아사나(Tiryaka bhujangasana)
   5) 우다라까르샤나아사나(Udarakarshanasana)
3. 이것이 완전한 1회이다.

4. 수련 사이에 쉬지 않는다.
5. 따뜻한 소금물을 2잔 더 마시고 5개 아사나를 각각 8번씩 다시 반복한다.
6. 이 과정을 3번 반복한다.
7. 3회 후에, 화장실에 가서 아직 장이 비어 있지 않다면 거기에 어떤 움직임이 있는지 살펴본다.
8. 무리하지 않는다.
9. 몇 분 정도 후에, 되돌아 와서 여하튼 어떤 움직임이 있는지 없는지 살핀다. 이것은 필수적인 것은 아니다.
10. 2잔을 더 마시고 5개 아사나를 8번씩 반복한다. 다시 화장실을 가지만, 장의 움직임을 일으키기 위해 힘을 가하지 않는다.
11. 계속해서 물을 마시고, 아사나를 행해서 압력이 고조될 때 화장실로 간다.
12. 가능하면 짧게(1분 정도면 충분하다) 화장실에서 보낸다. 내장정화의 압력을 높이는 것이 목적이다.
13. 처음에는 굳은 대변이 배설되고 이어서 대변과 물이 섞여서 나온다.
14. 수련이 진척됨에 따라 물은 더 많아지고 굳은 대변은 더 적게 배출된다.
15. 결국, 탁한 노란색 물이 되고, 마지막으로 거의 맑은 물이 배설된다.
16. 완전히 깨끗한 물이 배설되기까지 보통 16잔이 필요하다. 그러나 그것은 사람마다 다르다. 수련을 한 번 마치는 속도는 다른 사람과 비교해서는 안된다.
17. 이 수련은 자기 자신의 속도로 이완된 방식으로 행해야한다.

추가 수련 : 내장정화를 마친 이후에 잘라 네띠에 이어서 꾼잘 끄리야를 10분에 걸쳐서 행한다. 이것을 한번 실행한 후에 휴식한다.

휴식 : 전체적인 휴식이 필수적이다.
45분 동안 샤바아사나로 누워 있는다. 그러나 두통이나 추위가 느껴질 수 있기 때문에 잠들지 않는다.
이렇게 휴식하는 동안 따뜻하게 하는 것이 중요하다.
모우나mouna(침묵)를 유지하려고 노력한다.
이 시간 동안 소화기계 전체는 스스로 생기를 회복할 기회가 주어진다.

이때 소변의 소통은 완전히 정상화된다.

특별한 식사 : 샹카쁘락샬라나를 끝내고 정확히 45분 후에 특별히 준비된 음식인 키체리(khicheri)를 섭취해야 한다. 올바른 시간에 이 음식을 먹는 것이 필수적이다. 신체의 리듬이 일시적으로 혼란스럽게 된다. 그러나 수련을 마친 후 45분이 되면 소화기관의 기능을 회복한다.

키체리의 세 가지 성분은 소화기의 올바른 기능을 회복하도록 돕는다. 맑은 버터로 몸속이 새롭게 될 때까지 내장 벽의 표면을 덮는 것이 필요하다. 쌀은 간단하고 쉽게 소화되도록 탄수화물의 형태로 물질이 변형되고, 소화관의 안쪽을 보호하도록 점액질을 만들어낸다. 편두(扁豆)는 단백질의 원천으로 몸에 쉽게 소화되도록 하는 보조음식물이고, 모든 부분에서 영양분이 풍부한 식사가 되도록 한다.

내장 벽을 늘여주고 장 안을 새롭게 하기 위해 충분한 양의 키체리가 섭취되어야 한다. 그렇지 않으면 거기에 익숙해져서 용적이 줄어들기 때문에 심한 복통을 유발할 수 있다. 이 용적은 정상상태를 유지할 뿐만 아니라 내장의 연동운동을 재개하도록 돕는다. 그것은 또한 소화불량, 설사, 변비를 예방하는데 중요하다.

부가적인 휴식 : 키체리를 섭취하고 나서 부가적인 휴식이 필요하다. 그러나 첫 식사 후에 최소한 3시간 동안은 잠들지 않는 것이 중요하다. 이 기간 동안에 잠자는 것은 신체의 무기력과 두통을 유발할 수 있다. 그날의 나머지 부분과 그 다음날도 완전한 휴식을 취하도록 한다. 이 기간 동안에 모우나(침묵)를 유지하고 육체적 또는 정신적 노동을 피하는 것이 바람직하다.

두 번째 식사 : 키체리는 또한 늦은 오후나 저녁 식사, 즉 첫 특별한 식사 후 6시간 정도 되었을 때 준비한다. 비록 배고픔이 느껴지지 않더라도 위장의 용량에 맞게 두 번의 식사를 해야 한다.

수련장소 : 샹카쁘락샬라나를 수련하기 위한 최고의 장소는 정원이나 신선한 공기가 풍부한 열린 공간이다. 적절한 화장실 시설이 바로 가까이에 있어야 한다.

이 수련은 친절한 사람들의 보살핌 속에서 하는 것이 가장 좋다. 장의 자유로운 움직임을 방해하고 긴장을 유발할 수 있기 때문에 수련에 관한 한 분위기는 불안함이 없이 이완되고 즐거워야 한다.

기후 : 샹카쁘락샬라나는 날씨가 극심한 상태일 때는 수련하면 안 된다. 추운 기후에서 사는 사람은 날씨가 따뜻하고 건조할 때인 여름에 수련한다. 이것은 위와 장이 한기가 들기 쉽기 때문에 중요하다. 반면에, 아주 더울 때는 땀이 너무 많이 나고 녹초가 될 수 있기 때문에 수련해서는 안된다. 몹시 흐리고, 바람 불며, 비오는 날씨는 또한 피한다. 수련하기 가장 좋은 때는 계절이 바뀌는 시기이다.

빈도 : 이 수련은 1년에 두 번 이상 행해서는 안 된다.

기간 : 이 수련을 위해서 하루 전체가 필요하고 다음날은 휴식한다.

주의사항 : 맑은 노란 물은 시스템이 담즙을 만들어 내기 시작했다는 것을 나타내므로, 거의 맑은 물이 배출되면 그 시점 너머로 지나치지 않도록 하는 것이 중요하다. 물이 아직 약간 탁할 때 멈추는 것이 낫다. 수련을 마친 후에 45분 동안 휴식할 때, 두통이나 감기에 걸릴 수 있으므로 잠들어서는 안된다.

첫 특별한 식사를 한 이후에 최소한 2시간이 될 때까지는 물이나 다른 음료를 섭취해서는 안된다. 차가운 액체는 소화기계에 오한을 일으킬 수 있다. 규정된 시간 이전에 어떤 것을 마시거나 먹는 것은 신체의 위장과 내장 벽에 재형성된 새로운 보호 층을 씻어내 버리고 효과를 약화시킨다.

오한과 발열을 막기 위해서 몸을 따뜻하게 해야 하므로 선풍기와 에어컨은 저녁이 될 때까지 사용하지 않는다. 몸이 이미 춥다면 내부 체온을 유지하기 위해 담요로 덮어야 한다. 뜨거운 태양 아래와 불 근처에 앉기 또는 육체적 운동을 하는 것은 피해야 한다.

휴식시간은 아주 주의 깊게 지켜져야 한다.

정신적인 긴장과 스트레스가 많은 상황은 피한다.

음식 규정 : 수련 후 최소한 한 달 동안은 화학 합성물, 자극적인 것, 매운 것, 산성을 띤 것, 기름진 것 그리고 비 채식적인 음식물인 화학적으로 가공한 모든 것들을 철저히 피해야 한다. 절인 것, 단 것, 초콜릿, 아이스크림, 음료수 등을 섭취해서는 안 된다. 우유, 버터우유, 요구르트와 모든 과일들 특히 레몬, 포도, 오렌지, 파인애플과 같은 산성의 과일은 제한한다. 알코올, 담배, 차, 커피, 빤(paan)처럼 빈랑나무 열매(최음 효과가 있음)를 넣은 조정식품, 또한 어떤 다른 형태의 취하게 하는 것이나 약물을

섭취해서는 안 된다.

식이요법은 순수하고 간단한 것으로서 가능한 한 중성의 것으로 한다. 낮은 산성의 견과류, 편두, 콩 그리고 다른 콩 종류와 쌀, 밀, 빵, 야채와 같은 음식물이 포함된다.

상식적으로 이점을 고려해서 사용한다. 샹카쁘락샬라나 수련 이후에 소화기계가 아주 취약하기 때문에 몸의 보호를 위해서 특별히 주의해야 한다.

주의 : 이 수련은 오직 전문가의 지도하에서 아쉬람(ashram)이나 요가센터에서 수행해야 한다. 해로운 부작용이 일어나는 것을 피하기 위해 모든 지침과 규정을 철저히 따라야 한다. 이러한 규정을 따를 수 없는 사람은 샹카쁘락샬라나를 수련하지 않는다. 그런 사람은 단순화한 형태인 락후 샹카쁘락샬라나가 그들의 필요에 더 적합하다는 것을 알게 된다.

금기 : 내과 질환을 앓고 있는 사람, 특히 약물치료를 하는 사람은 샹카쁘락샬라나를 행하기 전에 자격이 있는 요가교사의 지도를 받아야 한다. 이 수련은 또한 임신 중에는 피한다.

효과 : 육체적으로, 샹카쁘락샬라나는 소화불량, 가스 참, 위산과다, 변비와 같은 소화기 질환을 완화시킨다. 그것은 일반적으로 간과 다른 소화기관, 호르몬샘을 정상화시킨다. 진성 당뇨병, 저혈당, 비만, 고혈 콜레스테롤, 고지방질을 치료하는데 사용된다. 면역계를 강하게 하고, 알레르기와 면역학적인 질환을 완화시킨다. 관절염과 만성 염증성질환의 통증을 완화시키는데 도움이 된다. 과도한 점액질은 천식, 만성 감기, 부비강염(副鼻腔炎)을 완화시키는데 방해가 된다. 혈액을 정화하고 뾰루지, 종기, 습진과 같은 피부질환을 완화시킨다.

쁘라나적으로, 샹카쁘락샬라나는 쁘라나적인 신체 전체를 재충전하고, 나디의 장애물을 제거하며 모든 차끄라를 정화한다. 5 쁘라나의 조화로움은 회복되고 에너지 수준은 상승한다.

심리적으로, 의식의 더 높은 상태를 위한 통로를 준비시킨다. 이러한 정화 수련 후에 어떤 사다나를 행하는 것은 다양한 효과를 가져다준다.

수련참고 : 연동운동과 괄약근 또는 판막를 활성화하는 핵심형태인 5 아사나는 소화관의 근육과 신경의 정화과정을 강하게 하기 위함이다. 올바른 순서로 행해질 때 그들은 점진적으로 위장의 출구인 유문(幽門)이 열리고, 소

장의 출구인 회맹부의 판막이 열리며 마지막으로 항문의 괄약근이 열린다. 따다아사나는 주로 위장과 대장을 늘여주는데 작용하고, 띠르야까 따다아사나는 소장과 대장에 작용하며, 까띠 차끄라아사나는 소장을 마사지 하고, 띠르야까 부장가아사나와 우다라까르샨 아사나는 맹장, S자 결장, 직장을 압박하고 마사지하며 배변의 충동을 또한 자극한다.

빨리 마시기 어렵거나 구역질의 느낌이 일어나는 사람은 매회 전에 2잔에서 1잔으로 물의 양을 줄인다. 소금의 양도 또한 줄여도 된다.

참고 : 샹카쁘락샬라나shankhaprakshalana란 단어는 '소라고둥'을 의미하는 샹카shankha와 '완전히 씻다'를 의미하는 쁘락샬라나prakshalana의 두 단어에서 유래한다. 샹카란 단어는 동굴 같고 감겨있는 모양을 묘사하고 나타내는 경향이 있다. 전통적으로 이 수련은 바리사라 다우띠로 알려져 있지만 현재는 샹카쁘락샬라나로 더 알려져 있다. 바리사라varisara란 단어는 '물'을 의미하는 바리vari와 '본질'을 의미하는 사라sara의 두 단어에서 유래한다. 이 수련은 또한 육체의 정화와 변환의 아유르베다적 행법인 까야 깔빠kaya kalpa의 한 부분이다. 까야kaya는 '몸'을, 깔빠kalpa는 '변환'을 뜻한다.

행법 2 : 짧은 내장 정화(Laghoo Shankhaprakshalana)

뿌르나 샹카쁘락샬라나(poorna shankhaprakshalana)의 수련을 위해 2리터의 미지근한 소금물을 준비한다.

준비된 2잔의 물을 빠르게 마신다.

다섯 샹카쁘락샬라나 아사나를 8차례 행한다(아사나 장을 참고). :

1) 따다아사나(Tadasana)
2) 띠르야까 따다아사나(Tiryaka tadasana)
3) 까띠 차끄라아사나(Kati chakrasana)
4) 띠르야까 부장가아사나(Tiryaka bhujangasana)
5) 우다라까르샤나아사나(Udarakarshanasana)

2잔의 물을 더 마시고 아사나를 각각 8번 반복한다.

세 번째를 마지막으로 그 과정을 반복한다.

장이 움직이든 그렇지 않든 간에 화장실을 가되 무리하지 않는다.

즉각적인 반응이 없으면, 다음에는 가능할 것이다.

부가 수련 : 수련을 완료한 후에 즉시 꾼잘 끄리야와 잘라 네띠를 행해도 된다.

수련시간 : 락후(laghoo)는 음식이나 음료를 섭취하기 전, 위장이 완전히 비어 있을 때인 아침에 수련한다.

지속시간 : 이 수련은 1시간 정도 걸린다.

빈도 : 일반적인 목적인 경우에 1주일에 한번이면 충분하다. 그러나 변비가 있는 경우에, 상태가 개선될 때까지 매일 수련해도 된다.

휴식 : 수련을 완료하였으면 음식이나 음료를 섭취하기 전에 30분 정도 휴식한다.

규정 : 특별한 음식규정이 없고 이 수련에 이어서 특별한 음식을 섭취할 필요도 없다.

주의사항 : 장의 움직임에 힘을 가해서는 안 된다. 완전히 자연스럽게 둔다.

금기 : 샹카쁘락샬라나처럼.

효과 : 완전한 방법은 소화기계 전체를 완전히 비우고 깨끗하게 하는 반면, 락후(laghoo) 즉 간단한 방법은 단지 장의 정상적인 기능을 촉진하는 경향이 있다. 적절한 장의 움직임을 촉진하는 간단한 방법으로 아주 훌륭하고 완전한 과정을 수련하기 어려운 사람에게 이상적이다. 락후(laghoo)는 변비, 위장에 가스 참, 위산과다, 소화불량 그리고 그 밖에 소화의 불편함과 같은 소화기 질환에 적극 추천된다. 비뇨기 감염과 신장결석의 형성을 예방하는데 도움이 되고 요가치료 상황에서 많이 사용된다.

수련참고 : 더 나은 효과는 단식이나 담백한 음식과 이 수련을 겸할 때 얻어질 수 있다. 약물치료는 안전하게 계속해도 된다.

바뜨사라 다우띠 VATSARA DHAUTI

공기로 장 정화(Vatsara Dhauti)

편안한 자세로 앉는다.
입을 벌리고 까마귀의 부리처럼 입술을 오므린다.
벌린 입을 통해 빠는 행위나 벌컥벌컥 마시는 일련의 과정을 통해 위장 속으로 공기를 흡입한다. 더 쉬운 방법을 선택한다.
가능한 한 위장을 가득 채운다.
그리고 완전히 이완한다.
공기를 방출하지 않도록 노력한다.
적절한 시간이 되면 대장을 통해 배출된다.

횟수 : 한 두 번이면 충분하다.

수련시간 : 이 수련은 하루 중 언제라도 행해도 되지만 대량의 식사 바로 전에 하는 것이 가장 유익하다. 식사중이거나 식후에 하지 않는다.

효과 : 이 수련은 소화기계를 더욱 효과적인 수준으로 작용하도록 자극한다. 가스와 방귀를 제거하고 위산과다와 가슴앓이를 예방한다.

수련참고 : 이 수련은 부장기니 무드라(bhujangini mudra)와 비슷하다. 그러나 부장기니 무드라는 트림으로 방출하는 반면, 바뜨사라 다우띠는 대장을 통해서 배출된다.

아그니사르 끄리야 AGNISAR KRIYA

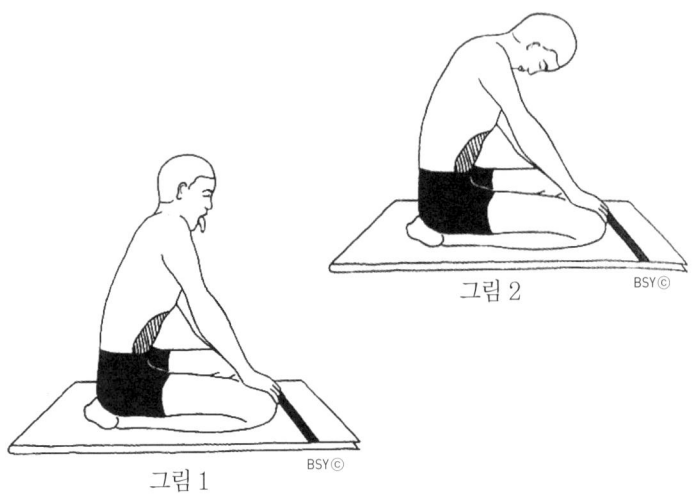

그림 2

그림 1

준비수련 : 헐떡거리는 호흡(Swana Pranayama)

번개자세(vajrasara)로 앉아서 엄지발가락을 맞대고, 가능한 한 넓게 무릎을 벌린다. 손을 무릎 위에 얹고 눈을 감는다(그림 1 참고).
전신 특히 복부를 몇 분 동안 이완한다.
팔을 곧게 펴고 약간 앞으로 기울인다.
머리는 곧게 세운다.
입을 크게 벌리고 혀를 밖으로 뺀다.
혀를 빼놓고 입을 통해 헐떡거리는 방식으로 숨을 들이쉰다.
호흡과 움직임을 동시에 하면서, 복부의 팽창과 수축을 빠르게 한다. 숨을 내쉬면서 복부를 수축하고 마시면서 복부를 팽창한다.
호흡은 수동적인데, 단지 복부의 움직임 때문에 두드러져 보인다. 개가 헐떡거리는 것처럼 한다.
가능한 한 가슴은 움직이지 않는다.
무리하지 않는다.
10~20회를 마시고 내쉰다.
이것이 1회이다.
다음 회를 시작하기 전에 자연스럽게 호흡하고 이완한다.

소화열기의 활성화 또는 불의 정수로 정화(Agnisar Kriya 또는 Vahnisara Dhauti)

이 행법은 같은 자세나 연꽃자세(padmasana)로 수련할 수 있다(그림 2 참고).

깊게 들이쉰다.

내쉬어서, 가능한 한 폐를 많이 비운다.

팔꿈치를 곧게 편 채, 약간 앞으로 기울인다.

손으로 무릎을 압박하고 잘란다라 반다를 행한다.

편안하게 숨을 내쉬고 멈춰서 가능한 한 오랫동안 복부근육을 빠르게 수축과 팽창을 한다.

무리하지 않는다.

잘란다라 반다를 푼다.

머리가 바르게 될 때 깊고 서서히 들이쉰다.

이것이 1회이다.

다음 회를 시작하기 전에 호흡이 정상화 될 때까지 이완한다.

횟수 : 초보자는 복부근육을 자유의지로 조절하기가 어렵기 때문에 빨리 피로해지고 이 수련이 어려울 수 있다. 근육은 일정기간 이상 서서히 그리고 점진적으로 발달시켜야 한다.

처음에는 10번의 복부 수축과 팽창을 3회 하는 것으로 충분하다. 규칙적인 수련으로, 매회 100회까지 복부 운동을 해도 된다. 숨 참는 시간은 일정기간 이상 점진적으로 증가시킨다.

의식 : 육체 – 복부움직임과 동시에 일어나는 규칙적인 호흡에.

정신 – 마니뿌라 차끄라.

순서 : 아사나와 쁘라나야마 이후에. 아그니사르 끄리야는 되도록 위장이 비어 있는 아침 식사 전인 이른 아침과, 내장을 비운 이후에 수련하는 것이 이상적이다.

주의사항 : 여름철에 이 수련은 체열과 혈압이 지나치게 올라갈 수 있으므로 주의해서 수련한다. 이 기간동안에는 쉬딸리나 시뜨까리처럼 냉각호흡에 이어서 항상 행한다.

금기 : 고혈압, 심장병, 급성 십이지장 또는 위궤양, 갑상선기능 항진증, 만성 설사가 있는 사람은 이 끄리야를 행해서는 안 된다.

임신 3개월 이상 된 여성은 이 수련을 삼간다. 그러나 아그니사르 끄리야는 출산 이후에 복부와 골반 근육을 꽉 조여주고, 생식기관을 원상태로 되돌리기 위해 수련해도 된다.

효과 : 아그니사르 끄리야는 식욕을 자극하고 소화불량, 위산과다, 산과소증, 위장에 가스 참, 변비와 같은 소화기 질환과 간과 신장의 기능저하를 제거한다. 복부를 마사지하고, 관련된 신경을 자극하며, 근육을 강하게 하고 복부기관의 건강을 최적상태로 만들어준다. 아그니사르 끄리야는 5쁘라나 특히 사마나를 자극하고, 에너지 수준을 두드러지게 높인다. 우울증, 우둔함(굼뜸), 무기력을 또한 완화시킨다.

수련참고 : 이 끄리야는 복부근육과 횡격막의 조절을 발달시키고 강하게 하는데 훌륭한 수련이다. 웃디야나 반다와 나울리의 준비수련으로 활용된다.

참고 : 아그니agni와 바흐니vahni 모두 '불'을 의미한다. 사라sara는 '본질', 끄리야kriya는 '행위'를 뜻한다. 불의 본질 또는 정수는 소화과정으로 간주된다. 복부기관이 적절하게 작용하지 않으면 소화 열기는 속에 맺히게 되고 그것의 힘을 증가시키기 위해 어루만지거나 북돋을 필요가 있다. 아그니사르 끄리야는 단지 소화기계와 그것과 관련된 기관을 정화시킬 뿐만 아니라, 섭취된 음식으로부터 영양분이 알맞게 흡수되도록 한다.

꾼잘 끄리야 KUNJAL KRIYA

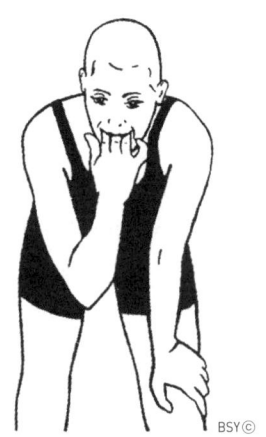

토하는 정화(Kunjal Kriya 또는 Vaman Dhauti)
준비 : 손을 씻고 손톱을 주의 깊게 손질한다.
입맛에 따라 ℓ 당 찻숟갈 하나분량의 소금을 첨가해서 개인마다 미지근한(체온) 물을 2ℓ 정도 준비한다.

행법 1 : 물을 토하는 수련(Kunjal Kriya)
싱크대나 화장실 근처, 또는 날씨가 따뜻하다면 정원 밖이나 열린 배수구 근처의 적합한 장소에 선다. 위장이 더 이상 담고 있을 수 없는 느낌이 들 때까지, 최소한 6잔의 준비된 물을 가능한 한 빨리 차례대로 마신다. 물을 홀짝거리지 말고 빨리 마시는 것이 가장 중요하다.
위장이 가득 찰 때, 토할 것 같은 충동이 자동적으로 발생한다.
앞으로 숙여서, 몸통을 가능한 한 수평으로 한다.
입을 벌리고 검지와 중지를 가능한 한 혀 안쪽 깊숙이 넣는다. 혀 안쪽을 부드럽게 문지르고 압박한다. 이것은 위장에서 물이 뿜어져 나오게 한다.
물이 방출되지 않는다면 혀가 문질러지지 않았거나 손가락 끝이 목구멍으로 충분히 들어가지 않았음을 의미한다.

수련자가 긴장을 풀수록, 이 수련이 더 쉬워진다.

물을 방출하는 동안 불필요하기 때문에 입에서 손을 뺀다.

물줄기가 끝났을 때, 다시 손가락을 입에 넣고 과정을 반복한다.

수련 참고 : 평범한 물은 요가교사의 조언에 따라 사용해도 된다. 그러나 소금물은 위장에서 점액을 분해하고 산의 분비를 억제하는데, 과도한 점액질과 위산과다증이 있는 사람은 소금물로 하는 것이 보통 더 바람직하다.

어떤 사람은 처음에 물을 뿜어낼 수가 없다. 위장의 물은 일반적인 방법으로 시스템을 통해 간단하게 지나가버린다.

특히 처음 몇 번의 시도에서는 방출된 물이 탁해져있다. 이것은 위장에서 음식입자들과 담즙, 점액질이 발효된데 원인이 있다.

위장이 완전히 깨끗해질 때 물이 맑아진다.

행법 2 : 호랑이 수련(Vyaghra Kriya)

위장에서 음식이 소화되지 않았거나 부분적으로 소화된 경우에, 따뜻하고 소금기 있는 준비된 물을 최소한 6잔을 마신다.

물을 더 이상 담고 있을 수 없을 때까지 위장에 채운다.

꾼잘 끄리야처럼 같은 방법으로 물을 방출한다.

위장에 있는 모든 음식물이 제거될 것이다.

효과 : 이 수련은 과도한 양의 음식이나 불결한 음식을 먹었을 때 장의 부담을 방지한다.

현대 치료에서는 소화불량 알약을 먹이지만 가장 자연스럽고 해로움을 최소화하는 방식은 토하게 하는 것이다.

수련 참고 : 뱌그라 끄리야는 꾼잘 끄리야처럼 같은 방법으로 한다. 그러나 위장을 가득 채우거나 잔뜩 배부른 상태에서 한다.

참고 : 뱌그라vyaghra란 단어는 '호랑이'를 의미한다. 호랑이는 그의 먹이를 위장에 채워 넣고 나서 3, 4시간 후에 절반정도 소화된 먹이를 토해내는 습관이 있다. 이 방법은 먹이가 잘 소화되지 않으면 몸이 본능적으로 하는 자발적인 형태이다. 몸은 집어넣어진 불결하거나 과도한 음식을 소화시키기 위해 노력해서 실패할 경우 마지막 수단으로 토하게 된다. 위장의 부담, 구역질, 소화불량을 덜기위한 가장 쉬운 방법은 입을 통해서 음

식을 토하는 것이다.

행법 3 : 코끼리 행위(Gaja Karma Kriya)

따뜻하고 소금기 있는 준비된 물을 최소한 6잔을 마신다.
물을 더 이상 담고 있을 수 없을 때까지 위장에 채운다.
발을 편하게 벌리고 서서, 앞으로 숙여 손을 무릎 위에 짚는다.
전신을 이완한다.
입을 벌리고 목구멍 깊은 곳으로부터 '아' 소리를 내면서 서서히 숨을 들이쉰다. 동시에, 흉곽 바로 아래 복부 윗부분을 수축한다.
마시고 나서 복부의 압박을 유지하다가 내쉰다.
이것이 정확하게 실행되면 물은 일정한 흐름으로 입 밖으로 분출된다.
분출하는 동안 몸이 이완되어 있어서 물을 방해하지 않도록 하는 것이 중요하다.

수련 참고 : 가자 끄리야는 꾼잘 끄리야의 고급 형태이다. 이 수련에서, 물은 복부근육의 수축으로 위장에서 분출된다. 이 행위는 복부근육의 능숙한 조절과 수련이 요구된다. 꾼잘 끄리야와 같은 효과를 갖고, 더 간단한 행법이다.

수련시간 : 꾼잘과 가자 끄리야는 아침식사 전 이른 아침에 수련하는 것이 가장 좋다. 그러나 너무 춥다면 더 따뜻해질 때까지 기다리는 것이 좋다. 수련 전에 음식을 섭취하지 않는 것이 필수적이다. 뱌그라 끄리야는 위장이 불편할 때마다 식후 3시간이 되면 수련해도 된다. 만약 위장에 너무 많이 담았거나 나쁜 음식을 먹었다면 훨씬 더 빨리 실행한다.

횟수 : 꾼잘과 가자 끄리야는 요가교사나 치료사가 달리 지시하지 않았다면 일주일에 한번 행한다. 뱌그라 끄리야는 필요할 때만 행한다.

주의사항 : 물이 나오는 구토의 반사작용이 끝났을 때, 위장이 비었다는 신호이므로 행법을 그만둔다. 이러한 행법은 위장의 내용물을 제거하고, 일시적으로 취약한 상태가 된다. 이러한 이유로 수련을 완료한 이후에 30분 이내에는 음식을 섭취하지 않도록 권장된다.

순서 : 모든 행법은 잘라 네띠에 이어서 한다.

금기 : 이러한 수련은 탈장, 고혈압, 상승된 뇌내압, 심장병, 뇌졸중, 급성 위궤양, 당뇨병성 눈 질환이 있는 사람은 수련해서는 안 된다.

효과 : 이러한 행법은 위벽의 강한 근육수축으로 모든 복부기관을 자극하고 정상화시킨다. 소화불량, 위산과다, 가스 참 등의 문제가 극복된다. 몸에서 과도한 점액질이 제거되고, 기침과 감기, 기관지염, 천식, 그리고 다른 호흡기 질환을 치료하는데 도움이 된다.

이러한 행법은 또한 내부와 외부의 갈등과 억압에 기인하는 마음의 무력감이나 억눌린 감정과 감정적인 응어리를 풀어내는데 도움이 된다.

수련참고 : 이러한 행법의 가장 큰 장애물은 토한다는 생각으로 인한 사람의 심적인 압박이다.

바스뜨라 다우띠 VASTRA DHAUTI

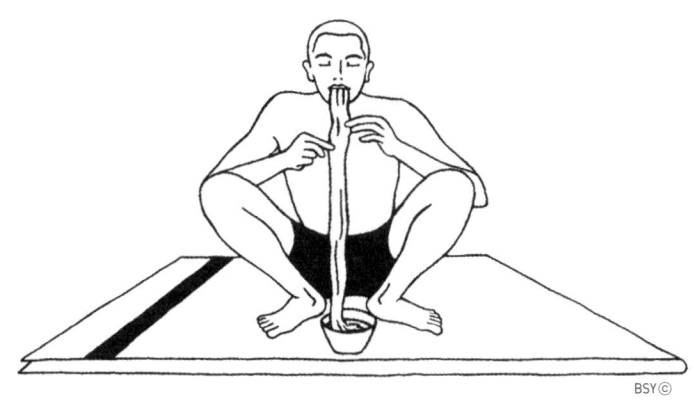

천 정화(Vastra Dhauti)

준비 : 이 수련을 위해 깨끗하고 새로운 천이 필요하다. 정교하게 짠, 풀을 먹이지 않고, 염색하지 않은 하얀 모슬린(muslin) 같은 무명천이 가장 좋다. 화학 합성물질은 피한다. 직물은 2.5cm 넓이(혀보다 넓을 필요는 없다. 그렇지 않으면 목으로 넘어가면서 접힐 수 있다)에 3m 길이로 한다. 몇 날 수련 후에 폭을 5~6cm, 길이를 6.5m 정도로 늘려도 된다. 가장자리가 너덜너덜 해지거나 실이 풀리면 교체한다.

천은 사용하기 전에 물에 끓여서 완전히 깨끗하게 한다. 그것을 미지근한 물이 담긴 머그컵이나 그릇에 담가놓는다. 소금을 물에 첨가해도 되지만 필수적인 것은 아니다. 천이 물에 젖어있게 해서 식도를 통해 위장으로 부드럽게 미끄러지게 한다. 천을 더 쉽게 삼키려면 우유나 달게 한 우유에 담가도 된다.

같은 천을 여러 차례 사용해도 된다. 수련 후에, 천이 점액으로 두꺼워지기 때문에 뜨거운 물에 완전히 끓인다. 그것을 되도록 햇빛에 직접 잘 말려서, 깨끗한 장소에 보관한다.

삼키기 : 엉덩이가 바닥에서 들리게 쪼그려 앉거나 낮은 의자에 앉는다.

발 사이 바닥에 천이 담긴 그릇을 놓는다.

전신을 이완한다.

천의 한쪽 끝을 잡고, 다른 쪽은 물에 담가둔다.

천 끝의 양쪽 모서리를 말아서 약간 뾰족하게 하면, 목으로 더 쉽게 내려간다.

뾰족해진 끝을 가능한 한 혀 안쪽으로 깊숙이 넣고 그림에서 보는 것처럼 입 밖에서 엄지와 검지로 천을 잡는다.

천을 삼키기 시작한다. 그것이 목에 걸려서 넘어가지 않으면, 따뜻한 물을 한두 모금 마신다. 위장이 물이 아니라 천으로 채워져야 하므로 단지 조금만 마신다.

천을 마치 음식처럼 부드럽게 씹는다. 이것은 많은 침이 분비되도록 해서 천이 쉽게 미끄러져 내려가게 한다.

천이 목의 가장 아랫부분을 찔러서 구토감이 일어날 수 있다. 이것이 사라질 때까지 잠시 멈췄다가 삼키기를 계속한다. 천이 한번 기관(氣管)과 식도의 연결점을 지나 좀 더 깊이 내려가면, 문제는 없어지고 위장 속으로 부드럽게 미끄러져 들어간다.

천 끝이 식도로 내려감에 따라, 천을 점점 더 입속으로 흘러 들어가게 한다. 그러나 너무 빨리 집어넣지 않는다. 그렇지 않으면 입에서 덩어리져서 수련이 어렵게 된다.

모든 천을 삼키지 말고 입에서 최소한 30cm는 남겨둔다.

휘젓기 : 일어선다.

다끄쉬나(오른쪽)와 바마(왼쪽) 나울리를 먼저 수련하고 나서 회전을 한다.

마지막으로 마디아마(중앙) 나울리를 한다.

위장을 정화하기 위해 3~5분의 나울리면 충분하다.

초보자는 1분 동안만 수련한다.

나울리 대신에 아그니사르 끄리야를 수련해도 된다.

천은 위장에 5~20분 정도 남겨두되 더 이상은 안된다. 그렇지 않으면 장으로 들어갈 수 있다.

천 제거 : 이제 위장에서 천을 서서히 제거해야 한다.

한 번 더 쪼그린 자세로 앉는다.

천을 잡고 부드럽지만 확고하게 잡아당긴다.

너무 거칠게 잡아당겨서는 안된다. 그렇지 않으면 위장과 식도의 섬세한 벽을 손상시킬 수 있다.

처음에 천을 회수하는데 약간의 저항이 있을 수 있다. 그러나 몇 초가 지나면 사라지고 천은 쉽게 빠져나온다.

천을 모두 제거하고 머그컵이나 그릇에 담가둔다.

수련시간 : 이 수련은 어떤 음식이나 음료를 섭취하기 전인 이른 아침에 행한다. 실행하기 전에 위장은 완전히 비어있어야 한다.

주의사항 : 수련하는 동안 말해서는 안된다. 전문가의 지도 없이 이 수련을 해서는 안된다.

금기 : 이 수련은 긴장 항진, 심장병, 뇌졸중, 일반적인 질병이 있는 동안이나 몸이 허약한 상태일 때는 행하지 않는다.

수술 후 2~3개월이 될 때까지는 수련해서는 안된다.

효과 : 바스뜨라 다우띠는 목과 가슴부위의 강한 반사작용을 유발한다. 수련자는 의도적으로 구토를 부추겨서 결과적으로 자율신경계를 정상화한다.

기관지 근육이 이완되는 동안 가슴의 점액질이 줄어들고 제거되며, 천식 증상이 완화된다.

아유르베다에 따르면, 가슴과 위장은 까파 도샤kapha dosha(점액 기질)의 자리이다. 천으로 이 부위를 깨끗하게 해서 과도한 까파가 제거되고, 질병과 관련된 모든 것이 완화된다. 이 수련은 또한 삣따 도샤pitta dosha(담즙 기질)를 조화롭게 하고, 담즙의 질환을 완화시키며 위장 위쪽 관의 기능을 개선한다.

수련 참고 : 천을 삼키기 전에 약간의 수련을 해도 된다. 이완하도록 노력하고 무리하지 않으면 그 과정은 더 쉬울 것이다. 서두르지 말고 단지 부드럽게 천을 삼킨다. 마음이 한번 행법에 대한 생각을 받아들이면 곧 숙달될 것이다.

천을 삼키고 나서, 나울리의 휘젓는 과정을 통해 천이 위장 벽을 닦고 깨끗하게 해서 위장이 마사지 되어야 한다.

나울리 NAULI

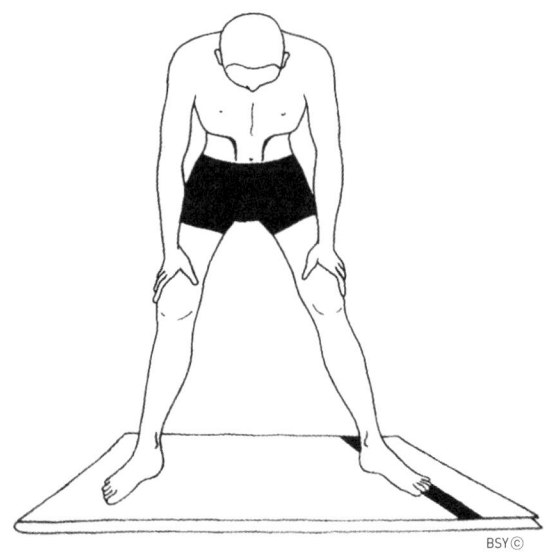

복부 마사지(Nauli)
1단계 : 가운데 복부 수축(Madhyama Nauli)

발을 1m정도 벌리고 선다.
코를 통해 깊게 숨을 들이쉬고 폐가 가능한 한 많이 비도록 입을 통해서 내쉰다.
무릎을 약간 구부리고 앞으로 숙여서, 무릎 바로 위 대퇴부에 손바닥을 짚는다.
손가락은 안쪽 또는 바깥쪽을 향한다. 상체의 체중은 무릎 위쪽 이 부위에 편안하게 실린다. 팔은 곧게 편다.
바히르 꿈바까(날숨 후 지식호흡)를 유지하면서 잘란다라 반다를 행한다.
눈을 뜬 채 배를 바라본다.
하복부를 빨아들인다.
복직근을 수축해서 복부 앞 중앙이 수직의 아치형태가 되게 한다.
무리하지 않고 가능한 한 많이 근육을 수축한다.
숨을 참고 편안한 한 오랫동안 수축을 유지한다.

수축을 풀고, 머리를 들어 바른 자세로 돌아온다. 복부가 팽창되도록 하면서 깊고 서서히 들이쉰다. 전신을 이완한다.

이것이 1회이다.

심장박동이 정상으로 돌아올 때까지 선 자세로 이완한다.

수련을 반복한다.

마디아마 나울리는 바마 나울리를 시작하기 전에 숙달시켜야 한다.

2단계 : 왼쪽 수축(Vama Nauli)

위에 설명한 것처럼 마디아마 나울리의 가르침을 따라서, 하복부를 수축하고 복직근 중앙이 수직의 아치형태가 되게 한다.

복직근을 왼쪽으로 이동한다.

무리하지 않고 가능한 한 강하게 왼쪽근육을 수축한다(이 수련의 그림은 다음 장에 보는 것처럼 다끄쉬나 나울리의 대칭 상이다).

마디아마 나울리로 돌아온다.

복부수축을 풀고, 머리를 들어 바른 자세로 돌아온다.

복부가 팽창되도록 하면서, 깊고 서서히 들이쉰다.

심장박동이 정상으로 돌아올 때까지 바르게 선 자세로 이완한다.

3단계를 행한다.

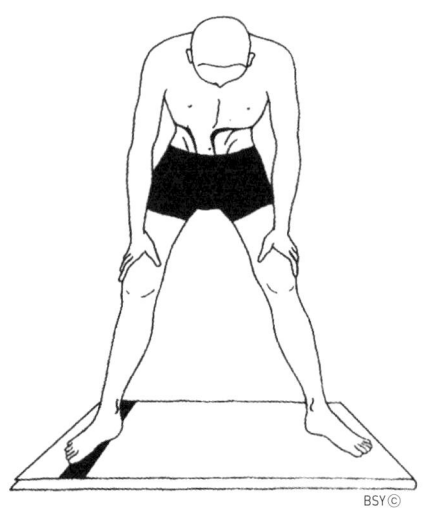

3단계 : 오른쪽 수축(Dakshina Nauli)

바마 나울리를 마친 후에, 오른쪽을 같은 방법으로 수련한다.
마디아마 나울리의 가르침을 따라서, 하복부를 수축하고 복직근 중앙이 수직의 아치형태가 되게 한다.
복직근을 오른쪽으로 이동한다.
숨을 멈춘 동안 가능한 한 단단히 수축한다.
무리하지 않는다.
마디아마 나울리로 돌아온다.
복부수축을 풀고, 머리를 들어 바른 자세로 돌아온다.
복부가 팽창되도록 하면서, 깊고 서서히 들이쉰다.
이것이 1회이다.
심장박동이 정상으로 돌아올 때까지 바르게 선 자세로 이완한다.
이 수련이 숙달된 이후에만 복부회전을 행한다.

4단계 : 복부회전 또는 교반(攪拌)

앞의 3단계를 숙달하기 전까지는 이 수련을 시도해서는 안된다.
바마 나울리를 하고, 근육을 오른쪽으로 이동하는 다끄쉬나 나울리를 하고, 다시 왼쪽인 바마 나울리로 돌아온다.

이쪽저쪽 근육회전을 계속한다. 이 과정은 교반(攪拌)으로 알려져 있다. 3회를 연속적으로 회전하고, 복부수축을 푼다.

다음은 먼저 다끄쉬나 나울리로 시작하고, 이번에는 복부회전을 오른쪽에서 왼쪽, 왼쪽에서 오른쪽 3회를 연속적으로 한다. 그리고 나서 근육을 가운데로 이동하는 마디아마 나울리를 행한다.

머리를 들고 바르게 선 자세로 돌아온다.

복부가 팽창되도록 하면서, 깊고 서서히 들이쉰다.

이것이 1회이다.

심장박동이 정상으로 돌아올 때까지 바르게 선 자세로 이완한다.

수련시간 : 나울리는 식후 최소한 5~6시간이 지나 위장이 완전히 비었을 때 수련한다. 음식이나 음료를 섭취하기 전인 이른 아침이 최고의 수련시간이다.

횟수 : 마디아마 나울리를 5회에서 시작해 10회까지 늘린다. 바마와 다끄쉬나 나울리는 각각 함께 5~10회를 수련한다.

복부회전을 5~10회에서 시작해서 근육을 더욱 조절할 수 있음에 따라 몇 달에 걸쳐서 25회까지 서서히 증가시킨다. 무리하지 않는다.

주의사항 : 나울리는 전문가의 지도하에서만 수련한다. 나울리를 하는 동안 복부에 어떤 통증이 느껴지면, 즉시 수련을 멈춘다. 다음날이나 통증이 가라앉았을 때 다시 시도한다.

금기 : 나울리는 심장병, 긴장 항진, 탈장, 고혈압, 담석증, 급성 소화성 궤양이 있거나 내장이나 복부수술의 회복기에 있는 사람은 시도해서는 안된다. 임산부도 나울리를 수련하면 안된다. 그러나 출산 후 4~6개월이 되면 복부와 골반근육을 강하게 하고, 몸매를 새롭게 하며 내부 기관을 재조정하기 때문에 이 수련이 추천된다.

효과 : 나울리는 근육, 신경, 내장, 생식, 비뇨, 배설기관을 포함하여 복부부위 전체를 마사지하고 정상화한다. 내분비계의 부신의 구성요소를 조화롭게 하는데 도움이 된다.

이 수련은 변비, 소화불량, 신경성 설사, 위산과다, 위장에 가스 참, 우울증, 호르몬 불균형, 생식기와 비뇨기 질환, 당뇨병, 무기력과 정서불안을 완화시킨다.

나울리는 쁘라나의 저장소인 마니뿌라 차끄라를 자극하고 정화시킨다. 몸의 에너지 흐름을 조화롭게 하는 힘과 마음의 명료함이 커지도록 돕는다.

수련 참고 : 나울리를 시도하기 전에 아그니사르 끄리야와 웃디야나 반다 수련을 숙달시켜야 한다.

나울리를 선 자세로 완벽하게 할 수 있을 때 싯다/싯다 요니 아사나로 수련해도 된다.

참고 : 나울리nauli란 단어는 '갈대' 또는 '속이 텅 빈 줄기'를 의미하는 어근 날라nala 또는 날리nali에서 왔고, 몸의 파이프 모양의 관, 혈관, 신경과 관계가 있다. 날라nala란 단어는 복직근의 산스끄리뜨 용어이다. 나울리는 또한 라울리끼 까르마(lauliki karma)로 알려져 있다. 라울리끼 lauliki란 단어는 이 행법이 정확히 그러하듯이 '여기저기로 움직이다' 또는 '회전과 휘젓기'를 의미하는 어근 롤라lola에서 파생되었다. 그것은 복부 전체의 근육, 신경과 관련해서 굴리고 회전시키며 휘젓는다.

바스띠 BASTI

요가적 관장(Basti)
행법 1 : 물로 하는 요가적 관장(Jala Basti)

배꼽 위에까지 차오르게 깨끗한 물에 선다. 흐르는 강물이 이상적인 장소이다.

앞으로 기울여서 손을 무릎에 짚는다.

항문 괄약근을 확장하고 동시에 물이 내장 속으로 들어오도록 웃디야나 반다와 나울리를 행한다.

잠시 동안 내장에 물을 담아두었다가 항문을 통해 배출한다.

효과 : 대장이 깨끗해지고 정화된다. 숙변이 제거되고 가스가 배출된다. 쁘라나야마의 고급 수련자는 수련으로 발생된 복부의 열을 진정시키는데 바스띠를 활용한다.

수련 참고 : 이 행법은 전문가의 지도하에서 배워야 한다. 초보자가 더 쉽게 수련하기 위해 짧은 관을 항문에 삽입해도 된다.

변형 : 바스띠의 효과는 배꼽 위에까지 차오르는 시원하고 깨끗한 물에 앉아서 아쉬위니 무드라를 행함으로써 또한 획득된다.

참고 : 바스띠basti란 단어는 또한 바스띠vasti 또는 와스띠wasti로서 폭넓게 쓰이는데, 하복부, 내장, 골반, 방광과 관련된 일반적 용어이다. 이 행법은 또한 바스띠 까르마basti karma로 알려져 있다. 까르마karma는 '과정' 또는 '행법'을 의미한다.

행법 2 : 건조한 요가적 관장(Sthal Basti)

다리를 앞으로 펴고 앉아서 빠스치못따나아사나를 행한다.

자세를 유지하고 내장 속으로 공기를 빨아들이면서 아쉬위니 무드라를 25회 실시한다.

잠시 동안 공기를 보존하고 나서 항문을 통해 배출한다.

효과 : 대장을 정화하고 가스와 공기를 제거한다.

행법 3 : 항문 정화(Moola Shodhana)
생 심황(인도산 생강의 일종, haldi)의 부드러운 뿌리를 서서히 항문으로 삽입한다.
대신에, 검지나 중지를 사용해도 된다.
항문 괄약근의 내부 표면을 뿌리나 손가락으로, 시계방향으로 10회 그리고 반시계방향으로 10회 회전한다.
뿌리나 손가락을 제거하고 찬물에 항문을 씻는다.

효과 : 이 수련은 항문 부위를 정화하고 변비와 치질을 치료하는 데 사용된다.

수련 참고 : 심황 뿌리는 소독제와 청혈제(淸血劑)이고 일반적으로 육체의 불결함을 정화하는 훌륭한 약물 가치가 있기 때문에, 이 수련에서 추천된다.

참고 : 물라moola란 단어는 문자 그대로 '뿌리' 또는 '토대'를 뜻한다. 쇼다나 shodhana란 단어는 '정화'를 뜻한다. 이 행법은 또한 물라 다우띠 *moola dhauti*, 가네쉬 끄리야Ganesh kriya(코끼리 행위), 그리고 차끄리 까르마chakri karma(회전 수련)로 알려져 있다.

까빨바띠 KAPALBHATI

앞 뇌 정화(Kapalbhati)

행법 1 : 공기 정화(Vatkrama Kapalbhati)
이 수련은 까빨바띠 쁘라나야마와 같다(쁘라나야마 참고).

행법 2 : 공동(空洞) 정화(Vyutkrama Kapalbhati)
그릇에 따뜻한 물을 채우고 500㎖에 찻숟가락 하나 분량의 소금을 첨가해서, 소금이 잘 녹도록 한다. 편하게 서고 물그릇 위로 숙인다.
이 자세에서 가능한 한 많이 전신을 이완한다.
손바닥으로 물을 떠서 콧구멍을 통해 그것을 들이마신다.

물이 입으로 흘러내리게 하고 그것을 내뱉는다.
이러한 방식으로 몇 차례 수련한다.
잘라 네띠에서 묘사한 것처럼 콧구멍을 적절하게 말린다.
이것이 수련의 완결이다.

행법 3 : 점액 정화(Sheetkrama Kapalbhati)

비유뜨끄라마 까빨바띠처럼 같은 방법으로 선다.
따뜻한 소금물을 한 입 가득 머금는다. 그러나 그것을 삼키는 대신에 위로 올려서 코를 통해 배출한다.
이러한 방식으로 몇 차례 수련한다.
잘라 네띠에서 묘사한 것처럼 콧구멍을 적절하게 말린다.
이것이 수련의 완결이다.

수련시간 : 최고의 시간은 이른 아침이다.
그러나 비유뜨끄라마와 쉬뜨끄라마 까빨바띠는 식후를 제외하고는 하루 중 어느 때라도 행해도 된다.

횟수 : 비유뜨끄라마와 쉬뜨끄라마 까빨바띠는 각각 몇 분 동안만 행하고 매일 일상적으로 행해도 된다.

금기 : 빈번한 코 출혈이 있는 사람은 이 수련을 해서는 안된다.

효과 : 비유뜨끄라마와 쉬뜨끄라마 까빨바띠는 공동(空洞)에서 점액질을 제거하고 얼굴 근육과 신경을 이완시키는데 도움이 된다. 그들은 피로한 세포와 신경을 활기 있게 하고, 얼굴을 젊고, 빛나게 하며 주름살을 펴준다. 육체와 정신을 포함한 다른 효과는 잘라 네띠와 같지만 강화된 것이다.

수련 참고 : 비유뜨끄라마와 쉬뜨끄라마 까빨바띠를 행하기 전에, 수련자는 잘라 네띠 수련에 능숙해 있어야 한다.

참고 : 까빨kapal이란 단어는 '두개골', '이마', '뇌의 전두엽'을 뜻한다. 바띠bhati는 '빛' 또는 '광채' 그리고 또한 '지각' 또는 '지식'을 뜻한다.

뜨라따까 TRATAKA

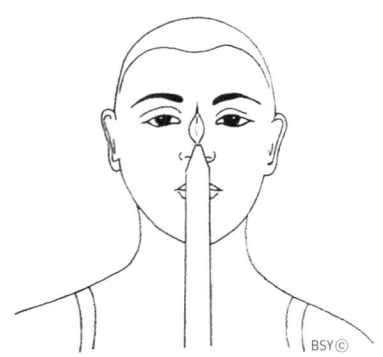

집중 응시(Trataka)

촛불을 작은 탁자 위에 놓고 앉아 있을 때 불꽃이 정확히 눈높이에 오게 한다.

머리와 척추를 바르게 하고 편안한 명상자세로 앉는다. 자세를 조정해서 초가 팔 길이만큼 몸에서 떨어지게 한다.

눈을 감고 전신 특히 눈을 이완한다.

몇 분 동안 몸의 확고함을 자각한다. 수련 내내 몸을 완전히 고요하게 한다.

눈을 뜨고 심지 끝을 확고하게 바라본다.

불꽃이 약간 깜박일 수 있지만 심지 끝은 항상 고요하게 남아있다.

눈을 깜박이거나 눈동자를 어느 곳으로든 움직이지 않으려고 노력한다. 이것은 긴장의 원인이 되고 눈을 깜박이게 되기 때문에 무리하지 않는다.

심지에 의식을 완전히 집중해서 몸 의식을 망각한다.

마음이 산란해지기 시작하면, 부드럽게 수련으로 되돌린다.

1~2분 정도 후에, 눈이 피로해지거나 눈물이 날 때, 부드럽게 눈을 감는다.

눈감은 앞의 공간에서 불꽃의 잔상을 바라본다. 상이 위아래 또는 좌우로 움직이면, 그것을 주시하고 안정시키도록 한다.

상이 더 이상 남아있지 않을 때, 부드럽게 눈을 뜨고 한 번 더 심지 끝을 바라본다.

바깥 응시의 과정을 반복한다.

한 번 더 눈을 감고 내부의 상을 바라본다.

이러한 방식으로 3~4회를 계속한다.

최종회를 마친 후에, 눈을 뜨기 전에 2~3회 손바닥 비비기를 한다.(눈 수련을 참고)

이것이 수련의 완결이다.

수련시간 : 뜨라따까는 언제든지 행해도 되지만 위장이 텅 비어있을 때인 새벽이나 해질녘이 가장 좋다.

횟수 : 초보자는 단지 1~2분 정도 바라본다. 일반적인 목적의 경우에 10분이면 충분하다. 영적인 목적이나 눈의 결함을 교정하기 위해서, 치료사나 교사의 상담을 받은 후에 뜨라따까를 장시간 동안 행해도 된다. 불면증과 정신적 긴장이 있는 사람은 밤에 잠들기 전에 10~15분 동안 이 수련을 한다.

순서 : 뜨라따까는 아사나와 쁘라나야마 이후에 그리고 자빠japa와 명상 전에 실행한다.

주의사항 : 뜨라따까는 고요한 불꽃으로 수련해야 하기 때문에 근처에 외풍이 있어서는 안된다. 수련자는 항상 지나치게 무리하지 않는다. 깜박거리지 않고 눈을 뜰 수 있는 능력은 지속적인 수련을 통해 점진적으로 발달시킨다.

뜨라따까는 억압된 강박관념과 골칫거리, 마음의 짓눌린 생각들을 정화하는 뛰어난 방법이고, 무엇이 떠오르는지 수행자가 바라볼 수 있도록 한다. 그러나 너무 빨리 표면화되어서 마음을 혼란스럽게 하는 문제가 발생할 수 있다. 만약 이것이 발생하면, 수련을 멈추고 요가 전문 교사의 조언을 구한다.

눈의 피로, 근시, 난시, 백내장의 초기 증상과 같은 눈의 질환이 있는 경우, 촛불 대신에 검은 점을 사용한다.

금기 : 간질병 환자는 촛불 뜨라따까를 수련해서는 안 된다. 그러나 완전히 고정된 대상을 응시하도록 선택한다.

효과 : 이 수련은 눈을 맑고 밝게 한다. 신경계를 조화롭게 하고, 신경과민, 불안, 우울증과 불면증을 완화시킨다. 기억력을 증진시키고 완전한 집중력과 강한 의지력을 발달시키도록 돕는다. 아갸 차끄라를 활성화시키고 명상을 위한 준비로 탁월하다.

변형 : 뜨라따까는 개인이 선택한 어떤 대상이라도 수련할 수 있다. 그러나 조절하기에 너무 강력한 경험을 주는 어둠이나 거울, 수정구, 달에 대한 뜨라따까는 권장할 수 없다. 섬세한 눈의 세포막이 손상될 수 있으므로 태양에 대한 뜨라따까 수련은 피한다.

한번 대상을 선택하면 바꿔서는 안된다. 그렇지 않으면 새로운 대상에 마음이 다시 동화하기 시작할 것이기 때문이다. 그래서 주의해서 선택하고 선택을 고수하라.

수련참고 : 수련은 눈을 깜박거리지 않고 고정된 한 점 또는 대상을 바라보는 것을 포함한다. 마음의 초점을 맞추고 동요하는 경향을 억제해서 일심 집중하여 통찰력을 일깨우는 것이 목적이다. 마음의 모든 주의력과 힘을 하나의 지속적인 흐름 속으로 집중한다. 이것은 무리하지 않고, 쉽게 되는 과정이어야 한다. 한번 이것이 성취되면, 마음속의 잠재된 가능성은 자연스럽게 일깨워진다.

참고 : *뜨라따까trataka란 단어는 '보다' 또는 '응시하다'를 뜻한다. 뜨라따까는 샤뜨까르마의 마지막 행법이다. 그것은 고도의 의식 상태로 이끌기 위해 육체 위주의 수련과 정신수련 사이의 디딤돌로서 작용한다. 그것은 하타 요가와 라자 요가 사이의 다리 역할을 한다. 전통적으로, 그것은 하타 요가의 부분이지만 라자 요가의 일부분으로 간주될 수도 있다.*

요가의 정신생리학

이 책에서는, 각각의 수련이 모두 집중을 위해 특별한 점이 권고된다. 만약 요가수련을 통해 이완과 최적의 육체적 효과를 얻는 것이 목적이라면, 무엇인가에 집중하는 것이 필요하다. 마음을 몸의 특별한 부위나 호흡으로 향하게 하는 것을 통해, 특정한 수련의 효과는 증대된다. 때때로 차끄라chakra(심령 센터)가 영적인 집중을 위한 점으로서 또한 활용된다.

육체적인 차원에서, 차끄라는 신체의 주된 신경총 그리고 내분비선과 관련된다. 많은 아사나들은 이러한 내분비선과 신경총에 하나 또는 그 이상의 특별한 힘과 유익한 효과를 갖는다. 예를 들면, 어깨서기 자세는 비숫디 차끄라와 관련되어져 목 부위의 갑상선에 강한 압력을 가하게 된다. 갑상선에 좋은 마사지가 되어서 그것의 기능은 대단히 개선된다. 그러나 만약 아사나를 실행하는 동안 집중력이 이 차끄라를 지배한다면, 유익한 효과는 증대될 것이다.

차끄라의 정의

차끄라chakra라는 단어는 글자 그대로 '바퀴'나 '원'을 의미한다. 그러나 요가적 배경에서는 '소용돌이(vortex, whirlpool)'로 더 해석된다. 차끄라는 완전한 인간구조에 쁘라나가 스며들도록 순환을 조절하는 인체에 있어서 특별한 부위의 쁘라나적 에너지의 소용돌이이다. 각 차끄라는 뇌의 특별한 부위를 켜고 여는 스위치이다. 대부분의 사람들은 이 심적인 센터가 휴면과 비활성화 상태에 놓여 있다. 요가적 수련을 실행하는 동안 차끄라에의 집중은 차끄라를 통해 에너지의 흐름을 자극하게 되고 그들의 활성화를 돕게 된다. 이러한 뇌에서의 휴면부위의 일깨워짐은 심적이고 정신적인 신체의 기능과 일치하여, 정상적으로 얻기 어려운 높은 의식 수준을 경험하도록 한다.

주된 차끄라는 수가 7인데 척추의 중앙을 통해 흐르는 수슘나의 길을 따라 위치한다. 수슘나는 회음(會陰)에서 시작하여 머리 정수리에서 끝난다. 차끄라는 신경에 해당하지만 본질에 있어서 더 정묘한, 나디nadis라고 불리는 심적인 채널과 망상조직으로 연결되어 있다. 차끄라는 각각 특별한 수의 꽃잎과 독특한 색깔을 갖는 연꽃으로서 상징적으로 묘사된다. 연꽃은 수행자가 영적인 삶을 통해 통과해야하는 3단계(무지, 열망, 등불을 밝힘)를 상징한다. 그것은 가장 낮은 의식의 상태로부터 가장 높은 의식으로의 영적인 성장을 나타낸다.

연꽃의 꽃잎은 산스끄리뜨(Sanskrit) 알파벳의 씨앗 소리 즉, 비짜 만뜨라 beeja mantras가 새겨져 있는데, 그들은 안과 밖으로 이끄는 차끄라와 나디 또는 심적인 채널과 연결되어 심적 에너지의 다른 징후를 나타낸다. 각 차끄라의 내부에는 그것의 원소 그리고 씨앗 만뜨라와 관련된 기하학적인 도형으로 상징화된 얀뜨라yantra로 이루어져 있다. 얀뜨라의 내부에는 특별한 센터와 관련하여 다른 심적인 양상을 나타내는, 동물의 형태를 하고 있는 탈것인 바하나vahana가 대응해 있어서, 신의 특별한 면을 나타내는 신성이 또한 주재한다.

7 차끄라의 해설

물라다라 차끄라(Mooladhara chakra) : 가장 아래에 있는 차끄라는 남성은 회음부에 여성은 자궁경부에 위치한다. 단어 물mool은 '뿌리'를 의미하고 아다라adhara는 '장소'를 의미한다. 그래서, 그것은 뿌리센터로 알려져 있다. 물라다라 차끄라는 후각과 관련이 있다. 그것은 4개의 꽃잎으로 된 진한 적색(赤色) 연꽃으로 상징화된다. 중앙에 땅(地) 원소, 쁘리트비 땃뜨와prithvi tattwa의 얀뜨라(yantra)인 노란 사각형이 있고, 씨앗(beeja) 만뜨라는 람lam이다. 사각형 중앙에 꼭짓점이 아래를 향한, 샤띠shakti 또는 창조에너지를 상징하는, 붉은 삼각형이 있다. 삼각형 안에 아스트랄(astral)체를 상징하는, 연기 빛깔의 스와얌부 링가swayambhu linga가 있다. 한 마리의 붉은 뱀, 즉 잠재된 상태에 있는 꾼달리니kundalini는 링가(linga) 주위를 세 바퀴 반을 감고 있다. 붉은 삼각형은, 땅의 안정성과 견고성을 상징하는 몸통이 7개인 코끼리에 의해 지탱된다.

물라다라 차끄라는 근본에너지인 꾼달리니 샤띠의 자리 또는 거처이다. 꾼달리니는 스와얌부 링가 주위를 깊은 잠의 상태에서 감고 있는 뱀이다. 그것은 성적, 감정적, 정신적, 심령적 또는 영적인 인간과 삼라만상의 모든 에너지의

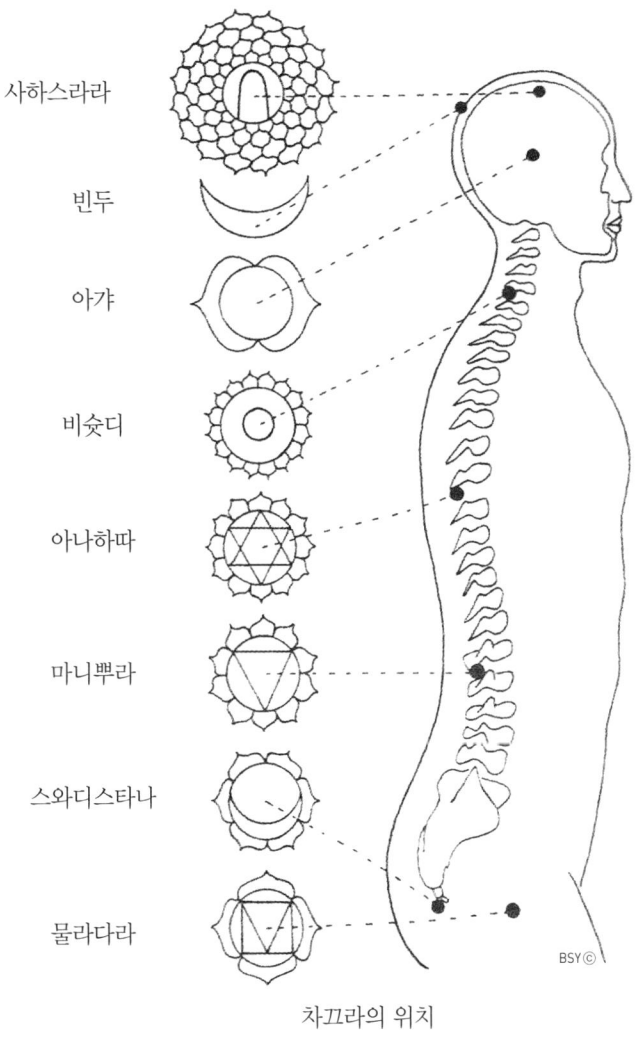

차끄라의 위치

원천이다. 이 에너지가 하나로 있는 동안, 다양한 특질과 속성은 그것을 보여주고 있는 심령센터에 의지하고 있다. 요가의 목적은 자기 정화와 마음의 집중을 통해서 잠자는 꾼달리니를 일깨우고 차끄라를 통해 끌어 올려서 사하스라라에서 순수 에너지인 샥띠Shakti와 순수 의식인 쉬바Shiva를 결합하는 것이다.

물라다라 차끄라에 집중하는 동안, 내면의 안정과 균형을 강화하기 위해, 에너지와 견고성의 상징인 붉은 역삼각형이나 노란 사각형을 마음속에 떠올린다.

스와디스타나 차끄라(Swadhisthana chakra) : 대략 두 손가락 넓이의 물라다라 차끄라 위쪽 척추, 생식기관 바로 뒤쪽이 스와디스타나 차끄라이다. 스와디스타나란 단어의 문자적 의미는 '자기 자신의 거처'이다. 산스끄리뜨 단어 스와swa는 '자기'를 의미하고 스탄sthan은 '거처'를 의미한다. 이 차끄라는 6개의 꽃잎을 가진 심홍색 연꽃으로 상징화된다. 중앙에 물(水) 원소, 아빠스 땃뜨와apas tattwa의 얀뜨라인 하얀 초승달이 있고, 씨앗 만뜨라는 밤vam이다. 초승달 얀뜨라와 씨앗 만뜨라는 악어를 타고 있고, 까르마(karma)의 숨은 활동을 상징한다.

스와디스타나 차끄라는 혀와 성기를 통한 기쁨을 찾는 것과 관련된다. 그런데 음식과 술 그리고 성행위와 관련된 즐거운 감각에 해당하는, 물질적인 안정은 물라다라 차끄라에서 찾고, 스와디스타나에서는 즐거움을 강조한다. 스와디스타나가 활동적이 될 때, 이러한 것들에 대한 불가항력적인 욕망이나 욕구로써 표출될지 모른다. 육체적인 측면에서, 스와디스타나는 생식과 배설기관과 관련된다. 이 센터의 심상화는 이러한 기능의 부조화를 바로잡는데 도움을 줄 수 있다.

더 깊은 측면에서, 스와디스타나 차끄라는 개별적이고 집단적인 무의식의 자리이다. 즉 그것은 지나간 마음의 인상을 원형(原型) 형태로 저장한, 모든 삼스까라samskara의 창고이다. 그것은 인류의 가장 원초적이고 깊이 뿌리박힌 본능의 센터이다. 이 센터가 정화됨에 따라 동물적 본능은 초월된다.

이 센터에 집중하는 동안, 밤하늘 아래에 검게 일렁이는 광대하고 깊은 바다를 마음속에 떠올린다. 바다의 일렁임은 의식의 밀려옴과 빠져나감을 나타낸다.

마니뿌라 차끄라(Manipura chakra) : 배꼽 뒤쪽 척추에 위치하는 것이 마니뿌라 차끄라이다. 마니mani란 단어는 '보석'을 의미하고 뿌라pura는 '도시'를 의미한다. 그래서 마니뿌라manipura는 '보석의 도시'를 의미한다. 그것은 불의 센터로, 보석처럼 반짝이고 생명력과 에너지로 빛나기 때문에 그렇게 불린다. 이 차끄라는 10개의 꽃잎을 가진 밝은 노란색 연꽃으로 묘사된다. 연꽃 내부에 불(火) 원소, 아그니 땃뜨와agni tattwa의 얀뜨라인 불처럼 빨간 삼각형이 있고, 씨앗 만뜨라는 람ram이다. 마니뿌라의 탈것으로 역할하고 있는 동물은, 자기주장이 강하고 에너지의 상징인 숫양이다.

마니뿌라는 자기주장, 활력 그리고 우월성의 센터이다. 그것은 야망과 의지 그리고 통치하는 능력과 관련된다. 부정적인 측면에서, 이것은 독재정치로 나타날 수 있고 단지 개인적인 힘을 얻는다거나 개인적인 필요를 만족시키고자 하는 수단으로써 사물과 사람을 바라보게 된다.

태양신경총은 주로 소화와 음식 대사작용의 생명과정과 관련되는 센터이다. 그것은 단백질의 소화와 흡수에 필요한 효소, 산(酸), 체액을 생성하고 분비하는 위 분비샘, 이자샘, 담낭 등의 기능을 지배한다. 마니뿌라 차끄라는 이러한 활동을 조절하는 정신 센터이다.

콩팥 위에 있는 부신(副腎)은 또한 마니뿌라와 관련되어 있다. 그들은 비상사태에 혈액 속으로 아드레날린(adrenaline)을 분비한다. 이것은 마음을 예민하고 조심성 있게 하며, 심장박동을 더 빠르게 하며, 호흡수를 더욱 급속히 하는 등 모든 생리학적 과정을 촉진하는 효과가 있다. 몸은 그때 보통 '공격 · 도피 반응'이라 불리는 정상상태보다 더욱 강렬한 수준의 행동을 준비한다. 당뇨병, 소화불량과 같은 소화기계의 비활동성과 기능저하 또는 기능부전을 겪고 있는 사람은 마니뿌라 차끄라에 집중하고 이 부위에서부터 에너지가 발산되는 것을 느끼도록 노력해야 한다.

이 센터에 집중하는 동안, 빛나는 태양이나 불공(火球)을 심상화한다. 에너지가 이 부위에서부터 빛의 형태로 발산되고 전신에 두루 스며드는 것을 체험한다.

아나하따 차끄라(Anahata chakra) : 심장 높이의 흉골 뒤쪽, 척추에 위치하는 것이 아나하따 차끄라이다. 아나하따anahata란 말은 문자 그대로 '때리지 않은'을 의미한다. 우주에 나타나는 모든 소리는 진동이나 소리 파장의 형태로 두 개의 대상이 서로 부딪쳐서 발생한다. 그러나 그 소리 즉, 이 물질 세계를 넘어서 발생하는 최초의 소리는 모든 소리의 근원이고 아나하드나다 anahadnada 즉 정신의 소리로 알려져 있다. 심장 센터는 이 소리가 나타나는 곳이다. 그것은 내부의, 태어나지 않고 죽지 않는 진동으로서의 우주의 파동은 요기에 의해 지각될 수 있다.

이 차끄라는 12개의 꽃잎을 가진 파란 연꽃으로 상징화된다. 연꽃의 중앙에 두 삼각형의 결합에 의해 6각형을 형성한다. 이것은 바람(風) 원소, 바유 땃뜨와 vayu tattwa의 얀뜨라이다. 씨앗 만뜨라는 얌yam이고 탈것은 민첩함과 연민을 상징하는 재빠른 검은 영양(羚羊)이다. 아나하따 차끄라는 무조건적인 사랑의 센터이다. 이 차원에서 보편적인 인류애와 관용의 감수성은 발달하기 시작하고 그들이 무엇이건 모든 존재를 수용하고 사랑하게 된다.

육체적 차원에서, 아나하따는 심장과 폐 그리고 순환기계, 호흡기계와 관련이 있다. 빈혈, 고혈압, 가슴 두근거림(心悸亢進), 폐결핵, 천식 그리고 기관지염과 같은 질환의 환자는 아사나와 다른 요가적 기법을 실행하는 동안 아나하따에 집중해도 된다.

아나하따 차끄라에 명상하는 동안, 파란 연꽃이나 중앙에 아주 작고 밝은 불꽃이 타고 있는 두 삼각형이 결합한 형태인 파란 6각형을 마음속에 떠올린다. 바람 없는 장소에서의 불꽃처럼 안정되고 깜박거리지 않는 것을 상상한다. 이것은 세상의 풍파에 방해받지 않는 모든 존재에 내재하는 정신인 지바뜨마 jivatma 즉 개인의 영혼을 상징한다.

비슛디 차끄라(Vishuddhi chakra) : 목구멍의 패인 곳 뒤쪽, 목뒤에 위치하는 비슛디 차끄라는 정화의 센터이다. 슛디shuddhi라는 말은 '정화'를 의미하고 접두어 비vi는 이것의 질을 높인다. 그것은 16개의 꽃잎으로 된 보라색 연꽃으로 상징화된다. 연꽃의 중앙에 하늘(空 ether) 원소, 아까샤 땃뜨와akasha tattwa의 얀뜨라인 하얀 원이 있고, 씨앗 만뜨라는 함ham이다. 비슛디 차끄라와 관련된 동물은 흰 코끼리이다. 올바른 이해력과 판단력은 비슛디 차끄라를 발달시킨다. 여기서 좋고 나쁜 것 사이의 구별 없이, 삶과 함께 흐르도록 허용하는 것과 의지력을 가지고 발생하도록 하는, 삶의 이중성은 받아들여진다.

비슛디 차끄라는 후두부위의 성대(聲帶), 그리고 갑상선과 부갑상선을 지배한다. 이 육체 부위의 질환은 이 차끄라의 집중으로 치료될 수 있다. 목 센터는 암리따amrita, 즉 불사의 신비로운 영약(靈藥)이라 불리는 신성한 감로(甘露)의 장소로서, 그것을 맛보게 된다. 이 감로는 빈두(bindu) 차끄라에서 생성되는 달콤한 분비액의 한 종류인데 몸 전체에 더욱 깊이 사용되기 위해 정화되고 처리되어서 비슛디로 하강한다.

이 센터에 집중하는 동안, 감로의 커다란 하얀 물방울을 마음속에 떠올린다.

더없이 행복한 흥분된 느낌을 받아들이면서, 비슷디로 하강하는 달콤한 감로의 얼음처럼 차가운 물방울을 체험하도록 노력한다.

아갸 차끄라(Ajna chakra) : 척추의 정상, 눈썹 중앙 뒤쪽, 중뇌에 위치하는 것이 아갸 차끄라이다. 이 센터는 또한 제 3의 눈, 갸나 착슈*jnana chakshu*(지혜의 눈), 뜨리베니*triveni* (세 강물의 합류점), 구루(guru) 차끄라, 쉬바(Shiva)의 눈과 같은 다양한 이름으로 알려져 있다. 아갸*ajna*란 말은 '명령'을 의미한다. 명상의 더 깊은 상태에서 수행자는 이 차끄라를 통해 구루(guru)나 신성(神性) 또는 더 높은 자아로부터 명령과 안내를 받게 된다.

아갸 차끄라는 태양과 달 또는 적극적인 힘인 뼁갈라*pingala*와 소극적인 힘인 이다*ida*로 표현되는, 2개의 꽃잎을 가진 은빛 연꽃으로 묘사된다. 이원성을 경험하는 원인이 되는 이러한 두 쁘라나적인 흐름은, 영적인 힘인 수슘나 *sushumna*와 이 센터에서 모아진다. 연꽃의 중앙에 신성한 씨앗 만뜨라인 옴 *om*이 있다. 이 차끄라의 원소는 마음(心), 즉 마나스*manas*이다. 이것은 지혜와 직관을 발달시키는 센터이다. 아갸가 일깨워질 때, 마음은 안정되고 강해지며 완전히 통제된 쁘라나(氣)가 획득된다.

아갸는 성인에서는 거의 퇴화해버린 송과선과 일치한다. 정신적인 측면에서 이 부위는 마음과 심령적인 차원 사이의 다리역할을 한다. 그러므로 아갸 차끄라는 투시(透視), 투청력(透聽力), 정신감응(telepathy)과 같은 마음을 초월한 능력과 관련이 있다.

생각은 또한 에너지의 매우 미묘한 형태이다. 아갸 차끄라가 일깨워질 때, 이 센터를 통해 생각의 송신과 수신이 가능하다. 그것은 의식의 더 깊고 더 높은 영역 속으로 정신의 문이 열리는 것과 같다. 아갸 차끄라를 각성시키면 지성, 기억력, 집중력과 같은 마음의 모든 능력이 발달한다.

아갸 차끄라에 집중하는 동안, 눈썹 중앙의 브루마디아*bhrumadhya*의 점 (point)이 사용된다. 이 센터에서 아주 작은 빛의 점이나 옴*om*의 상징을 심상화하고 내면의 구루(guru)에 생각이 머물도록 한다.

빈두 비사르가(Bindu visarga) : 힌두 브라흐민(Hindu brahmin)의 머리카락의 작은 뭉치가 자라있는 머리 뒤쪽의 정수리부분은 빈두(bindu)라는 점으로 알려져 있다. 빈두*bindu*라는 말은 '점' 또는 '방울'을 뜻하고 비사르가*visarga*

는 '방울방울 붓다' 란 의미이다. 이 정신센터는 또한 소마(soma) 차끄라로 알려져 있다. 소마*soma*는 신의 감로(甘露)이고 달(月)의 다른 이름이기도 하다. 빈두 비사르가는 어두운 밤에 아주 작은 초승달로 심상화된다. 그것은 또한 정액의 생산과 관련된다.

빈두는 나다(nada)의 장소이고, 이 센터는 거기서 나타나는 심령의 소리에 집중하는데 활용된다. 브라마리 쁘라나야마와 샨무키 무드라와 같은 수련에서, 빈두에 집중하는 것은 나다(nada)의 자각을 발달시키는데 활용된다.

사하스라라(Sahasrara) : 머리의 정수리에 위치하는 것이 사하스라라이다. 그것은 실제 차끄라가 아니고 최고의식의 거처이다. 사하스라라*sahasrara*란 말은 '1,000'을 의미한다. 사하스라라는 산스끄리뜨(Sanskrit) 알파벳의 20회를 넘는 52개 씨앗 만뜨라를 포함하는, 천개의 꽃잎을 한 빛나는 연꽃으로 심상화된다. 연꽃의 중앙에 순수의식을 상징하는, 빛의 링감이라고 하는 죠띠르링가*jyotirlinga*가 빛나고 있다. 사하스라라에서 쉬바(Shiva)와 샥띠(Shakti)가 신비스럽게 결합하고, 물질과 에너지가 의식과 융합하고, 개인의 영혼과 지고의 영혼이 결합한다.

꾼달리니가 일깨워질 때, 차끄라를 통해 사하스라라로 상승하고, 그것이 시작된 곳으로부터 근원 속으로 녹아들어 간다. 물질과 에너지는 요가의 목적인, 더없는 행복에 취한 상태인 순수의식 속으로 융합된다. 이것을 획득하는 것은, 요기(yogi)가 최고의 지식을 얻는 것이고 삶과 죽음을 넘어서는 것이다.

나디

나디(nadi)란 말은 문자 그대로 '흐름' 또는 '유동'을 의미한다. 고대문헌에서는 심령체에 72,000개의 나디가 있다고 한다. 이러한 것은 심안(心眼)이 열린 사람에게는 빛의 흐름으로 보인다. 최근에 나디란 단어가 '신경'이란 말로 번역되고 있지만, 사실 나디는 아스트랄(astral) 물질로 구성된다. 차끄라처럼, 신경망과 부합할지라도 그들은 단순한 육체의 영역이 아니다. 나디는 쁘라나(prana)적인 힘이 흐르는 미묘한 통로이다. 심령체의 많은 나디 수 가운데 10개가 중요하고, 이들 가운데 3개가 가장 중요하다. 이들은 이다(ida), 삥갈라(pingala), 수슘나(sushumna)이다. 이 셋 중 가장 중요한 것은 수슘나이다. 심령체의 모든 나디(이다와 삥갈라조차도)들은 수슘나에 비해 하위에 있다.

이다, 삥갈라 그리고 수슘나

수슘나 나디는 척수의 한가운데에 위치하는 정신적인 통로이다. 그것은 회음부의 물라다라 차끄라에서 시작하여 머리정수리의 사하스라라에서 끝이 난다. 이다 나디는 물라다라의 왼쪽에서 나와 척수를 나선형으로 감아 올라 각 차끄라를 통과하여, 십자형을 그리며 아갸 차끄라의 왼쪽에서 끝이 난다. 삥갈라 나디는 물라다라의 오른쪽에서 시작하여 이다의 반대방식으로 통과해 아갸의 오른쪽에서 끝이 난다. 이다와 삥갈라는 우리 내부의 두 개의 반대되는 힘의 흐름을 나타낸다. 이다는 수동적, 내향적, 여성적이며, 그것은 또한 찬드라(chandra 달)나디로 알려져 있다. 다른 쪽인 삥갈라는 적극적, 외향적, 남성적이며 수리아(surya 태양)나디로 불린다.

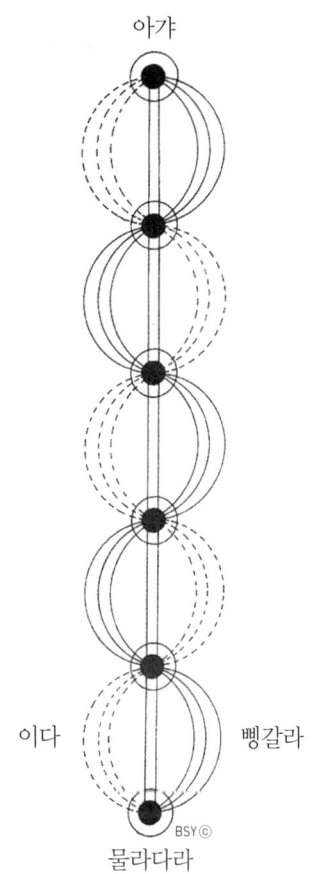

쁘라나적인 흐름과 호흡

이러한 쁘라나적인 흐름인 이다, 삥갈라, 수슘나는 교대로 작용한다. 어떤 특정한 시간대에 흐르는 흐름은 콧구멍으로 숨이 흐르는 것을 알아차림으로써 측정될 수 있다. 왼쪽 콧구멍의 공기 흐름이 더 우세할 때는 이다 나디가 지배적인 것이다. 오른쪽 콧구멍의 흐름이 더 강할 때는 삥갈라가 우월한 것이다. 만약 흐름이 같을 경우에는 수슘나가 지배적인 것이다. 오른쪽 콧구멍(삥갈라)으로 흐를 때는 육체적 노동, 음식의 소화 등 생명력이 더욱 강한 것이다. 마음은 외향적이 되고 몸은 열을 더욱 발생시킨다. 왼쪽 콧구멍(이다)으로 흐를 때는 정신에너지가 지배적이다. 잠자는 동안 이다 나디가 흐른다. 만약 삥갈라가 밤에 흐른다면, 잠 못 이루게 되고 불안

할 것이다. 마찬가지로 음식을 섭취하는 동안 이다가 흐른다면, 소화가 느려지고 소화불량의 원인이 될 수 있다.

나디와 호흡의 흐름 바꾸기

모든 행동은 대략 60분에서 90분마다 번갈아 드는 이러한 나디의 흐름에 영향을 받는다. 그러나 호흡균형자세(padadhirasana)와 호흡법과 같은 요가적 행법의 활용으로 흐름을 임의로 바꿀 수 있다. 예를 들어 만약 이다 나디가 흐르면 육체적 노동을 해서 삥갈라 나디가 필요한 에너지를 얻도록 호흡의 흐름을 방향 전환할 수 있다. 다른 측면에서, 만약 공부나 정신적 노동이 요구되면 에너지를 이다 나디를 통해 흐르도록 인도할 수 있다.

하타요가의 목적

하타요가의 주된 목적은 이다와 삥갈라 나디에서 쁘라나의 균형 잡힌 흐름을 이끌어내는 것이다. 하타(hatha)란 단어는 두 씨앗(bija) 만뜨라로 구성되어 있는데 함(ham)은 태양이나 태양의 힘을 상징하고, 탐(tham)은 달이나 달의 힘을 상징한다. 이 두 힘 사이의 균형을 가져오기 위해, 샤뜨까르마(shatkarma)에 의한 육체정화가 먼저 이루어져야 한다. 하타요가의 목적은 이러한 두 흐름이 균형 잡히게 해서 정신적 또는 육체적인 능력도 아닌 그 이상의 것이다. 하루 24시간 동안, 이다의 흐름이 12시간 동안 지배적이어야 하고 다른 12시간은 삥갈라의 흐름이어야 한다.

이다와 삥갈라 나디가 정화되고 균형 잡히며 마음이 조절될 때, 가장 중요한 나디인 수슘나는 흐르기 시작한다. 수슘나는 명상에 성공하기 위해 흘러야 한다. 만약 삥갈라가 흐르면 몸은 가만히 있지 못할 것이고, 만약 이다가 흐르면 마음은 지나치게 활동적일 것이다. 수슘나가 흐를 때, 꾼달리니가 일깨워져 차끄라를 통해 상승한다.

나디와 신경계

육체적 측면에서, 이다와 삥갈라는 자율신경계의 두 측면 즉, 교감신경과 부교감신경에 해당한다. 삥갈라는 교감신경계에 해당하고 이다는 부교감신경계와 일치한다. 교감신경계는 외부환경과 관련하여 활동을 자극하고 촉진하며 내부의 많은 에너지를 사용하는 경향이 있는 기관의 억제와 관련된다. 교감신경은 심장박동 증가, 혈관확장, 호흡율 증가와 눈·귀 그리고 다른 감각기관의 능률을 증대시킨다. 부교감 신경은 교감신경에 곧바로 반대로 작용해 심장박동 감소, 혈관수축 그리고 호흡을 느리게 한다. 이러한 결과로 내향적이 된다. 이다와 삥갈라 쁘라나의 흐름은 요가적 수련에 의해 조절될 때까지 완전히 불수의(不隨意)적이고 무의식적이다.

　감수성과 자각
　정신적 측면에서 차끄라와 나디의 위치, 그들의 상징과 통로의 구체화를 위한 가장 중요한 요건은 감수성과 자각이다. 이 문헌에서 명시된 수련들은 모든 차끄라와 나디에 관련되어 있다. 이 수련의 실제적인 목적은 차끄라와 나디를 정화하고 균형 잡히게 해서 꾼달리니를 일깨우는 것이다. 차끄라와 나디가 조절됨에 따라, 이러한 미묘한 요소의 자각은 자동적으로 자극되고 영적인 통찰력(vision)은 열리게 된다. 이것은 먼 옛날부터 요기(yogi)들에 의해 경험되어졌다. 스스로 이러한 경험을 획득하기 위해서, 수련의 규칙성은 필수적이다.

치료 목록

이 장은 통상적인 질병을 예방하고 몸의 특정 부위의 일반적인 건강을 촉진하는 요가수련의 간단하고 기본적인 안내를 제공한다. 이러한 수련들은 치료를 위한 처방전으로 사용해서는 안 된다. 질환이나 병을 앓고 있는 사람은 그들의 종합적 증상을 논의할 수 있는 유능하고 박식한 요가 테라피스트나 의사의 조언을 구해야 한다. 이것은 하나의 질환이 나타나거나, 또는 심각한 질환이 널리 퍼지는 것보다 특히 더 본질적인 것이다.

자세한 정보와 건강관리 코스를 위해 비하르 요가학교나 그 지부 아쉬람과 연락하라. 아래는 비하르 요가학교 출판부와 관련된 목록이다.

아마롤리(Amaroli)
딴뜨라 명상
(안따르 모우나, 아자빠 자빠, 요가적 이완과 명상 행법)
나와 요기니 딴뜨라(Nawa Yogini Tantra, 임신과 출산, 여성 생식기관을 위한 준비)
쁘라나 쁘라나야마 쁘라나 비드야(Prana Pranayama Prana Vidya)
고혈압에 대한 요가의 효과
소화기계를 위한 요가 수련
요가와 심혈관 관리
어린이 요가 교육
천식과 당뇨병의 요가적 관리
일반질환의 요가적 관리
요가 니드라

복부 : (정상화와 강화)

아사나 : 일반 - 빠완묵따아사나 part 2와 3, 숩따 바즈라아사나, 샤샹까아사나, 우쉬뜨라아사나, 뜨리꼬나아사나, 요가무드라아사나, 마쯔야아사나, 전굴이나 후굴 아사나, 아르다 마쯔옌드라아사나, 할라아사나, 드루따 할라아사나.
고급 - 똘랑굴라아사나, 메루단다아사나, 마유라아사나, 니랄람바 빠스치못따나아사나, 함사아사나, 브라흐마차리아아사나.
쁘라나야마 : 바스뜨리까, 까빨바띠.
반다 : 웃디야나 반다.
샤뜨까르마 : 아그니사르 끄리야, 나울리, 샹카쁘락샬라나, 꾼잘.

위산과다

아사나 : 매 식후 최소한 10분간 바즈라아사나.
쁘라나야마 : 나디 쇼다나, 브라마리.
샤뜨까르마 : 아그니사르 끄리야, 꾼잘.
기타 : 요가 니드라와 명상을 통한 마음안정 수양과 이완.

선(腺)증식비대증 : (비대)

아사나 : 심하아사나, 수리아 나마스까라.
쁘라나야마 : 케차리 무드라와 함께 웃자이.
샤뜨까르마 : 네띠, 꾼잘.
식이요법 : 채식이 아닌 음식, 우유제품, 신 음식을 피한다.

부신선 : (일반적인 정상화)

아사나 : 일반 - 수리아 나마스까라, 마르자리 아사나, 샤샹끄 부장가아사나, 우쉬뜨라아사나, 뜨리꼬나아사나, 다누라아사나, 부장가아사나, 샬라바아사나, 빠스치못따나아사나, 차끄라아사나, 빠다하스따아사나, 아르다 마쯔옌드라아사나, 할라아사나.
고급 - 뿌르나 마쯔옌드라아사나, 메루단다아사나, 니랄람바 빠스치못따나아사나, 함사아사나, 마유라아사나, 드위 빠다 시르샤아사나.
쁘라나야마 : 바스뜨리까.
무드라 : 빠쉬니 무드라.

반다 : 웃디야나 반다.
샤뜨까르마 : 아그니사르 끄리야, 나울리.
기타 : 스트레스로부터 자유롭게, 규칙적인 생활방식.

알츠하이머 질환
아사나 : 빠완묵따아사나 part 1, 2, 3.
쁘라나야마 : 나디 쇼다나, 브라마리, 웃자이.
샤뜨까르마 : 네띠, 뜨라따까.
기타 : 요가 니드라, 아자빠 자빠, 안따르 모우나.

빈혈
아사나 : 수리아 나마스까라, 부장가아사나, 샬라바아사나, 사르방가아사나, 할라아사나, 마쯔야아사나, 빠스치못따나아사나.
쁘라나야마 : (케차리 없이) 샤바아사나에서 나디 쇼다나, 쉬딸리, 시뜨까리, 웃자이.
식이요법 : 녹색 잎이 많은 야채와 신선한 과일.

화
아사나 : 일반 – 샤샹까아사나, 요가무드라아사나, 빠스치못따나아사나. 고급 – 가르바아사나, 꾸르마아사나.
쁘라나야마 : 나디 쇼다나, 브라마리, 쉬딸리, 시뜨까리, 싸빨바띠, 웃자이.
무드라 : 부차리, 아까쉬, 요가, 쁘라나, 마하, 마하 브헤다, 요니 그리고 빠쉬니 무드라.
반다 : 물라 그리고 마하 반다.
기타 : 모든 명상과 이완수련.

협심증 : (가슴 통증)
아사나 : 샤바아사나, 빠완묵따아사나 part 1 그리고 3:1, 마까라아사나, 아까르나 다누라아사나, 하스따 웃타나아사나.
쁘라나야마 : (지식호흡 없이) 웃자이, 나디 쇼다나, 브라마리.
무드라 : 요가 무드라.
식이요법 : 담백한 채식.
기타 : 요가 니드라, 아자빠 자빠, 안따르 모우나.

불안 : (그리고 신경성 긴장)

아사나 : 일반 - 빠완묵따아사나 part 1, 수리아 나마스까라, 샤샹까아사나, 요가무드라아사나, 아난다 마디라아사나, 빠스치못따나아사나, 부장가아사나, 샬라바아사나, 사르방가아사나, 할라아사나, 샤바아사나. 고급 - 가르바아사나, 꾸르마아사나.

쁘라나야마 : 나디 쇼다나, 까빨바띠, 바스뜨리까, 브라마리, 쉬딸리, 시뜨까리.

무드라 : 비빠리따 까라니, 빠쉬니, 샴바비, 부차리, 요가, 쁘라나 그리고 요니 무드라.

샤뜨까르마 : 뜨라따까, 잘라 네띠, 꾼잘.

기타 : 아자빠 자빠, 안따르 모우나, 요가 니드라.

식욕

아사나 : 전굴과 후굴, 수리아 나마스까라.

쁘라나야마 : 아그니사르 끄리야.

반다 : 웃디야나 반다.

샤뜨까르마 : 나울리.

팔

아사나 : 일반 - 빠완묵따아사나 part 1:12~16 그리고 part 3:1~6, 아까르나 다누라아사나, 수리아 나마스까라, 다누라아까르샤나아사나, 고무카아사나, 마유라아사나.

고급 - 롤라아사나, 바까 디아나아사나, 바쉬쉬타아사나, 드위 하스따 부장가아사나, 산똘라나아사나, 브리스치까아사나.

동맥경화 : (동맥의 경화증)

아사나 : 빠완묵따아사나 part 1.

쁘라나야마 : 호흡 자각, 나디 쇼다나.

식이요법 : 콜레스테롤에 동물성 지방이 풍부하게 함유된 음식은 피한다. 담배나 음주는 피한다.

기타 : 요가 니드라.

관절염
아사나 : 빠완묵따아사나 part 1, 2, 3.
쁘라나야마 : 나디 쇼다나, 깊은 복식 호흡, 브라마리, 까빨바띠.
식이요법 : 담백한 야채식을 하고, 신맛 나며 인공적인 음식은 피한다.
샤뜨까르마 : 네띠, 꾼잘, 락후 샹카쁘락샬라나.
기타 : 요가 니드라, 명상.

천식
아사나 : 수리아 나마스까라, 샤샹까아사나, 쁘라나마아사나, 사르방가아사나, 숩따 바즈라아사나, 마르자리 아사나, 우쉬뜨라아사나, 하스따 웃따나아사나, 웃티따 롤라아사나, 드위꼬나아사나, 마쯔야아사나, 후굴 아사나, 빠다 하스따아사나, 밧다 빠드마아사나. 숨을 자각하면서 샤바 아사나.
쁘라나야마 : 나디 쇼다나, 바스뜨리까, 까빨바띠. 항상 깊은 복식호흡.
샤뜨까르마 : 바스뜨라 다우띠, 샹카쁘락샬라나, 꾼잘, 잘라 네띠.
식이요법 : 쌀밥과 비야채식, 우유와 우유제품과 같이 점액질로 만들어진 음식은 피한다. 특히 겨울에 생야채(샐러드)보다 제철 과일과 야채, 삶은 것을 먹는다.
기타 : 요가 니드라, 아자빠 자빠, 안따르 모우나 그리고 신경과민증의 근원을 세서하기 위한 명상과 이완의 다른 행법.

등의 통증
아사나 : 빠완묵따아사나 part 2:2~3 그리고 part 3:3~4, 숩따 바즈라아사나, 마르자리 아사나, 샤상끄 부장가아사나, 뱌그라아사나, 따다아사나, 띠르야까 따다아사나, 까띠 차끄라아사나, 마까라아사나, 전체 후굴 아사나, 메루 와끄라아사나, 브후 나마나아사나.
쁘라나야마 : 웃자이, 브라마리.
식이요법 : 담백한 야채식.
기타 : 아자빠 자빠.

대머리
아사나 : 샤샹까아사나, 거꾸로 된 자세, 특히 시르샤아사나.

혈압 : (고)
> **아사나** : 빠완묵따아사나 part 1, 아난다 마디라아사나, 싯다아사나, 모든 이완자세.
> **쁘라나야마** : 나디 쇼다나 1, 2단계, 쉬딸리, 시뜨까리, 웃자이, 브라마리.
> **기타** : 요가 니드라, 명상.

혈압 : (저)
> **아사나** : 수리아 나마스까라, 역동적 아사나.
> **쁘라나야마** : 모든 쁘라나야마 특히 바스뜨리까, 까빨바띠, 수리아 브헤다.
> **무드라** : 비빠리따 까라니 무드라.
> **반다** : 모든 반다.
> **식이요법** : 균형 잡힌 야채식.

기관지염 : 천식을 참고.

점액낭염
> **아사나** : 빠완묵따아사나 part 1:1~17.

암
> **아사나** : 빠완묵따아사나 part 1, 수리아 나마스까라.
> **쁘라나야마** : 나디 쇼다나, 브라마리, 웃자이.
> **샤뜨까르마** : 뜨라따까.
> **기타** : 아마롤리, 명상, 요가 니드라.

칸디다균(candida, 곰팡이의 일종)
> **아사나** : 수리아 나마스까라, 빠완묵따아사나 part 2와 3, 바즈라아사나 시리즈.
> **쁘라나야마** : 나디 쇼다나, 브라마리, 웃자이, 까빨바띠, 바스뜨리까.
> **식이요법** : 설탕(꿀과 과일까지), 커피, 효모, 알코올, 양조되고 발효된 음식, 치즈, 백미 등은 피한다. 요구르트와 제철의 신선한 야채를 섭취한다. 좋은 단백질(콩류와 곡류)을 섭취하고 물을 충분히 들이쉰다.
> **기타** : 요가 니드라, 안따르 모우나, 아자빠 자빠.

가슴 : (정상화와 강화)

아사나 : 일반 - 수리아 나마스까라, 빠완묵따아사나 part 1:16 그리고 part 3, 숩따 바즈라아사나, 우쉬뜨라아사나, 선 아사나, 마쯔야아사나, 롤라아사나, 후굴 아사나 특히 차끄라아사나와 다누라아사나, 거꾸로 된 아사나, 밧다 빠드마아사나, 나따라자아사나, 고무카아사나.
고급 - 꾹꾸따아사나, 바까 디아나아사나, 브리스치까아사나, 아쉬따바끄라아사나.

감기나 기침

아사나 : 수리아 나마스까라, 아사나와 쁘라나야마의 규칙적인 수련. 심하아사나는 특히 권장된다. 감기 걸린 동안에는 이완하는 수련만 행해야 한다.
샤뜨까르마 : 네띠, 꾼잘, 락후 샹카쁘락샬라나.
식이요법 : 쌀밥과 비야채식, 우유와 우유제품과 같이 점액질로 만들어진 음식은 피한다.

집중력

아사나 : 의식과 함께하는 모든 아사나, 특히 거꾸로 된 자세와 균형 자세.
쁘라나야마 : 나디 쇼다나, 브라마리, 바스뜨리까, 웃자이.
무드라 : 모든 무드라.
샤뜨까르마 : 뜨라따까.
기타 : 명상, 요가 니드라.

변비

아사나 : 따다아사나, 띠르야까 따다아사나, 까띠 차끄라아사나, 수리아 나마스까라, 빠완묵따아사나 part 2와 3, 숩따 바즈라아사나, 샤샹까아사나, 우쉬뜨라아사나, 뜨리꼬나아사나, 요가무드라아사나, 마쯔야아사나, 모든 후굴과 전굴 아사나, 모든 척추 비틀기 아사나, 할라아사나, 드루따 할라아사나.
아침수련 전에 체온처럼 따뜻한 2~3잔의 물을 마신다.
매 식사 이후에 최소한 10분간 바즈라아사나로 앉는다.
쁘라나야마 : 나디 쇼다나.

무드라 : 아쉬위니 무드라.
　　반다 : 웃디야나 반다 그리고 마하 반다.
　　샤뜨까르마 : 락후 샹카쁘락샬라나, 아그니사르 끄리야, 나울리.
　　식이요법 : 신선한 과일, 야채 그리고 물을 충분히 마신다.
　　기타 : 요가 니드라.

관상동맥 혈전증 : 협심증, 혈압, 동맥경화를 참고.

난청 : (염증이 있고 고름이 흘러나오는 동안에는 하지 않는다)
　　아사나 : 심하아사나, 모든 거꾸로 된 아사나.
　　쁘라나야마 : 브라마리.
　　샤뜨까르마 : 네띠.

우울증
　　아사나 : 수리아 나마스까라, 역동적 아사나, 모든 후굴, 서있는 그리고 비트는 아사나.
　　쁘라나야마 : 바스뜨리까, 까빨바띠, 복식호흡.
　　샤뜨까르마 : 꾼잘, 네띠, 락후 샹카쁘락샬라나.
　　식이요법 : 간단하고 영양분이 풍부한 야채식.
　　주의사항 : 요가 니드라, 명상 그리고 브라마리 쁘라나야마는 내향성을 촉진하는 원인이 될 수 있기 때문에 피한다.

당뇨병
　　아사나 : 일반 – 수리아 나마스까라, 따다아사나, 요가무드라아사나, 샤샹까아사나, 숩따 바즈라아사나, 빠스치못따나아사나, 부장가아사나, 아르다 마쯔옌드라아사나, 할라아사나, 사르방가아사나, 마쯔야아사나, 고무카아사나, 샤바아사나.
　　고급 – 드위 하스따 부장가아사나, 바따야나아사나.
　　쁘라나야마 : 나디 쇼다나, 브라마리, 바스뜨리까, 웃자이.
　　샤뜨까르마 : 락후 샹카쁘락샬라나, 꾼잘, 네띠.
　　식이요법 : 음식규정을 따라야 한다.
　　기타 : 아자빠 자빠, 요가 니드라.

설사

아사나 : 빠완묵따아사나 part 2, 바즈라아사나 시리즈, 수리아 나마스까라.
쁘라나야마 : 나디 쇼다나, 브라마리, 쉬딸리, 시뜨까리.
식이요법 : 뭉 달(mung dal), 키체리(khicheri), 요구르트, 버터밀크.

이질

샤뜨까르마 : 락후 샹카쁘락샬라나.
주의사항 : 역동적 아사나, 거꾸로 된 아사나 그리고 나울리를 피한다.

소화불량 : (만성 소화불량) 복부, 불안, 위산과다를 보라.

습진 : 피부질환을 참고.

간질

아사나 : 샤샹까아사나, 부장가아사나, 아르다 마쯔옌드라아사나, 따다아사나, 모든 이완 아사나.
샤뜨까르마 : 네띠.
기타 : 요가 니드라, 아자빠 자빠, 안따르 모우나.
주의사항 : 촛불 뜨라따까와 바스뜨리까와 까빨바띠처럼 호흡을 항진시키는 수련은 피한다.

얼굴

아사나 : 수리아 나마스까라, 심하아사나, 사르방가아사나, 할라아사나.
쁘라나야마 : 나디 쇼다나, 까빨바띠.
무드라 : 비빠리따 까라니 무드라.
샤뜨까르마 : 네띠, 꾼잘, 락후 샹카쁘락샬라나.
식이요법 : 일주일에 한 번 단식.

피로

아사나 : 빠완묵따아사나 part 1, 따다아사나, 부장가아사나, 우쉬뜨라아사나, 차끄라아사나, 다누라아사나, 수리아 나마스까라.
쁘라나야마 : 나디 쇼다나, 브라마리, 바스뜨리까.
반다 : 웃디야나 그리고 물라 반다.

기타 : 요가 니드라.

발
아사나 : 빠완묵따아사나 part 1:1~4, 따다아사나, 에까 빠다 쁘라나마아사나, 바따야나아사나, 빠다 앙구쉬타아사나, 편안한 거꾸로 된 아사나.

갑상선종 : 갑상선과 부갑상선을 참고.

통풍
아사나 : 빠완묵따아사나 part 1.
식이요법 : 비야채식은 피한다. 물을 충분히 마신다.

건초열
아사나 : 수리아 나마스까라, 심하아사나.
쁘라나야마 : 바스뜨리까, 까빨바띠.
샤뜨까르마 : 락후 샹까쁘락샬라나, 꾼잘, 네띠, 뜨라따까.
식이요법 : 비야채식과 우유제품을 피한다.
기타 : 요가 니드라, 아자빠 자빠.

두통 : (편두통도 또한)
아사나 : 이완 자세, 빠완묵따아사나 part 1, 눈 수련 1, 샤샹까아사나, 따다아사나, 드위꼬나아사나.
쁘라나야마 : 나디 쇼다나, 브라마리, 웃자이.
샤뜨까르마 : 네띠(편두통을 위해서는 꾼잘)
주의사항 : 눈의 피로를 피한다.
기타 : 요가 니드라. 찬물로 눈을 자주 적신다.

심장 : 혈압, 협심증, 동맥경화를 참고.

치질 : 치핵과 정맥류성 정맥을 참고.

헤르페스(포진 泡疹)
아사나 : 수리아 나마스까라, 빠완묵따아사나 part 1, 2, 3.
쁘라나야마 : 나디 쇼다나, 브라마리, 웃자이.
샤뜨까르마 : 락후 샹카쁘락샬라나.

식이요법 : 담백하고 영양이 풍부한 음식, 급성단계에서 단식.
기타 : 무리하지 말고 요가 니드라로 이완한다. 내부와 외부 아마롤리 (amaroli, 자동 소변과정)

인체 면역 결핍 바이러스(HIV) +

아사나 : 빠완묵따아사나 part 1, 2, 3, 할라아사나, 사르방가아사나, 마쯔야아사나, 깐다라아사나, 숩따 바즈라아사나, 모든 후굴 아사나.
쁘라나야마 : 나디 쇼다나, 브라마리, 바스뜨리까.
무드라 : 비빠리따 까라니 무드라.
샤뜨까르마 : 락후 샹카쁘락샬라나.
기타 : 내적인 아마롤리, 그리고 피부질환을 위한 외적 아마롤리, 요가 니드라.

음낭수종

아사나 : 일반 – 수리아 나마스까라를 서서히, 가능한 한 오랫동안 바즈라아사나, 모든 거꾸로 된 아사나, 가루다아사나.
고급 – 바따야나아사나, 브라흐마차리아아사나.
무드라 : 아쉬위니, 비빠리따 까라니 그리고 바즈롤리 무드라.
반다 : 물라 반다.

고혈압 그리고 저혈압 : 혈압을 참고.

발기불능

아사나 : 빠완묵따아사나 part 2와 3, 수리아 나마스까라, 사르방가아사나, 할라아사나.
쁘라나야마 : 나디 쇼다나, 바스뜨리까, 웃자이.
반다 : 물라 반다.
무드라 : 바즈롤리, 아쉬위니 무드라.

탁한 혈액

아사나 : 땀이 충분히 나올 때까지 수리아 나마스까라, 역동적 아사나.
쁘라나야마 : 나디 쇼다나, 까빨바띠.
샤뜨까르마 : 락후 샹카쁘락샬라나.

식이요법 : 소금기 없는 깨끗한 과일과 야채.
기타 : 아마롤리.

불면증
아사나 : 빠완묵따아사나 part 1, 샤샹까아사나.
쁘라나야마 : 브라마리, 웃자이, 잠들기 전 샤바아사나로 복식호흡.
샤뜨까르마 : 뜨라따까.
기타 : 잠들기 전 요가 니드라.

신장 : (정상화와 질환의 제거)
아사나 : 일반 - 수리아 나마스까라, 숩따 바즈라아사나, 샤샹까아사나, 마르자리 아사나, 샤샹끄 부장가아사나, 뱌그라아사나, 뜨리꼬나아사나, 마쯔야아사나, 모든 후굴 아사나, 빠스치못따나아사나, 아르다 마쯔옌드라아사나, 할라아사나, 고무카아사나, 우쉬뜨라아사나.
쁘라나야마 : 바스뜨리까.
반다 : 웃디야나 반다.
샤뜨까르마 : 락후 샹카쁘락샬라나, 아그니사르 끄리야, 나울리.
식이요법 : 소금 섭취를 줄이고 물을 더 들이쉰다.
주의사항 : 맹렬한 아사나 또는 샤뜨까르마를 행해서는 안된다.

젖 분비
아사나 : 빠완묵따아사나 part 1과 2, 편한 거꾸로 된 아사나.
쁘라나야마 : 젖을 먹이면서 호흡 자각하기, 나디 쇼다나, 브라마리.
식이요법 : 충분한 수분과 참깨, 우유와 우유에 바탕을 둔 제품처럼 칼슘이 풍부한 음식물, 제철의 신선한 과일과 야채를 섭취. 매운 음식, 알코올, 담배, 대마초, 방부제, 다량의 차와 커피를 피한다.
기타 : 요가 니드라, 명상.
주의사항 : 역동적인 자세는 피한다. 단식하지 않는다.

다리 : (정상화와 강화)
아사나 : 일반 - 수리아 나마스까라, 빠완묵따아사나 part 1:1~11, 그리고 part 2:1~3, 우다라까르샤나아사나, 웃타나아사나, 샬라바아사나, 다누라아사나, 세뚜아사나, 아르다 찬드라아사나, 모든 전굴 아사나, 에

까 빠다 쁘라나마아사나, 가루다아사나, 나따라자 아사나, 시르샤 빠다 아사나, 바까아사나, 바쉬쉬타아사나, 웃티따 하스따 빠당구쉬타아사나, 바따야나아사나.

고급 – 에까 빠다 시라아사나, 꾸르마아사나, 마유라아사나, 하누만아사나, 드위 빠다 시라아사나, 드위 빠다 깐다라아사나.

간 : (일반적인 정상화 그리고 기능장애와 관련된 것의 확실한 제거, 예를 들면 둔화된 간)

아사나 : 빠스치못따나아사나, 메루 와끄라아사나, 브후 나마나아사나, 아르다 마쯔옌드라아사나, 메루단다아사나, 웃티따 하스따 메루단다아사나, 아르다 빠드마 빠드못따나아사나.

샤뜨까르마 : 꾼잘, 락후 샹카쁘락샬라나.

식이요법 : 기름지고, 기름으로 튀긴 음식, 알코올, 담배, 대마초를 피한다.

요통(lumbago) : 등의 통증(backache)을 참고.

폐 : (일반적 개선)

아사나 : 수리아 나마스까라, 숩따 바즈라아사나, 아까르나 다누라아사나, 우쉬뜨라아사나, 하스따 웃따나아사나, 웃티따 롤라아사나, 마쯔야아사나, 밧다 빠드마아사나, 모든 후굴 아사나, 사르방가아사나.

쁘라나야마 : 모든 쁘라나야마, 깊은 요가직 호흡.

폐경기

아사나 : 빠완묵따아사나 part 2와 3, 수리아 나마스까라, 부장가아사나, 다누라아사나, 사르방가아사나, 할라아사나, 마쯔야아사나, 빠스치못따나아사나 그리고 균형자세.

무드라 : 아쉬위니, 바즈롤리, 마하 그리고 마하 브헤다 무드라.

반다 : 웃디야나 그리고 물라 반다.

기타 : 요가 니드라, 아자빠 자빠, 안따르 모우나.

월경

아사나 : 수리아 나마스까라, 빠완묵따아사나 part 2와 3, 부장가아사나, 샬라바아사나, 다누라아사나, 빠스치못따나아사나, 깐다라아사나,

차끄라아사나, 우쉬뜨라아사나, 보통 거꾸로 된 아사나 특히 시르샤아사나, 사르방가아사나, 할라아사나, 하누만아사나.

쁘라나야마 : 복식호흡, 나디 쇼다나.

무드라 : 아쉬위니, 비빠리따 까라니 그리고 바즈롤리 무드라.

반다 : 모든 반다, 특히 물라 반다.

식이요법 : 신선한 과일과 야채로 된 채식.

기타 : 요가 니드라, 안따르 모우나.

주의사항 : 월경 중에 맹렬하고 거꾸로 된 자세, 웃디야나 반다와 나울리는 피한다.

월경 : (생리통)

아사나 : 바즈라아사나, 샤샹까아사나, 마르자리 아사나, 샤바아사나.

쁘라나야마 : 샤바아사나에서 복식호흡, 웃자이.

유산 : (회복)

아사나 : 빠완묵따아사나 part 2와 3, 수리아 나마스까라.

쁘라나야마 : 바스뜨리까.

반다 : 물라, 웃디야나 그리고 마하 반다.

무드라 : 바즈롤리, 아쉬위니 그리고 비빠리따 까라니 무드라.

샤뜨까르마 : 나울리.

주의사항 : 임신 중에는 쪼그린 자세나 맹렬한 자세는 어떤 것이라도 피해야 한다.

근 위축증

아사나 : 빠완묵따아사나 part 1.

쁘라나야마 : 나디 쇼다나, 브라마리.

기타 : 요가 니드라, 아자빠 자빠, 아마롤리.

목 : (일반적 정상화, 허약함, 아픔, 신경자극)

아사나 : 빠완묵따아사나 part 1:16~17, 아드바아사나, 제스띠까아사나, 마까라아사나, 부장가아사나, 고무카아사나, 숩따 바즈라아사나, 마쯔야 아사나, 그리바아사나, 깐다라아사나, 모든 척추 비틀기 아사나.

쁘라나야마 : 웃자이.

기타 : 아자빠 자빠, 사무작업을 줄이고, 두꺼운 베개를 피한다.

신경과민 : (일반적인 정상화)

아사나 : 모든 아사나, 특히 수리아 나마스까라.

쁘라나야마 : 나디 쇼다나, 바스뜨리까, 까빨바띠.

무드라 : 요가, 쁘라나, 비빠리따 까라니, 마하 브헤다, 요니 그리고 샨무키 무드라.

반다 : 모든 반다.

비만

아사나 : 빠완묵따아사나 part 1, 2, 3, 바즈라아사나 시리즈, 수리아 나마스까라, 역동적 빠다 하스따아사나, 드루따 할라아사나, 비빠리따 까라니 아사나, 마쯔야아사나.

쁘라나야마 : 모든 쁘라나야마, 특히 바스뜨리까, 쉬딸리 또는 시뜨까리.

식이요법 : 기름진 것, 튀기거나 전분질의 음식, 단식과 과식을 왕복하기, 간식을 피한다.

관련된 항목 : 갑상선과 부갑상선.

치핵(痔核)

아사나 : 장시간 동안 사르방가아사나 또는 비빠리따 까라니 아사나, 거꾸로 된 자세 동안 아쉬위니 무드라 또는 물라 반다, 빠완묵따아사나 part 2와 part 3:8, 따다아사나, 띠르야까 따다아사나, 까띠 차끄라아사나, 샤샹까아사나, 샤샹끄 부장가아사나, 숩따 바즈라아사나, 우쉬뜨라아사나, 마쯔야아사나, 빠스치못따나아사나.

무드라 : 장시간 동안의 아쉬위니 무드라.

샤뜨까르마 : 락후 샹카쁘락샬라나, 물라 쇼다나.

식이요법 : 신선한 과일과 야채처럼 담백하고 소화되기 쉬운 음식. 충분한 물, 과일과 야채 주스, 약초 차를 들이쉰다. 고기, 치즈, 튀기거나 기름진 음식, 많은 소스, 후식처럼 소화가 잘 안 되는 음식은 피한다.

뇌하수체와 송과선 : (일반적 건강)

아사나 : 수리아 나마스까라, 모든 거꾸로 된 아사나 특히 시르샤아사나, 요가무드라아사나, 마쯔야아사나, 수메루 아사나, 쁘라나마아사나, 빠다

하스따아사나.
쁘라나야마 : 모든 쁘라나야마, 특히 브라마리, 까빨바띠.
무드라 : 샴바비, 마하 그리고 쁘라나 무드라.
샤뜨까르마 : 뜨라따까, 네띠.

회색 척수염(소아마비)

아사나 : 빠완묵따아사나 part 1: 적극적이고 수동적인(돕는), 부장가아사나, 마까라아사나, 제스띠까아사나, 샬라바아사나, 다누라아사나, 빠스치못따나아사나, 브후 나마나아사나, 메루 와끄라아사나, 아르다 마쯔엔드라아사나, 바즈라아사나, 깐다라아사나, 뜨리꼬나아사나, 아쉬와 산찰라나아사나.
쁘라나야마 : 나디 쇼다나.
무드라 : 나시까그라 드리슈띠.
기타 : 쁘라나 비드야, 아마롤리, 기동성과 자신감을 유지하기 위한 자극.

임신 : (출산 전)

아사나 : 1~3달 – 생식기관을 참고.
4~6달 – 빠완묵따아사나 part 1, 마쯔야 끄리다아사나, 명상 아사나, 바즈라아사나, 바드라아사나, 마르자리 아사나, 하스따 웃타나아사나, 따다아사나, 띠르야까 따다아사나, 까띠 차끄라아사나, 웃타나아사나 1~3단계, 메루 와끄라.
7~9달 – 오직 빠완묵따아사나 part 1.
쁘라나야마 : 나디 쇼다나, 브라마리, 웃자이, 가벼운 바스뜨리까. 3개월 이후에는 바스뜨리까를 그만둔다.
무드라 : 아쉬위니 그리고 바즈롤리 무드라.
반다 : 물라 반다.
식이요법 : 영양이 풍부한 야채식.
샤뜨까르마 : 아침 구역질을 완화시키기 위한 꾼잘, 변비를 막기 위한 락후. 3개월 이후에는 네띠만 한다.
기타 : 요가 니드라, 아자빠 자빠 그리고 명상.
주의사항 : 웃디야나 반다, 아그니사르 끄리야 그리고 나울리를 피한다. 무리하지 않도록 특별한 주의가 요망된다.

임신 : (출산 후)

아사나 : 1주 – 이완 아사나.
2주 – 빠완묵따아사나 part 1과 part 3:2~7을 추가한다.
3주 – 빠완묵따아사나 part 2:1~4, 선 아사나, 후굴, 척추 비틀기를 추가한다.
4주 – 빠완묵따아사나 part 2와 3에 중점을 두고, 웃타나아사나 그리고 느린 수리아 나마스까라를 추가한다.
쁘라나야마 : 2주가 지나서 – 나디 쇼다나, 브라마리, 웃자이, 부드러운 바스뜨리까.
무드라 : 3주가 지나서 – 아쉬위니 그리고 바즈롤리 무드라.
반다 : 3주가 지나서 – 물라 반다.
기타 : 1주가 지나서 – 요가 니드라, 아자빠 자빠, 명상.

전립선

아사나 : 빠완묵따아사나 part 3, 바즈라아사나, 싯다아사나.
무드라 : 바즈롤리 무드라.
반다 : 물라 그리고 마하 반다.

고름흐름(농루 膿漏)

아사나 : 수리아 나마스까라.
쁘라나야마 : 쉬딸리, 시뜨까리.

생식기관 : (일반적 정상화 – 남성 그리고 여성)

아사나 : 일반 – 빠완묵따아사나 part 1:9~11 그리고 part 2와 3, 수리아 나마스까라, 샤샹까아사나, 마르자리 아사나, 샤샹끄 부장가아사나, 우쉬뜨라아사나, 뱌그라아사나, 까띠 차끄라아사나, 따다아사나, 메루 쁘리쉬타아사나, 웃타나아사나, 뜨리꼬나아사나, 요가무드라아사나, 마쯔야아사나, 똘랑굴라아사나, 모든 후굴 아사나, 아르다 마쯔옌드라아사나, 거꾸로 된 아사나, 깐다라아사나, 가루다아사나, 바쉬쉬타아사나, 빠다 앙구쉬타아사나.
고급 – 물라반다아사나, 다누라아까르샨 아사나, 하누만아사나.
남성 – 마유라아사나, 브라흐마차리아아사나.

쁘라나야마 : 모든 쁘라나야마.
　　무드라 : 아쉬위니, 바즈롤리, 비빠리따 까라니, 마하 그리고 마하 브헤다 무드라.
　　반다 : 물라 그리고 마하 반다.
　　샤뜨까르마 : 아그니사르 끄리야, 나울리.
　　기타 : 요가 니드라, 명상.

류머티즘 : 관절염 참고.

좌골신경통 : 추간판 탈출증, 등의 통증 참고.

굴염과 굴 질환 : 감기와 기침을 참고.

피부질환 : (습진, 여드름, 피부염)
　　아사나 : 수리아 나마스까라(무리하지 말고 가능한 한 많이), 사르방가아사나, 할라아사나, 마유라아사나.
　　쁘라나야마 : 모든 쁘라나야마.
　　무드라 : 비빠리따 까라니 무드라.
　　샤뜨까르마 : 락후 샹카쁘락샬라나.
　　식이요법 : 과도한 커피, 차, 매운 음식, 비야채식, 단것, 튀기거나 기름진 음식을 피한다.

추간판 탈출증
　　아사나 : 아드바아사나, 제스띠까아사나, 장시간 동안의 마까라아사나 또는 마쯔야끄리다아사나, 스핑크스, 따다아사나, 바즈라아사나. 요통에서 언급한 아사나를 서서히 행한다.
　　쁘라나야마 : 웃자이.
　　기타 : 요가 니드라, 마까라아사나에서 아자빠 자빠, 뜨거운 찜질. 딱딱한 침대에서 엎드린 자세로 쉬는 것이 가장 중요하다.
　　주의사항 : 전굴 아사나를 해서는 안 된다.

말더듬이와 중얼거림
　　아사나 : 빠완묵따아사나 part 1:17, 심하아사나, 마쯔야아사나, 숩따 바즈라아사나, 나우까아사나, 모든 균형 아사나, 마유라아사나.

쁘라나야마 : 브라마리, 웃자이, 쉬딸리, 시뜨까리.
샤뜨까르마 : 네띠, 꾼잘.
기타 : 만뜨라 찬송, 요가 니드라, 명상.
관련된 항목 : 불안.

스트레스와 긴장 : 불안 참고.

뇌졸중

아사나 : 빠완묵따아사나 part 1.
쁘라나야마 : 누운 자세에서 간단하고 부드러운 쁘라나야마.
기타 : 요가 니드라, 아자빠 자빠.

목구멍 : (질병과 염증의 제거)

아사나 : 빠완묵따아사나 part 1:17, 심하가르자나아사나, 거꾸로 된 아사나, 숩따 바즈라아사나, 마쯔야아사나.
쁘라나야마 : 웃자이, 쉬딸리, 시뜨까리, 브라마리.
샤뜨까르마 : 네띠, 꾼잘.

갑상선과 부갑상선 : (일반적인 정상화)

아사나 : 수리아 나마스까라, 빠완묵따아사나 part 1:17, 거꾸로 된 아사나, 숩따 바즈라아사나, 요가무드라아사나, 모든 후굴 아사나, 특히 그리바아사나.
쁘라나야마 : 모든 쁘라나야마, 특히 반다와 함께 웃자이, 브라마리, 바스뜨리까, 무르차 쁘라나야마.
무드라 : 빠쉬니 그리고 비빠리따 까라니 무드라.
반다 : 잘란다라 반다.
샤뜨까르마 : 네띠, 꾼잘.
기타 : 요가 니드라, 아자빠 자빠.

궤양 : (위장과 십이지장)

아사나 : 이완 자세, 빠완묵따아사나 part 1과 바즈라아사나 시리즈.
쁘라나야마 : 나디 쇼다나, 웃자이, 쉬딸리, 시뜨까리, 브라마리.
무드라 : 요니 무드라.

식이요법 : 우유제품, 액체나 반 액체 음식 그리고 맛이 부드러운 과일을 포함한 쉽게 소화되고 담백한 음식물. 차, 커피, 알코올, 생야채, 매운 것, 지방 그리고 소화가 잘 안 되는 음식은 일반적으로 피한다.
기타 : 아자빠 자빠, 요가 니드라, 안따르 모우나.
주의사항 : 꾼잘은 확실히 피해야한다.

정맥류성 정맥

아사나 : 모든 거꾸로 된 아사나, 빠완묵따아사나 part 1:1~11 그리고 part 2:1~3.

현기증

아사나 : 균형 아사나, 샤샹까아사나 그리고 그것의 변형.
쁘라나야마 : 브라마리.
샤뜨까르마 : 뜨라따까, 잘라 네띠.

가스 : (내장 – 제거)

아사나 : 빠완묵따아사나 part 2, 샤샹까아사나, 숩따 바즈라아사나, 샤샹끄 부장가아사나, 까띠 차끄라아사나, 요가무드라아사나, 마쯔야아사나, 모든 전굴 아사나, 할라아사나, 드루따 할라아사나, 함사아사나, 마유라아사나, 웃탄 쁘리쉬타아사나. 식후 최소한 10분 동안 바즈라아사나로 앉는다.
쁘라나야마 : 바스뜨리까, 까빨바띠.
무드라 : 따다기 무드라.
반다 : 웃디야나 반다.
샤뜨까르마 : 아그니사르 끄리야, 나울리, 락후 샹카쁘락샬라나, 꾼잘.
식이요법 : 적절하게 음식을 씹고 서서히 먹는다. 식사 전과 후의 최소한 1시간 동안 물을 마시지 않는다. 콩과 콩류를 피한다.

기생충

아사나 : 나우까아사나.
샤뜨까르마 : 락후 샹카쁘락샬라나.

수련 목록

A
Abdominal or Diaghragmatic breathing (복부 또는 횡경막 호흡) ··· 371
Adavasana (엎드린 송장 자세) ································· 86
Agnisar Kriya (소화열기의 활성화) ··························· 491
Akarna Dhanurasana (활과 화살 자세) ······················· 135
Akashi Mudra (내부 공간 자각 무드라) ······················· 443
Ananda Madirasana (행복에 취하게 하는 자세) ············· 109
Ardha Baddha Padmottanasana (반 연꽃 전굴 자세) ········· 306
Ardha Chandrasana (반달 자세, 초승달 자세) ·········· 173, 214
Ardha Matsyendrasana (반 척추 비틀기 자세) ················ 252
Ardha Padma Halasana (반 연꽃 쟁기 자세) ················· 274
Ardha Padma Padmottanasana (반 연꽃 다리 펴기 자세) ····· 305
Ardha Padma Paschimottanasana (반 연꽃 등 펴기 자세) ····· 235
Ardha Padmasana (반 연꽃 자세) ······························ 95
Ardha Shalabhasana (반 메뚜기 자세) ························ 201
Ardha Titali Asana (반 나비 자세) ····························· 30
Ardha Ushtrasana (반 낙타 자세) ····························· 127
Ashtanga Namaskara (8부분 또는 점에 대한 경배) ·········· 165
Ashwa Sanchalanasana (승마 자세) ······················ 163, 167
Ashwini Mudra (말 무드라) ···································· 467
Astavakrasana (8곡 자세) ······································ 344

B
Baddha Padmasana (붙잡은 연꽃 자세) ······················· 186
Baka Dhyanasana (두루미 명상 자세) ························· 311
Bakasana (두루미 자세) ·· 297

543

Basti (요가적 관장灌腸) ⋯⋯⋯⋯⋯⋯⋯⋯⋯⋯⋯⋯⋯⋯⋯⋯⋯ 505
Bhadrasana (자비로운 자세) ⋯⋯⋯⋯⋯⋯⋯⋯⋯⋯⋯⋯⋯ 112
Bhairava Mudra (사나운 또는 무서운 무드라) ⋯⋯⋯⋯⋯⋯ 429
Bhastrika Pranayama (풀무 호흡) ⋯⋯⋯⋯⋯⋯⋯⋯⋯⋯ 392
Bhoochari Mudra (허공 응시 무드라) ⋯⋯⋯⋯⋯⋯⋯⋯⋯ 441
Bhramari Pranayama (벌 소리 호흡) ⋯⋯⋯⋯⋯⋯⋯⋯⋯ 387
Bhu Namanasana (척추 비틀어 엎드리기 자세) ⋯⋯⋯⋯⋯ 250
Bhujangasana (코브라 자세) ⋯⋯⋯⋯⋯⋯⋯⋯⋯⋯ 166, 195
Bhujangini Mudra (코브라 호흡 무드라) ⋯⋯⋯⋯⋯⋯⋯⋯ 440
Bhumi Pada Mastakasana (절반 머리서기 자세) ⋯⋯⋯⋯⋯ 259
Blinking (깜빡거리기) ⋯⋯⋯⋯⋯⋯⋯⋯⋯⋯⋯⋯⋯⋯⋯⋯ 76
Brahmacharyasana (독신자 자세) ⋯⋯⋯⋯⋯⋯⋯⋯⋯⋯⋯ 340

C Chakki Chalanasana (맷돌 돌리기 자세) ⋯⋯⋯⋯⋯⋯⋯⋯ 61
Chakra Padasana (다리회전 자세) ⋯⋯⋯⋯⋯⋯⋯⋯⋯⋯⋯ 47
Chakrasana (바퀴 자세) ⋯⋯⋯⋯⋯⋯⋯⋯⋯⋯⋯⋯⋯⋯⋯ 221
Chandra Namaskara (달 경배 자세) ⋯⋯⋯⋯⋯⋯⋯⋯⋯⋯ 171
Chin Mudra (의식 무드라) ⋯⋯⋯⋯⋯⋯⋯⋯⋯⋯⋯⋯⋯⋯ 425
Claricular Breathing (쇄골호흡) ⋯⋯⋯⋯⋯⋯⋯⋯⋯⋯⋯⋯ 374

D Dhanurakarshanasana (궁수 자세) ⋯⋯⋯⋯⋯⋯⋯⋯⋯⋯ 328
Dhanurasana (활 자세) ⋯⋯⋯⋯⋯⋯⋯⋯⋯⋯⋯⋯⋯⋯⋯ 209
Dhyana Veerasana (영웅 명상 자세) ⋯⋯⋯⋯⋯⋯⋯⋯⋯⋯ 103
Dolasana (시계 추 자세) ⋯⋯⋯⋯⋯⋯⋯⋯⋯⋯⋯⋯⋯⋯⋯ 156
Druta Halasana (역동적 쟁기 자세) ⋯⋯⋯⋯⋯⋯⋯⋯⋯⋯ 273
Druta Utkatasana (역동적 에너지 자세) ⋯⋯⋯⋯⋯⋯⋯⋯ 146
Dwi Hasta Bhujangasana (두 손 코브라 자세) ⋯⋯⋯⋯⋯⋯ 313
Dwi Janu Naman (두 무릎 구부리기) ⋯⋯⋯⋯⋯⋯⋯⋯⋯ 28
Dwi Pada Kandharasana (두발 어깨 자세) ⋯⋯⋯⋯⋯⋯⋯ 350
Dwi Pada Sirasana (두발 머리 자세) ⋯⋯⋯⋯⋯⋯⋯⋯⋯ 349
Dwikonasana (2각 자세) ⋯⋯⋯⋯⋯⋯⋯⋯⋯⋯⋯⋯⋯⋯⋯ 148
Dynamic Forward Bending (역동적인 전굴) ⋯⋯⋯⋯⋯⋯⋯ 148

E Eka Hasta Bhujangasana (한 손 코브라 자세) ········· 314
Eka Pada Baka Dhyanasana (한 발 두루미 명상 자세) ········· 312
Eka Pada Padmottanasana (한 다리 들어 올려 머리대기 자세) 244
Eka Pada Pranamasana (한 발 기도 자세) ········· 289
Eka Pada Sirasana (한 발 머리 자세) ········· 346
Eka Padasana (한 발 자세) ········· 296
Eye Exccises (눈을 위한 요가수련) ········· 72

F Front and Sideways Viewing (정면과 측면보기) ········· 78

G Gaja Karma Kriya (코끼리 행위) ········· 495
Garbha Pindasana (자궁 속 태아 자세) ········· 190
Garudasana (독수리 자세) ········· 292
Gatyatmak Meru Vakrasana (역동적 척추 비틀기 자세) ········· 60
Gatyatmak Paschimottanasana (역동적 등 펴기 자세) ········· 230
Gomukhasana (소 얼굴 자세) ········· 223
Goolf Chakra (발목 회전) ········· 25
Goolf Ghoornan (발목 돌리기) ········· 26
Goolf Naman (발목 구부리기) ········· 24
Gorakshasana (요기 고라크나트의 자세) ········· 343
Greeva Sanchalana (목운동) ········· 40
Grivasana (목 자세) ········· 218
Gupta Padmasana (감춘 연꽃 자세) ········· 185

H Halasana (쟁기 자세) ········· 270
Hamsa Mudra (백조 무드라) ········· 455
Hamsasana (백조 자세) ········· 315
Hanumanasana (하누만 자세) ········· 338
Hasta Pada Angushthasana (손으로 발 펴기 자세) ········· 238
Hasta Utthanasana (손들기 자세) ········· 134, 161, 168
Hridaya Mudra (심장 무드라) ········· 430

J Jala Basti (물로 하는 요가적 관장) ········· 505

Jala Neti (물로 하는 코 정화) ····· 475
Jalandhara Bandha (목 잠금) ····· 407
Janu Chakra (무릎 회전) ····· 29
Janu Naman (무릎 구부리기) ····· 27
Janu Sirshasana (머리 무릎대기 자세) ····· 233
Janufalak Akarshan (슬개골 수축) ····· 27
Jhulana Lurhakanasana (흔들고 구르기 자세) ····· 52
Jnana Mudra (지혜 무드라) ····· 425
Jyestikasana (상위의 자세) ····· 87

K Kaki Mudra (까마귀의 부리 무드라) ····· 438
Kandharasana (어깨 자세) ····· 212
Kapalbhati (앞 뇌 정화) ····· 506
Kapalbhati Pranayama (앞 뇌 정화 호흡) ····· 396
Kapali Asana (이마로 지탱된 자세) ····· 286
Kashtha Takshanasana (나무 벗기기 자세) ····· 64
Kashyapasana (성자 까샤빠의 자세) ····· 355
Kati Chakrasana (허리 비틀기 자세) ····· 140
Kawa Chalasana (까마귀 걷기 자세) ····· 69
Kehuni Naman (팔꿈치 구부리기) ····· 38
Khechari Mudra (혀 잠금 무드라) ····· 436
Koormasana (거북 자세) ····· 326
Kukkutasana (수탉 자세) ····· 188
Kumbhaka (숨 멈춤, 止息) ····· 362
Kunjal Kriya (물을 토하는 수련) ····· 493

L Laghoo Shankhaprakshalana (짧은 내장 정화) ····· 488
Lolasana (그네 자세) ····· 187

M Maha Bandha (위대한 잠금) ····· 417
Maha Bhedha Mudra (위대한 분리 무드라) ····· 463
Maha Mudra (위대한 무드라) ····· 460
Maha Vedha Mudra (위대한 관통 무드라) ····· 465

	Makarasana (악어 자세)	88
	Manduki Mudra (개구리 무드라)	457
	Manibandha Chakra (손목관절 회전)	37
	Manibandha Naman (손목 구부리기)	36
	Marjari-asana (고양이 기지개 자세)	117
	Matsya Kridasana (늘어진 물고기 자세)	89
	Matsyasana (물고기 자세)	182
	Mayurasana (공작 자세)	334
	Meru Akarshanasana (척추 구부리는 자세)	236
	Meru Prishthasana (척추와 등 자세)	143
	Meru Wakrasana (척추 비틀기 자세)	249
	Merudandasana (척주 자세)	301
	Moola Bandha (회음 수축)	410
	Moola Shodhana (항문 정화)	506
	Moolabandhasana (회음 수축 자세)	342
	Moorchha Pranayama (황홀 또는 자아상실 호흡)	398
	Moordhasana (머리정수리 바닥대기 자세)	260
	Mukta Hasta Merudandasana (흔들리는 목마 자세)	302
	Mushtika Bandhana (주먹 쥐기)	35
N	Nadi Shodhana Pranayama (나디 정화 호흡)	377
	Namaskarasana (경배 자세)	65
	Nasagra Mudra (나사그라 무드라)	377
	Nasikagra Drishti (코끝 응시)	434
	Nasikagra Drishti Preliminary (예비 코끝 응시)	81
	Natarajasana (주 쉬바의 자세) – 완전한 형태	293
	Natarajasana (주 쉬바의 자세) – 준비	295
	Natarajasana (주 쉬바의 춤) – 춤 형태	294
	Natavarasana (주 끄리슈나의 자세)	290
	Natural Breathing (자연호흡)	370
	Nauka Sanchalanasana (배젓기 자세)	62
	Naukasana (배 자세)	56
	Nauli (복부 마사지)	500

Near and Distant Viewing (가까운 곳과 먼곳 보기) ·············· 82
Neti, Jala (코 정화) ························· 475
Niralamba Paschimottanasana (지탱하지 않은 등 펴기 자세)   303
Niralamba Sirshasana (지탱하지 않은 머리서기 자세) ·········· 283

O Oordhwa Padmasana (연꽃 머리서기 자세) ················ 285

P Pada Angushthasana (발끝 자세) ····················· 309
Pada Hastasana (손발 자세) ················ 162, 167, 239
Pada Prasar Paschimottanasana (다리 벌려 등 펴기 자세) ······ 231
Pada Sanchalanasana (자전거 타기 자세) ················· 48
Padadhirasana (호흡 균형 자세) ····················· 110
Padanguli Naman (발가락 구부리기) ····················· 24
Padma Mayurasana (연꽃 공작 자세) ··················· 337
Padma Parvatasana (연꽃 산 자세) ··················· 354
Padma Sarvangasana (연꽃 어깨서기 자세) ················ 268
Padmasana (연꽃 자세) ·························· 96
Palming (손바닥 문지르기) ························· 75
Parighasana (빗장 자세) ························· 352
Parivritti Janu Sirshasana (몸통 비틀어 머리 무릎대기 자세) ··· 254
Parvatasana (산 자세) ····················· 164, 167
Paschimottanasana (등 펴기 자세) ···················· 228
Pashinee Mudra (올가미 무드라) ····················· 456
Pawanmuktasana Part 1 : 류머티스 치료 그룹 ··············· 21
Pawanmuktasana Part 2 : 소화/복부 그룹 ················ 43
Pawanmuktasana Part 3 : 샥띠 반다 아사나 ··············· 58
Poorna Bhujangasana (완전한 코브라 자세) ··············· 198
Poorna Chakrasana (완전한 바퀴 자세) ················· 223
Poorna Dhanurasana (완전한 활 자세) ················· 211
Poorna Matsyendrasana (완전한 척추 비틀기 자세) ············ 324
Poorna Shalabhasana (완전한 메뚜기 자세) ··············· 206
Poorna Titali Asana (완전한 나비 자세) ·················· 33
Poorwa Halasana (쟁기 준비 자세) ··················· 269

	Prana Mudra (에너지 기원 무드라) ········· 448
	Pranamasana (기도 자세) ················· 126
	Pranamasana (절하는 자세) ·········· 160, 168
	Prarambhik Sthiti (기본자세) ·············· 23
	Prishthasana (후굴 자세) ················· 332
R	Rajju Karshanasana (밧줄 당기기) ········· 59
	Rotational Viewing (회전하는 것 보기) ····· 79
S	Sahajoli Mudra (자발적인 무드라) ········ 469
	Saithalyasana (동물 이완 자세) ··········· 227
	Salamba Sirshasana (지탱된 머리서기 자세) ······· 282
	Samakonasana (직각 자세) ················ 147
	Santolasana (균형 자세) ·················· 317
	Saral Dhanurasana (쉬운 활 자세) ········· 207
	Sarpasana (뱀 자세) ······················ 200
	Sarvangasana (어깨서기 자세) ············ 264
	Seetkari Pranayama (쉿 소리 호흡) ······· 386
	Setu Asana (다리 자세) ··················· 217
	Shakti Bandha Asana(에너지 형성 자세), Pawanmuktasana Part 3 ················ 58
	Shalabhasana (메뚜기 자세) ··············· 204
	Shambhavi Mudra (미간응시 무드라) ····· 431
	Shankhaprakshalana (내장 정화) ········· 482
	Shanmukhi Mudra (7문 닫기 무드라) ····· 444
	Shashank Bhujangasana (토끼 코브라 자세) ······· 124
	Shashankasana (토끼 또는 달 자세) ········ 121
	Shava Udarakarshanasana (일반적인 척추 비틀기 자세) ········ 55
	Shavasana (송장 자세) ····················· 84
	Sheetali Pranayama (냉각 호흡) ··········· 384
	Sheetkrama Kapalbhati (점액 정화) ······· 507
	Shroni Chakra (고관절 회전) ················ 32
	Siddha Yoni Asana (여성을 위한 성취 자세) ······· 101

Siddhasana (남성을 위한 성취 자세) ·· 98
Sideways Viewing (측면보기) ·· 113
Simhagarjanasana (포효하는 사자 자세) ·· 113
Simhasana (사자 자세) ·· 104
Sirsha Angustha Yogasana (머리 발가락 요가 자세) ······················· 242
Sirshapada Bhumi Sparshasana (머리와 발을 바닥에 댄 자세) ······ 219
Sirshasana (머리서기 자세) ··· 277
Skandha Chakra (어깨 회전) ·· 39
Sphinx Asana (스핑크스 자세) ·· 194
Stambhan Asana (유지 자세) ·· 275
Sthal Basti (건조한 요가적 관장) ·· 505
Sukhasana (편한 자세) ··· 94
Supta Pawanmuktasana (다리 잠금 자세) ·· 50
Supta Udarakarshanasana (잠자는 복부 늘이기 자세) ····················· 53
Supta Vajrasana (잠자는 번개 자세) ··· 131
Surya Bheda Pranayama (활력자극 호흡) ······································· 400
Surya Namaskara (태양 경배) ··· 157
Sutra Neti (실로 하는 코 정화) ··· 479
Swana Pranayama (헐떡거리는 호흡) ·· 490
Swastikasana (행운 자세) ··· 101

T   Tadagi Mudra (통모양의 복부 무드라) ·· 458
Tadasana (야자나무 자세) ··· 137
Thoracic Breathing (흉부호흡) ·· 373
Tiryaka Bhujangasana (비튼 코브라 자세) ····································· 197
Tiryaka Kati Chakrasana (허리를 기울여 돌리는 자세) ················· 142
Tiryaka Tadasana (흔들리는 야자나무 자세) ·································· 139
Tolangulasana (체중계 자세) ··· 191
Trataka (집중 응시) ··· 508
Trikonasana (삼각 자세) ·· 150

U   Udarakarshanasana (복부 늘이기 자세) ·· 70
Uddiyana Bandha (복부 수축) ··· 414

Ujjayi Pranayama (심령 호흡) ······ 390
Up and Down Viewing (위와 아래보기) ······ 80
Unmani Mudra (무의식 무드라) ······ 447
Ushtrasana (낙타 자세) ······ 130
Utthan Eka Pada Sirasana (서서 한발 머리 자세) ······ 348
Utthan Pristhasana (도마뱀 자세) ······ 215
Utthanasana (다리 구부려 펴기 자세) ······ 144
Utthanpadasana (들어 올린 다리 자세) ······ 45
Utthanpadasana (편 다리 자세) ······ 460
Utthita Hasta Merudandasana (손들어 올린 척추 자세) ······ 302
Utthita Hasta Padangusthasana
(들어 올린 손 엄지발가락 자세) ······ 328
Utthita Janu Sirshasana (서서 머리 무릎 사이 자세) ······ 244
Utthita Lolasana (서서 흔들기 자세) ······ 154

V Vajrasana (번개 자세) ······ 107
Vajroli Mudra (번개 무드라) ······ 469
Vaman Dhauti (토하는 정화) ······ 493
Vahnisara Dhauti (소화열기의 활성화) ······ 491
Varisara Dhauti (내장 정화) ······ 482
Vashishthasana (팔을 곧게 편 자세) ······ 319
Vastra Dhauti (천 정화) ······ 497
Vatayanasana (나는 말 자세) ······ 308
Vatkrama Kapalbhati (공기 정화) ······ 506
Vatsara Dhauti (공기로 장 정화) ······ 489
Vayu Nishkasana (가스 제거 자세) ······ 67
Veerasana (영웅 자세) ······ 115
Vipareeta Karani Asana (비빠리따 까라니 자세) ······ 262
Vipareeta Karani Mudra (거꾸로 된 무드라) ······ 452
Vishwamitrasana (성자 비슈와미뜨라의 자세) ······ 357
Vrischikasana (전갈 자세) ······ 330
Vyaghra Kriya (호랑이 수련) ······ 494
Vyaghrasana (호랑이 자세) ······ 119

	Vyutkrama Kapalbhati (공동空洞 정화) ················· 506	
Y	Yoga Danda (균형 막대) ···························· 111	
	Yoga Mudra (결합 무드라) ························· 454	
	Yogamudrasana (요가무드라 자세) ··················· 180	
	Yogic breathing (요가적 호흡) ······················ 375	
	Yoni Mudra (자궁 또는 근원 무드라) ················ 427	

Satyananda Yoga Ashram
Mountain Meditation Retreat.

Personal retreat for meditation and relaxation.

Two vegetarian meals provided each day from organic garden.
Mountatain walking and hiking
Natural hot spring spa nearby.
per day, $100
half day working, $40
Whole day working, $10 perday

Meditation Retreat Center

Peaceful, natural, environment on the mountain in
the Jangheung, JunlaNamdo.
People an welcome to work for short stay or long
stay hiking or mountain.
Organic garden natural meal provided $100 per day,
Seawater and Green Tea spa baths.

Fmily Yoga

5 day – one week

Yoga Relax(Weekend)

Sat. after lunch until
Sun. after lunch
Sat. Yoga Nidra
      Meditation
      Mountain Walk
      Hot Spa
      Havan/Mantra/chanting
Sun. asana/pranayama
      Yoga Nidra
      Meditation
      Mountain Walk
      Lunch

한국 싸띠아난다 요가 아쉬람
Mountain Meditation Retreat.

정남진으로 널리 알려진 전라남도 장흥에 위치한 한국 싸띠아난다 요가 아쉬람은 한국 최초의 스와미인 스와미 싸띠아미뜨라가 건강한 삶을 추구하는 이들을 위한 휴식처 및 수련,수행의 장소를 제공하고자 가꾼 고요하고 평화로운 명상, 휴식센터입니다.

한국 싸띠아난다 요가 아쉬람에서는 매일 제공되는 유기농 텃밭의 채식과 통나무 장작 황토방, 친환경 생태체험, 정통 싸띠아난다 요가를 기반으로한 수련프로그램을 운영합니다.

짧은 기간이나 오랜 기간 동안 머물며 자연 속에서 명상과 산책 휴식을 원하는 모든 분들을 위해 열린 공간입니다.
일상생활에 지친 여러분의 몸과 마음을 힐링을 하고자 하는 모든 분들을 환영합니다.

체험프로그램

채식, 명상, 휴식, 해수녹차 스파, 황토방, 아쉬람 체험, 요가프로그램
(원하는 체험을 상담하시면 개인 및 단체에 맞게 프로그램을 제공합니다.)

Meditation Retreat Center
명상과 이완을 위한 개인 휴식형

매 식단 유기농 텃밭의 채식 식단제공
산책과 하이킹
인근 보성 녹차 해수탕에서의 스파

주말 정통요가 체험형

토요일 오후 12시 ~ 일요일 오후 12시

토. 도착 및 점심(유기농 채식)
    요가 니드라
    걷기 명상
    보성 녹차해수탕 스파
    하반/만트라/챈팅
일. 아사나/쁘라나야마
    요가니드라
    명 상
    산 책
    점 심

가족을 위한 요가와 휴식형

5일~1주일
(미리 예약주시면 가족에 맞게 프로그램을 맞추어 드립니다.)

체험금액

1일 7만5천
반일 4만
1박 10만
(1인기준. 장기 휴식형과 가족은 별도로 문의)

Notes